Jan Dettmers, Anita Tisch und Rüdiger Trimpop (Hrsg.)

23. Workshop Psychologie der Arbeitssicherheit und Gesundheit

Gesundheitsförderliche Arbeit = attraktive Arbeit?
Arbeitsgestaltung in Zeiten des Fachkräftemangels

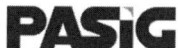

Gemeinsam veranstaltet vom
Fachverband Psychologie der Arbeitssicherheit und Gesundheit
(FV PASiG e.V.),
dem Lehrgebiet Arbeits- und Organisationspsychologie
der FernUniversität in Hagen
und dem Fachbereich 1 „Arbeitswelt im Wandel" der Bundesanstalt
für Arbeitsschutz und Arbeitsmedizin

Jan Dettmers, Anita Tisch und Rüdiger Trimpop (Hrsg.)

23. Workshop Psychologie der Arbeitssicherheit und Gesundheit

Gesundheitsförderliche Arbeit = attraktive Arbeit? Arbeitsgestaltung in Zeiten des Fachkräftemangels

Asanger Verlag • Kröning

Die Herausgeber

Prof. Dr. Jan Dettmers, *Lehrgebiet Arbeits- und Organisationspsychologie, FernUniversität in Hagen, Universitätsstraße 33, 58097 Hagen*

Prof. Dr. Anita Tisch, *Fachbereich 1 Arbeitswelt im Wandel, Bundesanstalt für Arbeitsschutz und Arbeitsmedizin, Friedrich-Henkel-Weg 1–25, 44149 Dortmund*

Prof. Dr. Rüdiger Trimpop, *Lehrstuhl Arbeits-, Betriebs- und Organisationspsychologie, Friedrich-Schiller-Universität Jena, Humboldtstr. 27, 07743 Jena*

Layout: Wolfgang Wohlers, einsatz.berlin

Druck: PBtisk, a.s., Czech Republic

Bibliographische Informationen der Deutschen Nationalbibliothek:
Die Deutsche Nationalbibliothek verzeichnet diese Publikation in der Deutschen Nationalbibliographie; detaillierte bibliographische Daten sind im Internet über http://dnb.d-nb.de abrufbar.

Das Werk einschließlich aller seiner Teile ist urheberrechtlich geschützt. Jede Verwertung außerhalb der engen Grenzen des Urheberrechtsgesetzes ist ohne Zustimmung des Verlags unzulässig und strafbar. Das gilt insbesondere für Vervielfältigungen, Übersetzungen, Mikroverfilmungen und die Einspeicherung und Verarbeitung in elektronischen Systemen.

© 2024 Asanger Verlag GmbH Kröning • www.asanger.de
ISBN 978-3-89334-665-3

Vorwort der Herausgeber und Veranstalter 1

- **Vorträge im Plenum** 5

Torsten Kunz
Neue politische Entwicklungen zur sicherheitstechnischen und arbeitsmedizinischen Betreuung der Betriebe 7

- Arbeits-Dialog-Kreis 01
Wandel der Arbeit, Wandel der Belastungen? Herausforderungen und Implikationen für eine präventive Arbeitsgestaltung 13

Nils Backhaus, David Beck & Birgit Thomson
Einführung in ADK: Wandel der Arbeit, Wandel der Belastungen? Herausforderungen und Implikationen für eine präventive Arbeitsgestaltung 15

Jonas Wehrmann
Gefährdungsbeurteilung von interaktionsspezifischen Belastungen . 19

Nils Backhaus, Johanna Nold, Laura Vieten & Frank Brenscheidt
Gefährdungsfaktor Arbeitszeit: Flexibilisierung und Arbeitszeiterfassung 23

Patricia Tegtmeier, Nils Backhaus, Ines Entgelmeier, Bettina Lafrenz, Claudia Schröder, Swantje Robelski & Sarah-Elena Althammer
Mobiles Arbeiten, Homeoffice, Telearbeit und Co.: Herausforderungen bei der Gestaltung ortsflexibler, hybrider oder multilokaler Arbeit 27

Johanna Rauls, Friederike Buchallik, Elisabeth Kraft & Annegret Zimmer
„State of the Art" betrieblicher Mobbingprävention: institutionelle Empfehlungen, aktueller Forschungsstand und fördernde Faktoren 31

- **Arbeits-Dialog-Kreis 02**
  Sicherheit und Gesundheit in Unternehmen:
  Didaktische Konzepte und Methoden 35

  Anja Winkelmann & Linn Rekittke
  Qualifizierungskonzept zur Entwicklung einer lernförderlichen
  Unternehmenskultur für Arbeit 4.0 37

  Nele Plitt & Clarissa Eickholt
  Evaluation methodisch-didaktischer Vorgehensweise einer
  Führungskräftequalifizierung für KMU 41

  Magnus Beyrer
  Microtraining Sessions mit Unterstützung durch künstliche Intelligenz . 45

  Gabriele Riering
  Gefährdungsbeurteilung psychische Belastung umsetzen –
  kollegial begleitet 49

- **Arbeits-Dialog-Kreis 03**
  Förderung gesunder Führung –
  Teil 1: Wissenschaftliche Impulse 53

  Christiane Stempel
  Arbeitsbedingungen und Arbeitsgestaltungskompetenzen
  von Führungskräften in hybriden Arbeitssettings 55

  Moritz Bald
  Gesundheitsförderliche Führung und Selbstführung:
  Inhalte und Prozesse 59

  Julia Hoppe, Moritz Bald & Rüdiger Trimpop
  Gesunde Führung im universitären Kontext – Chancen und
  Hindernisse in der Umsetzung von Sicherheit und Gesundheit 63

  Kai Klasmeier, Anja Wittmers & Astrid Macamo
  Führung als sozialer Interaktionsprozess: Chancen und
  Herausforderungen für Führungskräfte und Geführte 67

- **Arbeits-Dialog-Kreis 04**
  Digitalisierung 71

  Kristin Gilbert, Germaine Haase & Ulrike Pietrzyk
  Mobile Smart Devices: Gestaltungsfaktoren für die Arbeit mit Tablets aus Sicht der Praxis 73

  Stephan Salber, Florian Schweden & Renate Rau
  Digitalisierte und attraktive Arbeit – aber wie? 77

  Annika Schaberg, Ulrike Pietrzyk & Michael Gühne
  Förderung des Informations- und Kommunikationstechnologie-Selbstkonzepts durch arbeitsimmanentes Lernen 81

- **Arbeits-Dialog-Kreis 05**
  Fallbeispiele der Gefährdungsbeurteilung 85

  Udo Keil, Hansjörg Hagels & Nicole Spira
  Evaluation der Gefährdungsanalyse psychischer Belastung bei Boehringer Ingelheim 87

  Susan Kutschbach & Stefan Keller
  Erste Ergebnisse eines Modellprojekts zur Ermittlung der psychischen Belastung im Betrieb im Rahmen der Gefährdungsbeurteilung 91

  Udo Keil, Hansjörg Hagels & Jana Zimmermann
  Psychologische Beinahe-Unfallanalyse bei Boehringer Ingelheim unter Anwendung der Fünf-Stufen-Methode von Burkardt 95

  Kristina Ohse & Sabine Rehmer
  Gefährdungsbeurteilung für die Tätigkeit ehrenamtlich Mitarbeitender im Bereich der psychosozialen Notfallversorgung für Betroffene (PSNV-B) 99

Arbeits-Dialog-Kreis 06
Betrieblicher Arbeits- und Gesundheitsschutz 103

Dietmar Elsler
Lieferketten im europäischen Baugewerbe:
Chancen und Herausforderungen für den Arbeitsschutz 105

Swantje Robelski, Jamie-Lee Campbell, Giulia La Rocca,
Peter Biniok & Sabine Sommer
Arbeitsschutzaufsichtspersonal zwischen Tradition und Moderne:
Ein Scoping Review 109

Robert Zieringer & Dieter Zapf
Auswirkungen einer Mitarbeiterberatung auf gesundheitsbezogene
Produktivität und Herzratenvariabilität 113

Elvira Kusliy & Sabine Rehmer
Psychosoziale Notfallversorgung in Unternehmen:
Ein Living Review zum aktuellen Forschungsstand 117

Arbeits-Dialog-Kreis 07
Betriebliche Verkehrssicherheit 121

Yannic Mohr, Henrik Habenicht, Tobias Ruttke, Julia Hoppe,
Tanja Nagel, Coline Kuche & Rüdiger Trimpop
GUROM Weiterentwicklung: Überarbeitung eines Instruments
zur Gefährdungsbeurteilung und Risikobewertung organisationaler
Mobilität 123

Hansjörg Hagels, Henrik Habenicht, Yannic Mohr,
Tobias Ruttke, Tanja Nagel & Rüdiger Trimpop
Interventionen zur Verbesserung der Mobilitätssicherheit von
Auszubildenden und dual Studierenden eines
Pharmaunternehmens 127

Tobias Ruttke & Rüdiger Trimpop
Automatisch besser? Erkenntnisse zur Nutzung von Fahrer-
assistenzsystemen bei berufsbedingter Verkehrsteilnahme 131

Henrik Habenicht, Yannic Mohr, Tobias Ruttke,
Tanja Nagel, Coline Kuche & Rüdiger Trimpop
**Mobilitätssicherheit in KKU: Analyse von Belastungen und
Beanspruchungen mittels GUROM** 135

Tanja Nagel, Kay Schulte, Lena Wall, Gesa Ristock & Tarek Nazzal
**Evaluation eines Seminars zur Erhöhung der (betrieblichen)
Verkehrssicherheit junger Beschäftigter** 139

- Arbeits-Dialog-Kreis 08
Hybride Arbeit und Homeoffice 143

Elisa Begerow, Monika Keller, Hartmut Schulze & Johann Weichbrodt
Hybride Zusammenarbeit im Team gemeinsam gestalten 145

Evelyn Sophie Beyer, Simone Kauffeld & Eva-Maria Schulte-Seitz
Gesund mobil Arbeiten: App-basiertes Anwendungsbeispiel 149

Katja Ninnemann, Jennifer Schneidt, Christian Dehmel & Tobias Ringeisen
Merkmale und Verortung hybrider Wissensarbeit in Teams 153

Lilly Dütz, Fabian Fritsch & Oliver Sträter
**Virtuelle Selbstwirksamkeit und der Zusammenhang
von Arbeitsanforderungen und Erschöpfung** 157

- Arbeits-Dialog-Kreis 09
Stressmanagement und Verhaltensprävention 161

Daniela Frenzel & Franziska Jungmann
**Konzeption und Evaluation einer Trainingsmaßnahme
zur Stärkung der individuellen Resilienz** 163

Beatrice Landefeld, Fabian Fritsch & Oliver Sträter
**Die Rolle von Resilienz als persönliche Ressource
im Kontext von psychischer Belastung am Arbeitsplatz** 167

Pia Gerdes
Sexuelle Belästigung am Arbeitsplatz – Herausforderungen und wirksame Maßnahmen 171

- **Arbeits-Dialog-Kreis 10**
  Workshop Förderung gesunder Führung 175

  Anja Wittmers, Astrid Macamo & Kai Klasmeier
  Förderung gesunder Führung – Teil 2: Praxisworkshop 177

- **Arbeits-Dialog-Kreis 11**
  Workshop Digitalisierung/KI 179

  Gordon Adami, Florian Schweden, Nicole Deci,
  Monika Keller, Ivon Ames & Vincent Mustapha
  Digitalisierung/KI – Herausforderungen in der Arbeitsgestaltung ... 181

- **Arbeits-Dialog-Kreis 12**
  Fachkräftesicherung 185

  Marvin Schröder, Dieter Zapf & Marcel Kern
  Fachkräftemangel in der Energiebranche – ungenutzte Potentiale und Ressourcen 187

  Nils Backhaus & Kai N. Klasmeier
  Zeit zu gehen? Arbeitszeitbedingungen und Fluktuationsabsicht bei abhängigen Beschäftigten in Deutschland 191

  Anja Cordes
  Gesunde und sichere Arbeit als Faktoren der Arbeitgeberattraktivität im Handwerk 195

  Peter Krauß-Hoffmann, Manuel Keller,
  Stefanie Siebelhoff & Corinna Brauner-Sommer
  Sichere und gesunde Arbeitsgestaltung als Baustein der Fachkräftesicherung? Erkenntnisse der Beschäftigtenbefragungen NRW 199

Andreas Pohlandt, Silvia Spitzer, Winfried Hacker & Ulrike Pietrzyk
Welche Arbeitsgestaltung wünschen sich Verwaltungsfachkräfte? ... 203

- **Arbeits-Dialog-Kreis 13**
  Workshop Ressourcen-orientierte digitale Interventionen . 207

  Alexandra Michel & Annekatrin Hoppe
  Ressourcen-orientierte digitale Interventionen:
  Chancen, Grenzen und Implikationen für die Praxis 209

- **Arbeits-Dialog-Kreis 15**
  Covid-19 und die nachhaltige Veränderung der
  Arbeitswelt – was wissen wir, was vermuten wir und was
  bedeutet das für den Arbeits- und Gesundheitsschutz? ... 213

  Jochen Overbeck-Gurt, Hannah Möltner, Oliver Weigelt,
  Maria Hällfritzsch, Peter Klim, Sabine Sommer & Swantje Robelski
  Einführung in ADK: Covid-19 und die nachhaltige Veränderung
  der Arbeitswelt – was wissen wir, was vermuten wir und was
  bedeutet das für den Arbeits- und Gesundheitsschutz? 215

  Peter Klim, Hannah Möltner, Jochen Overbeck-Gurt,
  Oliver Weigelt & Maria Hällfritzsch
  Vom „ad hoc Homeoffice" zum hybriden Arbeitsmodell –
  Gestaltungsoptionen und gesundheitliche Chancen und Risiken 217

  Hannah Möltner, Jochen Overbeck-Gurt, Oliver Weigelt,
  Maria Hällfritzsch & Peter Klim
  New Normal im Human Resource Management –
  Trends, Chancen und Herausforderungen 221

  Jochen Overbeck-Gurt, Hannah Möltner, Oliver Weigelt,
  Maria Hällfritzsch & Peter Klim
  Covid-19 und die Bedeutung von Gesundheit und Gesundheitsschutz
  in Organisationen – War's das ... oder bleibt was? 225

  Swantje Robelski & Sabine Sommer
  Herausforderungen für den Arbeitsschutz in der
  postpandemischen Welt 229

● Arbeits-Dialog-Kreis 16
**Präventions-, Sicherheits-, Gesundheitskultur
in Klein- und Großunternehmen** 233

Jana Kampe & Rüdiger Trimpop
**Präventionskultur erfassen, verstehen und gestalten:
Ergebnisse aus Klein- und Kleinstunternehmen** 235

Julia Hoppe, Lena Schmitz, Jana Kampe & Rüdiger Trimpop
Psychische Gefährdungsbeurteilung an der Universität Jena 239

Jonas Dragendorf, Lena Schmitz & Rüdiger Trimpop
**Homeoffice-Gestaltung und Präventionsmaßnahmen im Rahmen
des universitären Gesundheitsmanagements der FSU Jena** 243

● Arbeits-Dialog-Kreis 17
Klima, Umwelt, Nachhaltigkeit 247

Maria Klotz, Annekatrin Wetzstein & Stefan Boltz
**Auswirkungen der Klimakrise auf Sicherheit und Gesundheit
bei der Arbeit** 249

Dirk Windemuth, Günter Klesper & Roland Portuné
**Das Vierebenen-Modell für Klimaschutz und Klimaanpassung
im Rahmen von zwei Befragungssituationen im überbetrieblichen
Kontext** 253

Moritz Bald, Maria Klotz & Stefanie Bühn
Planetary Health in Organisationen: Kultur und Management 257

Vera Seyffert
**Natur, Arbeit und Gesundheit (NAG) – Eine qualitative Untersuchung
von Wirkungszusammenhängen und Gestaltungsmöglichkeiten** 261

- Arbeits-Dialog-Kreis 18
  Künstliche Intelligenz 265

  Anja Gerlmaier & Alexander Bendel
  Künstliche Intelligenz am Arbeitsplatz gesundheits- und lernförderlich gestalten: Entwicklung und Erprobung des FriendlyTechChecks für betriebliche Praktiker:innen 267

  Larissa Dräger, Vera Rick & Verena Nitsch
  Psychische Gesundheit im Kontext digitaler und KI-gestützter Arbeit: Einblick in das Forschungsvorhaben *AKzentE4.0* 271

  Britta Kirchhoff & Lars Adolph
  Menschengerechter und inklusionsförderlicher Einsatz von Künstlicher Intelligenz (KI) in der Arbeitswelt: ein wenig betrachtetes Feld 275

- Arbeits-Dialog-Kreis 19
  Gefährdungsbeurteilung: Weiterentwicklung der Methoden 279

  Betty Willingstorfer & Esin Taşkan
  Entwicklung und Evaluation eines Workshopinstrumentes für die Gefährdungsbeurteilung psychischer Belastung 281

  Fabian Fritsch, Oliver Sträter, Kirsten Hollstein & Florian Kramer
  Gefährdungsbeurteilung psychischer Belastung in der Praxis – Erhebung und Normwertbetrachtung 285

  Ivon Ames, Christiane Stempel & Jan Dettmers
  Die Bedeutung der Arbeitsbedingungen auf Gruppenebene für die Gesundheit 289

  Astrid Rimbach
  Die positive Arbeitssituationsanalyse zur Stärkung der psychischen Gesundheit 293

  Benedikt Graf & Jonas Gerstmann
  Erfolgreiche Ableitung und Umsetzung von gesundheitsförderlichen Maßnahmen bei einer Gefährdungsbeurteilung psychischer Belastungen 297

- **Arbeits-Dialog-Kreis 20**
  Psychische Belastung, Beanspruchung und Coping 1 301

  Laura Berkemeyer, Carmen Binnewies,
  Micha Hilbert & Despoina Xanthopoulou
  Promotion- und Prevention-Focused Job Crafting: Eine Tagebuchstudie zu energetischen und motivationalen Outcomes 303

  Marina Beck, Johanna Riester & Johannes Keller
  Theorien und Befunde zur Koexistenz positiver und negativer Erfahrungen bei der Arbeit 307

  Nell Greven & Nele Wild-Wall
  Die Rolle des Imposter Phänomens im Arbeitskontext zwischen organisationaler Unterstützung, Commitment und Organizational Citizenship Behavior 311

  Katharina Schneider, Miriam Rexroth & Kathrin Reinke
  Flexibles Arbeiten gesund gestalten: Eine Untersuchung zu unterstützenden Strategien und Maßnahmen auf individueller, Führungs- und organisationaler Ebene 315

  Stefan Roggenkamp
  Prokrastination am Arbeitsplatz aus sozialpsychologischer Perspektive 319

- **Arbeits-Dialog-Kreis 21**
  Workshop Digitales Führen 323

  Annika Krick, Jörg Felfe, Lene Fröhlich,
  Franziska Münstermann & Christiane Stempel
  **Digitales Führen:
  Erste Einblicke in die Führungskräfte-Onlineplattform DigiLAP** 325

- **Arbeits-Dialog-Kreis 22**
  Workshop Arbeitssystemgestaltung 329

  Sylvia Ebner, Barbara Huber, Sabrina Schatzinger & Christian Schenk,
  Arbeitssystemgestaltung mit Safety-II 331

- Arbeits-Dialog-Kreis 23
  **Sicherheit und Gesundheit
  als Personalentwicklungsinstrument** 335

  Ilona Kryl & Rüdiger Trimpop
  **Evaluation von wissenschaftlicher Karriereförderung
  in der Hochschulmedizin: Eine Doppelbelastungssituation** 337

  Iris Seliger & Rüdiger Trimpop
  Gesunder Wandel – Gesunde Kirche 341

  Jana Kampe & Rüdiger Trimpop
  **Universitäres Gesundheitsmanagement: Aufbau, Aktivitäten und
  Entwicklung zum Halten und Gewinnen von Personal** 345

  Nele Plitt, Moritz Bald, Rüdiger Trimpop, Christof Barth,
  Clarissa Eickholt & Werner Hamacher
  **Sicherheit und Gesundheit in KMU fördern – Erprobung und
  Evaluation des Modells „Alternative Betreuung plus"** 349

  Julia Hoppe, Moritz Bald & Rüdiger Trimpop
  **Gesunde Führung im universitären Kontext – Chancen und
  Hindernisse in der Umsetzung von Sicherheit und Gesundheit** 353

- Arbeits-Dialog-Kreis 24
  Workshop Soziotechnische Systemgestaltung (STS) 357

  Wolfgang Kötter
  **Was kann Soziotechnische Systemgestaltung (STS) zu Prävention,
  Gesundheitsförderung und Attraktivität der Arbeit beitragen?** 359

- Arbeits-Dialog-Kreis 25
  Herausforderungen und Lösungen zur Verbesserung der Umsetzung sowie Durchführung der Gefährdungsbeurteilung psychischer Belastungen ... 363

  Louisa Scheepers, Peter Angerer, Nico Dragano & PragmatiKK-Konsortium
  Web-basierte Stressprävention: Ein Lösungsansatz zur Aktivierung von Kleinst- und Kleinunternehmen ... 365

  Mathias Diebig & Peter Angerer
  Prozessevaluation einer Gefährdungsbeurteilung psychischer Belastungen: Eine Fallstudie ... 369

  Roman Pauli & Jessica Lang
  Methodeneffekte bei der Belastungserhebung im Rahmen der Gefährdungsbeurteilung ... 373

  Yacine Taibi, Andreas Müller & Yannick Metzler
  Evaluation psychosozialer Gefährdungen – Verknüpfung von Häufigkeit und Schadensschwere mithilfe von Risikomatrizen ... 377

- Arbeits-Dialog-Kreis 26
  Psychische Belastung, Beanspruchung und Coping 2 ... 381

  Nathalie Hopp, Rainer Oberkötter & Hannah Schiemann
  Was belastet Mitarbeitende im SPNV? Branchenbefragung an über 1.500 Mitarbeitenden ... 383

  Caroline Müller-Kirschbaum, Susanne Wolf & Antje Hunger
  Zusammenhänge zwischen psychosozialen Arbeitsfaktoren und Burnout-Symptomatik: Eine quantitative Querschnittstudie zur Identifizierung von (potentiellen) Risiko- und Schutzfaktoren in sozialen Berufen ... 387

  Berith Gromus, Katharina Klug & Vera Hagemann
  Coronabedingte Einschnitte im Erwerbsleben, ökonomische Stressoren und Folgen für die psychische Gesundheit: Vorstellung und erste Ergebnisse des Projekts CovStress ... 391

Franziska Grellert, Saskia Rauh, Marlen Cosmar & Sabine Rehmer
Psychische Belastung und Beanspruchungsfolgen bei Desk Sharing – Gestaltungsfaktoren 395

Marlen Rahnfeld & Marlen Cosmar
Erkennen und Bewältigen von Einsamkeit im betrieblichen Kontext .. 399

- **Arbeits-Dialog-Kreis 27**
  Zugangswege für den Arbeits- und Gesundheitsschutz zu Unternehmensleitungen und Führungskräften 403

Andreas Zimber
Entwicklung und Evaluation eines Ansprachekonzepts für Kleinunternehmen 405

- **Expert*innenkreis 3**
  Aus- und Weiterbildung 409

Sabine Schreiber-Costa & Clarissa Eickholt
Entwickeln von Gesundheitskompetenz und gesundheitsförderlicher Haltung = Gesundes Handeln 411

- **Arbeits-Dialog-Kreis 28**
  Orientierung bei der Gefährdungsbeurteilung psychischer Belastungen 415

Tanja Wirth, Elisabeth Rohwer, Joelle Flöther, Leonie Jaß, Julia Christine Lengen, Niklas Kiepe, Volker Harth & Stefanie Mache
GB-Psych Kompass: Online-Tool zur Suche und Auswahl von Instrumenten zur Erhebung der psychischen Belastung in der Gefährdungsbeurteilung 417

Ulf Krummreich & Miriam Rexroth
Gefährdungsbeurteilung psychischer Belastung mit den Produkten der BG RCI und der VBG – Erfahrungen aus der Praxis 421

Melanie Göllner & Romy Krug

Gefährdungsbeurteilung psychischer Belastung in Unternehmen
der beruflichen Bildung: Branchenspezifische Konkretisierungen
und Handlungsansätze – eine Praxishilfe 425

Nicole Deci, Julia Clasen, Yanina Mallok, Benjamin Sklarek,
Birgit Vitense & Dennis Wagner
Implementierung eines systematischen Prozesses der Gefährdungs-
beurteilung psychischer Belastung bei der Polizei Hamburg 429

- Arbeits-Dialog-Kreis 29
  Intercultural Health and Safety 433

  Olga Morozova, Rüdiger Trimpop & Volodymyr Chernobrovkin
  **Stress and resilience of Ukrainian employees during the
  Russian-Ukrainian war** 435

  Ratri Atmoko Benedictus, Monika Eigenstetter & Rüdiger Trimpop
  **The Role of Religion for Occupational Health and Safety
  in Indonesian Organizations** 439

  Yohana Reda, Juliana Murniati, Rüdiger Trimpop & Lena Schmitz
  **Pro-environmental behaviours of the textile industry employees
  in Indonesia** 443

  Lena Schmitz, Cornelia Mairean & Rüdiger Trimpop
  Health and Safety in European Universities 447

- Arbeits-Dialog-Kreis 30
  Arbeitssicherheit 451

  Reinhard Lenz
  **Das Spannungsfeld zwischen Sicherheits- und Gesundheitskultur,
  Präventionskultur und Unternehmenskultur** 453

  Annette Kluge, Thomas Schmitz, Mirko Kaufmann, Lea Krugmann,
  Anika Weber, Ulrich Hartmann, Kiros Karamanidis & Rolf Ellegast
  **Ins Stolpern, aber nicht zu Fall gebracht.
  Erste Ergebnisse der Erhebungsphase im Projekt ENTRAPon** 457

Juliane Schulz & Hansjörg Hagels
Evaluation der Interventionen zur Schärfung der Risikowahrnehmung bzgl. Muskel-Skelett-Erkrankungen in einem Pharmaunternehmen .. 461

- **Arbeits-Dialog-Kreis 31**
  Führung und Gesundheit 465

Kimjana Curtaz, Florian Schweden & Renate Rau
Optimierung eines Führungskräfte-Trainings zur Stärkung der Kompetenzen, gesunde Arbeitsplätze zu gestalten 467

Astrid Rimbach
Gesteuerte interprofessionelle und interdisziplinäre Führungs- und Teamentwicklungsprozesse – ein modulares System im Setting Krankenhaus 471

Anja Wittmers
Führungskräfte als besondere Beschäftigtengruppe im Hinblick auf Belastungen und Ressourcen und Ableitungen für die Berücksichtigung in der Gefährdungsbeurteilung 475

- **Arbeits-Dialog-Kreis 32**
  Management und Organisationskultur 479

Alexander Klamar & Sebastian Fischer
Gesundheitsförderliche Arbeit durch eine konstruktive Fehlerkultur? .. 481

Christina Heitmann, Tobias Belz, Sieglinde Ludwig & Hanna Zieschang
Individuelle und organisationale Sicherheits- und Gesundheitskompetenz: Definitionen für den Kontext der Arbeit 485

Britta Schmitt-Howe
Von der betrieblichen zur Netzwerk-Perspektive in Lieferketten 489

● Arbeits-Dialog-Kreis 33
Beratung und Organisationsentwicklung 493

Nurith Epstein, Andrea Fuchs, David Rygl, Sigrun Mantei,
Anna Planinschek & Gabriele Walter
**Ergebnisse der Evaluation der betrieblichen Anwendung
des INQA-Unternehmenschecks „Guter Mittelstand"** 495

Renate Mayer, Michael Reffi, Andreas Wessels,
Nikolas Köster & Dirk Bewernik
**Wirksame Kommunikation, Veranstaltungskonzeption
und Mediengestaltung – Praxisprojekt** 499

Verzeichnis der Autorinnen und Autoren 503

Vorwort der Herausgeber und Veranstalter

Vom 13. bis 15. Mai 2024 findet der 23. Workshop des Fachverbands Psychologie für Arbeitssicherheit und Gesundheit e. V. (FV PASiG), organisiert von Prof. Dr. Jan Dettmers (FernUniversität in Hagen) und Prof. Dr. Anita Tisch (Bundesanstalt für Arbeitsschutz und Arbeitsmedizin, BAuA), in den Räumen der Deutschen Arbeitsschutzausstellung (DASA) in Dortmund statt. Das Leitthema des diesjährigen Workshops ist „Gesundheitsförderliche Arbeit = attraktive Arbeit? Arbeitsgestaltung in Zeiten des Fachkräftemangels".

Damit soll die Frage aufgeworfen werden, inwieweit die bestehenden und empirisch fundierten arbeitswissenschaftlichen Konzepte zur Gestaltung gesunder Arbeit mit dem korrespondiert, was in der aktuellen öffentlichen Diskussion unter „attraktiver Arbeit" verstanden wird. Welche Rolle spielen die klassischen arbeitswissenschaftlichen Gestaltungsansätze im so genannten „War-for-Talent" um die besten Köpfe (und Hände) der immer rarer (und anspruchsvoller?) werdenden Fachkräfte?

Der künftig wahrscheinlich noch anwachsende Fachkräftemangel stellt Unternehmen und Organisationen vor große Herausforderungen. Die Gewinnung und Bindung von qualifizierten Mitarbeitenden sind zu einer zentralen strategischen Aufgabe geworden. Vor dem Hintergrund einer erfreulich guten Arbeitsmarktlage haben sich die Ansprüche vieler Beschäftigten gewandelt: Sie suchen nach Arbeitsplätzen, die nicht nur monetär attraktiv sind, sondern auch Raum für Life Domain Balance und persönliche Entfaltung lassen. Für viele Unternehmen ist es von entscheidender Bedeutung, diesen Bedürfnissen gerecht zu werden, um attraktiv für qualifizierte Arbeitskräfte zu sein und zu bleiben.

Aber die Schaffung attraktiver Arbeitsbedingungen ist mehr als nur flexible Arbeitszeitgestaltung zur Optimierung der Life Domain Balance. Auch Arbeitsinhalte, Arbeitsabläufe und die Gestaltung sozialer Beziehungen bei der Arbeit müssen in den Fokus rücken. Zudem stellt sich die aktuelle Frage, ob das, was Arbeit attraktiv macht, auch gesund ist. Neben den vielen neuen Möglichkeiten der flexiblen Arbeitsgestaltung gilt es, auch die Gesundheit der Beschäftigten im Blick zu behalten, so dass ihre Arbeitsfähigkeit auch langfristig erhalten werden kann.

Die Erfahrungen der letzten Jahre haben verdeutlicht, wie entscheidend Arbeitsschutz und -sicherheit sowie eine menschenzentrierte Gestaltung der Arbeit für das Funktionieren unserer Wirtschaft sind. Unternehmen und Organisationen, die auf einen umfassenden Arbeitsschutz sowie auf gut gestaltete Arbeitsbedingungen setzen, sind nicht nur resilienter gegen Krisen, sondern auch langfristig erfolgreicher.

Wie also können Betriebe und Organisationen attraktive Rahmenbedingungen schaffen, die fachlich kompetente Mitarbeitende nicht nur an das Unternehmen binden, sondern auch nachhaltig zu deren Gesundheit beitragen?

Dieser Frage widmet sich der diesjährige 23. Workshop der Fachverbandes Psychologie für Arbeitssicherheit und Gesundheit. Der Themenkomplex *Attraktive Arbeit = Gesunde Arbeit?* wird in Plenarvorträgen, Diskussionsrunden und Arbeits-Dialog-Kreisen aufgegriffen. Daneben gibt es wie bisher mit mehr als 120 Impulsen aus Forschung und Praxis Arbeits-Dialog-Kreise zu den PASIG Dauerthemen psychische Belastung und Beanspruchung, Gesundheitsförderung und Gesundheitsschutz, Arbeitssystemgestaltung, Sicherheits- und Gesundheitskultur, Wirksamkeit, Nachhaltigkeit und Evaluation, Mobilität, Transport und Verkehr, Führung und Organisation, Aus- und Weiterbildung sowie Professionsfragen.

Die Inhalte des vorliegenden Bandes bieten Einblicke in aktuelle Forschungsergebnisse, praxisnahe Erfahrungen und zukunftsweisende Konzepte, die Unternehmen dabei unterstützen können, Arbeitsplätze in Zeiten des Fachkräftemangels sicher und gesund zu gestalten. Die Beiträge sind dabei nicht auf Basis wissenschaftlicher Qualitätskriterien ausgewählt worden, sondern repräsentieren vielmehr eine breite Palette von fundierter Forschung, Meinungen und Erfahrungen innerhalb des Themenbereichs. Die Vielfalt der Beiträge bietet wertvolle Einblicke und soll bewusst zur Diskussion und Reflexion anregen.

An dieser Stelle möchten wir all denen danken, die die Veranstaltung ermöglicht haben. Das ist zunächst die Bundesanstalt für Arbeitsschutz und Arbeitsmedizin sowie die Deutsche Arbeitsschutzausstellung DASA, die uns für die Ausrichtung des Workshops ein äußerst attraktives und thematische passendes Forum zur Verfügung stellt. Darüber hinaus gilt ein Dank dem Bundesministerium für Arbeit und Soziales (BMAS), das insbesondere die Erstellung des vorliegenden Tagungsbandes ermöglicht hat.

Vielen Dank auch noch einmal an die Expertinnen und Experten, die die Beiträge von den Abstracts bis zum Vollbeitrag begleitet haben und durch Ihr Feedback für eine inhaltliche Weiterentwicklung der Beiträge gesorgt haben. Ein besonderer Dank geht an den Layouter Wolfgang Wohlers, der in gewohnter Weise unschätzbare Unterstützung bei der Erstellung des Workshopbands geleistet hat und dem es wiederum gelungen ist, in kürzester Zeit die „variantenreichen" Manuskripte der Autorinnen und Autoren in eine einheitliche Form zu bringen. Danke auch an Nele Plitt, die uns das tolle Logo für den 23. PASiG-Workshop erstellt hat.

Obwohl auch Teil des Organisationsteams wollen wir an dieser Stelle auch noch einmal explizit Jana Fischer danken, die an der heißen Schnittstelle zwischen Autorinnen, Herausgebern und Verlag unschätzbare Arbeit geleistet hat und dabei die Nerven behalten hat.

Schließlich danke wir den Autorinnen und Autoren für die Beiträge und freuen uns auf lebhafte Diskussionen.

Ihr Organisationsteam: Jan Dettmers, Anita Tisch, Michael Niehaus, Jana Fischer und Rüdiger Trimpop

Vortrag im Plenum

Torsten Kunz
Neue politische Entwicklungen zur sicherheitstechnischen und arbeitsmedizinischen Betreuung der Betriebe

Torsten Kunz
UK Hessen

Neue politische Entwicklungen zur sicherheitstechnischen und arbeitsmedizinischen Betreuung der Betriebe

1. Neuordnung der DGUV Vorschrift 2

1.1 Historie

Die Neuordnung der DGUV Vorschrift 2, in der die sicherheitstechnische und arbeitsmedizinischen Betreuung der Betriebe geregelt wird, kommt nun in ihre Endphase. Nachdem eine Projektgruppe aus Unfallversicherungsträgern (UVT), Deutscher Gesetzlicher Unfallversicherung (DGUV), Bundesarbeitsministerium (BMAS), Ländern, Sozialpartnern und Fachverbänden in den Jahren 2018 und 2019 bereits einen Entwurf der Vorschrift erstellt hatte, gab es noch einen Dissens zwischen Arbeitgebern und Gewerkschaften in einzelnen Fragen. Über diese berieten (mit coronabedingten Verzögerungen in 2020 und 2021) beide Seiten in mehreren Sitzungen und erzielten Ende 2022 einen Kompromiss.

Auf Basis der Ergebnisse der Projektgruppe und des o.g. Kompromisses initiierte der zuständige Fachbereich „Organisation von Sicherheit und Gesundheit" der DGUV dann in 2023 ein Stellungnahmeverfahren bei allen beteiligten Organisationen. Die Mehrzahl dieser gab ein positives Votum zum vorgelegten Entwurf als „Gesamtpaket" ab. Es gab aber rund 150 Stellungnahmen zu Einzelfragen – insbesondere von BMAS und Verbänden. Über diese wurde in der Projektgruppe im Oktober 2023 erneut beraten und die eingereichten Vorschläge entweder angenommen oder verworfen. Der fertige Entwurf, der von der Projektgruppe fast einstimmig befürwortet wurde, wird in 2023 und 2024 in den Gremien der DGUV und dann der UVT diskutiert. Ein wichtiger Meilenstein war dabei die Zustimmung des Grundsatzausschusses Prävention (GAP) der DGUV im Januar 2024. BMAS und Länder müssen dem Normtext ebenfalls zustimmen, bevor die Vertreterversammlungen der einzelnen UVT die dann fertige Vorschrift im 2. Halbjahr 2024 beschließen können. Ziel ist aktuell ein Inkrafttreten zum 1.1.2025.

1.2 Neues Format, einige neue Inhalte

Im aktuellen Entwurf enthalten und unstrittig ist zunächst die Aufteilung der bisher sehr unübersichtlichen Vorschrift in einen verpflichtenden Vorschriften- und einen empfehlenden Regelteil. Auch wurde die Abgrenzung der Grundbetreuung und der betriebsspezifischen Betreuung besser beschrieben und die WZ-Code-Liste zur Zuordnung der Betriebsarten zu den Betreuungsgruppen aktualisiert. Zudem fand eine redaktionelle Überarbeitung insbesondere hinsichtlich einheitlicher Begriffe statt.

Unstrittig war auch die Ausweitung des Zugangs zur Ausbildung als Fachkraft für Arbeitssicherheit für weitere Professionen. So können zukünftig auch Ansolventinnen und Absolventen naturwissenschaftlicher Studiengänge, der Arbeitsmedizin, der Arbeitshygiene und -wissenschaften sowie der Arbeits- und Organisationspsychologie an der Ausbildung zur SiFa teilnehmen. Dies wird insbesondere in überbetrieblichen und größeren betrieblichen Diensten für eine größere fachliche Vielfalt führen – und damit zu einer fachlich noch besseren Betreuung, insbesondere zum Thema psychische Belastungen.

Geeignete Fachleute anderer Professionen, die keine SiFa und kein Betriebsärzte (BÄ) sind, dürfen zudem zukünftig auch im Rahmen der betriebsspezifischen Betreuung beraten, sofern ihre Tätigkeit mit SiFa und BÄ abgestimmt ist.

Aufgenommen wurde auch eine Fortbildungspflicht für SiFa (diese existiert für BÄ bereits). SiFa müssen ihre besuchten Fortbildungen nun in den Jahresberichten an ihre Auftraggeber aufführen und somit die Aktualität ihrer Kompetenzen transparent machen.

Über andere Fragen wurde lange zwischen Arbeitgebern und Gewerkschaften diskutiert und der o.g. Kompromiss erzielt.

So soll der Modus der Berücksichtigung von Teilzeitkräften bei der Festlegung der Einsatzzeiten der Grundbetreuung weiterhin nicht bundesweit festgelegt werden – dies kann wie bisher jeder UVT selbst regeln. Zulässig bleiben damit grundsätzlich eine Berücksichtigung von Teilzeitkräften nach Kopfzahl, nach „ASIG-Modell" mit einer anteiligen Berücksichtigung von Teilzeitkräften sowie durch Umrechnung der Teilzeitstellen in volle Stellen (Vollzeitäquivanente).

Am strittigsten war lange die Frage, wie auf den zunehmenden Mangel an BÄ reagiert werden soll. Seit über 10 Jahren weisen wissenschaftliche Untersuchungen – basierend auf Zahlen der Bundesärztekammer – nach, dass insbesondere in KMU und in ländlichen Regionen Betriebe keine Arbeitsmediziner mehr finden sind und dadurch die bisherige Vorschrift in der Fläche nicht mehr voll erfüllbar war und ist. Zudem überschreitet weit über die Hälfte der ausgebildeten BÄ das Alter von 65 Jahren und wird somit in absehbarer Zeit nicht mehr (voll) für eine Betreuung der Betriebe zur Verfügung stehen. Die neu hinzukommenden Jahrgänge können diese Entwicklung nicht kompensieren, so dass die Lücke zwischen Angebot und Bedarf sich immer weiter öffnet. Leider verzichtet die Bundesärztekammer seit einigen Jahren darauf, die Altersstruktur der BÄ transparent zu machen.

In dem o.g. Kompromiss zu dieser Frage wurde darauf verzichtet, den Mindestanteil von 20 % an der Grundbetreuung für Fachkräfte für Arbeitssicherheit und Betriebsärzte im Regel- und nicht mehr im Vorschriftentext zu benennen. Dann wären auch Mindestanteile von unter 20 % an der Grundbetreuung für jede der beiden Professionen zulässig gewesen – etwa, wenn der Betrieb keinen BA findet.

Verzichtet wurde auch auf eine Ausnahmeregelung in der Vorschrift für Betriebe, die nachweisen können, keinen Betriebsarzt gefunden zu haben.

Es wurden im Gegenzug aber einige kleinere Stellschrauben neu justiert, um den formellen Bedarf an betriebsärztlichen Einsatzstunden in der Grundbetreuung zu reduzieren. So stieg die Grenze der Kleinstbetriebsbetreuung (hier gibt es keine festen Einsatzzeiten) von 10 auf 20 Beschäftigte. Weiterhin wurde die Sonderregel für Gruppe III (Betriebe mit geringem Risiko) abgeschafft, so dass nun für alle Betriebe einheitlich ein Mindestanteil von 20 % Betreuung für SiFa und BA gilt.

Neu ist die Möglichkeit, bis zu einem Umfang von einem Drittel der arbeitsmedizinischen Beratungen diese auf elektronischem Wege, erfüllen zu können – etwa durch die Zuschaltung zu einem Arbeitsschutzausschuss per Videokonferenz. Gerade bei kurzen Beratungen und weit entfernten Betrieben lassen sich so Fahrzeiten einsparen und damit das Zeitbudget der BÄ verbessern. Diese Möglichkeit gilt auch für die Fachkräfte für Arbeitssicherheit sowie weitere beratende Professionen. Die Option einer Beratung auf elektronischem Weg setzt allerdings voraus, dass die beratende Person die Örtlichkeiten und spezifischen Probleme des Betriebs kennt und auf dieser Basis fundiert aus der Ferne beraten kann.

1.3 Was bringt die neue Vorschrift den Betrieben?

Für die Betriebe vorteilhaft ist zunächst die übersichtlichere Struktur mit ihrer klaren Aufteilung in verpflichtende und empfehlende Anforderungen. Ein großer Schritt hin zu einer zeitgemäßen Regelung ist auch die Ausweitung des Zugangs zur Ausbildung von Fachkräften für Arbeitssicherheit. Die bisherige Einengung auf Ingenieure und Techniker entsprach nicht mehr der Realität der heutigen Arbeitswelt. Nun können auch Absolventinnen und Absolventen anderer geeigneter Professionen die Ausbildung absolvieren. Dies ist nicht nur im Hinblick auf die Beratung zu den psychischen Belastungen und deren Einbeziehung in die Gefährdungsbeurteilung zu begrüßen. Gerade bei überbetrieblichen Diensten besteht nun die Chance, mit multiprofessionellen Tems eine noch passgenauere Betreuung der Betriebe anzubieten. Darüber hinaus können in der betriebsspezifischen Betreuung nun auch Fachleute passender Professionen eingesetzt werden, die keine SiFa und keine Betriebsärzte sind. Auch diese Möglichkeit öffnet Spielräume für eine auf die Bedürfnisse des Betriebes optimierte Betreuung – insbesondere dann, wenn die psychischen Belastungen den größten Belastungsfaktor darstellen.

Kritisch an der neuen Vorschrift ist die Tatsache, dass sie den Mangel an Arbeitsmedizinern zwar verkleinert, aber nicht vollständig kompensiert. Gerade kleinere Betriebe in strukturschwachen Gebieten werden somit weiterhin Schwierigkeiten haben, arbeitsmedizinisch beraten zu werden.

In der Summe ist die neue gefasste Vorschrift aber zu begrüßen und stellt einen ersten Schritt hin zu einer besseren Betreuung der Betriebe dar. Sie sollte daher schnellstmöglich beschlossen werden.

2. Neuerungen in der Kleinbetriebsbetreuung

Bei der Planung der Überarbeitung der DGUV Vorschrift 2 ausgeklammert blieben ursprünglich die bedarfsorientierte alternative Betreuung von Kleinbetrieben („Unternehmermodell") sowie die Betreuung durch Kompetenzzentren – beides geregelt in den Anlagen 3 und 4 der Vorschrift.

Die bessere Betreuung von KMU wurde mit Aufnahme in den Koalitionsvertrag aber ein Ziel der aktuellen Bundesregierung. Vor diesem Hintergrund strebt das Bundesarbeitsministerium seit 2022 verstärkt die Verbesserung der sicherheitstechnischen und arbeitsmedizinischen Betreuung der Kleinbetriebe an, die häufig in Rahmen der alternativen Betreuung gemäß der Anlagen 3 und 4 erfolgt. Im Rahmen eines „KKU-Fachdialogs" wurde seit Anfang 2023 gemeinsam mit den Präventionsleitungen der UVT Wege zur Optimierung der Betreuung gesucht.

Praktikabel wäre zum einen die Schaffung betrieblicher Anlaufstellen und Betreuungsnetzwerke. Insbesondere neu gegründete kleine Betriebe könnten sich dort über die Anforderungen und Voraussetzungen der alternativen Betreuung informieren und bei Bedarf zu den notwendigen Qualifizierungs- und Motivationsseminaren anmelden.

Eine weitere Option ist der Aufbau eines digitalen Dienstleisterpools im Sinne einer qualitätsgesicherten Datenbank, in der auf freiwilliger Basis sowohl Anbieter ihre freien Kapazitäten als auch Betriebe ihren Bedarf eintragen können. Insbesondere bei Berücksichtigung von Suchkriterien wie Region, Betriebsart und Betreuuungsumfang wäre es möglich, unkompliziert Anbieter und Betriebe passend zusammenzubringen und damit erheblichen Suchaufwand zu ersparen und auch Anfahrtswege zu optimieren. Allerdings wird auch die beste Datenbank nicht den Mangel an Betriebsärzten beheben. Die Datenbank kann nur von den Betrieben und Anbietern selbst gefüllt werden. Ihr Erfolg hängt somit von der der Akzeptanz des Projekts bei diesen ab. Vor Erstellung sollte daher eine Marktkundung vorgenommen und die Trägerschaft abgeklärt werden.

Eine weitere mögliche Maßnahme ist die noch engere Verknüpfung des Vorhandenseins einer Gefährdungsbeurteilung mit der Erlaubnis, an einer alternativen Betreuung teilnehmen zu können. Grundsätzlich nehmen Betriebe, die an Modellen der alternativen Betreuung teilnehmen möchten, zunächst eine Reihe von Qualifizierungen und später an regelmäßigen Fortbildungen teil. Ein inhaltlicher Schwerpunkt hier ist die Erstellung der Gefährdungsbeurteilung (GB). Mit dem so erworbenen Wissen soll der Betrieb dann selbstständig die GB erstellen bzw. aktualisieren. Eine vorhandene GB ist Voraussetzung zur Teilnahme an der alternativen Betreuung. Die Erfüllung dieser Verpflichtung soll nun im Rahmen interner Regelungen der einzelnen UVT durch Selbstverpflichtungserklärungen abgesichert werden, in denen die Betriebe die Erstellung der GB bestätigen. Unterbleiben diese, fallen die Betrieb auf die Regelbetreuung gemäß Anlage 2 zurück. Ziel der Erklärung ist es, die Verbindlichkeit der Erstellung der GB und damit die Anzahl an GB gerade bei den KMU zu erhöhen, die hier eine niedrigere Quote als Großbetriebe aufweisen.

Die Form der Selbstverpflichtungserklärung und auch der anderen genannten Mittel zur Verbesserung der Betreuung der KMU war Thema des 3. Fachdialogs zwischen BMAS und UVT im Oktober 2023. Geplant ist nun – nach Abstimmung in den Selbstverwaltungen der UVT – eine gemeinsame Erklärung von DGUV und BMAS über die Ergebnisse des Fachdialogs im Jahr 2024.

3. Fazit

Mit der Neufassung der DGUV Vorschrift 2 ist zwar nicht der große Wurf hin zu einer modernen und erfüllbaren Regelung der Betreuung der Betriebe gelungen, aber ein wichtiger Zwischenschritt.

Die Möglichkeiten, die das inhaltlich veraltete Arbeitsschutzgesetz bietet, wurden dabei vollständig ausgeschöpft. Positiv ist neben der deutlich anwenderfreundlicheren Struktur insbesondere der Einstieg in die Einbeziehung weiterer Professionen in die SiFa-Ausbildung. Durch multiprofessionelle Teams kann die Betreuung der Betriebe besser an die sich wandelnde Arbeitswelt und die ständig steigende Bedeutung der psychischen Belastungen angepasst werden.

Es bleiben aber auch Fragen offen, etwa was ein Betrieb tun kann, der in seinem regionalen Umfeld keine betriebsärztliche Betreuung findet – angesichts des Mangels an BÄ eine Konstellation mit zunehmender Relevanz. Auch ist offen, ob die Fokussierung nur auf zwei beratende Akuere (SiFa und BÄ) der effektivste Weg der Betratung der Betriebe ist oder ab ein breiterer Ansatz – wie in einigen anderen europäischen Ländern üblich – zu präferieren wäre.

Die neu gefasste Vorschrift kann somit nur ein erster Schritt hin zu einer zeitgemäßen Betreuung der Betriebe sein: Für den „großen Wurf" muss durch eine Aktualisierung des Arbeitssicherheitsgesetzes der Rahmen für eine echte multiprofessionelle Beratung der Betriebe deutlich erweitert werden. Nur so sind auch in der

Arbeitswelt von morgen die vielfältigen Probleme von Sicherheit und Gesundheit am Arbeitsplatz zu lösen. Es ist zu wünschen, dass der Gesetzgeber diese Aufgabe bald anpackt.

Arbeits-Dialog-Kreis 01
Wandel der Arbeit, Wandel der Belastungen? Herausforderungen und Implikationen für eine präventive Arbeitsgestaltung

Nils Backhaus, David Beck & Birgit Thomson
**Einführung in ADK:
Wandel der Arbeit, Wandel der Belastungen?
Herausforderungen und Implikationen für eine
präventive Arbeitsgestaltung**

Jonas Wehrmann
**Gefährdungsbeurteilung von
interaktionsspezifischen Belastungen**

Nils Backhaus, Johanna Nold,
Laura Vieten & Frank Brenscheidt
**Gefährdungsfaktor Arbeitszeit:
Flexibilisierung und Arbeitszeiterfassung**

Patricia Tegtmeier, Nils Backhaus, Ines Entgelmeier, Bettina Lafrenz,
Claudia Schröder, Swantje Robelski & Sarah-Elena Althammer
**Mobiles Arbeiten, Homeoffice, Telearbeit und Co.:
Herausforderungen bei der Gestaltung ortsflexibler,
hybrider oder multilokaler Arbeit**

Johanna Rauls, Friederike Buchallik,
Elisabeth Kraft & Annegret Zimmer
**„State of the Art" betrieblicher Mobbingprävention:
institutionelle Empfehlungen, aktueller Forschungsstand
und fördernde Faktoren**

Nils Backhaus, David Beck & Birgit Thomson
Bundesanstalt für Arbeitsschutz und Arbeitsmedizin

Einführung in ADK:
Wandel der Arbeit, Wandel der Belastungen?
Herausforderungen und Implikationen für eine präventive Arbeitsgestaltung

1. Arbeitsgestaltung im Wandel der Arbeit

Im Zuge des stetigen und dynamischen Wandels der Arbeitswelt haben sich nicht nur die Arbeitsabläufe und -strukturen dramatisch verändert, sondern auch die damit einhergehenden psychischen bzw. physischen Belastungen und Herausforderungen. Dieses Symposium widmet sich diesen Veränderungen und den Auswirkungen, die sie auf die Arbeitswelt und die Gesundheit der Beschäftigten haben. Wir werden einen genaueren Blick auf die Dynamik des modernen Arbeitsumfelds werfen und die Wechselwirkungen zwischen veränderten Arbeitsbedingungen und der Notwendigkeit einer präventiven Arbeitsgestaltung beleuchten. Dabei werden die Herausforderungen und Implikationen für Arbeitnehmer, Beschäftigte und die Gesellschaft insgesamt analysiert. Das Symposium bietet die Grundlage für ein besseres Verständnis der aktuellen Arbeitsrealität und zeigt auf, wie eine präventive Arbeitsgestaltung dazu beitragen kann, die Gesundheit und das Wohlbefinden der Beschäftigten zu schützen und langfristig zu fördern.

2. Präventive Arbeitsgestaltung

Arbeitsgestaltung bezeichnet die Schaffung einer effizienten Zusammenarbeit zwischen arbeitenden Menschen, Betriebsmitteln und Arbeitsgegenständen durch die sinnvolle Organisation von Arbeitssystemen unter Berücksichtigung der menschlichen Fähigkeiten und Bedürfnisse (Landau, 2007). Arbeit muss auf der Basis der einschlägigen gesetzlichen Bestimmungen vom Arbeitgeber so gestaltet werden, dass Gefährdungen für die Gesundheit der Beschäftigten vermieden werden. Der anhaltende dynamische Wandel der Arbeits- und Lebenswelt und die teilweise großflächigen, tiefgreifenden und dauerhaften Änderungen von Arbeitsformen und -bedingungen werfen Fragen (1) nach den damit verbundenen gesundheitlichen psychosozialen Risiken und (2) nach entsprechenden Anforderungen und Optionen für eine präventive, menschengerechte Gestaltung der Arbeit auf.

Dabei lassen sich im Hinblick auf die zeitliche Planung drei verschiedene grundlegende Strategien der Arbeitsgestaltung unterscheiden (Hacker, 2022, Schaper, 2019, Ulich, 1994):

1. Die *korrektive Arbeitsgestaltung* beinhaltet die Änderung von Arbeitssystemen und betrieblichen Abläufen erst nach der Erkennung von Mängeln, um Gesundheitsschäden zu vermeiden. Es entsteht ein Bedarf für eine solche Anpassung, wenn die Vorgaben und Anforderungen im Hinblick auf Ergonomie, Physiologie, Psychologie, Sicherheit oder rechtliche Aspekte seitens Planer*innen, Konstrukteur*innen, Anlagenhersteller*innen, Softwareentwickler*innen und anderen zuständigen Instanzen unzureichend oder nicht ausreichend berücksichtigt wurden („Reparatur-Ergonomie").
2. Im Gegensatz dazu zielt die *präventive Arbeitsgestaltung* darauf ab, mögliche gesundheitliche und psychosoziale Risiken, die aus der Arbeit resultieren können, im Voraus zu berücksichtigen („gedankliche Vorwegnahme"). Arbeitswissenschaftliche Konzepte für Arbeits- und Gesundheitsschutz werden frühzeitig (beim Entwurf neuer Arbeitssysteme oder -abläufe) in den Gestaltungsprozess einbezogen, auch im Sinne einer präventiven Gestaltung der Unfallverhütung und der Prävention von Berufskrankheiten.
3. Bei der *prospektiven Arbeitsgestaltung* werden Aufgaben, Anforderungen und Arbeitsplätze von Anfang an so geplant oder gestaltet, dass sie sich positiv auf die Gesundheit und die persönliche Entwicklung der Beschäftigten auswirken. Im Vordergrund steht die Schaffung von persönlichkeitsförderlichen Arbeitstätigkeiten.

Im Fokus des Symposiums steht vor allem die präventive und prospektive Arbeitsgestaltung. Die Arbeitswelt der Zukunft wird durch eine zunehmende Digitalisierung und Vernetzung geprägt sein. Gerade für diese Arbeitswelt ist eine frühzeitige, proaktive Einflussnahme, möglichst im Planungsstadium von Arbeitsumgebungen und -prozessen wichtig (Anlauft, Habenicht & Klippert, 2019). Die zunehmende Verwendung digitaler Arbeitsmittel (z. B. künstlicher Intelligenz) erfordert die Berücksichtigung der Merkmale einer menschenzentrierten Arbeitsgestaltung (Hacker, 2022). Es ist dabei besonders wichtig zu betonen, in welcher Hinsicht menschenzentrierte Arbeitsgestaltung auch bei vorwiegend informationsverarbeitenden, geistigen Erwerbstätigkeiten unerlässlich ist, und dass Digitalisierung diese präventive menschzentrierte Gestaltung nicht ersetzt, sondern voraussetzt (Hacker, 2022). Je stärker Maßnahmen des Arbeitsschutzes präventive Ansätze in der Gestaltung berücksichtigen, desto erfolgreicher und nachhaltiger können Herausforderungen der digitalen Transformation bewältigt werden (Sonntag, 2020).

3. Überblick über die Einzelbeiträge des Symposiums
Das Symposium schlägt einen übergeordneten Bogen und bezieht sich auf die Frage der Erfassung von potenziellen Risiken für Gesundheit und Sicherheit.

Dazu möchten wir zunächst den aktuellen Stand zur Diskussion der Berücksichtigung psychischer Belastungen in der Gefährdungsbeurteilung sowie ein innovatives Instrument dafür bezogen auf die spezifischen Belastungen und Ressourcen in der Interaktionsarbeit vorstellen und diskutieren („Gefährdungsbeurteilung von interaktionsspezifischen Belastungen", Jonas Wehrmann). Das Instrument leistet einen unmittelbaren Beitrag zur menschengerechten Gestaltung von Interaktionsarbeit, da es zum einen für die besonderen Anforderungen der Interaktionsarbeit sensibilisiert und zum anderen eine Grundlage für die Ableitung konkreter Maßnahmen zur gesundheitsförderlichen Gestaltung von Interaktionsarbeit bietet.

Anschließend werden spezifische, derzeit besonders relevante Gefährdungsfaktoren der Arbeitszeit beleuchtet („Gefährdungsfaktor Arbeitszeit: Flexibilisierung und Arbeitszeiterfassung", Johanna Nold, Nils Backhaus, Laura Vieten, Frank Brenscheidt). Nur durch eine nachhaltige Arbeitszeitgestaltung können Beschäftigte langfristig gesund, sicher, produktiv und belastbar arbeiten. Vor diesem Hintergrund werden aktuelle arbeitswissenschaftliche Erkenntnisse zu verschiedenen Aspekten einer nachhaltigen Arbeitszeitgestaltung behandelt. Dabei berücksichtigen wir Themen wie Arbeitszeitverkürzung und neue zeitflexible Arbeitszeitmodelle, aber auch klassische Arbeitsmodelle wie Nacht- und Schichtarbeit.

Durch die SARS-CoV-2-Pandemie und die zunehmende Verbreitung von Arbeit von zuhause und unterwegs wird die Gestaltung ortsflexiblen Arbeitens zunehmend wichtig („Mobiles Arbeiten, Homeoffice, Telearbeit und Co.: Herausforderungen bei der Gestaltung ortsflexibler, hybrider oder multilokaler Arbeit", Patricia Tegtmeier, Bettina Lafrenz, Ines Entgelmeier, Claudia Schröder, Swantje Robelski, Sarah-Elena Althammer, Nils Backhaus). In diesem Beitrag werden Ergebnisse und aktuelle wissenschaftliche Erkenntnisse aus verschiedenen BAuA-Projekten und Fachgruppen vorgestellt, die umfassende Empfehlungen für eine ganzheitliche und nachhaltige Gestaltung der ortsflexiblen Arbeit ableiten.

Mobbing gilt als bedeutender Risikofaktor für die Beeinträchtigung der psychischen Gesundheit von Betroffenen. Johanna Rauls, Elisabeth Kraft, Annegret Zimmer und Friederike Buchallik stellen in ihrem Beitrag institutionelle Empfehlungen und den Forschungsstand zur Wirksamkeit betrieblicher Mobbingprävention vor und analysieren auf Grundlage von Daten des „European Surveys of Enterprises on New and Emerging Risks" (ESENER) den Stand der Umsetzung in der betrieblichen Praxis.

4. Fazit

Das Symposium leistet einen Überblick über die wesentlichen Rahmenbedingungen präventiver Arbeitsgestaltung auch im Hinblick auf neue Schwerpunkte der Risikobetrachtung im Rahmen der Gefährdungsbeurteilung und der ganzheitlichen Bewertung von Arbeit. Es liefert Hinweise und aktuelle Erkenntnisse zur Gestaltung wesentlicher, aktueller Arbeitsbedingungen, d. h. Arbeitszeitgestaltung, Mobiles Arbeiten, Interaktionsarbeit und Mobbingprävention. Ziel des Symposiums ist es, dieses Gestaltungswissen zusammenzutragen, Unschärfen und Lücken zu identifizieren und dabei die Rolle der überbetrieblichen und betrieblichen Arbeitsschutzakteure in der Arbeitswelt sowie deren Herausforderungen zu identifizieren.

Literatur
Anlauft, W., Habenicht, T. & Klippert, J. (2019). Arbeit 4.0 – Proaktive Arbeitsgestaltung als ein zentrales Handlungsfeld für die betriebliche Interessenvertretung. In: A. Gerlmaier, E. Latniak, E. (Hrsg.) Handbuch psycho-soziale Gestaltung digitaler Produktionsarbeit (S. 37–56). Wiesbaden: Springer Gabler.
Hacker, W. (2022). Arbeitsgestaltung bei Digitalisierung. Zeitschrift für Arbeitswissenschaft, 76, 90–98.
Landau, K. (2007). Lexikon Arbeitsgestaltung. Wiesbaden: Universum Verlagsanstalt.
Schaper, N. (2019). Arbeitsgestaltung in Produktion und Verwaltung. In F. W. Nerdinger, G. Blickle, N. Schaper (Hrsg.) Arbeits- und Organisationspsychologie (4. Aufl., S. 411–434). Berlin, Heidelberg: Springer.
Sonntag, Kh. (2020). Moderne Arbeit präventiv gestalten, gesund und kompetent bewältigen. Kröning: Assanger Verlag.
Ulich, E. (1994). Arbeitspsychologie (3. Aufl.). Stuttgart: Schäffer-Poeschel.

Jonas Wehrmann
Bundesanstalt für Arbeitsschutz und Arbeitsmedizin

Gefährdungsbeurteilung von interaktionsspezifischen Belastungen

1. Einführung

Die Tertiarisierung kann als eine treibende Kraft für den Wandel der Arbeitswelt und die sich daraus ergebenden veränderten Anforderungen verstanden werden. Waren im Jahr 1982 22 % aller Erwerbstätigen im Dienstleistungsbereich beschäftigt, waren es 2022 bereits 75,2 % (Statistisches Bundesamt, 2023). Der Wandel zur Dienstleistungs- und Wissensgesellschaft hat nicht nur die Rahmenbedingungen, sondern auch die Belastungssituation vieler Erwerbstätiger verändert (Beermann et al., 2019). Neben informationsverarbeitenden Tätigkeiten gewinnen vor allem interaktive Tätigkeiten an Bedeutung (Junghanns & Morschhäuser, 2013). Für die Beschäftigten ergeben sich im Zuge dieser Entwicklung neue Belastungen. Auf die steigende Bedeutung von Interaktionsarbeit verweist der DGB-Index Gute Arbeit (2018). Laut des Berichts arbeiten rund zwei Drittel aller Beschäftigten in Deutschland sehr häufig oder oft in unmittelbarem Kontakt mit Kund*innen, Patient*innen oder anderen betriebsexternen Personengruppen. Trotz der zunehmenden Relevanz von Interaktionsarbeit werden Belastungen, die mit der Arbeit an und mit Menschen verbunden sind, bei der Analyse, Bewertung und Gestaltung von Arbeitsbedingungen bisher nur unzureichend betrachtet (Wehrmann, 2023a). Eine Ursache für die Vernachlässigung von interaktionsspezifischen Belastungen kann u. a. auf fehlende Erhebungsinstrumente, mit denen interaktionsspezifische Belastungsfaktoren erfasst werden, zurückgeführt werden (Richter, 2010). Aus der bislang geringen Berücksichtigung interaktionsspezifischer Belastungen ergibt sich die Notwendigkeit, tätigkeitsspezifische Anforderungen in Zukunft stärker in den Prozess der Gefährdungsbeurteilung zu integrieren. Ziel des Beitrags ist die Identifizierung und Systematisierung interaktionsspezifischer Belastungen sowie deren Reflexion in Hinblick auf ihre Relevanz für die Gefährdungsbeurteilung psychischer Belastung.

2. Methodisches Vorgehen

Im Rahmen der Untersuchung wurden teilstrukturierte Experteninterviews durchgeführt. Um eine ganzheitliche Perspektive auf den Untersuchungsgegenstand einzunehmen und die Sichtweisen unterschiedlicher Interviewgruppen zu berücksichtigen, wurden neben Beschäftigten auch Vertreter*innen des Managements, Betriebs- und Personalrates sowie Arbeitgeber- und Arbeitnehmerverbände befragt. Das Format einer Vergleichsstudie wurde gewählt, da Interaktionsarbeit in unterschiedlichen beruflichen Kontexten und Tätigkeitsfeldern geleistet wird (Tisch et al., 2020). Um eine transparente und zielführende Auswahl der Berufsgruppen zu gewährleisten, wurden vorab Auswahlkriterien festgelegt, die eine sinnvolle Differenzierung der großen Zahl von Beschäftigten, die Interaktionsarbeit verrichten, erlauben. Insgesamt wurden sechs Berufsgruppen ausgewählt: Pflegekräfte, Beschäftigte im Einzelhandel, Beschäftigte in der Gastronomie, Unternehmensberater*innen, Polizist*innen sowie Fallmanager*innen der Bundesagentur für Arbeit. Neben den Interviews fanden teilnehmende Beobachtungen in den befragten Organisationen statt. Insgesamt konnten 106 Personen in sechs Beschäftigtengruppen und 33 Organisationen in Deutschland befragt werden. Die Datenerhebung erstreckte sich über den Zeitraum von 2020 bis 2022.

3. Ergebnisse

In Summe ließen sich sechs übergeordnete interaktionsspezifische Belastungen identifizieren.

Negatives personenbezogenes Kundenverhalten konnte hinsichtlich eines unhöflichen und aggressiven Kundenverhaltens unterschieden werden. Ein unhöfliches Verhalten von Kund*innen manifestierte sich in einem unfreundlichen, respektlosen oder gar unverschämten Kundenverhalten (z. B. Duzen, nicht Begrüßen der Dienstleistenden). Des Weiteren wurde von den Beschäftigten berichtet, dass sie sich von Kund*innen ungerecht und unfair behandelt fühlten. Konkret äußerte sich unfaires Verhalten z.B. durch den Versuch von Kund*innen, reklamierte Ware zu manipulieren, um eine Rückerstattung des Kaufpreises zu erlangen. Aggressives Kundenverhalten konnte in verbale, sexuelle und physische Aggressionen differenziert werden. Zu den verbalen Aggressionen zählten das Beschimpfen, Beleidigen und Anschreien der Dienstleistenden sowie die Androhung von körperlicher Gewalt. Sexuelle Aggressionen äußerten sich in unangemessenen Bemerkungen, sexualisierten Witzen, frauenfeindlichen Äußerungen oder unerwünschten Berührungen. Körperliche Übergriffe bezogen sich auf Schlagen, Anspucken oder Werfen von Gegenständen durch Kund*innen.

Negatives arbeitsbezogenes Kundenverhalten. Im Vergleich zu personenbezogenem Verhalten richtete sich arbeitsbezogenes Verhalten nicht gegen die Person, sondern gegen den Gegenstand der Arbeit. Die am häufigsten genannten Belastungsfaktoren stellten in diesem Zusammenhang überhöhte Erwartungen der Kund*innen dar. Als weitere Belastungsfaktoren in der Zusammenarbeit mit Kund*innen berichteten die Beschäftigten von ungerechtfertigten Beschwerden oder einer mangelnden Kooperationsbereitschaft der Kund*innen.

Traumatische Erlebnisse resultierten aus der Konfrontation mit Tod, schwerer Krankheit und Schicksalen von Kund*innen, Patient*innen und Klient*innen. Darüber hinaus ergaben sich traumatische Ereignisse aus der Bewältigung von schweren Unfällen oder Rettungseinsätzen. Insbesondere Beschäftigte im Polizeidienst waren damit konfrontiert, Angehörigen nach schweren Unfällen eine Todesnachricht überbringen zu müssen. Aus der Konfrontation mit emotional stark berührenden Ereignissen ergaben sich besondere Anforderungen an die Abgrenzungsfähigkeit von Beschäftigten.

Belastungen aus der Emotionsarbeit bezogen sich auf die erlebte Inkongruenz zwischen den geforderten und den tatsächlich erlebten Emotionen. So gaben die Befragten häufig an, dass es Teil ihrer Arbeitsaufgabe sei, die eigenen erlebten (negativen) Emotionen zu unterdrücken, um dem von der Organisation geforderten (positiven) Gefühlsausdruck gerecht zu werden. Insbesondere in Situationen, in denen sich Kund*innen unfreundlich oder gar beleidigend gegenüber den Beschäftigten verhielten, fiel es den Dienstleistenden oft schwer, sich weiterhin freundlich zu verhalten.

Die *Unplanbarkeit von Interaktionsarbeit* ergab sich in erster Linie aus der Tatsache, dass die interviewten Beschäftigten weder wussten, wer die Dienstleistung im nächsten Moment in Anspruch nehmen würde, noch vorhersagbar war, wie sich die Kund*innen im nächsten Moment verhalten würden. So wurde von den Befragten in den Interviews wiederkehrend darauf hingewiesen, dass ihr Arbeitsalltag nur bedingt planbar sei.

Eine *hohe Interaktionsintensität* bezog sich sowohl auf eine hohe qualitative als auch auf eine hohe quantitative Interaktionsanforderung. Während sich die qualitative Interaktionsanforderung auf die Komplexität, den Schwierigkeitsgrad und die Qualität der zu leistenden Arbeit mit den Kund*innen bezog, beschrieb die quantitative Interaktionsanforderung die Menge, die Geschwindigkeit und die Zeit, in der die Interaktionsarbeit zu leisten war (Wehrmann, 2023b). In diesem Zusammenhang berichteten vor allem die Beschäftigten in einer Fast-Food-Kette von hohen quantitativen Interaktionsanforderungen. Beschäftigte in der Unternehmensberatung erlebten dagegen die hohen qualitativen Interaktionsanforderungen als belastend.

4. Handlungsempfehlungen

In der betrieblichen Praxis sind verstärkt verhältnispräventive Maßnahmen zu berücksichtigen, um Interaktionsarbeit menschengerecht zu gestalten. So sollten Maßnahmen ergriffen werden, die darauf abzielen, die Auftretenswahrscheinlichkeit von negativem Kundenverhalten bereits im Vorfeld zu reduzieren. Beispielhaft können Maßnahmen wie die Implementierung eines kulanten Reklamations- und Beschwerdemanagements oder die Reduzierung von Wartezeiten genannt werden. Insbesondere die Gefährdungsbeurteilung psychischer Belastung ist dabei von zentraler Bedeutung für die Ermittlung tätigkeitsspezifischer Gefährdungen, die Ableitung gezielter Maßnahmen und die Überprüfung ihrer Wirksamkeit. Mit der Identifikation relevanter interaktionsspezifischer Gefährdungen wurden erste thematische Inhalte für die Gefährdungsbeurteilung von Interaktionsarbeit aufgezeigt. Für die betriebsspezifische Erfassung der dargestellten Gefährdungen sind zukünftig geeignete Verfahren und Maßnahmenkonzepte zu entwickeln.

Literatur

Beermann, B., Schütte M., Lohmann-Haislah, A., Schulz-Dadaczynski, A., Rösler. U. & Rosen, P. (2019). Stressreport Deutschland 2019. Psychische Anforderungen, Ressourcen und Befinden. Bundesanstalt für Arbeitsschutz und Arbeitsmedizin.

DGB Index Gute Arbeit (2018). Arbeiten mit Menschen – Interaktionsarbeit. Eine Sonderauswertung auf Basis des DGB-Index Gute Arbeit 2018 für den Dienstleistungssektor 2018.

Junghanns, G. & Morschhäuser, M. (2013). Immer schneller, immer mehr. Psychische Belastung bei Wissens- und Dienstleistungsarbeit. Wiesbaden: Springer VS.

Richter, G. (2010). Toolbox Version 1.2. Instrumente zur Erfassung psychischer Belastungen. Dortmund/ Berlin/ Dresden: Bundesanstalt für Arbeitsschutz und Arbeitsmedizin.

Statistisches Bundesamt (2023). Erwerbstätige im Inland nach Wirtschafts-sektoren. https://www.destatis.de/DE/Themen/Wirtschaft/-Konjunkturindikatoren/Lange-Reihen/Arbeitsmarkt/lrerw13a.html

Tisch, A., Beermann, B., Wünnemann, L. & Windel, A. (2020). Interaktionsarbeit: Herausforderung für die arbeitswissenschaftliche Forschung. Zeitschrift für Arbeitswissenschaft 74,44–51.

Wehrmann, J. (2023a). Interaktionsarbeit – Berücksichtigung spezifischer Belastungen in der Gefährdungsbeurteilung. In: Arbeitsmedizin, Sozialmedizin, Umweltmedizin: ASU, Zeitschrift für medizinische Prävention, 58(3),149–154.

Wehrmann, J. (2023b). Interaktionsbezogene Stressoren und Ressourcen–Entwicklung einer Taxonomie zur menschengerechten Gestaltung von Interaktionsarbeit. Zeitschrift für Arbeitswissenschaft, 77(2), 188–217.

Anmerkung: Der vorliegende Artikel ist eine Zusammenfassung der noch nicht veröffentlichten Dissertation des Autors. Die Promotionsordnung der Uni Kassel erlaubt es, dass Teile der Dissertation vorveröffentlicht werden. Der Artikel basiert auf den zuvor publizierten Artikeln von Wehrmann (2023a, 2023b).

Nils Backhaus, Johanna Nold, Laura Vieten & Frank Brenscheidt
Bundesanstalt für Arbeitsschutz und Arbeitsmedizin

Gefährdungsfaktor Arbeitszeit: Flexibilisierung und Arbeitszeiterfassung

1. Arbeitszeitgestaltung im Wandel der Arbeit

Das Thema Arbeitszeit wird in den letzten Jahren politisch und gesellschaftlich kontrovers diskutiert. So stellt sich z. B. die Frage nach längeren oder kürzeren Wochen- oder Lebensarbeitszeiten, vor allem aufgrund gesellschaftlicher bzw. wirtschaftlicher Veränderungen und Krisen. Zum Teil werden dabei bestehende Mindeststandards der gesunden Arbeitszeitgestaltung herausgefordert. Der Beitrag fasst die arbeitswissenschaftlichen Erkenntnisse zu wesentlichen Arbeitszeitaspekten zusammen und gibt Hinweise für die präventive Gestaltung.

2. Gestaltungsaspekte von Arbeitszeit[1]

Zunächst sind Arbeitszeiten und Ruhezeiten bzw. -pausen zu unterscheiden. Arbeitszeit zeichnet sich vor allem durch Länge, Lage und arbeitgeber- sowie beschäftigtenorientierte Flexibilität aus. Die Kombination dieser Aspekte beeinflusst die konkrete Einwirkung von Belastungen. Dabei ist Arbeitszeit sowohl ein Belastungsfaktor an sich, bemisst aber auch die Expositionsdauer von weiteren Belastungs- bzw. Gefährdungsfaktoren bei der Arbeit. Ruhezeiten und pausen (also „Nicht-Arbeitszeiten") stellen sicher, dass Beschäftigte ausreichend Erholungszeit und Freizeit während und nach dem Arbeitstag, aber auch nach einer Arbeitswoche, haben.

2.1 Länge der Arbeitszeit

In Deutschland ist die 40-Stunden-Woche bzw. der 8-Stunden-Tag Normalität, aber auch längere Tages- und Wochenarbeitszeiten werden beobachtet. Lange Arbeitszeiten von mehr als 48 Stunden in der Woche gehen oft mit einem erhöhten Risiko für das Wohlbefinden und die Gesundheit von Beschäftigten einher. Kurzfristig sind dies z. B. psychosomatische Beschwerden, ein reduziertes Wohlbefinden oder auch krankheitsbedingte Arbeitsausfälle. Langfristig können sich schwerwiegende Krankheiten, wie kardiovaskuläre oder Stoffwechselerkrankungen, aber auch psychische oder Verhaltensstörungen entwickeln. Lange Arbeitszeiten reduzieren zudem die Konzentrations- und Leistungsfähigkeit und erhöhen das Risiko für Fehlhandlun-

---

[1] Kapitel 2 basiert weitgehend auf Stellungnahmen der Bundesanstalt für Arbeitsschutz und Arbeitsmedizin zu den Themen Arbeitszeit und Gesundheit (Backhaus, Nold, Entgelmeier, Brenscheidt & Tisch, 2023; Backhaus, Vieten, Brenscheidt & Tisch, 2023).

gen, Arbeits- und Wegeunfälle. Gleichzeitig reduziert sich bei langen Arbeitszeiten oft die Zufriedenheit mit der Work-Life-Balance.

2.2 Lage der Arbeitszeit
Die Lage der Arbeitszeit beschreibt, zu welchen Zeiten im Tages- und Wochenrhythmus gearbeitet wird. Ein Großteil der Erwerbstätigen arbeitet an bis zu 5 Tagen pro Woche, meist montags bis freitags, zwischen 7 und 19 Uhr. Einige Beschäftigte arbeiten aber auch außerhalb dieser Zeiten, also in den Abend- und Nachtstunden bzw. am Wochenende und an Feiertagen. Vor allem Schicht- und Nachtarbeit stören den zirkadianen Rhythmus des Körpers. Dies kann Schlafprobleme und Müdigkeit bedingen und langfristig das Risiko für chronische Krankheiten wie z. B. Herz-Kreislauf- oder Stoffwechselerkrankungen erhöhen. Auch psychische Beschwerden wie Erschöpfung, Depressionen und Angststörungen werden berichtet. Zudem steigt bei Nacht- und Schichtarbeit das Risiko für Arbeitsunfälle. Neben den gesundheitlichen Folgen wird auch der soziale Rhythmus, also das Familienleben bzw. die Freizeitgestaltung, durch Nacht-, Wochenend- und Feiertagsarbeit beeinträchtigt und die Zufriedenheit mit der Work-Life-Balance reduziert.

2.3 Flexibilität der Arbeitszeit
Bei flexiblen Arbeitszeiten müssen die Interessen von Beschäftigten und Arbeitgebern unterschieden werden. Bei arbeitgeberorientierter Flexibilität (z. B. Rufbereitschaft, Bereitschaftsdienst) ist die Planbarkeit und Vorhersehbarkeit von Arbeitszeiten für Beschäftigte reduziert, was mit einer schlechteren Gesundheit und geringeren Zufriedenheit mit der Work-Life-Balance einhergeht. Flexibilitätsmöglichkeiten (beschäftigtenorientierte Flexibilität) hingegen gehen zumeist mit einer besseren Gesundheit und höheren Zufriedenheit mit der Work-Life-Balance einher. Voraussetzung für diese positiven Auswirkungen ist jedoch, dass sich die selbstbestimmten Arbeitszeiten im Rahmen der hier beschriebenen gesunden Arbeitszeitgestaltung bewegen.

2.4 Ruhezeiten
Ruhezeiten dienen der Erholung und Wiederherstellung der Leistungsfähigkeit von Beschäftigten nach dem Arbeitstag bzw. der Arbeitswoche. Verkürzte, unterbrochene oder ausgefallene Ruhezeiten reduzieren die Schlafdauer bzw. -qualität und erhöhen die Müdigkeit am Folgetag. Dadurch verringert sich auch die Konzentrations- und Leistungsfähigkeit. In der Folge ist das Risiko von Fehlhandlungen, Arbeits- und Wegeunfällen nach verkürzten Ruhezeiten merklich erhöht. Außerdem steigt die Wahrscheinlichkeit für krankheitsbedingte Arbeitsausfälle nach verkürzten Ruhezeiten.

Zudem reduziert sich die Zeit für soziale Kontakte und Freizeitaktivitäten, was Konflikte zwischen Privatleben und Beruf fördert.

2.5 Ruhepausen

Ruhepausen während der Arbeit unterbrechen die Arbeitszeit und dienen der Erholung im Arbeitskontext. Sie können das Gefühl von Ermüdung und Erschöpfung verringern und das allgemeine Wohlbefinden verbessern. Insbesondere ausgefallene oder unterbrochene Ruhepausen rufen häufig gesundheitliche Beschwerden hervor. Regelmäßige Ruhepausen reduzieren hingegen das Risiko für Muskel-Skelett-Beschwerden und beugen psychosomatischen Beschwerden vor. Stärkere gesundheitsförderliche Zusammenhänge zeigen sich vor allem für Beschäftigte, die unter hohem Zeitdruck arbeiten müssen oder eine geringere Aufgabenvariabilität haben (z. B. monotone Aufgaben).

2.6 Die Rolle der Arbeitszeiterfassung

Die Arbeitszeiterfassung dient der Dokumentation von Arbeitszeiten, weswegen das Einhalten von Höchstarbeitszeiten, Mindestruhezeiten und -pausen nachgehalten werden kann. Sie sichert einen gesunden Arbeitszeitrahmen, vor allem bei flexiblen und fragmentierten Arbeitszeiten (d. h. die tägliche Arbeitszeit ist in mehrere Blöcke zerlegt) und geht aktuellen Studien zufolge mit einer geringeren zeitlichen Entgrenzung und einer höheren zeitlichen Flexibilität einher. Auch die Zufriedenheit mit der Work-Life-Balance und das mentale Abschalten von der Arbeit werden mit einer Erfassung der Arbeitszeit besser bewertet.

3. Gefährdungsbeurteilung Arbeitszeit

Viele Belastungen für die Sicherheit und die Gesundheit von Beschäftigten ergeben sich direkt oder indirekt aus der Arbeitszeitorganisation im Betrieb. Daher muss die Arbeitszeitgestaltung auch in der Gefährdungsbeurteilung berücksichtigt werden (Brenscheidt & Wöhrmann, 2021). Vielen Betrieben fällt die Betrachtung der Arbeitszeit in der Gefährdungsbeurteilung jedoch schwer. So wird die Arbeitszeitgestaltung nur in weniger als der Hälfte der Gefährdungsbeurteilungen berücksichtigt (Sommer et al., 2018).

Bei der Durchführung der Gefährdungsbeurteilung zum Thema Arbeitszeit kann prospektiv auf Basis der geplanten Schichten- und Arbeitszeitpläne gehandelt werden. Die „Checkliste Arbeitszeit" (BAuA, 2022; Grzech-Šukalo & Hänecke, 2008, 2016) unterstützt dabei, Arbeitszeitmodelle anhand spezifischer Kriterien zu beurteilen, Abweichungen von den gesunden Standards festzustellen und sinnvolle Gegenmaßnahmen zu ergreifen. Darüber hinaus existieren Risikorechner, die unterschiedliche

Arbeitszeitmodelle vergleichen und das relative Gesundheits- und Unfallrisiko auf Basis arbeitswissenschaftlicher Erkenntnisse bemessen (z. B. Arlinghaus & Gärtner, 2020).

Zusätzlich empfiehlt sich eine detaillierte Arbeitszeiterfassung, um Diskrepanzen zwischen geplanten und tatsächlichen Arbeits- und Ruhezeiten kontinuierlich beobachten zu können. Dadurch können auch kurzfristige Veränderungen zeitnah entdeckt werden, vor allem bei Veränderungen von Arbeitszeitorganisation oder Betriebsabläufen, z. B. im Rahmen von Restrukturierungen.

3. Diskussion und Fazit

Insgesamt wird deutlich, dass die bestehenden Vorschriften zu täglichen Höchstarbeitszeiten, Mindestruhezeiten und -ruhepausen von entscheidender Bedeutung für den Schutz der Beschäftigten und ihrer Gesundheit sind. Die gesundheitsförderliche Gestaltung von Arbeitszeiten hilft, die Belastbarkeit, Leistungsfähigkeit und Motivation der Arbeitnehmer aufrechtzuerhalten und spielt insbesondere in Zeiten dynamischer Veränderungen in der Arbeitswelt eine wichtige Rolle.

Literatur
Arlinghaus, A. & Gärtner, J. (2020). Unfallrisiko verschiedener Schichtsysteme – Simulation mit dem XIMES-Risikorechner. sozialpolitik.ch, 3/2020, 3.1.
Backhaus, N., Nold, J., Entgelmeier, I., Brenscheidt, F. & Tisch, A. (2023). Arbeitswissenschaftliche Erkenntnisse zu Arbeitszeit und gesundheitlichen Auswirkungen (baua: Fokus). Dortmund / Berlin / Dresden: Bundesanstalt für Arbeitsschutz und Arbeitsmedizin.
Backhaus, N., Vieten, L., Brenscheidt, F. & Tisch, A. (2023). Zusammenstellung aktueller gesicherter arbeitswissenschaftlicher Erkenntnisse zu Nachtarbeit und Dauernachtarbeit (baua: Fokus). Dortmund / Berlin / Dresden: Bundesanstalt für Arbeitsschutz und Arbeitsmedizin.
BAuA (2022). Checkliste Arbeitszeit. Verfügbar unter www.baua.de/arbeitszeit
Brenscheidt, F. & Wöhrmann, A. M. (2021). Arbeitszeitgestaltung. In Handbuch Gefährdungsbeurteilung. Dortmund/Berlin/Dresden: Bundesanstalt für Arbeitsschutz und Arbeitsmedizin.
Grzech-Šukalo, H. & Hänecke, K. (2008). Entwicklung einer Gefährdungsbeurteilung im Hinblick auf die Arbeitszeit. Dortmund/Berlin/Dresden: Bundesanstalt für Arbeitsschutz und Arbeitsmedizin.
Grzech-Šukalo, H. & Hänecke, K. (2016). Handbuch zur Gefährdungsbeurteilung „Arbeitszeit". Dortmund/Berlin/Dresden: Bundesanstalt für Arbeitsschutz und Arbeitsmedizin.
Sommer, S., Kerschek, R. & Lenhardt, U. (2018). Gefährdungsbeurteilung in der betrieblichen Praxis: Ergebnisse der GDA-Betriebsbefragungen 2011 und 2015 (baua: Fokus). Dortmund / Berlin / Dresden: Bundesanstalt für Arbeitsschutz und Arbeitsmedizin.

Patricia Tegtmeier, Nils Backhaus, Ines Entgelmeier, Bettina Lafrenz,
Claudia Schröder, Swantje Robelski & Sarah-Elena Althammer
Bundesanstalt für Arbeitsschutz und Arbeitsmedizin

Mobiles Arbeiten, Homeoffice, Telearbeit und Co.: Herausforderungen bei der Gestaltung ortsflexibler, hybrider oder multilokaler Arbeit[1]

1. Wandel der mobilen Arbeit

Aufgrund der Auswirkungen der SARS-CoV-2-Pandemie und der zunehmenden Verbreitung der Arbeit von zuhause und unterwegs beschäftigt sich der Arbeitsschutz verstärkt mit dem Thema ortsflexible und multilokale Arbeit, so auch die Bundesanstalt für Arbeitsschutz und Arbeitsmedizin (BAuA). In diesem Beitrag werden die zentralen Empfehlungen auf Basis aktueller Ergebnisse und wissenschaftlicher Erkenntnisse der BAuA vorgestellt für eine ganzheitliche und nachhaltige Gestaltung mobilen Arbeitens.

2. Definition und Gestaltungsdimensionen bei mobilem Arbeiten

Mobiles Arbeiten beschreibt das Erbringen einer Arbeitsleistung außerhalb der Betriebs- bzw. Arbeitsstätte unter der Verwendung von (mobilen) Informations- und Kommunikationstechnologien (IKT). Das beinhaltet auch das gelegentliche Arbeiten von zu Hause (auch als „Homeoffice" bekannt). Im Gegensatz zu Telearbeit unterliegt Mobiles Arbeiten nicht der Arbeitsstättenverordnung (vgl. § 2 Abs. 7 ArbStättV), sondern beruht auf einer anlassbezogenen Absprache mit dem Arbeitgeber. Abzugrenzen ist mobiles Arbeiten außerdem vom Arbeiten an ortsveränderlichen Arbeitsorten, z. B. im Personen- oder Gütertransport sowie vom Arbeiten an wechselnden Orten ohne informationsbezogene Tätigkeiten als Kernaufgabe, wie zum Beispiel bei mobilen Pflegekräften oder Beschäftigten im Handwerk.

Im Folgenden werden verschiedene Aspekte und Formen mobilen Arbeitens erläutert und Gestaltungsempfehlungen gegeben. Dabei ist zu beachten, dass die einzelnen Aspekte teilweise stark miteinander zusammenhängen und sich auch gegenseitig bedingen. Zudem unterscheidet sich die Gestaltbarkeit innerhalb der jeweiligen Bereiche. Nicht an allen Arbeitsorten ist es möglich Einfluss auf die Gestaltung des Arbeitsplatzes und der Arbeitsumgebung zu nehmen. Entsprechend können hier

---

[1] Der vorliegende Beitrag basiert auf den Ergebnissen des BAuA-Projekts F 2519 „Ortsflexibles Arbeiten: Sicherheit und Gesundheit ganzheitlich sicherstellen", die vollständigen Texte und Empfehlungen können auf www.baua.de/mobilearbeit abgerufen werden.

keine Empfehlungen ausgesprochen werden und das Arbeiten an diesen Orten sollte ggf. zeitlich beschränkt sein.

2.1 Arbeitsorganisation

Mobiles Arbeiten stellt große Herausforderung an die Arbeitsorganisation, sowohl im Hinblick auf den organisationalen Arbeits- und Gesundheitsschutz, als auch im Hinblick auf Führung und Kommunikation, die Ausgestaltung der Mobilität oder die Arbeitszeitorganisation. Darüber hinaus kommt der Selbstorganisation der Beschäftigten eine wichtige Rolle zu. Dabei sind folgende Dinge entscheidend:

- *Organisation des Arbeits- und Gesundheitsschutzes:* Gefährdungsbeurteilung für mobiles Arbeiten, arbeitsmedizinische Vorsorge, besondere Bedeutung der Mitwirkungspflicht der Beschäftigten beim Arbeitsschutz, Instrumente des Arbeitsschutzes (Maßnahmenhierarchie: technische Ausstattung, Unterweisung, Untersagung)
- *(Virtuelle) Führung, Kommunikation und Information:* Transparente Aufgabendefinition und Abstimmung, keine zu hohe Arbeitsintensität, Vertretungsregelungen/ Stellvertreterregelungen, vertrauensbasierte Zusammenarbeit zwischen Führungskraft und Mitarbeitenden, informationelle Einbindung mobiler Beschäftigter in die betriebliche Organisation, angemessene Nutzung verschiedener Informationskanäle, formeller und informeller Austausch, Fürsorgepflicht und Vorbildfunktion von Führungskräften
- *Mobilitätsgestaltung:* Freiwilligkeit, individuelle und lebensphasenbedingte Unterschiede, Mitbestimmung von Beschäftigten, Präsenztage im Betrieb, Ausstattung der Beschäftigten mit Geräten, Übergangsphasen und Zeitpuffer bei Reisen, Gestaltung günstiger Reisebedingungen, betriebliche Angebote und Mobilitätsmanagement
- *Arbeitszeitgestaltung:* Höchstarbeitszeit, Ruhepausen und Mindestruhezeiten, Vermeidung atypischer Arbeitszeiten (Abend-, Nacht-, Wochenend- und Feiertagsarbeit), beschäftigtenorientierte Flexibilität ermöglichen, Erreichbarkeit außerhalb der Arbeitszeit und betriebsorientierte Flexibilität reduzieren, Arbeitszeit detailliert erfassen
- *Selbstorganisation:* individuelle Fort- und Weiterbildungsangebote zur Trennung und Abgrenzung von Beruf und Privatleben ermöglichen, gesundheitsförderliches Verhalten stärken (Zeitmanagement, Gesundheitskompetenz).

2.2 Arbeitsort

Arbeitsorte unterwegs, d. h. außerhalb des Betriebes, bedeuten häufig Arbeiten unter schlechten Umgebungsbedingungen. Durch geschickte Auswahl und Absprachen können Arbeitgeber und Beschäftigten die Arbeitsumgebungsbedingungen verbessern. Hinsichtlich der Gestaltungsmöglichkeiten lassen sich mobile Arbeitsorte einteilen in Orte, die für längere Arbeiten eher geeignet sind (z. B. Homeoffice, Co-Working-Spaces) und Orte, die eher für kurze Arbeiten (max. 1–2 h) unterwegs auf Reisen genutzt werden, wie z. B. Hotels, Cafés, Verkehrsmittel etc. Dabei sind Raumgröße, Beleuchtung, Lärm, Klima, Arbeitstisch und Arbeitsstuhl relevante Aspekte der Arbeitsgestaltung. Auch für tragbare Bildschirmgeräte (Notebooks, Tablet, Smartphone) lässt sich durch geeignete Aufstellung die physische Ergonomie verbessern. An mobilen Orten kommt daher Ablagemöglichkeiten und Sitzgelegenheiten eine besondere Rolle zu.

2.3 Digitale Arbeitsmittel

Tragbare Bildschirmgeräte wie Tablets, Smartphones und Notebooks in Kombination mit mobilen Internetzugängen machen das Arbeiten von nahezu jedem Ort aus möglich. Grundsätzlich haben Arbeitgeber die Auswahl und Verwendung von Arbeitsmitteln so zu gestalten und organisieren, dass Belastungen und Fehlbeanspruchungen, die die Gesundheit und die Sicherheit der Beschäftigten gefährden können, vermieden oder, soweit dies nicht möglich ist, auf ein Mindestmaß reduziert werden (§ 3 Absatz 2 und 3 TRBS 1151, § 6 Absatz 1 BetrSichV). So dürfen von der Beschaffenheit der digitalen Arbeitsmittel keine Gefährdungen bzw. Verletzungsgefahren für die Beschäftigten ausgehen z. B. aufgrund von Wärme, Hitze oder elektrischen Strom. Wenngleich für Mobiles Arbeiten nicht bindend, bieten die Anforderungen an Tele- und Bildschirmarbeitsplätze sowie tragbare Bildschirmgeräte zur ortsveränderlichen Verwendung gemäß der Arbeitsstättenverordnung (Nr. 6 des Anhangs) grundsätzlich eine gute Orientierung für die Auswahl geeigneter Bildschirmgeräte und sonstiger Arbeitsmittel. Wichtige Aspekte, die bei der Gestaltung berücksichtigt werden müssen sind:

- *Software-Ergonomie:* Daten- und Informationszugriff, Individualisierbarkeit, Kontrast, Helligkeit, Zeichengröße, Anordnung von Informationen
- *Notebook/Laptop/Smartphone/Tablet:* Größe, Positionierung der Geräte, Eingabemöglichkeiten, stationäre Verwendung vs. mobile Verwendung, Geräteausstattung, Bildschirmhelligkeit und Kontrast
- *Kopfhörer/Headset:* Lautstärke, Sprache, Mobilität, Isolation zur Außenwelt (Noise Cancelling)

3. Diskussion und Zusammenfassung

Die interdisziplinäre Forschung der BAuA liefert Erkenntnisse darüber, wie ortsflexible Arbeit gesund gestaltet und geregelt werden kann. Diese Erkenntnisse und Empfehlungen sind bereits auf der BAuA-Themenseite „Mobile Arbeit" veröffentlicht (www.baua.de/MobileArbeit). Neben den genannten Empfehlungen zur Arbeitsorganisation, zu verschiedenen Arbeitsorten und digitalen Arbeitsmitteln werden auf der Webseite auch innovative Vermittlungsformate genutzt, wie z.B. Videos und PDFs, die anhand fiktiver Personen Empfehlungen für den Arbeitsalltag bei mobiler Arbeit besser veranschaulichen sollen.

Parallel werden aktuell die gewonnenen Erkenntnisse in Forschungsdialogen mit der arbeitswissenschaftlichen Community diskutiert (BAuA, 2023). Erste Ergebnisse aus diesen Diskussionen werden aktuell genutzt, um Forschungslücken und Herausforderungen aus Sicht des (über)betrieblichen Arbeitsschutzes herauszuarbeiten. Die Diskussionsforen werden auch genutzt, um das Arbeits- und Forschungsprogramm der BAuA hinsichtlich des mobilen Arbeitens weiterzuentwickeln.

Literatur

Backhaus, N., Ducki, A. & Aich, E. (2023). Arbeitsbezogene Mobilität und Gesundheit. In R. Romahn (Hrsg.), Arbeitszeit gestalten: Wissenschaftliche Erkenntnisse für die Praxis (4., überarbeitete Auflage, S. 231–248). Marburg: Metropolis Verlag.

Backhaus, N., Tisch, A. & Beermann, B. (2021). Telearbeit, Homeoffice und Mobiles Arbeiten: Chancen, Herausforderungen und Gestaltungsaspekte aus Sicht des Arbeitsschutzes (baua: Fokus). Dortmund/Berlin/Dresden: Bundesanstalt für Arbeitsschutz und Arbeitsmedizin.

BAuA (2023). Hybrides, Ortsflexibles, Multilokales Arbeiten? Wissenschaft im Dialog I. Fachveranstaltung der Bundesanstalt für Arbeitsschutz und Arbeitsmedizin in Kooperation mit dem Schwerpunkt "Digitalisierung" der Europäischen Agentur für Sicherheit und Gesundheitsschutz am Arbeitsplatz (EU-OSHA) (baua: Fokus). Dortmund/Berlin/Dresden: Bundesanstalt für Arbeitsschutz und Arbeitsmedizin.

Pauer C., Tegtmeier P., Lafrenz B. & Deml B. (2023). Mobile Wissensarbeit in öffentlichen Fernzügen. ASU – Arbeitsmedizin, Sozialmedizin, Umweltmedizin, 58, 658-661.

Tegtmeier, P. & Lafrenz, B. (2022). Laptop + Smartphone = ein mobiler Arbeitsplatz? Ergonomie auch an Arbeitsplätzen unterwegs. ASU – Arbeitsmedizin, Sozialmedizin, Umweltmedizin, 57, 29–31.

Wöhrmann, A. M., Backhaus, N. & Ducki, A. (2023). Mobiles Arbeiten: Chancen und Risiken. In B. Badura, A. Ducki, J. Baumgardt, M. Meyer & H. Schröder (Hrsg.), Fehlzeiten-Report 2023: Zeitenwende – Arbeit gesund gestalten (S. 255–269). Berlin, Heidelberg: Springer.

Johanna Rauls, Friederike Buchallik, Elisabeth Kraft & Annegret Zimmer
Bundesanstalt für Arbeitsschutz und Arbeitsmedizin

„State of the Art" betrieblicher Mobbingprävention: institutionelle Empfehlungen, aktueller Forschungsstand und fördernde Faktoren

Das Arbeitsschutzgesetz verpflichtet zwar den Arbeitgeber, betriebliche Strukturen und Arbeitsaufgaben so zu gestalten, dass Mobbing vorgebeugt wird (Wissenschaftliche Dienste, Deutscher Bundestag, 2017). Es wird jedoch nicht näher spezifiziert, welche konkreten Möglichkeiten der Arbeitgeber hat, um Beschäftigte vor Mobbing zu schützen. Auch gibt es nur wenige Informationen darüber, inwiefern Arbeitgeber in Deutschland ihrer Fürsorgepflicht in Bezug auf die betriebliche Mobbingprävention nachkommen und mit welchen fördernden betrieblichen Faktoren das Vorhandensein von Mobbingprävention im Zusammenhang steht. Vor diesem Hintergrund wird im vorliegenden Beitrag der „State of the Art" betrieblicher Mobbingprävention aus unterschiedlichen Perspektiven beleuchtet. Dabei werden gegenwärtige Empfehlungen von institutionellen Arbeits- und Gesundheitsschutzakteuren zur Prävention von Mobbing in Betrieben und Ergebnisse von Studien zur Wirksamkeit von Mobbingpräventionsmaßnahmen im Betrieb vorgestellt, über die Verbreitung von Verfahren für den Umgang mit Mobbing in Betrieben in Deutschland im europäischen Vergleich berichtet und fördernde Bedingungen für die betriebliche Mobbingprävention identifiziert.

1. Gegenwärtige institutionelle Empfehlungen
1.1 Methode
Im Rahmen einer Dokumentenanalyse erfolgte eine systematische Sichtung von deutschsprachigen Empfehlungen und Handlungshilfen zur Umsetzung betrieblicher Mobbingprävention. In die Bestandsaufnahme eingeschlossen wurden Veröffentlichungen von Verbänden, Gewerkschaften sowie relevanten Arbeits- und Gesundheitsschutzakteuren aus Deutschland, Österreich und der Schweiz sowie Veröffentlichungen in Form von Leitfäden zur Mobbingprävention von Bundes- oder Landesbehörden. Bei der Recherche lag der Fokus auf der Ermittlung von Dokumenten, die sich insbesondere an Arbeitgeber und Beschäftigte sowie deren Belegschaftsvertretungen und betriebliche Gesundheitsakteure richten. Durch eine Internetrecherche wurden 31 Dokumente, u.a. Broschüren und Leitfäden, die online über einen Download verfügbar waren, zusammengetragen. Aus diesem Materialkorpus wurden 17 Dokumente zur Feinanalyse ausgewählt.

1.2 Ergebnisse
Die Empfehlungen zu betrieblichen Mobbingpräventionsmaßnahmen setzen auf verschiedenen Ebenen an. Um Mobbing gelungen vorzubeugen, werden für die betriebliche Praxis eine Kombination aus sowohl personenbezogenen Maßnahmen, wie Schulungen etwa zum Konfliktmanagement, als auch organisationsbezogenen Maßnahmen, wie eine Betriebsvereinbarung gegen Mobbing, empfohlen. Hierbei wird insbesondere der Stellenwert einer klaren Haltung gegen Mobbing seitens der Unternehmensleitung sowie der Führungskräfte betont. Um für das Eintreten eines Mobbingfalls gewappnet zu sein, wird zudem die Einrichtung einer Funktionsstelle für die Rolle eines Mobbingbeauftragten angeraten, ferner die Relevanz eines guten Arbeitsklimas und arbeitsorganisatorischer Maßnahmen zur Mobbingprävention betont.

1.3 Diskussion und Handlungsempfehlungen
Ungünstige Arbeitsbedingungen sowie Mängel in der Arbeitsorganisation als Rahmenbedingungen von Mobbing werden im Einklang mit den gesetzlichen Vorschriften (s. Wissenschaftliche Dienste, Deutscher Bundestag, 2017) als entscheidende Ansatzpunkte gelungener betrieblicher Mobbingprävention angesehen, von denen ausgehend Handlungsempfehlungen abgeleitet werden. Zusammenfassend werden v. a. betriebliche Maßnahmen wie die Einführung einer Betriebsvereinbarung oder das Angebot von Schulungen zur Konfliktlösung genannt. Weiter wird die Verantwortung der betrieblichen Führung für die Mobbingprävention deutlich, da diese maßgeblich an der Gestaltung der Arbeitsbedingungen beteiligt ist.

2. Aktueller wissenschaftlicher Erkenntnisstand
2.1 Methode
Es wurden Ein- und Ausschlusskriterien für die Artikelauswahl nach dem PICOS-Schema definiert. Einschlusskriterien waren u. a. das Vorhandensein einer Kontrollgruppe und die Betrachtung von arbeitsplatzbezogenem Mobbing als Outcomevariable. Die Suche erfolgte in den Datenbanken PsycInfo, PSYNDEX und PsycArticles via EBSCOhost sowie in PubMed und Web of Science. Die Literatursichtung erfolgte in einem mehrstufigen Verfahren beginnend mit einer Titel-Abstract-Sichtung und anschließender Volltextsichtung.

2.2 Ergebnisse
In die Suche wurden N = 770 Artikel eingeschlossen. Nach Sichtung und Ausschluss von Duplikaten wurden n = 9 Artikel in die Ergebnissynthese aufgenommen. Die eingeschlossenen Studien untersuchten eine Reihe verschiedener Maßnahmen zur

Vermeidung von Mobbing am Arbeitsplatz, vorwiegend mit dem Fokus auf Primärprävention. Die betrachteten Maßnahmen waren vorwiegend personenbezogen. Aus den Studien resultierten gemischte Ergebnisse für die Wirksamkeit der Maßnahmen auf die Zielgröße arbeitsplatzbezogenes Mobbing. Positive Tendenzen zeigten sich hinsichtlich eines gestärkten Bewusstseins für die Relevanz und die Folgen von Mobbing und die Qualität sozialer Beziehungen am Arbeitsplatz sowie eine Verringerung des Wunsches, den Arbeitsplatz zu wechseln. Positive Effekte verzeichneten v. a. Edukationsformate zur Sensibilisierung und zum Ausbau von Wissen rund um das Thema Mobbing.

2.3 Diskussion und Handlungsempfehlungen
Die eingeschlossenen Studien weisen heterogene Ergebnisse auf und lassen nur eine begrenzte Interpretierbarkeit dieser zu. Grund dafür sind methodische Mängel in den Studiendesigns sowie berichtete Schwierigkeiten bei der Implementation der Maßnahmen (siehe z. B. Gillen et al., 2017). Die Repräsentativität der Ergebnisse beschränkt sich vorwiegend auf den Gesundheitssektor. Es besteht ein erheblicher Bedarf an weiterführender Forschung. Wünschenswert wären z. B. Studien, welche die Wirksamkeit präventiver Maßnahmen auf organisationaler Ebene untersuchen (z. B. die Einführung einer Betriebsvereinbarung).

3. Verbreitung von Verfahren zum Umgang mit Mobbing
3.1 Methode
Grundlage für die Analysen bildeten die Daten des dritten European Survey of Enterprises on New and Emerging Risks (ESENER-3; Irastorza et al., 2020), die Informationen zum Umgang mit Sicherheitsrisiken und zum Gesundheitsschutz in Betrieben von 33 europäischen Ländern beinhalten. Mithilfe gewichteter Analysen wurden die Prävalenzen von betrieblichen Mobbingpräventionsmaßnahmen in Deutschland im Vergleich zum Durchschnitt der übrigen Länder der EU-28 ermittelt. Im Rahmen einer binären logistischen Regressionsanalyse wurden betriebliche Strukturen des Arbeits- und Gesundheitsschutzes hinsichtlich ihrer Vorhersagekraft für das Vorhandensein von Maßnahmen zum Umgang mit Mobbing im Betrieb untersucht.

3.2 Ergebnisse
Es berichteten 38 % der deutschen Betriebe mit mindestens 20 Beschäftigten, ein Verfahren für den Umgang mit Mobbing oder Belästigung eingeführt zu haben (Durchschnitt der EU-28: 59 %). Weiter berichteten 54 % der Betriebe das Vorhandensein vertraulicher Beratungsangebote (EU-28: 39 %), 34 % die Durchführung von

Schulungen zur Konfliktlösung (EU-28: 37 %) und 26% Schulungen zur Prävention von psychosozialen Risiken und Mobbing (EU-28: 40 %), die über alle Betriebsgrößen hinweg betrachtet wurden. Die genannten Maßnahmen sind generell in größeren Betrieben weiter verbreitet als in kleinen Betrieben. Logistische Regressionsanalysen ergaben, dass neben der Betriebsgröße (OR: 2,27, 95 % KI [1,54–3,35]) und dem Wirtschaftszweig Gesundheits- und Sozialwesen (OR: 1,60, 95 % KI [1,11–2,31]) auch das das Vorhandensein einer Psychologin bzw. eines Psychologen (OR: 3,38, 95 % KI [2,47–4,63]) sowie das Vorhandensein eines Betriebs- bzw. Personalrats (OR: 2,04, 95 % KI [1,53–2,71]) die Wahrscheinlichkeit für Maßnahmen zur Mobbingprävention in deutschen Betrieben ab 20 Beschäftigten erhöht.

3.3 Diskussion und Handlungsempfehlungen

Im Vergleich zu den übrigen Ländern der EU-28 sind Verfahren zum Umgang mit Mobbing in deutschen Betrieben weniger verbreitet. Förderlich für das Vorliegen von Verfahren zum Umgang mit Mobbing und Belästigung waren der Einsatz von Psychologen sowie das Vorhandensein eines Betriebs- bzw. Personalrats, eine Sensibilisierung für arbeitsbezogene psychosoziale Prozesse auf Betriebsebene sowie die betriebliche Mitbestimmung. Aus den Ergebnissen lässt sich ableiten, dass sich v. a. kleinere (20–49 Beschäftigte) und mittlere (50–249 Beschäftigte) Betriebe vermehrt mit der Prävention von Mobbing auseinandersetzen und entsprechende Maßnahmen zur Vorbeugung und Eindämmung von Mobbingfällen ergreifen sollten. Vor diesem Hintergrund wird eine Stärkung der Handlungssicherheit der betrieblichen Arbeitsschutzakteure im Umgang mit psychosozialen Risiken im Allgemeinen – jedoch insbesondere im Umgang mit der Gefährdung durch Mobbing – empfohlen.

Die **Literatur** kann bei den Autorinnen angefragt werden.

Arbeits-Dialog-Kreis 02
Sicherheit und Gesundheit in Unternehmen: Didaktische Konzepte und Methoden

Anja Winkelmann & Linn Rekittke
Qualifizierungskonzept zur Entwicklung einer lernförderlichen Unternehmenskultur für Arbeit 4.0

Nele Plitt & Clarissa Eickholt
Evaluation methodisch-didaktischer Vorgehensweise einer Führungskräftequalifizierung für KMU

Magnus Beyrer
Microtraining Sessions mit Unterstützung durch künstliche Intelligenz

Gabriele Riering
Gefährdungsbeurteilung psychische Belastung umsetzen – kollegial begleitet

Anja Winkelmann & Linn Rekittke
systemkonzept GmbH

Qualifizierungskonzept zur Entwicklung einer lernförderlichen Unternehmenskultur für Arbeit 4.0

1. Einleitung

Die digitale Transformation der Arbeitswelt eröffnet Unternehmen innovative Möglichkeiten hinsichtlich der Gestaltung der Arbeit. Daraus entstehen neue Anforderungen an die Unternehmen und damit an die Beschäftigten, sich fortlaufend weiter zu qualifizieren. Der vorliegende Beitrag skizziert ein Qualifizierungskonzept zur Entwicklung einer lernförderlichen Unternehmenskultur für die Arbeit 4.0 – als Grundlage und Ausgangspunkt für einen kontinuierlichen und lebenslangen Lernprozess.

2. Anforderungen an das Qualifizierungskonzept

Im Rahmen des von der Deutschen Gesetzlichen Unfallversicherung (DGUV) geförderten Verbundprojekts „Gute Arbeit mit Lernanforderungen und Lernmöglichkeiten für ältere Erwerbstätige in der Arbeit 4.0 (GALA)" in Kooperation mit der TU Dresden wurden mittels qualitativer Interviews und einer quantitativen Befragung die Anforderungen an ein Qualifizierungskonzept, welches Erwerbstätigen aller Altersgruppen ermöglicht, ihre Kompetenzen für die Arbeit 4.0 auf arbeitsintegrierte Weise weiterzuentwickeln, erhoben.

Die Ergebnisse zeigen, dass sich insbesondere eine alters- und alternsgerechte Unternehmenskultur förderlich auf das Lernen auswirkt. Ältere Beschäftigte profitieren von einer engen Zusammenarbeit und gegenseitiger Hilfe am Arbeitsplatz. Zudem ist es unerlässlich, Lernmöglichkeiten für Beschäftigte aller Altersgruppen bereitzustellen, um eine ungleiche Behandlung zu vermeiden, die sich negativ auf das Betriebsklima und die Gesundheit auswirken kann. Auch sollte ein konstruktiver Umgang mit Fehlern in der Unternehmenskultur verankert sein, um die Motivation für neue Lernprozesse zu stärken. Besonders hervorzuheben ist schließlich die Bedeutung von Wertschätzung, die insbesondere für ältere Beschäftigte als Motivationsfaktor für Lernprozesse gelten kann. Hierbei ist es wichtig, Vorurteile und Stigmatisierungen im Zusammenhang mit Altersgruppen zu vermeiden und zu bekämpfen. Führungskräfte sollten sensibilisiert sein, um Vorurteile zu erkennen und gerechte Anerkennung für alle Mitarbeitenden sicherzustellen. Zudem ist es entscheidend, transparent mit den Herausforderungen des demografischen Wandels umzugehen und diese zu kommunizieren (Hacker et al., 2022).

Dementsprechend wurde ein Qualifizierungskonzept zur Entwicklung einer lernförderlichen Unternehmenskultur für die Arbeit 4.0 entwickelt. Zu diesem gehören neben der Sensibilisierung und Qualifizierung für das Schaffen von Voraussetzungen und von Unterstützungsmöglichkeiten des Lernens durch Arbeiten auch die Auseinandersetzung mit Altersmythen. Aufgrund ihrer Verantwortung für die Gestaltung der Arbeitsbedingungen der Beschäftigten sind vorrangig Führungskräfte Zielgruppe des Qualifizierungskonzeptes.

3. Arbeitsintegriertes Lernen als Chance

Als Voraussetzungen für eine alternsgerechte Weiterbildung können in Anlehung an Hafer et al. (2019) sowie Schiefer & Hoffmann (2019) folgende didaktische Prinzipien und Vorgehensweisen gelten:
- Anleitung zur Selbstreflexion über Motivatoren und Lernhindernisse
- Beteiligung bei der Gestaltung der Inhalte
- Orientierung an den Kompetenzen (Einbezug von Erfahrungen, Fähigkeiten und Wissen)
- Handlungsorientierung mit
  Praxisbezug/ Bezug zur Arbeit
  Möglichkeit zur Selbstorganisation des Lernens
  Unterstützung des Selbstwirksamkeitserlebens
  Generationsübergreifendes Lernen
  Verzahnung von formellem und informellem Lernen

Das Qualifizierungskonzept sieht entsprechend ein arbeitsintegriertes Lernen über eine digitale Lernplattform vor. Die Lernenden arbeiten zudem in altersgemischten Lerntandems zusammen. Diese Form des Tandems ermöglicht eine austauschorientierte Form des Lernens und hilft darüber hinaus, Altersstereotype abzubauen (Schiefer & Hoffmann, 2019). Auf der Lernplattform werden thematische Lernsettings (Module) bereitgestellt, die in bereits bestehende Arbeitsabläufe integriert werden können. Die Lernsettings enthalten kleine Lerneinheiten oder -nuggets mit inhaltlichen Impulsen (Microlearning). Um den Transfer in die betriebliche Praxis zu befördern, werden Reflexions- und Transferaufgaben, welche vor dem Hintergrund der eigenen betrieblichen Situation bearbeitet werden, bereitgestellt.

4. Lernfeld „Organisationsentwicklung"

Im Lernfeld „Organisationsentwicklung" wird je ein Modul (Lernsetting) zu den Themen „Lernförderliche Unternehmenskultur", „Altermythen", „Lernen ermöglichen und gestalten" sowie „Führungskräfte als Lernbegleiter*innen" bereitgestellt.

Sicherheit und Gesundheit in Unternehmen: Didaktische Konzepte und Methoden

Jedes Modul besteht aus
- einem mediendidaktisch aufbereiteten fachlich-inhaltlichen Impuls (Lernnugget) zum jeweiligen Thema,
- einer Aufgabe zur Reflexion sowie
- einem Auftrag zur Umsetzung des Gelernten in den eigenen Betrieb bestehen (siehe Abb. 1).

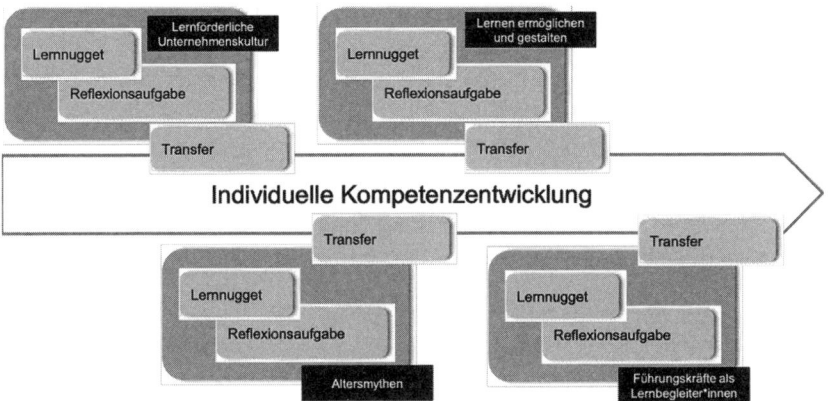

Abb. 1: Ablauf des Lernfelds „Organisationskultur"

Der Qualifizierungszeitraum erstreckt sich über ca. 3 Monate, wobei die Module parallel bearbeitet werden können. Für die Bearbeitung der Lernmodule und Reflexionsaufgaben ist jeweils maximal ein halber Tag erforderlich. Die Umsetzung des Gelernten im eigenen Betrieb erfordert einen längeren Zeitraum. Durch die Integration der Arbeitsaufträge in das Führungshandeln (arbeitsintegriertes Lernen) entsteht jedoch nur ein geringer zusätzlicher Zeitaufwand.

5. Herausforderungen

Um ein Qualifizierungskonzept nachhaltig umzusetzen, ist es essenziell, zunächst eine umfassende betriebliche Analyse durchzuführen, welche die zukünftigen betrieblichen Herausforderungen, die sich z. B. durch die Digitalisierung ergeben, sowie die damit einhergehenden (Kompetenz-)Anforderungen an die Beschäftigten und die Veränderungen in den Arbeitssystemen in den Blick nimmt. Die Implementierung der Qualifizierungsmaßnahmen erfordert ebenfalls besondere Aufmerksamkeit. Abhängig von Umfang und Ausmaß der zu erwartenden Veränderungen im Arbeitssystem entsteht hier eine Schnittstelle zum Change-Management. Begleitende und integrierende Aktivitäten können eine reibungslose Umsetzung befördern. Letztlich erfordert die Entwicklung einer lernförderlichen Unternehmenskultur nicht nur kurzfristige Lernimpulse, sondern ein langfristiges Programm, um sicherzustellen, dass Führungskräfte und Beschäftigte kontinuierlich auf aktuelle Anforderungen vorbereitet sind. (Hacker et al. 2022).

Das Lernen erfolgt überwiegend selbstorganisiert und arbeitsintegriert. Dabei kommt den Lernenden eine hohe Verantwortung in Bezug auf ihren Lernprozess zu: Sie müssen diesen selbst steuern und planen und auf mögliche Hindernisse eigeninitiativ reagieren. Des Weiteren können je nach persönlicher Vorerfahrung und Lernbiografie Widerstände gegen die Art des Lernens auftreten.

6. Fazit

Die Digitalisierung stellt Betriebe und Beschäftigte nicht nur vor neue Anforderungen, sondern sie bietet auch Chancen, eben diese zu meistern. Dementsprechend wurde im vorliegenden Beitrag ein digitales Qualifizierungskonzept dargestellt, dass sich niederschwellig in den Arbeitsalltag einbauen lässt und somit arbeitsintegriert zu einer lernförderlichen Unternehmenskultur beiträgt.

Literatur

Hacker, W. et al. (2022). Abschlussbericht zum Vorhaben „Gute Arbeit mit Lernanforderungen und Lernmöglichkeiten für ältere Erwerbstätige in der Arbeit 4.0 (GALA) – Teil 1" (FP 441).

Hafer, J., Mauch, M. & Schumann, M. (2019). Teilhabe in der digitalen Bildungswelt (Medien in der Wissenschaft, Bd. 75). Münster: Waxmann.

Keller, Katrin (Hg) (2020). Arbeitsintegriertes Lernen in der Personal- und Organjsationsentwicklung. Berlin, Heidelberg: Springer.

Schiefer, G. & Hoffmann, C. (2019). Lernmotivation und Weiterbildungsbereitschaft älterer Mitarbeiter: Hilfestellung für Führungskräfte im Rahmen agiler Personalführung. Wiesbaden: Springer Fachmedien.

Nele Plitt[1] & Clarissa Eickholt[2]
[1] Friedrich-Schiller-Universität Jena; [2] systemkonzept GmbH

Evaluation methodisch-didaktischer Vorgehensweise einer Führungskräftequalifizierung für KMU

1. Qualifizierung von Führungskräften in KMU

Führungskräfte nehmen in KMU eine steuernde Rolle im Betrieb ein, die ein hohes Maß an fachlich-methodischen Kompetenzen erfordern, um den reibungslosen Ablauf innerhalb der Betriebe sicherzustellen (Beck, 2011). In dem Projekt „Alternative Betreuung plus" (aB+), wurden im Rahmen der Forschungsförderung der Deutschen Gesetzlichen Unfallversicherung (DGUV) Innovationen zur Verbesserung von Sicherheit und Gesundheit in KMU entwickelt, erprobt und evaluiert. Unter anderem nahm aB+ neben einer, auf den Betrieb zugeschnittene Beratung und Unterstützung durch den Unfallversicherungsträger, die Qualifizierung von Führungskräften in den Fokus (vgl. Plitt et al. in diesem Band). In diesem Rahmen wurde ein zeitgemäß gestaltetes Qualifizierungsangebot für kleinere Betrieben zur Entwicklung von Führungskompetenzen, einschließlich der Führungskompetenz für Sicherheit und Gesundheit entwickeln, sowohl in Blended-Learning als auch online Formaten durchgeführt und evaluiert. Ausgehend von der Grundannahme, dass eine gute Führungstätigkeit Voraussetzung und gleichzeitig wesentlicher Bestandteil von Sicherheit und Gesundheit bei der Arbeit ist (Ashton, Hamacher & Bald, 2020), soll die Qualifizierung Führungskräfte unterstützen und befähigen Führung selbst in den Mittelpunkt des betrieblichen Handelns zu stellen.

2. Methodisch-didaktische Konzeption und Durchführung

Grundlage der Konzeption stellte zunächst die Sichtung diverser Weiterbildungsangebote im Arbeitsschutz, insbesondere der Unfallversicherungsträger dar. Deutlich wurde dabei, dass das primäre Ziel darin bestand, Unternehmerinnen und Unternehmern bzw. Führungskräften die Grundlagen im Arbeitsschutz zu vermitteln und sie über die Verantwortung und Pflichten aufzuklären. Motivationale Aspekte oder Sicherheit und Gesundheit als integraler oder sogar essenzieller Bestandteil des Führungshandelns wurden selten bzw. gar nicht adressiert.

Das Basiskonzept berücksichtigt die besonderen Bedingungen in KMU und hierbei insbesondere die geringeren Ressourcen, höhere Priorität des Tagesgeschäfts sowie einen geringeren Stellenwert von Changemanagement(prozessen). Weiterbildungsangebote für Führungskräfte bedeuten für KMU in der Regel verhältnismäßig hohen Finanz- und Ressourcenaufwand. (u. a. Walters et al 2018; Sczesny et al 2014). In die Grundüberlegungen floss ebenfalls ein, dass die digitale Transformation weitere Verschiebungen in den Kompetenzanforderungen der Führungskräfte mit sich bringt, z. B. gewinnen Planungs- und Organisationsfähigkeit, Selbständigkeit, Kommunikations- und Kooperationsfähigkeit stark an Bedeutung (Lichtblau et al 2018). Ebenso wird digitales Lernen damit stärker fokussiert, was auch begründet ist in der guten Integrierbarkeit in den Arbeitsalltag (Ellaway, Masters 2008) sowie der hohen Flexibilität und Passgenauigkeit hinsichtlich betrieblicher Bedarfe (Seyda 2018). Durch die Integration des Lernens in den Arbeitskontext wird darüber hinaus die Nähe zum eigentlichen Handlungskontext der Führungskräfte verstärkt. Diese Aspekte sollte das Qualifizierungskonzept aufgreifen in dem es

- als Blended-Learning-Angebot (Kombination von Präsenz- und Onlinephasen) bzw. reines online Angebot eine ressourcenschonende Integration in den Führungsalltag bietet,
- den Fokus auf das Lernen und Ausprobieren im eigenen Alltag legt und so eine individuelle handlungsorientierte Entwicklung der Führungskräfte ermöglicht,
- auf eine Begleitung der Führungskräfte online durch qualifizierte Trainer setzt,
- kostenfrei den Unternehmen und Führungskräften von den UVT angeboten wird und
- das Lernen in der Gruppe fördert und damit einen regelmäßigen Erfahrungsaustausch untereinander anregt ggf. auch über die Qualifizierung hinaus.

Im Blended-Learning-Konzept wurden drei unterschiedlichen Lernorte berücksichtigt: Präsenzphasen in den Seminaren und den online Seminaren, onlinegestützte Selbstlernphasen über eine Lernplattform und Praxisphasen, in denen ein eigenes Projekt bearbeitet wurde. Die Struktur der Führungskräftequalifizierung mit den Lernorten setze sich wie folgt zusammen:
- drei Präsenz-/Onlineseminare
- drei Phasen selbstorganisiertem Lernen (SOL)
- zwei Praxisphasen zu Anwendung der erworbenen Kompetenzen mit anschließenden Reflexions- und Austauschphasen

Die Führungskräftequalifikation inkludiert auf diese Weise vier übergeordnete didaktische Elemente: die Seminartage, die Handlungssituationen und Selbstlernphase, die Lernplattform und das eigenständige Projekt.

Als Outcomes der Führungskräftequalifizierung wurden folgende Faktoren festgelegt: Führungsrolle einnehmen, zielorientiert handeln, Handlungsrahmen vorgeben, Motivation spenden, Vertrauen schenken und Beschäftigte einbinden.

3. Evaluation und Ergebnisse

Die Evaluation erfolgte nach dem CIPP-Modell von Stufflebeam (2007) und setzt sich aus einer formativen und einer summativen Evaluation zusammen (vgl. Plitt et al. in diesem Band). Die Erfahrungen aus den durchgeführten Führungskräftequalifizierungen konnten im Rahmen der Evaluation durch Befragungen, Interviews und teilnehmende Beobachtungen erfasst werden. Hierbei liegt der Schwerpunkt der Prozessevaluation auf der Identifikation der förderlichen und hemmenden Faktoren bei der Umsetzung, Durchführung und dem Zielerreichungsgrad der Qualifizierungsziele (Nagel et al. 2020). Grundlage für die Beschreibung der geleisteten Transfererfolge sind Aussagen aus den Interviews über eigene Transfererfahrungen oder bei Kollegen und Kolleginnen beobachtete Effekte, die auf die Teilnahme an der Führungskräftequalifizierung zurückgeführt werden.

Insgesamt nahmen an 5 Kursen 56 Führungskräfte teil, von denen 27 die Qualifizierung vollständig durchlaufen haben.

Die Teilnehmenden konnten ihre Kompetenzen erweitern, erlernte Inhalte ausprobieren, im Alltag umsetzen und sich über die Erfahrungen austauschen. Darüber hinaus ist bei beiden Formen der Qualifizierung die Integration von Sicherheit und Gesundheit bei der Arbeit in das alltägliche Führungshandeln bei den Teilnehmenden gelungen. Seitens der Teilnehmenden ist die Qualifizierung als alltagsnah wahrgenommen und die Begleitung, auch seitens der Unfallversicherungsträger, als hilfreich beschrieben worden. Als besonders förderliche Elemente für den Erfolg der Qualifizierung stechen auf Basis der Aussagen der Teilnehmenden die Schwerpunktlegung auf Austausch und die sehr große Praxisnähe heraus. Die Evaluationsergebnisse der einzelnen didaktischen Elemente lassen Rückschlüsse auf Optimierungspotentiale sowohl auf Seiten der Durchführenden als auch auf Seiten der teilnehmenden Unternehmen zu. Hierzu gehören vor allem die Gestaltung der Rahmenbedingungen, Umgang mit technischen Herausforderungen und Schaffung von Ressourcen.

Die meisten Teilnehmenden waren sehr zufrieden mit der Qualifizierung und seitens der Betriebe wurde die Führungskräftequalifizierung als zentrales und erfolgreiches Element des Modellprojektes wahrgenommen. Das über die Projektteilnahme hinaus gehende Interesse und auch der Bedarf der Unternehmen an einer Qualifizierung in dieser Form spiegelt sich in den gehäuften Anfragen weiterer Kurse wider.

Eine besondere Stärke seitens der Projektkoordination wurde dem Ansetzen bei Führungskräften als Zielgruppe zugesprochen: *„Meistens fangen wir bei dem schwächsten Glied an, den Sicherheitsbeauftragten, die zu schulen und dann kämpfen die gegen Windmühlen. Dabei muss man oben bei den Unternehmensleitungen und Führungskräften anfangen"*. Der gezielte Einsatz von Ressourcen in der Umsetzung einer solchen Führungskräftequalifizierung wurde von mehreren Personen als erfolgsversprechend angesehen, unter anderem aufgrund der Multiplikationsfunktion von Führungskräften. Seitens der Unternehmen, als auch der Unfallversicherungsträger wurde mehrfach geäußert, dass es sich lohnen könnte, Führungskräftequalifizierung auch unabhängig des Betreuungsmodells aB+ umzusetzen.

Literatur
Ashton, P.; Hamacher, W.; Bald, M. (2020). Gesunde Führung – Stellenwert und Entwicklung von Führungskompetenzen. In R. Trimpop, A. Fischbach, I. Seliger, A. Lynnyk, N. Kleineidam, & A. Große-Jäger (Hrsg.), 21. PASiG-Workshop (S. 337–340). Kröning: Asanger Verlag
Beck, D. (2011). *Zeitgemäße Gesundheitspolitik in Kleinst- und Kleinbetrieben: Hemmende und fördernde Bedingungen. Berlin.* Edition Sigma.
Ellaway, R.; Masters, K. (2008). AMEE Guide 32: e-Learning in medical education Part 1: Learning, teching and assessment. Medical teacher, 30 (5), S. 455–473
Lichtblau, K.; Schleiermacher, T.; Goecke, H.; Schützdeller, P. (2018). Digitalisierung der KMU in Deutschland. Konzeption und empirische Befunde. Download: https://www.iwconsult.de/fileadmin/user_upload/projekte/2018/Digital_Atlas/Digitalisierung_von_KMU.pdf (Abruf: 31.03.2023)
Nagel, T.; Bald, M.; Trimpop, R.; Hamacher, W. (2020). Evaluation des Modells „Alternative Betreuung plus" für sichere und gesunde Arbeit in KMU. In R. Trimpop, A. Fischbach, I. Seliger, A. Lynnyk, N. Kleineidam, & A. Große-Jäger (Hrsg.), 21. PASiG Workshop (S. 353–356). Kröning: Asanger Verlag
Stufflebeam, D. L.; Shinkfield, A. J. (2007). Evaluation theory, models and applications. San Francisco: Jossey-Bass
Walters, D.; Wadsworth, E.; Hasle, P.; Refslund, B.; Ramioul, M. (2018). Safety and Health in micro and small enterprises in the EU. Contexts and arrangements for OSH in MSEs: final report from the 3-year sesame project. European Risk Obersvatory Report. Hg. European Agency for Safety and Health at Work. Publications Office of the EU Luxembourg. doi.10.2802/29855

Magnus Beyrer
systemkonzept GmbH

Microtraining Sessions mit Unterstützung durch künstliche Intelligenz

1. Einleitung

Künstliche Intelligenz (KI) hält Einzug in die Arbeitswelt und damit auch in den Arbeitsschutz. Nach einer Einordnung der Verwendung von KI in Aus- und Weiterbildung werden Microtraining Sessions (MTS) als kurze, autonome Trainingseinheit in Verbindung mit KI vorgestellt. Abschließend werden die Herausforderungen erörtert und diskutiert.

2. Einsatz von KI in der Didaktik

Bei der Einbettung von KI in Aus- und Weiterbildung ist darauf zu achten, dass der Einsatz transparent, ethisch und sozial verantwortlich sowie datenschutzkonform erfolgt (Illi 2018). Das Potenzial für den Einsatz von KI ist groß, da sie an vielen Stellen sinnvoll eingreifen und unterstützen kann. Dazu zählen folgende Punkte:

- *Individualisierung des Lernens:* KI kann dabei helfen, individueller auf die Bedürfnisse der Lernenden einzugehen. Durch die unterschiedliche Nutzung von KI durch die Lernenden können personalisierte Lernpfade geschaffen werden.
- *Feedback und Bewertung:* Durch eine Abfrage mittels KI kann ein unmittelbares Feedback zu den Lernleistungen der Lernenden gegeben werden. Dies unterstützt die Lernenden direkt im Lernprozess. Das KI-Feedback muss im Nachhinein auf seine Richtigkeit überprüft werden.
- *Anpassung von Lehrmaterial:* KI kann Lernmaterialien dynamisch anpassen, um den Lernenden eine optimale Lernumgebung zu bieten. Die Inhalte werden in Echtzeit aktualisiert oder ergänzt, um den Bedürfnissen der Lernenden gerecht zu werden.

Im folgenden Abschnitt wird eine Einbettung von KI in die didaktische Methode MTS vorgestellt.

3. Didaktisches Vorgehen in MTS mit KI

MTS sind kurze Lern- und Trainingsinterventionen, die der Wissensvermittlung, dem Training und dem Erfahrungsaustausch dienen. Sie können in allen Bereichen einer Unternehmensorganisation und von allen Beschäftigten durchgeführt werden. Sie ergänzen das „klassische", formale Lernen, ersetzen es aber nicht, sondern unterstützen die regulären Lernsequenzen nachhaltig. Neben anderen Einsatzmöglichkeiten sind MTS als eigene kurze Trainingseinheiten ideal, um z. B. kurze Trainingssequenzen, Informationsvermittlungen oder Feedbackgespräche durchzuführen. Dabei wird direkt sichergestellt, dass die Informationsvermittlung zielgruppengerecht und zielführend erfolgt. Dies hat den Vorteil, dass Diskussionen sofort effektiv stattfinden und Verständniskontrollen direkt vor Ort erfolgen, wodurch Interpretationsspielräume vermieden werden. Mögliche Themen für das Lernen in MTS sind Kommunikation, Verhalten, rganisation, Prozesse und Fachwissen. (Illi 2018)

Rahmenbedingungen MTS
Idealerweise werden MTS in kleinen Gruppen von etwa vier bis sechs Personen durchgeführt (mit oder ohne Lehrpersonal), um die aktive Teilnahme aller zu ermöglichen und die Diskussion und den Austausch zu fördern. Eine MTS kann je nach Thema und Lernenden zwischen 15 und 90 Minuten dauern. (Illi 2018)

Das Microtraining ist nach dem System des „aktiven Lernens" aufgebaut und besteht aus den folgenden fünf Schritten:
Schritt 1: Aufmerksamkeit – die Lernenden aus dem Alltag holen und den Fokus auf das Training lenken
Schritt 2: Sinnfrage klären – der Sinn der MTS wird vermittelt
Schritt 3: Informationsvermittlung/Erfahrungsaustauch
Schritt 4: Anwendung des Gelernten – Einübung des Gelernten
Schritt 5: Messen des Lernerfolgs/Transfersicherung

In der folgenden Darstellung der Anwendung von KI in Schritt 3 der MTS wird ChatGPT[1] als textbasiertes Dialogsystem verwendet. Auch andere KI-Tools können eingesetzt werden.

Einsatz von KI in MTS Schritt 3 Wissensvermittlung
Im Rahmen der Wissens- und Informationsvermittlung innerhalb der MTS können verschiedene Themen wiederholt oder neu vermittelt werden. Das Gehirn nimmt Informationen über die Sinneskanäle auf. Je mehr Sinne (Lernkanäle) angesprochen werden, desto größer ist die Chance, das Lernen zu erleichtern. (Illi 2018)

---

[1] ChatGPT (Generative Pre-trained Transformer) ist ein interaktives Sprachmodell der US-Firma OpenAI. Ein Sprachmodell ist die maschinenlesbare Repräsentation von Sprache zur digitalen Weiterverarbeitung. Modelltyp ein neuronales Netzwerk. Der KI-gestützte Chatbot ist in der Lage, jedwede Art von Texten zu prozessieren und auszugeben. (https://openai.com/blog/chatgpt)

Anwendungsbeispiel
Im Rahmen des Ausbildungslehrgangs zur Fachkraft für Arbeitssicherheit soll ein Arbeitssystem neu gestaltet werden. Die Gruppe der Lernenden sucht nach möglichen Gestaltungsalternativen und Innovationen. Dazu kann eine Anfrage in ChatGPT neue Ideen generieren oder kritische Punkte einbringen, die bisher in der Gruppe nicht bedacht wurden. Diese Punkte werden diskutiert und fließen in mögliche weitere ChatGPT-Anfragen oder das Ergebnis ein.

Das Beispiel zeigt, wie durch den Einsatz von KI eine neue Lernsituation entstanden ist, in der vorhandenes oder neu erworbenes Wissen (sei es aus dem Dialog mit den anderen Lernenden oder aus den Ausgaben der KI) direkt wieder verwendet wird. Durch die bewusste Wiederholung werden die Sinne (Sehen, Hören, Sprechen) erneut angesprochen. Da mehr Sinne miteinander verknüpft werden, wird die Behaltenskurve nach Lernkanälen erhöht. (Illi 2018)

Dieser Teil kann auch in Schritt 4 der MTS – Anwendung des Gelernten – übergehen.

4. Vorteile der Verwendung von KI in MTS

Die Vorteile des Einsatzes von KI in MTS sind folgende:

- *Zeitersparnis:* Eine der Stärken von MTS ist die Möglichkeit, Zeit effizient zu nutzen. Im Gegensatz zu traditionellen Lernmethoden sind MTS kurz und prägnant, genauso wie mögliche KI Abfragen. Dies ermöglicht es den Lernenden, ihr Wissen in kleinen Schritten zu erweitern.
- *Bessere Konzentration und Aufmerksamkeit:* Längere Schulungen können dazu führen, dass Lernende leicht die Konzentration verlieren und wertvolle Informationen übersehen. MTS sind so gestaltet, dass sie sich auf spezifische Themen oder Fähigkeiten konzentrieren.
- *Steigerung der Lernmotivation:* Die Lernenden sind motivierter zu lernen, weil die Umsetzung und Integration des Gelernten in den Alltag leichter fällt und der Sinn und Nutzen des Trainings besser erkannt wird, da sie durch die zusätzlichen Informationen der KI in einen größeren Rahmen gesetzt werden. Erfolgserlebnisse motivieren zum Weiterlernen.
- *Effizienz und Nachhaltigkeit:* Durch gezielte Ausrichtung auf spezifische Lernziele können Lernende das Gelernte besser behalten und langfristig anwenden. Die effiziente Struktur des MTS sorgt dafür, dass die vermittelten Informationen schnell und effektiv aufgenommen werden. Dies führt zu einem tieferen Verständnis und einem nachhaltigen Lernerfolg.

- *Förderung Feedback-Kultur:* Die Lernenden erhalten Feedback von anderen Lernenden, der KI und des Lehrpersonals. Auf diese Weise lernen die Lernenden, Feedback zu geben und zu erhalten.

Alle Punkte treffen auf das oben genannte Anwendungsbeispiel zu. Insgesamt zeigt sich MTS als äußerst effektive Lernmethode. Die Kombination aus Zeitersparnis, besserer Konzentration, Effizienz und Nachhaltigkeit macht es zu einer sehr effektiven Methode des lebenslangen Lernens.

5. Herausforderungen und Diskussion

Entscheidend für den Erfolg von MTS mit KI-Unterstützung sind geeignete Lerninhalte und -formate sowie deren didaktisch sinnvolle Aufbereitung. Auch sind nicht alle Themen- und Aufgabenfelder gleichermaßen für MTS in Verbindung mit KI geeignet. Da die Handlungsspielräume durch den Einsatz von KI erweitert werden, sollte jedoch darauf geachtet werden, dass die Intensität der Lernprozesse nicht zu stark zunimmt. Anzeichen dafür finden sich in Beiträgen aus dem Bereich des Arbeitsschutzes, auch wenn die Vergleichbarkeit von Arbeits- und Lernprozessen nicht ohne weiteres gegeben ist (Hartwig et al. 2023).

KI sollte das Lehrpersonal nicht ersetzen, sondern als Werkzeug zur Unterstützung ihrer Arbeit dienen. Das Lehrpersonal spielt weiterhin eine entscheidende Rolle bei der Gestaltung des Lernprozesses und der Förderung sozialer Kompetenzen.

Literatur

Illi, B. (2018). Microtraining Sessions. 2. Auflage. Bonn: ManagerSeminare Verlags GmbH.
Hartwig, M. & Meyer, S. & Tisch, A. & Wischniewski, S. (2023). Künstliche Intelligenz als Arbeitsmittel: Verbreitung und Zusammenhänge mit psychosozialen Arbeitsbedingungen. S. 76–80 in Sicher ist sicher 02.23. Berlin: Verlag GmbH & Co. KG.

Gabriele Riering
Gesellschaft für Systemforschung und Konzeptentwicklung mbH

Gefährdungsbeurteilung psychische Belastung umsetzen – kollegial begleitet

1. Einleitung und Fragestellung

Die Gefährdungsbeurteilung psychische Belastung ist allgegenwärtig – auf Veranstaltungen, bei Schulungen und Vorträgen, in Foren und auf Plattformen. Es gibt Informationen, Handlungsanleitungen, Best Practice Beispiele, Beratungsangebote von Unfallversicherungsträgern und Unternehmen. Nichtsdestotrotz fällt es vielen Fachkräften für Arbeitssicherheit nicht leicht, ihrer Beratungsleistung zu psychischer Belastung nachzukommen. Die Gründe mögen vielseitig sein, fehlende Kompetenz über das Vorgehen oder geeignete Instrumente, schlechte Erfahrungen im Betrieb und damit eine ablehnende Haltung von Führungskräften und Beschäftigten usw.

Es stellt sich die Frage, wie ein Seminarangebot für Fachkräfte für Arbeitssicherheit zu Gefährdungsbeurteilung psychische Belastung gestaltet sein muss, um eine praxisgerechte Unterstützung zu bieten?

2. Seminarkonzeption

Das entwickelte Seminarkonzept „Psychische Belastung im Griff! Ermitteln, beurteilen, gestalten" richtet sich im Schwerpunkt an Fachkräfte für Arbeitssicherheit. Ist aber auch für weitere Akteure im Arbeitsschutz geeignet. Es verfolgt einen kompetenzorientierten Ansatz mit der Verknüpfung von Kenntnissen, Fertigkeiten und Fähigkeiten zu kreativem betrieblichem Handeln.

Die Teilnehmenden werden über einen Zeitraum von mehreren Monaten bei ihrem individuellen Praxisprojekt zur Beurteilung psychischer Belastung im Betrieb unterstützt – von der Projektdefinition, über die Vorbereitung und Durchführung, die Maßnahmenumsetzung und Wirksamkeitskontrolle bis zur Dokumentation und kontinuierlichen Fortführung. Kern der Seminarkonzeption bildet der kollegiale Erfahrungsaustausch zu fachlichen Themen und organisatorischen Herausforderungen, aber auch zu Aspekten wie Selbst- und Zeitmanagement, die für die Teilnehmenden während der verschiedenen Phasen ihres Planens und Handelns im eigenen Betrieb relevant sind.

Das Seminarkonzept ist als Blended Learning angelegt und umfasst selbstorganisiertes Lernen, Präsenz- und Onlinephasen.

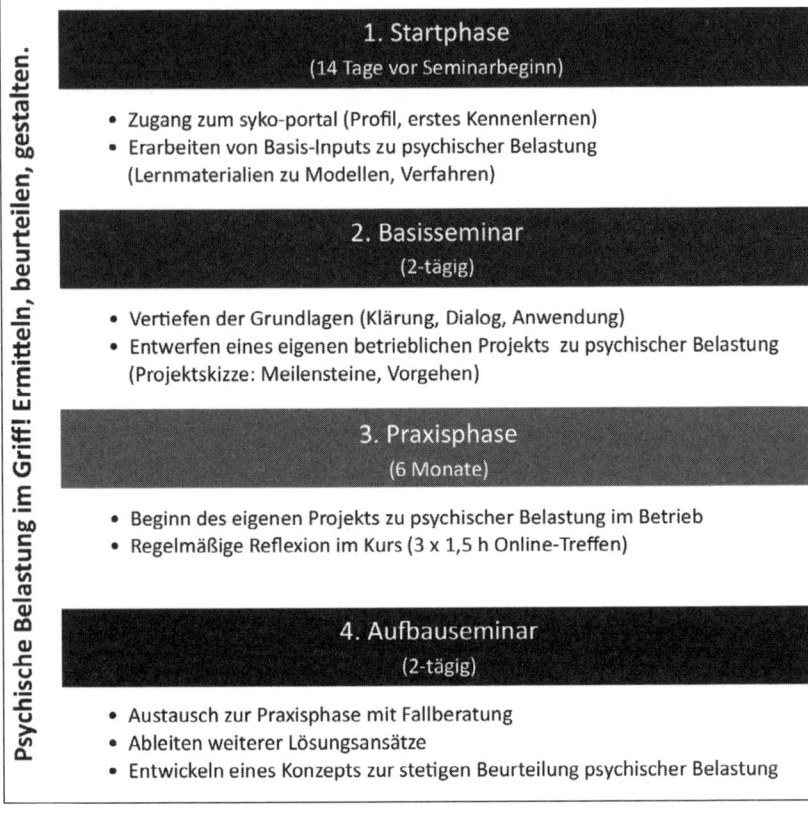

Abb. 1: Seminarablauf – ©systemkonzept GmbH

In der Startphase sollen die Kursmitglieder ihren Kenntnisstand durch selbstständiges Einarbeiten nach ihren individuellen Bedarfen angleichen. Der Austausch in Präsenz unter Anleitung und Beteiligung zweier Lernbegleitungen kann somit weitestgehend auf Augenhöhe erfolgen. Die Entwicklung bzw. Vorstellung des eigenen Projekts im Präsenzseminar bietet die Gelegenheit über den eigenen Tellerrand zu blicken, das eigene Projekt zu schärfen oder anzupassen. Die Praxisphase erfordert von den Teilnehmenden Handeln im eigenen Betrieb und bietet Unterstützung bei konkreten Fragen. Im Aufbauseminar erfolgt eine Auswertung der Ergebnisse, Entwicklung von Lösungsansätzen und ein Ausblick in punkto stetiger Beurteilung psychischer Belastung.

Das Seminarkonzept entstand in Zusammenarbeit mit der GDA.

3. Herausforderungen

Es ist davon auszugehen, dass in jedem Kurs der Stand und der Bedarf von Fachkräften für Arbeitssicherheit zur Gefährdungsbeurteilung psychische Belastung unterschiedlich sein werden (Vorwissen, Praxisprojekt von Betrachtung eines Arbeitssystem bis zur betriebsweiten Befragung, Begleitung der Maßnahmenfindung etc.). Das Seminarkonzept muss diesem Umstand Rechnung tragen und motivieren, sich nicht nur mit dem eigenen Projekt auseinanderzusetzen, sondern sich auch aktiv zu den Ansätzen der anderen Teilnehmenden einzubringen. Speziell in der Praxisphase muss es gelingen über einen Online-Austausch die Projektumsetzung im eigenen Betrieb mit einer Reflexion in der Gruppe zu verknüpfen. Kritische und positive Projektphasen im Betrieb sind offen auszutauschen und zu reflektieren.

Allen Teilnehmenden mit ihren Projekten muss eine ausgewogene und gleichwertige Aufmerksamkeit und Unterstützung aus der Gruppe zuteilwerden.

Für die Kursmitglieder müssen die Vorteile dieser Herangehensweise für die eigene betriebliche Tätigkeit erkennbar werden, wie Kenntnisgewinn zu allen Aspekten der Gefährdungsbeurteilung psychischer Belastung, strukturiertes Vorgehen, kooperativer Austausch, Projektarbeit usw.

Literatur
Eickholt C., Hamacher W., Riering G., Wegener A. Kompetenzprofil der Fachkraft für Arbeitssicherheit https://www.bghm.de/fileadmin/user_upload/Arbeitsschuetzer/Bibliothek/Kompetenzprofil.pdf
Eickholt C., Ashton P., Winkelmann A., Riering G. Konzept zur GDA-Qualifizierung von Fachkräften für Arbeitssicherheit zur Beratung zum Thema „Psychische Belastung am Arbeitsplatz" – Leitfäden für die Durchführung.
Eickholt C., Ashton P., Winkelmann A., Riering G. Übersicht über Seminareinheiten des Basismoduls https://www.gda-psyche.de/

Arbeits-Dialog-Kreis 03
Förderung gesunder Führung –
Teil 1: Wissenschaftliche Impulse

Christiane Stempel
**Arbeitsbedingungen und Arbeitsgestaltungskompetenzen
von Führungskräften in hybriden Arbeitssettings**

Moritz Bald
**Gesundheitsförderliche Führung und Selbstführung:
Inhalte und Prozesse**

Julia Hoppe, Moritz Bald & Rüdiger Trimpop
**Gesunde Führung im universitären Kontext –
Chancen und Hindernisse in der Umsetzung
von Sicherheit und Gesundheit**

Kai Klasmeier, Anja Wittmers & Astrid Macamo
**Führung als sozialer Interaktionsprozess:
Chancen und Herausforderungen für Führungskräfte
und Geführte**

Christiane Stempel
FernUniversität in Hagen

Arbeitsbedingungen und Arbeitsgestaltungskompetenzen von Führungskräften in hybriden Arbeitssettings

1. Relevanz der Thematik

Die dynamische Veränderung der Arbeitswelt geht mit einer zunehmenden örtlichen und zeitlichen Flexibilisierung der Beschäftigten einher (Rudolph et al. 2021). Der Wechsel zwischen der Arbeit in Präsenz im Unternehmen und von einem Ort außerhalb des Unternehmens wird dabei als hybride Arbeit bezeichnet (Entgelmeier et al., 2023). Damit verbunden ist eine Verschiebung der Bedeutung einzelner Arbeitsbedingungen bzw. die Entstehung spezifischer hybrider Arbeitscharakteristika (Xie et al. 2019).

Führungskräfte müssen dabei nicht nur ihre eigenen Arbeitsbedingungen im Blick haben, sondern sind auch für die Ausgestaltung der hybriden Arbeit Ihrer Mitarbeiter*innen verantwortlich. Um Führung in hybriden Kontexten gesundheitsförderlich gestalten zu können, bedarf es einer Analyse der zentralen Arbeitsbedingungen und Führungsaufgaben, um entsprechende Führungskompetenzen ableiten zu können.

2. Das Forschungsprojekt DigiLead

2.1 Theoretischer Hintergrund

Aufbauend auf dem Job Demands Resources – Modell und der Conservation of Resources Theory (JDR, Bakker & Demerouti, 2017; COR, Hobfoll et al., 2018) wird untersucht, welche Arbeitsbedingungen und Führungsaufgaben Führungskräfte im hybriden Kontext selbst als Ressource und welche sie als Herausforderung oder sogar als Stressor wahrnehmen. Ziel dieser Bestandaufnahme und Systematisierung soll die Ableitung von Führungskompetenzen sein, die für eine adäquate Gestaltung hybrider Arbeitssettings notwendig sind.

2.1 Forschungsdesign und Methodik

Im Rahmen des Forschungsprojektes DigiLead wurde ein Multi-Method-Ansatz gewählt. In einem ersten Schritt wurden 33 Expert*innen-Interviews mit Führungskräften hybrider Teams geführt und zentrale Arbeitsbedingungen, Führungsaufgaben und Arbeitsgestaltungskompetenzen via Inhaltsanalyse herausgearbeitet. Aus den zentralen Erkenntnissen wurde ein Online-Fragebogen für hybrid arbeitende Teams und deren Führungskräfte entworfen, der die Zusammenhänge mit verschiedenen

Leistungs-, Wohlbefindens- und Gesundheitsindikatoren überprüfen soll. Die Befragung ist zum aktuellen Zeitpunkt noch nicht abgeschlossen.

3. Ergebnisse

3.1 Hybride Arbeitsbedingungen der Führungskräfte
Tabelle 1 zeigt die Übersicht der kodierten Ressourcen und Herausforderungen bzw. Stressoren, die die Führungskräfte hinsichtlich ihrer eigenen Arbeitsbedingungen berichteten. Generell schätzen die Führungskräfte am hybriden Arbeiten vor allem den Zugewinn an zeitlicher und räumlicher Flexibilität (Arbeitszeit) und die Möglichkeit konzentriert und ungestört zu Arbeiten (Arbeitsinhalt). Im Bereich des sozialen Miteinanders wurde vor allem die soziale Unterstützung durch eigene Führungskräfte und Kolleg*innen hervorgehoben.

Als besondere Herausforderungen beim hybriden Arbeiten wurden Arbeitsintensität und qualitative sowie quantitative Mehrarbeit (Arbeitsorganisation) berichtet. Darüber hinaus merkten die Führungskräfte an, dass sie einen Mangel an organisationaler Unterstützung, einen Mangel an Organisationskultur für hybrides Arbeiten und beständig neue Transformationsprozesse als herausfordernd erleben (Organisation).

Tab. 1: Häufigkeit kodierter Arbeitsbedingungen der Führungskräfte

Merkmalsbereich	Ressource	Herausforderung
Arbeitsinhalt	67	61
Arbeitsorganisation	43	91
Arbeitszeit	95	35
Soz. Miteinander	47	32
Arbeitsmittel	21	7
Arbeitsumgebung	19	11
Organisation	18	38
Gesamt	310	275

3.2 Hybride Führungsanforderungen
Im Rahmen hybrider Führungsarbeit empfanden die Führungskräfte eine gut gestaltete Kommunikation, die Möglichkeit zu flexibler Arbeitszeitgestaltung sowie die Möglichkeit bedürfnisgerecht führen zu können als besonders förderlich für die Umsetzung von Führungsaufgaben (Arbeitsgestaltung). In der direkten Interaktion

wurde das Thema Rückmeldung und Fürsorge als zentrale Führungsressourcen im hybriden Kontext betont. Auch nannten die Führungskräfte das eigene Vorbild in Bezug auf Arbeitszeitgestaltung und Gesundheitsverhalten als förderliches Führungswerkzeug für hybrides Arbeiten.

Tab. 2: Häufigkeit kodierter Aussagen zu hybriden Führungsaufgaben

Merkmalsbereich	Ressource	Herausforderung
Arbeitsgestaltung	234	216
Direkte	57	83
Rollenvorbild	49	56

Als Herausforderung für das hybride Führen beschrieben die Führungskräfte vor allem die Gestaltung von Kommunikation und des sozialen Miteinanders sowie Koordinationsaufgaben. In der direkten Interaktion erlebten sie vor allem Schwierigkeiten bei der mittelbaren Kommunikation und bei der Wahrnehmung von Problemen der eigenen Mitarbeiter*innen. Hinsichtlich ihrer eigenen Führungsrolle beschäftigten die Teilnehmenden vor allem Fragen zur Verantwortung hinsichtlich der Kontrolle von Arbeitsschutzmaßnahmen und Leistungsnachhaltung.

3.2 Hybride Führungskompetenzen
Die induktive Analyse zentraler Führungskompetenzen für hybrides Arbeiten ergab, dass vor allem Arbeitsgestaltung in den Blick genommen werden sollte. Im hybriden Kontext geht es dabei vor allem um Kompetenzen der Arbeitszeitgestaltung, Planung, Koordination und Technik. Bezüglich der direkten Interaktion bleiben darüber hinaus Kommunikations- und Motivierungskompetenzen zentral, sowie die Fähigkeit die eigenen Mitarbeiter*innen zu entwickeln. Für die eigene Führungsrolle wurden im hybriden Kontext vor allem Selbstreflexions-, Entwicklungs- und Adaptionskompetenzen deutlich.

4. Diskussion
4.1 Zusammenfassung zentraler Ergebnisse
Die Ergebnisse unterstreichen die Bedeutung von Arbeitsgestaltung im Kontext hybrider Arbeit. Dies betrifft einerseits die Arbeitsbedingungen der Führungskräfte selbst und andererseits die Gestaltung hybrider Arbeit als Führungsaufgabe. Hinsichtlich der Führungsaufgabe wurde deutlich, dass die Themen Arbeitszeitgestaltung, Kommunikation, Koordination und soziales Miteinander – wenn positiv aus-

gestaltet und umgesetzt – mit erfolgreicher Bewältigung von Führungsaufgaben einhergehen. Wahrgenommene Herausforderungen bei diesen Aspekten behindern hingegen die erfolgreiche Bewältigung dieser Führungsaufgaben.

4.2 Limitationen & Implikationen für die Praxis
Zentrale Limitation stellt die Selbstselektion der Führungskräfte durch die Bereitschaft zur Teilnahme an einem Interview zum hybriden Arbeiten dar. Darüber hinaus zeigte sich, dass einige Arbeitsbedingungen sowohl als Ressource als auch als Herausforderung (ggf. sogar Stressor) wahrgenommen wurden. Hier sind die Ergebnisse der quantitativen Onlinebefragung Längsschnittuntersuchungen notwendig, um die Zusammenhänge zu Gesundheits-, Wohlbefindens und Leistungsparametern herauszuarbeiten.

Die Bereitstellung von Arbeitsressourcen und die Berücksichtigung von spezifischen Arbeitsgestaltungskompetenzen in der Führungskräfteentwicklung stellen wichtige Stellschrauben für die Bewältigung hybrider Arbeits- und Führungsanforderungen dar.

Literatur
Bakker, A. B., & Demerouti, E. (2017). Job demands–resources theory: Taking stock and looking forward. *Journal of Occupational Health Psychology, 22*(3), 273–285. https://doi.org/10.1037/ocp0000056
Entgelmeier, I., Meyer, S.-C„ Tisch, A., & Backhaus, N. (2023). Das Büro als sozialer Ort: Zusammenarbeit in hybriden Arbeitswelten. *Arbeit, 32* (2), 111–132. https://doi.org/10.1515/arbeit-2023-0008
Hobfoll, S. E., Halbesleben, J., Neveu, J. P., & Westman, M. (2018). Conservation of resources in the organizational context: The reality of resources and their consequences. *Annual Review of Organizational Psychology and Organizational Behavior, 5*(1), 103–128. https://doi.org/10.1146/annurev-orgpsych-032117-104640
Rudolph, C., Allan, B., Clark, M., Hertel, G., Hirschi, A., Kunze, F., ... Zacher, H. (2021). Pandemics: Implications for research and practice in industrial and organizational psychology. *Industrial and Organizational Psychology, 14*(1–2), 1–35. https://doi.org/10.1017/iop.2020.48
Xie, J.L., Elangovan, A.R., Hu, J. and Hrabluik, C. (2019), Charting New Terrain in Work Design: A Study of Hybrid Work Characteristics. *Applied Psychology, 68*: 479–512. https://doi.org/10.1111/apps.12169

Moritz Bald
*Lehrstuhl für Arbeits-, Betriebs- und Organisationspsychologie,
Friedrich-Schiller-Universität Jena*

Gesundheitsförderliche Führung und Selbstführung: Inhalte und Prozesse

1. Ausgangslage

Schutz und Förderung der Gesundheit von Führungskräften haben große Potenziale für Führungskräfte selbst, ihre Beschäftigten, die Organisationen, in denen sie tätig sind und darüber hinaus (Inceoglu et al., 2021; Stempel et al., 2023). Eine Schlüsselfunktion hat dabei die Analyse und Gestaltung von Stressoren und Ressourcen bei Führungstätigkeiten mit dem Ziel des Risikomanagements (Trimpop, 2014b). Hierfür stehen in der Praxis verschiedene Verfahren und Hilfsmittel zur Verfügung. Da die meisten Führungskräfte auch Beschäftigte sind, ist eine Beurteilung der Arbeitsbedingungen (§ 5 ArbSchG) eine zentrale Gestaltungsmöglichkeit. Trotz der großen Bedeutung von Führungskräften sind Gestaltungsempfehlungen und ‚good practice'-Beispiele für gesundheitsförderliche Führungstätigkeiten selten (Bald & Trimpop, 2022; Wittmers et al., 2023).

2. Methodische Herangehensweise

Um diese empirische Lücke zu schließen, wurden in einem mixed-methods Design mehrere Teilstudien durchgeführt:
(1) *Literaturanalyse* relevanter Management-/Sicherheits- und Gesundheitsforschung.
(2) *Expertenbefragung* diverser Sicherheits- und Gesundheitsprofessionen (z. B. Arbeitssicherheit, Arbeitspsychologie, Arbeitsmedizin, Arbeitssoziologie, Personalentwicklung, Coaching) sowie Geschäftsführungen und Führungskräfte zur Überprüfung und Erweiterung des literaturbasierten Rahmens.
(3) *Entwicklung und Erprobung führungsspezifischer Gesundheits- und Belastungsanalysen* mittels multimodaler Interviews und Online-Befragungen in verschiedenen Organisationskontexten und Branchen.

3. Ergebnisse

3.1 Organisation – Arbeitsbedingungen
Aus der Literatur und den empirischen Erhebungen lassen sich die folgenden übergeordneten Kategorien von Stressoren und Ressourcen mit besonderer Bedeutung für Führungskräfte bilden (Tab. 1):

Tab. 1: Arbeitsbelastung bei Führungstätigkeiten

Übergeordnete Kategorie	Beispielhafte Konstrukte
Arbeitsintensität bzw. Arbeitsintensivierung	• Arbeitszeit • Veränderungen/Change • Ständige Erreichbarkeit
Verantwortung und Entscheidungen	• Schwierige Sach- und Personenentscheidungen • Eingebundensein bei Entscheidungen
Kognitive Anforderungen und Informationsmanagement	• Komplexe Denkarbeit • Verwaltung, Bürokratie
Führen als Interaktions- und Emotionsarbeit	• Erwartungen/Anforderungen anderer Personen • Interaktion mit anderen Führungskräften • Interaktion mit Beschäftigten • Massive soziale Stressoren (Mobbing, Bedrohung)
Führungskräfte-Entwicklung	• Angebot • tatsächliche Inanspruchnahme
Persönlichkeits- und gesundheitsförderliche Führung	• Sinnhaftigkeit und Bedeutsamkeit • Anforderungsvielfalt • Anerkennung und Wertschätzung

Entgegen der im Arbeitsschutz häufig zu findenden eindeutigen Zuordnung in negative Fehlbelastungen und positive Ressourcen wurden von vielen der befragten Führungskräften bei den meisten Konstrukten sowohl hinderliche als auch förderliche Facetten wahrgenommen (Ambiguität). Beispielsweise wurden große Handlungsspielräume als Ressource für flexible Arbeitsplanung und schnelle Entscheidungen beschrieben, gleichzeitig aber auch als hinderlich, wenn sie Orientierungslosigkeit und Selbstausbeutung befördern. Ebenso wurde eine intensive zwischenmenschliche Interaktion mit den geführten Personen als zentraler Motivator und gleichzeitig als emotional beanspruchend wahrgenommen.

3.2 Person – Individuelle Voraussetzungen
In den Befragungen wurden individuelle Merkmale von Führungskräften beschrieben, die wiederum sowohl förderlich als auch hinderlich für ihre Gesundheit und

ihren Erfolg sein können. Da Führungskräften eine Doppelrolle zukommt – als Mitbetroffene und in ihrer Führungsrolle – wurden verschiedene dieser Voraussetzungen in den erprobten Instrumenten zur Gesundheits- und Belastungsanalyse auch in beiden Perspektiven integriert (Bald & Trimpop, 2022):

Eigene Situation/Gesundheit	⇄	Führungsrolle
Selbstführung und Umgang mit der eigenen Gesundheit – Selbstmanagement, -fürsorge und Gesundheitsverhalten		Führungsverhalten und Umgang mit der Gesundheit der Beschäftigten
Gestaltung der eigenen Arbeitsbedingungen (Job Crafting)		Gestaltung Arbeitsbedingungen der Beschäftigten
Persönliche Anforderungen und Ressourcen (z. B. Perfektionismus/Pragmatismus; Selbstwirksamkeit, Optimismus)		Anforderungen und Ressourcen an die bzw. der Beschäftigten

3.3 Umfeld – über die Arbeit hinaus
Gerade im Kontext von Führung sind nach den vorliegenden Ergebnissen auch die Wechselwirkungen wichtig zwischen der Führungsperson, ihren Arbeitsbedingungen und dem Umfeld über die Arbeit hinaus. Diese Wechselwirkungen können wiederum sowohl eine (Zusatz-)Belastung, als auch eine Ressource bedeuten in beiden Richtungen bedeuten:
a) Zusammenspiel *Arbeit und Privat/Familienleben*
b) *Berufliche Mobilität* (Pendeln, Dienstreisen)
c) *Berufliche Netzwerke* (z. B. Führungskräfte anderer Organisationen, Verbände, Gewerkschaften, Unfallversicherungsträger, Politik, Banken, externe Beraterinnen und Berater)

3.4 Prozesse – Erfolgsfaktoren und Hindernisse
Zudem wurden aus den Erfahrungen der Befragten in der Expertenbefragung und der Erprobung der führungsspezifischen Instrumente Erkenntnisse abgeleitet, was bei der Prozessgestaltung zu beachten ist. Zentrale Hebel, die dabei identifiziert wurden, sind etwa:
a) *Organisations-, Kommunikations- und Fehlerkultur* als zentrale Grundlage dafür, dass sich Führungskräfte tatsächlich öffnen und auch als unangenehm wahrgenommene Bedingungen und Eigenschaften wahrheitsgemäß angegeben werden – „sicheren Raum bieten".

b) *Einstellungen und Risikowahrnehmung* der Leitungen und Führungskräfte – Wertschätzung der (eigenen bzw. Führungskräfte-) Gesundheit als „Wert an sich" und wichtige Ressource für nachhaltig erfolgreiches Führungshandeln. Nutzenwahrnehmung einer systematischen Analyse und Gestaltung.
c) Bedeutung von Feedback „schwarz auf weiß", weil gerade im Stress der Blick für die eigene Situation und Handlungs- bzw. Gestaltungsmöglichkeiten eingeschränkt sein können.
d) *Systematisches Vorgehen* und Einbeziehen von Führungskräften als Zielgruppe von Sicherheits- und Gesundheitsinterventionen als Default.

4. Ausblick

Wenn das Gestaltungsziel für gesunde Führung und Selbstführung nicht nur die Erfüllung gesetzlicher Pflichten ist, sondern tatsächlich die gesundheitsförderliche Gestaltung der in der Forschung als wichtig identifizierten Einflussfaktoren auf die Gesundheit und Leistungsfähigkeit (Deutsche Gesellschaft für Psychologie, 2016), sollten auch individuelle Merkmale wie Arbeits- und Gesundheitskompetenzen bzw. -verhalten und Aspekte, die über die Arbeit hinausgehen wie Work Life Balance und Berufliche Mobilität mit einbezogen werden (Marmot et al., 2010; Stempel et al., 2023; Trimpop, 2014a). Die durch zielgruppenspezifische Verfahren unterstützte Gestaltung von gesundheitsförderlicher Führung ist kein Selbstläufer, birgt aber Potenziale für Verbesserung und Nutzengewinne für alle Beteiligten.

Die **Literatur** kann beim Autor angefragt werden.

Julia Hoppe, Moritz Bald & Rüdiger Trimpop
Friedrich-Schiller-Universität Jena

Gesunde Führung im universitären Kontext – Chancen und Hindernisse in der Umsetzung von Sicherheit und Gesundheit

1. Ausgangslage

Führungskräfte (FK) tragen neben arbeitsorganisatorischen und fachlichen Aufgaben eine hohe Verantwortung dafür, mit ihrem Verhalten auch einen präventiven und motivierenden Einfluss auf ihre Beschäftigten zu nehmen. Arbeitsbedingungen und individuelle Merkmale von Führungskräften wirken sich auf ihre eigene Gesundheit und Leistungsfähigkeit ebenso aus, wie auf ihr Führungsverhalten – im Guten wie im Schlechten (Inceoglu et al., 2021). Gleichzeitig erscheint es wichtig, Führungskräfte nicht nur als ‚Change Agents' für die Gesundheit der Beschäftigten in den Fokus zu nehmen, sondern auch als eigenständig schützenswerte und förderungswürdige Zielgruppe (Barling & Cloutier, 2017; Bald, Ashton & Trimpop, 2020). Trotz der großen Bedeutung von Führungskräften für alle Beteiligten und die Unternehmen stehen wenige empirische Erkenntnisse zu Stressoren und Ressourcen bei Führungstätigkeiten zur Verfügung, insbesondere im Kontext der Beurteilung der Arbeitsbedingungen nach § 5 ArbSchG (Bald & Trimpop, 2022; Wittmers et al., 2023).

Der Stressreport 2019 und andere Erhebungen zeigen, dass Führungskräfte tendenziell höhere Arbeitsanforderungen, aber gleichzeitig auch eine bessere Ressourcenlage haben, als Beschäftigte (Steidelmüller et al., 2020; Ribbat, Weber & Tisch, 2022). Dementsprechend sind die gesundheits- und motivationsförderlichen Arbeitsressourcen und persönliche Ressourcen gerade für Führungskräfte ein besonders wichtiges Gestaltungsziel (für einen Überblick s. Bald, in diesem Band). Die gesundheitsförderliche Selbstführung (self-care), Mitarbeiterführung (staff-care) bzw. Zusammenarbeit stellt eine zunehmend bedeutsame Kompetenz für Führungskräfte dar (Pundt & Felfe, 2017). Dabei sind, neben des wahrgenommenen Stellenwerts von Gesundheit, auch die Aufmerksamkeit oder Achtsamkeit dem Thema gegenüber und schließlich das tatsächlich gezeigte Verhalten wichtige Kenngrößen (Matyssek, 2020).

Führung und Selbstführung im Kontext von Universitäten und Hochschulen stellen aus Sicherheits- und Gesundheitsperspektive ein besonderes Feld dar, da die spezifischen Arbeitsbelastungen und das Stresserleben in den Beschäftigungsfeldern Forschung, Lehre und Verwaltung mit ihren 17 Tätigkeitsgruppen z. B. hinsichtlich der Anstellungsverhältnisse, Hierarchien, Arbeitsplätze und Arbeitsinhalte sehr dynamisch und divers sind (Trimpop, 2021; Hoppe et al., 2022).

2. Gesunde Führung an der Universität Jena

Methode: Im Rahmen der „Gesunden Uni Jena" wurde 2021 eine umfangreiche psychische Gefährdungsbeurteilung inkl. Gesundheitsbefragung über alle Beschäftigten und gesondert für Studierende erhoben. Die Befragung war adaptiv und enthielt, bei Notwendigkeit, gesonderte Gefährdungsfaktoren für nicht-wissenschaftliche (Verwaltung, kurz: *NiWi*) und wissenschaftliche (Forschung und Lehre, kurz *WiMi*) Beschäftigte. Im Rahmen der quantitativen Online-Befragung antworteten insgesamt ca. 1000 Beschäftigte (51 % *NiWi* und 45 % *WiMi*). Davon sind 278 Personen selbst Führungskraft (FK) und haben Angaben zu den Faktoren aus ihrer Tätigkeit heraus gemacht (n_{Niwi} = 110 und n_{Wimi} = 194; Mehrfachzuordnung möglich). 203 Personen davon haben außerdem selbst direkte Vorgesetzte (n_{Niwi} = 90, n_{Wimi} = 136). 61 % der FK haben einen unbefristeten Vertrag (80 % *NiWi* und 51,5 % *WiMi*). Die Skalen wurden alle auf die Werte 1 = „schlecht" bis 5 = „gut" gepolt.

Ergebnisse: Im Sinne der klassischen GBU und nach qualitativer Beurteilung lassen sich den Ergebnissen die drei Gefährdungsbereiche „Akzeptanz" (3,7 – 5), „Besorgnis" (2,3 – 3,7) und „Gefahren" (1 – 2,3) zuordnen. Die Beurteilung für alle FK ist in Tab. 1 dargestellt.

Tab. 1: Beurteilung der Gefährdungsfaktoren als Überblick über alle FK (kursiv: besonders relevante Einzelaspekte der Faktoren)

Akzeptanz +	Arbeitsmittel, Arbeitsinhalt, Führung (Selbstsicht), Kundenkontakt, soziales Klima, Commitment, Zufriedenheit, Qualifizierung, Physische Beschwerden *Flexibilität d. Arbeitszeit*
Besorgnis –	Arbeitsablauf, Kommunikationskultur, Sicherheits-Gesundheits-Kultur, Gesunde Führung, Wissen um Sicherheit und Gesundheit, Stressempfinden (*v.a. durch Termindruck und Personalmangel*), Mobilitätsbeanspruchungen (*v.a. Zeitdruck auf Arbeitsweg*), Tätigkeitssinn, WLB, Gesundheitseinstellung, Coping, psychische Beschwerden (*v.a. Erschöpfung*), *Rückenschmerzen + Schlafstörungen(WiMi), Nacken- + Augenbeschwerden (NiWi)*
Gefahren –	Arbeitszeitlänge, Länge d. Bildschirmarbeitszeit, *Gesundheitskommunikation und -motivierung*

Unterschiede zwischen den Gruppen der *NiWi*- und *WiMi*-FK zeigen sich zumeist in einzelnen Aspekten statt auf Faktorenebene: So sind FK an sich gut qualifiziert, während *WiMi*-FK insbesondere in Verwaltungs- und Bürokratiethemen deutliche Defizite angeben. Die Betrachtung der Gesundheitsindikatoren zeigt, dass *WiMi*-FK eher unter Rückenschmerzen und Schlafstörungen leiden, wohingegen *NiWi*-FK mehr Nacken- und Augenbeschwerden berichten.

Über alle FK der Universität hinweg zeigen sich aus Modellen zu erwartende Ressourcen, wie hohe Freiheitsgrade (Autonomie, Arbeitszeitflexibilität) oder Ganzheitlichkeit, Bedeutsamkeit etc.; und zu erwartende Fehlbelastungen, wie Arbeitsmenge, Arbeitszeitlänge, Zeitdruck, Emotionsarbeit, Arbeitsunterbrechungen. Es wurden darüber hinaus außerdem Probleme mit der Kommunikations- und Sicherheits-/Gesundheitskultur berichtet, wobei bei zweiterem vor allem die Vorbildfunktion der FK und der Universitätsleitung und die Kommunikation und Motivation zur Gesundheitsförderung schlecht bewertet wurden. Die Daten zeigen dazu auch, dass die Antwortenden wenig Vorschläge zur Verbesserung der Arbeitsbedingungen hin zur Gesunden Arbeit machen. Bezüglich der Gesunden Führung fällt die Selbstsicht auf die Führung besser aus als die Sicht der Geführten auf ihre FK. Es besteht aus Sicht beider FK-Gruppen ein erhöhter Wunsch nach Wissen und Strategien zur Umsetzung Gesunder Führung.

Bezüglich des individuellen Gesundheitsverhaltens zeigt sich, dass die Bedeutsamkeit durchaus klar, es aber unter Stress und Zeitdruck und trotz Wissen weniger umgesetzt wird. Es bestehen signifikante (korrelative & regressive) Zusammenhänge zwischen Ressourcen der FK (v. a. Anforderungsvielfalt, Bedeutsamkeit und Ganzheitlichkeit der Arbeit) sowieso physischer und psychischer Gesundheit (Winges, 2023). Das hohe Commitment muss mit den erhöhten Anforderungen an die FK hinsichtlich möglicher Selbstausbeutungstendenzen betrachtet werde.

3. Ausblick

Die Arbeitsbedingungen und die eigenen individuellen Voraussetzungen der Führungskräfte sollten gemeinsam mit den Aspekten der Selbstführung und Führung der Beschäftigten mit Fokus auf Sicherheit und Gesundheit betrachtet werden. Wichtige Folgerungen sind:

- die Ressourcen- und Fehlbelastungsdynamiken an der Universität Jena sind vergleichbar mit den Erkenntnissen aus anderen Studien. Unterschiede zeigen sich jedoch bei einer genaueren tätigkeits- und bereichsspezifischen Betrachtung, was wichtig für eine zielgerichtete Maßnahmengestaltung ist.
- Aus dem hohen Commitment könnte sich in Verbindung mit den beschriebenen erhöhten Anforderungen an die Führungskräfte die Gefahr für Selbstausbeutung ergeben (Snir & Harpaz, 2012).

- Führungskräfte stellen nicht nur Vorbild und Anker für die Gesundheit der Beschäftigten dar, sondern bewegen sich mit eigenen Ressourcen und Fehlbelastungen im organisationalen Kontext. Sie tragen somit eine höhere Verantwortung, was eine entsprechende Personalentwicklung und Unterstützung besonders wichtig macht.
- Es ist relevant, zwischen Fähigkeiten und Möglichkeiten der Führungskräfte zu unterscheiden und sie entsprechend mit Wissen und Strategien zu befähigen bzw. Möglichkeiten für Informierung und Motivierung zu schaffen (Lazarus & Folkman, 1984) – sowohl für Selbstführung als auch Führung.

Chancen können somit u. A. in der Weiterentwicklung und Verankerung der Führungsrolle und insbesondere einer Sicherheits- und Gesundheitskultur mit dem zentralen Gestaltungselement Führung gesehen werden. Ein zentrales Hindernis ist die Dysbalance von Wissen, Ressourcen und Strategien zum Thema Gesunde Führung.

Um dieses Thema zu fördern, wurden einige Maßnahmen im Zuge des Projekts „Gesunde Uni Jena" eingeführt oder werden aktuell optimiert: „Gesunde Führung" wurde eine der vier Themen des BGM. Die Führungskräftetrainings werden um neue und optimierte Inhalte ergänzt und sollen Führungskräfte für die Anforderungen ihrer Tätigkeiten befähigen, inklusive der Selbstführung und Führung der Beschäftigten. Trainings sollen direkt im Onboarding-Prozess integriert werden und somit zukünftig standardmäßig stattfinden. Es wird ein vereinendes und übergeordnetes universitäres Gesundheitsmanagement konzipiert und aufgebaut, um gemeinsame Interessen aller Organisationszugehörigen auch unter dem Gesichtspunkt der Führung als zentraler Anker integrativ und nachhaltig zu betrachten.

Das Handeln der Leitungs- und Führungskräfte an der Universität ist für die Beschäftigten und die Leistungs- und Funktionsfähigkeit der Hochschule ebenso wichtig wie für die Studierenden, was die Bedeutung einer gezielten Förderung ihrer Führungs- und Selbstführungskompetenzen unterstreicht.

Die **Literatur** kann bei der Autorin bzw. den Autoren angefragt werden.

Kai Klasmeier, Anja Wittmers & Astrid Macamo
Bundesanstalt für Arbeitsschutz und Arbeitsmedizin (BAuA)

Führung als sozialer Interaktionsprozess: Chancen und Herausforderungen für Führungskräfte und Geführte

1. Führung im Wandel: Von Hierarchie zu sozialer Interaktion

Führung wird in den meisten klassischen Ansätzen als ein hierarchisches Phänomen verstanden, bei dem eine Person mit einer formalen Position innerhalb einer Organisation mit Blick auf das Erreichen der Gruppenziele (kommunikativ) Einfluss auf eine oder mehrere andere Personen ausübt. Dieses Verständnis greift – gerade vor dem Hintergrund der Anforderungen in einer komplexen Arbeitswelt mit hohen Anteilen an Selbstorganisation von Personen und Teams – allerdings zu kurz, da Führungseinfluss auch ohne formal-hierarchische Position ausgeübt werden kann und das skizzierte unidirektionale Verständnis von Führung den Beitrag der Geführten vernachlässigt (DeRue & Ashford, 2010; Uhl-Bien et al., 2014).

Neuere Ansätze in der Führungsforschung verstehen Führung daher eher als einen sozialen Interaktionsprozess zwischen Führungskraft und Geführten. Grundsätzlich kann dabei jede Person (also auch ohne formale Führungsposition) Einfluss auf das Erreichen der Teamziele geltend machen, der wiederum von anderen beteiligten Personen gewährt oder abgelehnt werden kann. Dies geschieht in sozialen Aushandlungsprozessen. Über verschiedene Interaktionen hinweg entsteht so eine relativ feste Struktur im Hinblick darauf, wer Führungseinfluss ausübt und wie andere darauf reagieren. So können in Teams z. B. „klassisch-hierarchische" Führungskonstellationen (die formale Führungskraft hat den meisten Einfluss) oder geteilte Führungskonstellationen (neben dem Einfluss der formalen Führungskraft üben weitere Personen Führungseinfluss aus) entstehen (DeRue & Ashford, 2010).

Personen, die häufig Einfluss ausüben, entwickeln mit der Zeit eine Identität als „informelle" Führungskraft. Personen, die häufig Einfluss anderer gewähren, entwickeln mit der Zeit eine Identität als Geführte (eng. Follower). Welche Chancen und Herausforderungen damit in Organisationen einhergehen, wird im Folgenden diskutiert.

2. Chancen und Herausforderungen

Die Forschung zum Verständnis von Führung als sozialem Interaktionsprozess konnte zeigen, dass insbesondere eine geteilte Führung („shared leadership") positive Folgen haben kann. Bei der geteilten Führung geht es nicht darum, dass die formal-hierarchische Führung „abgelöst" wird, sondern dass neben der Führungskraft auch andere Personen in einem Team Führungseinfluss ausüben (d. h. es geht eher um eine Ergänzung oder Erweiterung der formalen Führung; Zhu et al., 2018). Dies kann unter anderem die Leistung, Kreativität und den Zusammenhalt fördern (Zhu et al., 2018). Gleichzeitig kann das aktive Einbringen von Personen ohne formale Führungsposition auch einen positiven Beitrag zur Gesundheit der Teammitglieder und der Führungskraft leisten. In einer Tagebuchstudie konnte gezeigt werden, dass geteilte Führung Wohlbefinden fördern und Erschöpfung reduzieren kann – letzteres vor allem bei einer hohen Arbeitsbelastung (Klasmeier & Lehmann-Willenbrock, 2023).

Gleichzeitig stellt ein Verständnis von Führung als sozialem Interaktionsprozess Führungskräfte wie Geführte vor Herausforderungen. Das Teilen von Führungseinfluss und Führungsverantwortung kann unter Umständen zur Belastung werden. Insbesondere wenn sich niemand im Team verantwortlich fühlt und die Arbeit schließlich an einer Person (oder wenigen Personen) hängen bleibt, kann dies negative Folgen für Motivation und Leistung der betroffenen Mitarbeitenden haben (Evans et al., 2021).

Des Weiteren kann vor allem das Verwehren von Führungseinfluss Konflikte und Spannungen erzeugen. Dies trifft vor allem dann zu, wenn die Geführten den Einfluss der formalen Führungskraft ablehnen. Diese kann eine solche Situation als Identitätsbedrohung wahrnehmen und mit destruktiver oder „Laissez-faire" Führung reagieren. Destruktive Führung kann hier als Art Coping-Mechanismus eingesetzt werden, um die eigene Position zu stärken und Konflikte zwischen Führungskraft und Geführten zu unterdrücken. Dies konnte in einer aktuellen Studie gezeigt werden (Klasmeier et al., 2023): Konflikte zwischen Führungskraft und Geführten erhöhen die Wahrscheinlichkeit, dass die Führungskraft destruktives Führungsverhalten zeigt, was wieder zu mehr Konflikten über die Zeit führt. So kann aus der sozialen Interaktion eine Abwärtsspirale entstehen.

3. Fazit

Führung als sozialer Interaktionsprozess bietet sowohl Chancen als auch Herausforderungen. Für Führungskräfte und auch deren Geführte ist es daher wichtig, dass sie sich der Dynamik dieses Prozesses bewusst sind und miteinander kommunizieren bzw. kooperieren. So können Konflikte vermieden und eine von allen Seiten akzeptierte Führungsstruktur etabliert werden.

Literatur

DeRue, D. S., & Ashford, S. J. (2010). Who will lead and who will follow? A social process of leadership identity construction in organizations. Academy of Management Review, 35(4), 627–647. https://doi.org/10.5465/amr.35.4.zok627

Evans, K., Sanner, B., & Chiu, C.-Y. (2021). Shared Leadership, Unshared Burdens: How Shared Leadership Structure Schema Lowers Individual Enjoyment Without Increasing Performance. Group & Organization Management. https://doi.org/10.1177/1059601121997225

Klasmeier, K. N., & Lehmann-Willenbrock, N. (2023). Temporal dynamics of shared leadership, team workload, and collective team member well-being: a daily diary study. European Journal of Work and Organizational Psychology, 1–13. https://doi.org/10.1080/1359432x.2023.2263200

Klasmeier, K. N., Güntner, A. V. & Schleu, J. E., Nieberle, K. W., & Schyns, B. (2023). Lashing out or drawing back: The role of narcissism for the development of destructive leadership in teams. 6th Interdisciplinary Perspectives on Leadership Symposium.

Uhl-Bien, M., Riggio, R. E., Lowe, K. B., & Carsten, M. K. (2014). Followership theory: A review and research agenda. The Leadership Quarterly, 25(1), 83–104. https://doi.org/10.1016/j.leaqua.2013.11.007

Zhu, J., Liao, Z., Yam, K. C., & Johnson, R. E. (2018). Shared leadership: A state-of-the-art review and future research agenda. Journal of Organizational Behavior, 39(7), 834–852. https://doi.org/10.1002/job.2296

Arbeits-Dialog-Kreis 04
Digitalisierung

Kristin Gilbert, Germaine Haase & Ulrike Pietrzyk
**Mobile Smart Devices:
Gestaltungsfaktoren für die Arbeit mit Tablets
aus Sicht der Praxis**

Stephan Salber, Florian Schweden & Renate Rau
**Digitalisierte und attraktive Arbeit –
aber wie?**

Annika Schaberg, Ulrike Pietrzyk & Michael Gühne
**Förderung des Informations-
und Kommunikationstechnologie-Selbstkonzepts
durch arbeitsimmanentes Lernen**

Kristin Gilbert, Germaine Haase & Ulrike Pietrzyk
Technische Universität Dresden/Arbeitsgruppe Wissen-Denken-Handeln

Mobile Smart Devices: Gestaltungsfaktoren für die Arbeit mit Tablets aus Sicht der Praxis

1. Hintergrund

Mobile Smart Devices wie bspw. Tablets und Smart Glasses finden zunehmend Anwendung in verschiedenen Branchen. Bisher fehlen Unternehmen jedoch Handlungshilfen zur Bewertung und Gestaltung der Arbeit mit diesen Technologien. Das Projekt „GBU-SmarD – Gesunde Arbeit mit Smart Devices" möchte diese Lücke schließen. Neben Gestaltungsfaktoren, die in der Literatur identifiziert wurden (vgl. Haase, 2023), liegt ein besonderer Fokus auf den praktischen Erfahrungen der Nutzenden von mobilen Smart Devices in der Praxis.

2. Methode

Es wurden bisher fünf Fokusgruppen mit dem Schwerpunkt auf Tablets durchgeführt. Weitere Fokusgruppen zu Smart Glasses sind geplant.

2.1 Stichprobe

Die insgesamt 20 Teilnehmenden repräsentierten 17 verschiedene Unternehmen und wurden bewusst aus verschiedenen Berufs- und Branchengruppen ausgewählt, um möglichst vielfältige Perspektiven einzubeziehen. Tabelle 1 gibt eine Übersicht über die Fokusgruppenzusammensetzung.

Tab. 1: Zusammensetzung der Fokusgruppen

Branche	Format	Gruppen-größe (w, m)	Alter in Jahren MW (SD)	Berufsalter in Jahren MW (SD)
Rettungsdienst	Präsenz	5 (1,4)	49 (12)	21 (11)
Handwerk	Online	2 (0,2)	46 (12)	22 (21)
Produktion	Online	6 (0,6)	35 (6)	6 (3)
Produktion	Online	3 (0,3)	34 (7)	7 (4)
Handwerk	Online	4 (1,3)	60 (8)	32 (9)
	Gesamt	20 (2,18)	44 (13)	17 (14)

Anmerkungen. MW = Mittelwert, SD = Standardabweichung; w = weiblich, m = männlich

Die Teilnehmenden zeichneten sich durch ihre Expertise hinsichtlich der arbeitsbezogenen Verwendung von Tablets aus. Sie nutzten die Tablets in ihrer Arbeit entweder selbst oder waren für die Entwicklung und Betreuung der Hard- und Software in ihren Unternehmen verantwortlich.

2. Durchführung und Auswertung der Fokusgruppen

Die Online-Fokusgruppen dauerten drei bis vier Stunden und folgten einem zuvor erprobten halbstrukturierten Fokusgruppenleitfaden. Die Workshops wurden mit Zustimmung der Teilnehmenden aufgezeichnet. Während des Erfahrungsaustauschs wurden die Erkenntnisse kontinuierlich auf einem digitalen Whiteboard zusammengefasst. Die qualitative Auswertung erfolgte in MAXQDA Analytics Pro18, wobei das Kodiersystem aus der Literaturrecherche um die ermittelten Gestaltungsfaktoren aus den Fokusgruppen erweitert wurde.

3. Ergebnisse
3.1 Arbeitsmittel Tablet

In den Fokusgruppen kristallisierte sich die Bedeutung der Nützlichkeit von Tablets als Schlüsselfaktor heraus. Die Tablets sollten die Arbeit der Mitarbeitenden erleichtern, bspw. durch die Automatisierung von Arbeitsschritten oder die Erinnerungen an erforderliche Eingaben beim Dokumentieren. Für Führungskräfte standen eher die Kriterien Effizienz, Kundenzufriedenheit und Fehlerreduktion im Mittelpunkt. Die Teilnehmenden betonten, dass die Nützlichkeit der Tablets hauptsächlich von der *Qualität und dem Umfang der verwendeten Software* abhänge, z. B. vom Enterprise Resource Planning (ERP) System und von der Augmented-Reality-Anwendung. Die Benutzeroberfläche solle idealerweise die gewohnten Arbeitsabläufe der Beschäftigten digital abbilden. Die Software im Rettungsdienst bspw. folge dem ABCDE-Prioritäten-Schema für Notfallsituationen (A-Airway, B-Breathing usw.). Ein zentrales Diskussionsthema war die optimale *Display-Größe*. Ein zu kleines Display erschwere die Lesbarkeit und Bedienbarkeit, z. B. von 3D-Visualisierungen in der Fertigung. Ein zu großes Display könne die Handlichkeit des Geräts einschränken. Im Hinblick auf die Zuverlässigkeit von Hard- und Software wurde deutlich, dass eine kurze Akkulaufzeit, lange Ladezeiten und Softwareabstürze die Arbeitsprozesse erheblich behindern können. Die Erfahrungen der Teilnehmenden haben zudem gezeigt, dass *Tabletzubehör* (z. B. Schutzhülle) oder zusätzliche Geräte (z. B. Kartenlesegerät) die Handhabung der Tablets beeinträchtigen können, da sie zusätzliches Gewicht bedeuten oder als störend empfunden werden. Auch die *Anschaffungs- und Erhaltungskosten* für Geräte und Software wurden als entscheidende Faktoren für Unternehmen herausgearbeitet.

3.2 Arbeitsaufgaben

Es wurde betont, wie wichtig die *Abstimmung von Hard- und Software auf die jeweilige Arbeitsaufgabe* ist. Bei textproduzierenden Aufgaben ziehen die Teilnehmenden aus Komfortgründen eine herkömmliche Tastatur einem Touchscreen vor. Einige Teilnehmende äußerten den Wunsch nach „Prozessdurchgängigkeit", d. h. der Möglichkeit, das Tablet für ihr gesamtes Aufgabenspektrum nutzen zu können. Gleichzeitig drückten sie Bedenken hinsichtlich einer möglichen *Arbeitsverdichtung* im Zusammenhang mit der Tablet-Arbeit aus. Sie befürchteten, dass der Umfang der Dokumentationsaufgaben steige, „nur weil dies technisch möglich" sei. Darüber hinaus wurde erörtert, dass die Dokumentation auf Tablets eine zusätzliche Aufgabe darstelle, wodurch z. B. im Rettungsdienst und bei Interaktionsarbeit der zwischenmenschliche Kontakt mit den hilfesuchenden Personen beeinträchtigt werden könne.

3.3 Beschäftigte

Es wurde herausgearbeitet, dass *individuelle Merkmale, Gewohnheiten* und *Verhaltensweisen der Beschäftigten* einen erheblichen Einfluss auf die Nutzung von Tablets nehmen können. Als Beispiele wurden Unterschiede in der Bereitschaft für Veränderungen sowie in der Erfahrung mit neuen Technologien und Arbeitsweisen genannt. Die Akzeptanz werde von den in der Freizeit verwendeten Technologien mit beeinflusst, z. B. hinsichtlich des Betriebssystems. Darüber hinaus sei bei der Integration von Tablets in den Arbeitsprozess eine *adäquate Nutzung* durch die Beschäftigten wichtig. Es wurde angemerkt, dass digitale Geräte zum „ziellosen Herumtippen" und zu zeitlichen Ablenkungen verleiten könnten.

3.4 Arbeitsorganisation

Datenschutz und Datensicherheit erwiesen sich als wichtige organisatorische Themen im Zusammenhang mit der Nutzung von Tablets. Die Teilnehmenden wünschten sich eine angemessene Balance zwischen Sicherheitsanforderungen und Benutzungsfreundlichkeit, was die Möglichkeit einer einmaligen Authentifizierung für mehrere Anwendungen (Single Sign-On) und angemessene Passwortanforderungen einschließt. Weitere bedeutende organisatorische Entscheidungen beträfen z. B. den Umgang mit *Gerätedefekten und -verlusten,* die Frage nach der *Fortführung einer analogen Dokumentation* und die *Bereitstellung geeigneter Storage- und Lademöglichkeiten.* Ebenfalls wurden die Planung und Umsetzung von gezielten *Schulungen* und eines *IT-Supports* (First- und Second-Support) sowie die Bereitstellung ausreichender *Einarbeitungszeit* hervorgehoben. Es wurde berichtet, dass die *Betreuung der Geräte und Software* hohe personelle und zeitliche Ressourcen erfordere und im Vorfeld gut geplant werden müsse. „Nachbesserungen" an Geräten, Software und organisationalen Prozessen wurden im Sinne *eines kontinuierlichen Veränderungsmanagements* als unerlässlich beschrieben. Insbesondere die *Kommunikation* des Tablet-Nutzens an Beschäftigte und Kundschaft sei entscheidend für die Akzeptanz und den Erfolg der Tabletnutzung.

3.5 Arbeitsplatz und Arbeitsumgebung
Hinsichtlich der physischen und räumlichen Umgebung, welche die Arbeit mit dem Tablet beeinflussen, wurde eine ausreichende *Netzabdeckung* als absolute Grundbedingung genannt. Darüber hinaus wurde die Bedeutung der *Lichtverhältnisse* bei mobil genutzten Tablets angesprochen. Insbesondere bei der Arbeit im Freien sei ein Display wichtig, dass auch bei Sonnenlicht gut lesbar sei. An Arbeitsplätzen mit *Staub*, *Schmutz* oder *Feuchtigkeit* könnten industrietaugliche Tablets mit Schutzfunktionen sinnvoll sein.

4. Diskussion

Die Fokusgruppen bestätigen und erweitern die Erkenntnisse aus der Literaturrecherche (Haase et al., 2023). Die Teilnehmenden legten einen besonderen Schwerpunkt auf die Nützlichkeit der Tablets, auf die Akzeptanz durch die Beschäftigten und Datenschutzthemen.

Bei der Gestaltung der Arbeit mit Tablets müssen mehrere miteinander verknüpfte Faktoren berücksichtigt werden, die sich teilweise opponieren, z. B. Anforderungen an das Tablet bzgl. Robustheit, Preis und Handhabbarkeit. Die Handlungshilfen von GBU-SmarD zielen darauf ab, Unternehmen bei dieser komplexen Aufgabe zu unterstützen.

Literatur
Haase, G., Gilbert, K. & Pietrzyk, U. (2023). Design Requirements for Working with Mobile Smart Devices — a Scoping Review. In V. G. Duffy (Hrsg.), Digital Human Modeling and Applications in Health, Safety, Ergonomics and Risk Management. 25th HCI International Conference. Springer Nature Switzerland (S. 383–394).

Stephan Salber, Florian Schweden & Renate Rau
Martin-Luther-Universität Halle-Wittenberg

Digitalisierte und attraktive Arbeit – aber wie?

1. Einleitung

Damit die Digitalisierung von Arbeitsprozessen nicht dazu führt, dass lediglich partialisierte Restfunktionen bei den Menschen verbleiben, bedarf es prospektiver Arbeitsgestaltung (Hacker, 2022). Bei der Planung von Digitalisierung sollte Arbeitsgestaltung an der Funktionsteilung zwischen Mensch und Technik ansetzen (Hacker & Sache, 2014). Wird ein Teil eines Arbeitsprozesses automatisiert, ist zu bestimmen, welche Aufgaben vom Menschen übernommen werden sollen. Diese Entscheidung kann technikzentriert, menschenzentriert oder auf Basis des soziotechnischen Ansatzes getroffen werden. Während bei der technikzentrierten Entscheidung die technischen Möglichkeiten bestimmen was digitalisiert wird, nimmt letzterer auch die menschliche Seite in den Fokus: das Zusammenspiel von Mensch und Technik soll möglichst effizient und menschengerecht gestaltet werden. Dabei bedeutet menschengerecht, dass Arbeitende ihr Können ohne Beeinträchtigung ihrer Leistungsvoraussetzungen einbringen und weiterentwickeln können (lern- und gesundheitsförderlich). Wird hingegen der gesamte Arbeitsprozess digitalisiert, entfallen jegliche Arbeitsanforderungen für den Menschen (Rau & Hoppe, 2020).

Die Forderung nach beeinträchtigungsfreier Arbeit lässt sich dabei auch aus wirtschaftlicher Sicht begründen. So senkt eine Beeinträchtigung der Leistungsvoraussetzungen die Effizienz und Produktivität der betroffenen Arbeitenden. Mehr noch, Digitalisierung, die nur Restfunktionen beim Menschen belässt, erhöht neben dem Beeinträchtigungsrisiko auch das Risiko der Dequalifizierung und führt somit zu einem Kompetenzverlust für das Unternehmen.

Die Umsetzung eines soziotechnischen Ansatzes erfordert einerseits die Berücksichtigung der Ergebnisse von Prozessanalysen, die rein darauf ausgerichtet sind, zu klären was prinzipiell digitalisierbar ist. Andererseits werden Entscheidungshilfen benötigt, die eine vorausschauende Planung effizienter sowie gesundheits- und lernförderlich gestalteter Tätigkeiten erlauben.

2. Prospektive Arbeitsgestaltung unter Zuhilfenahme des TAG-MA Ansatzes

Ein geeignetes Instrument hierfür ist das Verfahren zur Tätigkeitsanalyse und -gestaltung bei mentalen Arbeitsanforderungen (TAG-MA: Rau et al., 2021). Das Verfahren erlaubt nicht nur die Analyse und Gestaltung bestehender Tätigkeiten, sondern auch die prospektive Gestaltung von Tätigkeiten und damit auch eine

Entscheidung über die (beste) Funktionsteilung zwischen Mensch und Technik. Letztere basiert auf der Grundlage einer effizienten, beeinträchtigungsfreien und möglichst lern- und gesundheitsförderlichen Arbeitsgestaltung. Hierfür bietet das Verfahren zu 34 Arbeitsmerkmalen eine Analysemöglichkeit, die auf mehrstufigen, verankerten Skalen beruht (jede Stufe enthält eine genaue Beschreibung der Charakteristik des Arbeitsmerkmals) und daher eine objektiv-bedingungsbezogene Bewertung erlaubt. Das Vorgehen wird nachfolgend anhand eines Beispiels aus der betrieblichen Praxis verdeutlicht.

Praxisbeispiel
Ausgangspunkt: Eine analoge Arbeitsplanung (Meister*innen planen Arbeitseinsätze von Monteur*innen) soll digitalisiert werden. Während es zuvor Aufgabe der Führungskräfte war, die Arbeit und die Einsätze zu koordinieren, soll die Arbeits- und Einsatzplanung nach Umsetzung der Digitalisierungsmaßnahmen von einer Planungssoftware übernommen werden. Dafür analysiert die Software Verfügbarkeit und Kapazitätsbedarf und integriert diese zu einem Arbeitsplan, der direkt auf den Tablets der Mitarbeitenden verfügbar ist.

Im Rahmen der prospektiven Arbeitsgestaltung erfolgt im *ersten Schritt* die Ermittlung des Ausgangszustands mittels Feinanalyse. Diese ergab die Klassifikation von drei Teilaufträgen: Baustellenkoordination mit 40%, Verwaltung mit 30% sowie Einsatzplanung der Monteur*innen mit 30% Zeitanteil an der Gesamttätigkeit. Für jeden Teilauftrag wurden mithilfe des TAG-MA relevante Arbeitsmerkmale (u.a. Vollständigkeit, kognitive Anforderungen, Kooperation) analysiert und bewertet. Der Ist-Stand der Meistertätigkeit ist in Abbildung 1 in Profil a) dargestellt. Werte ≥ null weisen dabei nach den dem TAG-MA zugrundeliegenden Normen, Gesetzen und wissenschaftlichen Erkenntnissen auf eine mindestens beeinträchtigungsfreie Tätigkeitsgestaltung hin. Werte kleiner Null verweisen hingegen auf eine potentiell gesundheitsgefährdende Gestaltung des Arbeitsmerkmals.

Im *zweiten Schritt* wurde nun auf Basis der Informationen zur einzuführenden Software identifiziert, dass der Teilauftrag „Einsatzplanung" vollständig durch die Software übernommen werden könnte. Schließlich können mithilfe des *dritten Schrittes* verschiedene Szenarien der Funktions- und Arbeitsteilung verglichen werden.

Szenario 1:
Das Profil b) in Abbildung 1 zeigt, wie die Tätigkeit gestaltet wäre, wenn der Teilauftrag „Einsatzplanung" wegfällt und die bereits vorhanden Teilaufträge proportional erhöht werden. Jede Führungskraft könnte nun mehr Baustellen koordinieren

oder Verwaltungsaufgaben übernehmen. Bei gleichbleibender Auftragslage würde der Personalbedarf also sinken. Die prospektive Darstellung der Tätigkeit macht jedoch auch potentielle, nicht-intendierte Konsequenzen für die Organisation sichtbar, die den betriebswirtschaftlichen Zielen und der humanen Arbeitsgestaltung entgegenstehen. So zeigt das Tätigkeitsprofil b), dass Planungskompetenzen potentiell verloren gehen können. Damit erfolgt ein für das Unternehmen möglicherweise kritischer Wissensverlust. Eine absehbare Folge wäre eine schlechte Performance der Arbeitenden bei Systemausfall (Wickens et al., 2010). Auf gesundheitsbeeinträchtigende Folgen der Digitalisierung des Teilauftrags „Einsatzplanung" weist auch der Wert des Faktors „Problemkomponenten" hin.

Szenario 2:
Das Profil c) zeigt die Bewertung einer Teildigitalisierung. Danach wird der Arbeitsplan grundsätzlich von der Software erstellt, aber nicht direkt an die Mitarbeitenden gegeben. Die Personalzuordnung zu Standardprojekten wird durch die Software übernommen und den Meister*innen zur Freigabe vorgelegt, Eingriffsmöglichkeiten bleiben erhalten. Für komplexe Projekte übernehmen die Meister*innen die Planung selbst. Die durch die Abgabe der einfachen Planungsaufgaben gewonnene Zeit kann nun für das Lösen von Problemen auf den Baustellen genutzt werden oder z. B. durch die Beteiligung der Meister*innen an Ausschreibungen angereichert werden (vgl. Job Enrichment). Das Profil c) zeigt, dass im direkten Vergleich zum ersten Szenario ein Verlernen von Planungswissen vermieden wird. Darüber hinaus bleibt die sequentielle Vollständigkeit erhalten und verbessern sich die Kooperations- und die kognitiven Anforderungen. Insgesamt wird die Tätigkeit lernförderlicher.

Für weitere Digitalisierungs- und Arbeitsgestaltungsszenarien lassen sich beliebig viele Profile erzeugen und direkt vergleichen. Auf diese Weise lassen sich Auswirkungen einer Digitalisierungsentscheidung transparent darlegen und nicht-intendierte Konsequenzen wie eine mögliche Dequalifizierung des Personals oder einseitige Beanspruchung durch Partialisierung von Tätigkeiten frühzeitig erkennen. Etwaige Folgen können dann im Rahmen des Entscheidungsprozesses über Digitalisierungsschritte den betriebswirtschaftlichen Kalkulationen gegenübergestellt werden.

3. Zusammenfassung

Mithilfe des TAG-MA Ansatz können die Konsequenzen geplanter Digitalisierungsmaßnahmen transparent und damit bewertbar gemacht werden können. Es bietet somit die Grundlage einer gleichermaßen effizienten und lern- und gesundheitsförderlichen Gestaltung von Arbeit bei geplanter Digitalisierung. Die Handlungsträgerschaft des Menschen im Digitalisierungsprozess wird gestärkt.

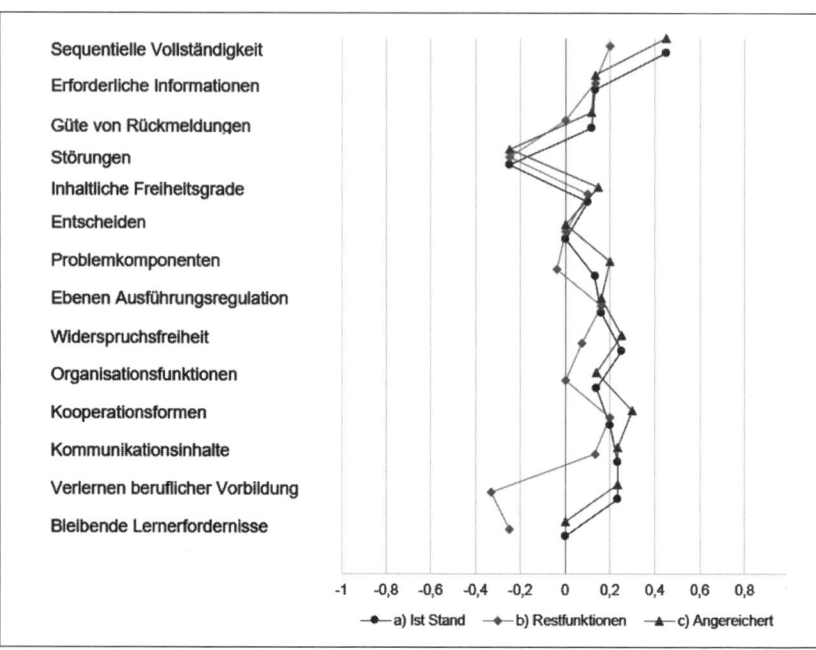

Abb. 1: Tätigkeitsprofile für die verschiedenen Digitalisierungsszenarien

Literatur

Hacker, W. (2022). Arbeitsgestaltung bei Digitalisierung. *Zeitschrift für Arbeitswissenschaft, 76*(1), 90–98.

Rau, R., & Hoppe, J. (2020). *Neue Technologien und Digitalisierung in der Arbeitswelt.* (iga.Report, Issue 41). Initiative Gesundheit und Arbeit (IGA).

Rau, R., Schweden, F., Hoppe, J., & Hacker, W. (2021). *Verfahren zur Tätigkeitsanalyse und -gestaltung bei mentalen Arbeitsanforderungen* (TAG-MA). Kröning: Asanger.

Wickens, C. D., Li, H., Santamaria, A., Sebok, A. & Sarter, N. (2010). Stages and Levels of Automation: An Integrated Meta-analysis. *Proceedings of the Human Factors and Ergonomics Society. Annual Meeting, 54*(4), 389–393.

Annika Schaberg, Ulrike Pietrzyk & Michael Gühne
Technische Universität Dresden

Förderung des Informations- und Kommunikationstechnologie-Selbstkonzepts durch arbeitsimmanentes Lernen

1. Problemlage

Im Zuge der fortschreitenden Digitalisierung werden Arbeitsplätze zunehmend mit Informations- und Kommunikationstechnologien (ICT) ausgestattet. ICT sollen die Arbeit erleichtern und Belastungen reduzieren, indem zum Beispiel monotone Aufgaben verringert und zunehmende Autonomie ermöglicht werden. Jedoch zeigen Studien Zusammenhänge von ICT-Nutzung mit gesundheitlichen Beeinträchtigungen (z. B. Karimikia et al., 2021). Beschäftigte benötigen adäquate digitale Kompetenzen, um die Anforderungen der Arbeit mit ICT bewältigen zu können.

Digitale Kompetenz wird über das sogenannte ICT-Selbstkonzept (ICT-SC) als subjektive Kompetenzeinschätzung operationalisiert. Dieses beschreibt die subjektive Einschätzung der eigenen Fähigkeiten im Umgang mit Informations- und Kommunikationstechnologien (Schauffel et al., 2021). Einflussfaktoren auf die Entwicklung von ICT-SC wurden umfassend im Bildungskontext untersucht, während Studien im Arbeitskontext fehlen (Murawski & Bick, 2017).

Schulungen und Trainingsmaßnahmen können ICT-SC von Beschäftigten fördern, besitzen aber aufgrund der schnellen Entwicklung neuer Funktionen eine kurze Halbwertszeit. Demgegenüber ermöglicht arbeitsimmanentes Lernen ein kontinuierliches und flexibles Aneignen neuen Wissens.

Daran anschließend thematisiert der vorliegende Beitrag, inwieweit Gestaltungsmaßnahmen arbeitsimmanenten Lernens die Entwicklung des ICT-SC von Beschäftigten fördern. Der Beitrag ist Bestandteil des vom Bundesministerium für Bildung und Forschung finanzierten Verbundprojektes PerspektiveArbeit Lausitz (PAL) (https://pal-lausitz.de).

2. Vorüberlegungen

Das ICT-Selbstkonzept umfasst als Generalfaktor die subjektive Einschätzung von digitalen Kompetenzen der fünf Bereiche (1) Kommunikation, 2) Verarbeitung und Speicherung, (3) Erzeugen von Inhalten, (4) sichere Anwendung und (5) Problemlösung (Schauffel et al., 2021). Als Grundlage dient das Rahmenmodell „Digital Competence Framework for Citizen" (DigComp) der Europäischen Union (Ferrari, 2012).

Verschiedene Studien zeigen einen Zusammenhang zwischen der Nutzung von ICT am Arbeitsplatz und digitalen Kompetenzen von Beschäftigten (Oberländer, 2022; Tijdens & Steijn, 2005). Daran anschließend wird angenommen, dass die Nutzung von ICT am Arbeitsplatz die Entwicklung von ICT-SC fördert.

Parker (2017) fasst im „Work Design Growth Model" zusammen, wie Gestaltungsmaßnahmen arbeitsimmanenten Lernens verschiedene kognitive, motivationale und verhaltensbezogene Aktivitäten auslösen, die die Kompetenzentwicklung fördern (Parker, 2017). Nikolova und Kollegen (2014) klassifizieren diese Gestaltungsmaßnahmen in (1) aufgabenbezogenes oder (2) interaktives Lernen. Aufgabenbezogenes Lernen bezieht sich auf Merkmale der Arbeitsaufgabe. Dabei werden Vollständigkeit (hierarchisch und sequenziell), Tätigkeitsspielräume, Aufgabenvielfalt und Transparenz als lernförderliche und humane Merkmale bezeichnet. Die Handlungsregulationstheorie (Hacker, 1986), beschreibt wie Beschäftigte eine aktive Rolle im Lernen aus der Arbeitsaufgabe einnehmen. Die aktive Lernhypothese im Job Demand-Control-Model (Karasek & Theorell, 1990) verdeutlicht, wie Tätigkeitsspielraum den Zusammenhang zwischen hohen Anforderungen und Lernen positiv moderiert. Interaktives Lernen bezieht sich auf das soziale Umfeld am Arbeitsplatz. Es beschreibt das Lernen durch Beobachtungen, Hilfestellungen oder Feedback von Mitarbeitenden und Vorgesetzten. Grundlage, bildet die sozial-kognitive Lerntheorie (Bandura, 1977). Im Kontext von ICT-SC wird angenommen, dass Mitarbeitende einander unterstützen oder Vorgesetzte Lernmöglichkeiten schaffen. Es wird angenommen, dass die erwähnten Gestaltungsmaßnahmen arbeitsimmanenten Lernens jeweils den Zusammenhang zwischen ICT-Nutzung und ICT-SC moderieren und somit zu einer höheren Ausprägung von ICT-beitragen.

Zusammenfassend werden folgende sechs Hypothesen untersucht: Hypothese 1 untersucht einen positiven Einfluss der ICT-Nutzung auf das ICT-SC. Die Hypothesen 2 bis 6 betrachten die Moderatorwirkung der Gestaltungsmaßnahmen arbeitsimmanenten Lernens (Vollständigkeit und Tätigkeitsspielraum, Aufgabenvielfalt, Transparenz, Unterstützung von Mitarbeitenden, Unterstützung durch direkte Vorgesetzte) auf den Zusammenhang zwischen ICT-Nutzung und ICT-SC.

Es wird angenommen, dass die Gestaltungsmaßnahmen jeweils den Zusammenhang aus Hypothese 1 verstärken und somit zu einer höheren Ausprägung des ICT-SC beitragen.

3. Methodik und Vorgehen

Die dargestellten Hypothesen werden anhand einer Stichprobe von Beschäftigten aus der Lausitz und ganz Deutschland untersucht. Die Stichprobe setzt sich aus Beschäftigten verschiedener Branchen und Berufe zusammen, welche zum Zeitpunkt der Befragung weder selbstständig tätig noch in Ausbildung sind. Die Rekrutierung und Datenerhebung erfolgt mittels Online-Befragung durch ein externes Befragungsinstitut.

Der verwendete Fragebogen umfasst im ersten Teil soziodemografische Daten und Merkmale zum Unternehmen. Es folgen Fragen zur Nutzung verschiedener ICT am Arbeitsplatz und der Selbsteinschätzung des ICT-SC (ICT-SC25; Schauffel et al., 2021). Die ICT-Nutzung wird in Studien unterschiedlich operationalisiert. In der vorliegenden Untersuchung wird die ICT-Nutzung mittels der Anzahl der benutzten ICT zu einer festgelegten Nutzungshäufigkeit erhoben. Es folgen Fragen zu Gestaltungsmaßnahmen des arbeitsimmanenten Lernens. Vollständigkeit und Tätigkeitsspielraum, Aufgabenvielfalt und Transparenz werden mittels FMLA (Richter & Wardanjan, 2000) erhoben. Unterstützung von Mitarbeitenden und Unterstützung durch direkte Vorgesetzte werden mittels Skalen des LKI (Sonntag et al., 2005) erfasst. Als Kontrollvariablen werden Alter, Geschlecht, Bildungsstand, IT-Ausbildung/Studium, Ausübung eines IT-Berufs, ICT-Training und ICT-Nutzung im Privaten erfragt.

Die Datenauswertung soll mittels linearer Regressionen mit Interaktionstermen erfolgen.

4. Ausblick

Die Untersuchung erweitert die Literatur zu den Einflussfaktoren von ICT-SC. Insbesondere wird die Bedeutung des arbeitsimmanenten Lernens für die Entwicklung von ICT-SC untersucht.

Übertragen in die betriebliche Praxis können die Studienergebnisse die Entwicklung von ICT-SC von Beschäftigten verbessern und damit das Risiko gesundheitlicher Beeinträchtigungen verringern. Dadurch können Organisationen und Unternehmen wettbewerbsfähig bleiben und dem digitalen Wandel mit gesunden und digital kompetenten Beschäftigten erfolgreich begegnen.

Literatur

Ferrari, A. (2012). Digital competence in practice: an analysis of frameworks. European Commission. https://publications.jrc.ec.europa.eu/repository/bitstream/JRC68116/finalcsreport_pdfparaweb.pdf

Karimikia, H., Singh, H., & Joseph, D. (2021). Negative outcomes of ICT use at work: meta-analytic evidence and the role of job autonomy. Internet Research, 31(1), 159–190. https://doi.org/10.1108/INTR-09-2019-0385

Murawski, M. & Bick, M. (2017). Digital competences of the workforce – a research topic? Business Process Management Journal, 23(3), 721–734. https://doi.org/10.1108/BPMJ-06-2016-0126

Nikolova, I., van Ruysseveldt, J., de Witte, H., & Syroit, J. (2014). Work-based learning: Development and validation of a scale measuring the learning potential of the workplace (LPW). Journal of Vocational Behavior, 84(1), 1–10. https://doi.org/10.1016/j.jvb.2013.09.004

Oberländer, M. (2022). Digital Competencies at Work. [Dissertation, Universität Heidelberg]. UB Heidelberg. http://www.ub.uni-heidelberg.de/archiv/32780

Parker, S. K. (2017). Work design growth model: How work characteristics promote learning and development. In J. E. Ellingson & R. A. Noe (Eds.). Autonomous Learning in the Workplace (S. 137–161). Routledge.

Richter, F. & Wardanjan, B. (2000). Die Lernhaltigkeit der Arbeitsaufgabe. Entwicklung und Erprobung eines Fragebogens zu lernrelevanten Merkmalen der Arbeitsaufgabe (FLMA). Zeitschrift für Arbeitswissenschaft, 54(3–4), 175–183.

Schauffel, N., Schmidt, I., Peiffer, H., & Ellwart, T. (2021). Self-concept related to information and communication technology: Scale development and validation. Computers in Human Behavior Reports, 4. https://doi.org/10.6102/zis308_exz

Sonntag, K., Schaper, N., & Friebe, J. (2005): Erfassung und Bewertung von Merkmalen unternehmensbezogener Lernkulturen.In Arbeitsgemeinschaft Betriebliche Weiterbildungsforschung (Ed.), Kompetenzmessung im Unternehmen: Lernkultur- und Kompetenzanalysen im betrieblichen Umfeld (Vol. 18, S.19–340). Waxmann.

Tijdens, K. & Steijn, B. (2005). The determinants of ICT competencies among employees. New Technology, Work and Employment, 20(1), 60–73. https://doi.org/10.1111/j.1468-005X.2005.00144.x

Arbeits-Dialog-Kreis 05
Fallbeispiele der Gefährdungsbeurteilung

Udo Keil, Hansjörg Hagels & Nicole Spira
Evaluation der Gefährdungsanalyse psychischer Belastung bei Boehringer Ingelheim

Susan Kutschbach & Stefan Keller
Erste Ergebnisse eines Modellprojekts zur Ermittlung der psychischen Belastung im Betrieb im Rahmen der Gefährdungsbeurteilung

Udo Keil, Hansjörg Hagels & Jana Zimmermann
Psychologische Beinahe-Unfallanalyse bei Boehringer Ingelheim unter Anwendung der Fünf-Stufen-Methode von Burkardt

Kristina Ohse & Sabine Rehmer
Gefährdungsbeurteilung für die Tätigkeit ehrenamtlich Mitarbeitender im Bereich der psychosozialen Notfallversorgung für Betroffene (PSNV-B)

Udo Keil[1], Hansjörg Hagels[2] & Nicole Spira[1]
[1] Technische Universität Darmstadt,
[2] Boehringer Ingelheim

Evaluation der Gefährdungsanalyse psychischer Belastung bei Boehringer Ingelheim

1. Einleitung

Das Pharmaunternehmen Boehringer Ingelheim führt in einem dreijährigen Turnus die Gefährdungsbeurteilung psychischer Belastung durch. Der Prozess besteht aus einer Online- Befragung der Mitarbeitenden zur psychischen Belastung und Beanspruchung mit einem standardisierten Fragebogen und moderierten Workshops auf Teamebene zur Ursachen- und Maßnahmenfindung. Im vorliegenden Projekt wurde eine Stakeholderanalyse durchgeführt und die Workshops wurden evaluiert (Spira, 2023).

2. Stakeholderanalyse

Zum Zwecke der Evaluation des dazugehörigen Prozesses wurden elf halbstrukturierte Interviews mit den am Prozess beteiligten Stakeholdern geführt. Diese Stakeholderanalyse wurde als Teil der Kontextevaluation im Sinne des CIPP-Modells nach Stufflebeam (2000) durchgeführt. Ziel war die Gegenüberstellung unterschiedlicher Eindrücke und Wahrnehmungen des Prozesses der Gefährdungsbeurteilung psychischer Belastung (psyGB). Befragt wurden Vertreter*innen folgender Gruppen und Organisationen:

Berufsgenossenschaft, Betriebliches Gesundheitsmanagement, Arbeitssicherheit, SiFas, Gesprächsführer*innen der Workshops, Führungskräfte, Gesundheitslotsen, Gewerbeaufsicht und Mitarbeitendenberatung. Es handelte sich um ein offenes, leitfadenbasiertes Interview. Es wurden individuelle Interviewleitfäden für jeden Stakeholder erstellt, da sich die Funktionen der Befragten im Betrieb stark unterschieden. Allen Stakeholdern wurden die drei Fragen nach der wahrgenommenen Akzeptanz der psyGB, Verbesserungspotentialen und ihrem persönlichen Gesamteindruck über die psyGB gestellt. Es wurden folgende neun Hauptkategorien in den Interviews angesprochen: Gesetzlicher Rahmen, Auswirkungen, Wahrgenommene Nützlichkeit, Bekanntheit, Bereicherung für die Mitarbeiter*innengesundheit, Akzeptanz, Probleme, Verbesserungspotentiale und Gesamteindruck.

Im Rahmen der Kontextevaluation stellte sich heraus, dass die psyGB in den jeweiligen Bereichen von Boehringer Ingelheim recht unterschiedlich umgesetzt wurde, wodurch heterogene Meinungen zum Prozess existierten. In den Interviews wurden einige Schwierigkeiten aufgedeckt, für die in der Folge zahlreiche Verbesserungsvorschläge genannt wurden. Aus diesen leiteten sich vielfältige praktische Implikationen ab, die zur Optimierung der Gefährdungsbeurteilung psychischer Belastung beitragen könnten.

2.1 Ergebnisse

Die Befragten stellten fest, dass Boehringer Ingelheim die gesetzlichen Vorschriften zur psyGB erfüllte. Die psyGB schien jedoch nicht dazu zu führen, dass die Mitarbeitenden weiterführende Gesundheitsangebote aufsuchten. Trotzdem wurde sie von einigen Interviewpartner*innen als Bereicherung für die Mitarbeiter*innengesundheit angesehen, da durch sie ein Rahmen für das Thematisieren psychischer Belastungsfaktoren geschaffen werde. Bezüglich der wahrgenommenen Nützlichkeit, der Bekanntheit und der Akzeptanz der psyGB gingen die Meinungen der Befragten weit auseinander. Manche schätzten die Umsetzung der entwickelten Maßnahmen als unbefriedigend ein. Anderen sei die Existenz der psyGB zwar bekannt, der genaue Prozess dahinter jedoch eher nicht. Die Meinungen zur Akzeptanz der psyGB gingen am weitesten auseinander, was ein Resultat aus der recht unterschiedlichen Umsetzung in den verschiedenen Bereichen sein könnte. Als Problem wurde unter anderem genannt, dass manche Gesprächsführer*innen der Workshops unerfahren im Bereich psychischer Belastung und deren Thematisierung seien. Dies habe zur Folge, dass sich Betroffene in den Workshops wenig zu Wort meldeten.

2.2 Verbesserungsvorschläge

Es wird vorgeschlagen, auf eine strengere Auswahl qualifizierter Gesprächsführer*innen zu achten, bzw. sie inhaltlich und methodisch besser auszubilden. Weiterhin sollten in den Workshops lieber weniger Maßnahmen entwickelt werden, damit ihre Umsetzung wahrscheinlicher wird. Weitere Vorschläge beziehen sich auf verbesserte Rahmenbedingungen der Workshops, die hier nicht im Einzelnen berichtet werden.

3. Evaluation der Workshops

Zusätzlich wurden die Workshops evaluiert, welche sich den Befragungen zur psychischen Belastung und Beanspruchung der Mitarbeitenden anschließen. Die Workshops dienen der Ursachenfindung für die ermittelten psychischen Belastungsfaktoren und daran anknüpfend der Beschließung von Maßnahmen zu deren Reduzierung.

Um die Workshops zu evaluieren, wurde ein Fragebogen konstruiert, welcher an den vier Ebenen der Evaluation nach Kirkpatrick und Kirkpatrick (2016) (Reaktion, Lernen, Verhalten, Ergebnisse) orientiert ist. Es wurden Ziele des Workshops für die vier Ebenen definiert und Items zur Überprüfung der Zielerreichung formuliert. Es existierten zwei Versionen des Fragebogens; eine für die Teilnehmenden an den Workshops und eine für die Gesprächsführer*innen. Der Fragebogen für die Teilnehmenden umfasste 27 Items, der Fragebogen für die Gesprächsführer*innen 13 Items. Geantwortet wurde auf einer vierstufigen Likert-Skala. 78 Personen wurden befragt, davon 69 Teilnehmende und 9 Gesprächsführer*innen der Workshops. Die Workshops wurden insgesamt sehr positiv bewertet Der einzig verbesserungswürdige Aspekt betraf die zur Verfügung stehende Zeit.

Fragebogen an die Teilnehmenden der Workshops:
Bis auf ein Item lagen alle Mittelwerte über 3.00. Die drei Items mit den höchsten Mittelwerten waren „Es wurde respektvoll miteinander umgegangen" ($M = 3.93$, $SD = 0.26$), „Man hat mich ausredenlassen" ($M = 3.88$, $SD = 0.33$) und „Ich habe die anderen ausreden lassen" ($M = 3.84$, $SD = 0.37$). Die drei Items mit den niedrigsten Mittelwerten waren „Ich weiß, wer sich um die Umsetzung der beschlossenen Maßnahmen kümmern wird" ($M = 2.9$, $SD = 0.91$), „Ich weiß über die nächsten Schritte zur Umsetzung der beschlossenen Maßnahmen Bescheid" ($M = 3.16$, $SD = 0.8$) und „Ich habe mich wohl dabei gefühlt, im Beisein meiner Führungskraft über privates zu sprechen" ($M = 3.32$, $SD = 0.74$).

*Fragebogen an die Gesprächsführer*innen der Workshops:*
Es zeigten sich hier etwas niedrigere Mittelwerte als bei den Teilnehmenden. Die höchsten Mittelwerte zeigten sich bei den Items „Die beschlossenen Maßnahmen beziehen sich auf die ermittelten psychischen Belastungen der Fragebögen" ($M = 3.56$, $SD = 0.53$), „Die Teilnehmenden kannten die Ergebnisse der Befragung zur psychischen Belastung und Beanspruchung" ($M = 3.33$, $SD = 0.50$) und „Ich fand es gut, dass die Führungskraft anwesend war" ($M = 3.33$, $SD = 0.50$). Die niedrigsten Mittelwerte zeigten sich bei den Items „Ich hatte das Gefühl, die zur Verfügung stehende Zeit war ausreichend" ($M = 2.44$, $SD = 1.01$), „Ich konnte den Zeitplan einhalten" ($M = 2.67$, $SD = 1.00$) und „Es wurde im Beisein der Führungskraft über Privates gesprochen" ($M = 2.67$, $SD = 1.00$).

Zusammengefasst wurden die Seminare auf den vier Ebenen nach Kirkpatrick wie folgt bewertet: Reaktion $M = 3.74$, $SD = 0.30$, Lernen $M = 3.31$, $SD = 0.53$, Verhalten $M = 3.63$, $SD = 0.35$ und Ergebnisse $M = 3.00$, $SD = 0.61$. Die Fragen zur Anwesenheit der Führungskräfte in den Seminaren wurden von den Teilnehmenden im Mittel etwas positiver eingeschätzt ($M = 3.50$, $SD = 0.61$), als von den Gesprächsführenden ($M = 3.11$, $SD = 0.57$).

Insgesamt zeigten sich hohe Zustimmungsraten, demnach eine große Zufriedenheit mit den Workshops. Das größte Verbesserungspotential zeigte sich in den Antworten der Gesprächsführer*innen hinsichtlich der verfügbaren Zeit. So sollte mehr Zeit für die Workshops eingeplant und weniger Punkte auf die Agenda gesetzt werden. Weiterhin sollte die Ausbildung der Gesprächsführer*innen in Bezug auf Strategien zum Zeitmanagment verbessert werden. Die Teilnehmenden an den Workshops sollten mehr Aufklärung über den gesamten Prozess, die nächsten Schritte und zuständigen Personen erhalten.

Insgesamt wurde das Thema „Psychische Belastung" als bedeutsam wahrgenommen. Der Prozess der psyGB ist derzeit allerdings stark bereichsabhängig und dahingehend verbesserungswürdig, weshalb eine Vereinheitlichung über die Abteilungen hinweg angestrebt werden sollte. In den Workshops sollte auf ein effektiveres Zeitmanagement geachtet und vor allen Dingen auf eine vermehrte Umsetzung der beschlossenen Maßnahmen hingearbeitet werden.

Literatur
Kirkpatrick, J. D. & Kirkpatrick, W. K. (2016). Kirkpatrick's Four Levels of Training Evaluation. Association for Talent Development.
Spira, N. (2023). Psychische Belastung der Mitarbeitenden im Fokus – Evaluation der Gefährdungsbeurteilung psychischer Belastung eines Pharmaunternehmens. Unveröffentlichte Master-Thesis, Institut für Psychologie, Technische Universität Darmstadt.
Stufflebeam, D. L. (2000). The CIPP model for evaluation. In D. L. Stufflebeam, G. F. Madaus & T. Kellaghan (Hrsg.), *Evaluation Models: Evaluation in Education and Human Services* (49. Aufl., S. 279–317). https://doi.org/10.1007/0-306-47559-6_16

Susan Kutschbach & Stefan Keller
Berufsgenossenschaft Nahrungsmittel und Gastgewerbe (BGN)

Erste Ergebnisse eines Modellprojekts zur Ermittlung der psychischen Belastung im Betrieb im Rahmen der Gefährdungsbeurteilung

1. Einleitung

Die Gefährdungsbeurteilung nach dem Arbeitsschutzgesetz dient dazu, die mit der Arbeit verbundenen Belastungen zu ermitteln, die daraus resultierenden Gefährdungen zu beurteilen und anschließend Maßnahmen zu deren Beseitigung bzw. Reduzierung abzuleiten. Seit 2013 fordert das Arbeitsschutzgesetz ausdrücklich auch die Berücksichtigung der arbeitsbedingten psychischen Belastung in der Gefährdungsbeurteilung durch den Arbeitgeber bzw. die Arbeitgeberin. Die Beschäftigtenbefragung ist dabei einer der möglichen ersten Schritte im Rahmen des Gesamtprozesses der Gefährdungsbeurteilung und dient der Ermittlung der psychischen Belastung. Dieses Instrument fehlte bislang im Produktportfolio der Berufsgenossenschaft Nahrungsmittel und Gastgewerbe (BGN), die ihre Mitgliedsbetriebe in diesem Bereich methodisch mit Beurteilungshilfen und Analyseworkshops unterstützt.

2. Das Modellprojekt

Im Rahmen eines Modellprojektes bietet die BGN seit Januar 2023 eine Online-Beschäftigtenbefragung zur Ermittlung der arbeitsbedingten psychischen Belastung im Betrieb im Rahmen der Gefährdungsbeurteilung an. Das Modellprojekt, das gemeinsam mit dem Arbeitsmedizinischen und sicherheitstechnischen Dienst der BGN (ASD*BGN) durchgeführt wird, richtet sich an BGN-Mitgliedsbetriebe mit mehr als 50 Beschäftigten.

Der zugrundeliegende MOLA-Fragebogen wurde von der Unfallversicherung Bund und Bahn (UVB) entwickelt (UVB, 2021, 2022). Der MOLA-Fragebogen besteht aus den vier Modulen Arbeitsgestaltung, Organisationskultur, Individuelle Leistungsvoraussetzungen sowie Zufriedenheit und Gesundheit. Im Rahmen des Modellprojekts wurden die insgesamt 68 Items des Moduls Arbeitsgestaltung eingesetzt. Diese Items messen von ihrer Formulierung her Ressourcen und folgen den Empfehlungen der Gemeinsamen Deutschen Arbeitsschutzstrategie (GDA) zur Berücksichtigung psychischer Belastung in der Gefährdungsbeurteilung (GDA, 2022).

Die Aufgabe des ASD*BGN ist es, über die Vertragspartner Betriebe zu rekrutieren, die Interesse und Bereitschaft haben, eine Online-Befragung durchzuführen.

Interessierte Betriebe, die sich bei der BGN melden – auf das Angebot wurde auch über Mitgliedszeitschriften der BGN und eine Pressemeldung aufmerksam gemacht –, erhalten einen Flyer mit allen wichtigen Informationen bezüglich des Vorgehens im Betrieb, ein Datenschutzkonzept, den Fragebogen zur Voransicht und eine Musterauswertung sowie einen Link zu einer Testbefragung per E-Mail zugesandt. Wenn die betriebsinternen Prozesse abgestimmt sind, z. B. mit Geschäftsführung und Interessenvertretung, und der Befragungszeitraum festgelegt ist, erhält der Betrieb einen individuellen Fragebogenlink, der für den gewählten Befragungszeitraum aktiv ist. Zudem kann er die für seinen Betrieb passenden Arbeitsbereiche wählen. Im Anschluss an die Befragung erhält der Betrieb einen detaillierten Ergebnisbericht mit der Darstellung der arbeitsbedingten psychischen Belastung in den einzelnen Arbeitsbereichen des Betriebs (z. B. Produktion, Verkauf, Service, Küche) im Vergleich zum Gesamtbetrieb. Dabei ist zu beachten, dass auf Grundlage des Datenschutzkonzepts ein Arbeitsbereich nur dann ausgewertet wird, wenn mehr als zehn Beschäftigte aus diesem Arbeitsbereich an der Befragung teilgenommen haben. Darüber hinaus werden Tipps für das weitere Vorgehen im Prozess der Gefährdungsbeurteilung gegeben. Im Rahmen ihres Angebots zum Betrieblichen Gesundheitsmanagement bietet die BGN auch Unterstützung im Gesamtprozess der Gefährdungsbeurteilung an.

3. Vorläufige Ergebnisse

Bis Ende August haben 20 Betriebe mit insgesamt 883 ausgefüllten und auswertbaren Fragebögen am Modellprojekt teilgenommen. Die Datensätze verteilen sich auf die Branchen Gastgewerbe (36 Prozent), Fleischwirtschaft (13 Prozent) sowie Nahrungsmittelherstellung und Getränkeindustrie (51 Prozent). Weitere Teilnahmen sind terminiert und sollen auch Daten für das Backgewerbe liefern (vgl. Abbildung 1).

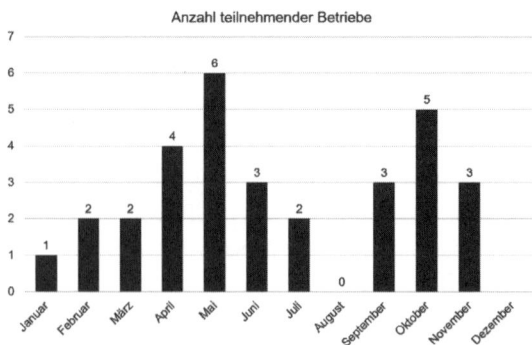

Abb. 1: Abgeschlossene und terminierte Teilnahmen von Betrieben verteilt über das Jahr 2023

Von den Beschäftigten im Gastgewerbe werden beim Thema Arbeitsablauf (MW = 2,79; SD = 0,73) die geringsten Ressourcen, beim Thema Vollständigkeit der Arbeit (MW = 4,29; SD = 0,77) die meisten Ressourcen berichtet. In der Fleischwirtschaft werden beim Thema Arbeitszeitgestaltung (MW = 2,65; SD = 1,03) die geringsten Ressourcen, beim Thema Emotionale Anforderungen (MW = 4,30; SD = 0,78) die meisten Ressourcen berichtet. In der Nahrungsmittelherstellung und Getränkeindustrie werden beim Thema Arbeitsverdichtung (MW = 2,71; SD = 0,86) die geringsten Ressourcen, beim Thema Voraussetzungen für sicheres Arbeiten (MW = 4,32; SD = 0,83) die meisten Ressourcen berichtet (vgl. Abbildung 2).

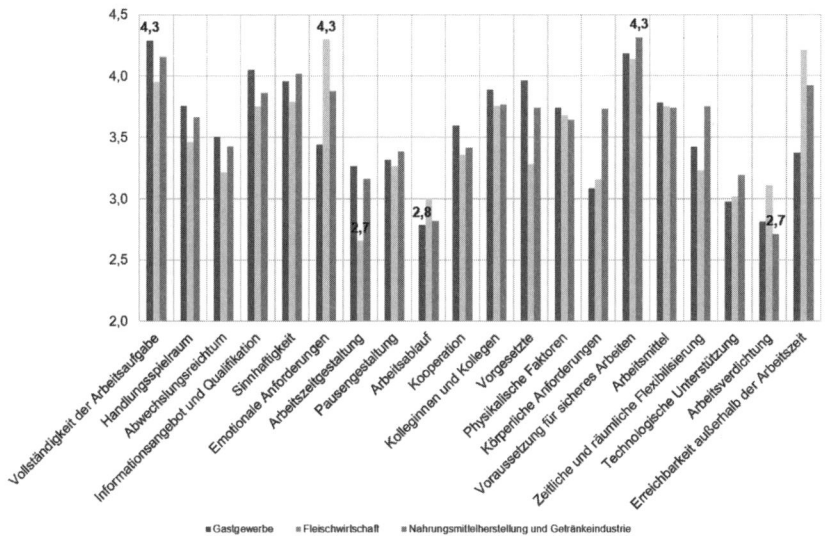

Abb. 2: Verteilung der bisher ermittelten Ressourcen in den BGN-Branchen

4. Ausblick/Diskussion

Mit den aus diesem Modellprojekt gewonnenen Erkenntnissen soll das Angebot der BGN zur Unterstützung der Betriebe bei der Durchführung der Gefährdungsbeurteilung arbeitsbedingter psychischer Belastung weiter verbessert werden. Dazu fließen die Daten in einen Gesamtdatensatz ein, der zur Ermittlung branchenspezifischer Kennwerte dienen soll. Diese Branchenreferenzwerte sollen im Jahr 2024 vorliegen und einen Einblick geben, welche inhaltlichen Themen im Zusammenhang mit arbeitsbedingter psychischer Belastung in den Branchen eine Relevanz haben. Durch Referenzwerte soll es Betrieben möglich werden, Themen zu priorisieren, um mit den Beschäftigten im Rahmen von Rückmeldeworkshops ins Gespräch zu kommen.

Dabei wird das im wissenschaftlichen Kontext diskutierte Grenzwertproblem bei der Ermittlung der psychischen Belastung vermieden (Ferreira & Vogt, 2022) und die versicherten Betriebe bekommen Unterstützung bei einem der ersten Schritte im Prozess der Gefährdungsbeurteilung arbeitsbedingter psychischer Belastung.

Literatur

GDA-Arbeitsprogramm Psyche (2022). Berücksichtigung psychischer Belastung in der Gefährdungsbeurteilung – Empfehlungen zur Umsetzung in der betrieblichen Praxis. 4. Auflage, Berlin

Ferreira, J. & Vogt, J. (2022). Psychische Belastung und deren Herausforderungen. Zeitschrift für Arbeitswissenschaft, 76, S. 202–2019. https://doi.org/10.1007/s41449-021-00292-5

Keller, S. & Kutschbach S. (2023). Psychische Belastung ermitteln. Neues Angebot zur Gefährdungsbeurteilung, BGN Akzente, Nr. 2, S. 12–13. https://medien.bgn.de/index.php?catalog=akzente_2_2023#page_12

Unfallversicherung Bund und Bahn (UVB) (2021). MOLA. Menschen. Organisationskultur. Leistung, Arbeitsgestaltung. Fragebogen für sichere und gesunde Arbeit. Wilhelmshaven, Frankfurt am Main

Unfallversicherung Bund und Bahn (UVB) (2022). MOLA. Menschen. Organisationskultur. Leistung, Arbeitsgestaltung. Manual zum MOLA-Fragebogen für sichere und gesunde Arbeit. 2. Aufl., Wilhelmshaven, Frankfurt am Main

Udo Keil[1], Hansjörg Hagels[2] & Jana Zimmermann[1]
[1] *Technische Universität Darmstadt*,
[2] *Boehringer Ingelheim*

Psychologische Beinahe-Unfallanalyse bei Boehringer Ingelheim unter Anwendung der Fünf-Stufen-Methode von Burkardt

Die Anzahl an Unfällen stagniert in deutschen Unternehmen. Deshalb werden auch Beinaheunfall-Meldungen (Near-Misses) für die Unfallprävention verwendet (Keil, 2017).

1. Erhebung und Kategorisierung der (Beinahe-)Unfallereignisse

Die Firma Boehringer Ingelheim hat in den Jahren 2018 bis heute in Kooperation mit der TU-Darmstadt, Forschungsgruppe Arbeits- und Ingenieurpsychologie, ein umfangreiches Near-Miss-Management-System entwickelt und implementiert. Bei Boehringer Ingelheim werden alle sicherheitsrelevanten Daten (Unfälle, Beinahe-Unfälle, unsichere Zustände, Umweltereignisse, Verbandbucheintragungen) in einer Datenbank erfasst und ausgewertet. Seit dem 01.03.2022 ist das System in Funktion und sammelt Daten. Um die Meldebereitschaft an Beinahe-Unfällen der Mitarbeitenden zu erhöhen, wurde die Schwelle zur Meldung gering gehalten. Die Meldenden müssen das Ereignis nur in einem freien Text schildern und wenige zusätzliche Fragen beantworten, nämlich die Frage nach dem Ereignisort, dem Datum des Ereignisses, dem Vorhandensein einer Verletzung oder Beschädigung, der Freisetzung von Chemikalien, dem Namen der meldenden Person und einer E-Mailadresse. Zusätzlich erhält der Meldende mit einer Fotofunktion die Möglichkeit, aussagekräftige Bilder des Ereignisses anzuhängen. Dahinter steht eine zweite Ebene der Bearbeitung, in der Sicherheitsfachleute die Ereignisse in ein Kategoriensystem einordnen, um es einer statistischen Auswertung zugänglich zu machen und um eine erste Gefährdungsbeurteilung durchzuführen.

2. Die Fünf-Stufen-Methode von Burkardt

Das vorliegende Projekt besteht daraus, die im Zeitraum vom 01.03.2022 bis zum 31.12.2022 angefallenen Daten mit Hilfe der Fünf-Stufen-Methode zur Verhaltensbeeinflussung an Unfallschwerpunkten (Burkardt, 1992) zu bearbeiten. Diese Methode hat sich in zahlreichen Industriezweigen bewährt und besteht aus folgenden Schritten:

1. (Beinahe-)Unfallschwerpunkte finden und analysieren
2. Verhaltensregeln festlegen
3. Maßnahmen ableiten
4. Maßnahmenplan realisieren
5. Wirkung kontrollieren

Zunächst werden auf statistischem Wege Unfallschwerpunkte gefunden und qualitativ zu Unfalltypen zusammengefasst. Danach werden Verhaltensregeln definiert, die sich direkt auf die Unfalltypen beziehen. Die Frage dazu ist: „Wie hätte das Verhalten der beteiligten Personen aussehen müssen, um den Unfall/Vorfall zu verhindern?". Es werden dann Maßnahmen abgeleitet, welche die Wahrscheinlichkeit der Befolgung der Verhaltensregeln erhöhen sollen. Diese Stufe enthält den eigentlichen psychologischen Teil der Methode. Die Maßnahmen werden anhand von vier Strategien abgeleitet, die auf der Lerntheorie des operanten Konditionierens beruhen, die in diesem Fall aber sehr pragmatisch angewandt wird (Keil, 2000). Die Strategien sind folgende:

Strategie I: Sicheres Verhalten verstärken
Strategie II: Erschwernisse sicheren Verhaltens minimieren, sicheres Verhalten erleichtern.
Strategie III: Misserfolge sicherheitswidrigen Verhaltens verdeutlichen
Strategie IV: Vorteile sicherheitswidrigen Verhaltens abbauen, sicherheitswidriges Verhalten erschweren.

3. Ergebnisse

Im vorliegenden Projekt wurden bisher die Stufen 1–3 der Fünf-Stufen-Methode realisiert: In der ersten Stufe wurden anhand von zweidimensionalen Häufigkeitstabellen – erstens anhand der Merkmale „Tätigkeit" und „Arbeitsmittel, Gerät, Gegenstand" und zweitens anhand der Merkmale „Tätigkeit" und „Örtlichkeit" – unter Nutzung eines statistischen Verfahrens (Beinahe-)Unfallschwerpunkte identifiziert. Folgende (Beinahe-)Unfallschwerpunkte wurden ermittelt: Produktionstätigkeit * Stationäre Maschinen, Montage * Einfache Handwerkzeuge, Bürotätigkeit * Einfache Arbeitsmittel, Montage * Stationäre Maschinen, Treppen * Einfache Aufstiegshilfen, Transportieren * Handgeführte Transportmittel, Gehen, laufen, fahren * Werksgelände, Labortätigkeit * Labor.

Innerhalb dieser (Beinahe-)Unfallschwerpunkte wurden im Rahmen eines Workshops mit Environment- Health – Safety (EHS)-Managern und Sicherheitsfachleuten (Beinahe-)Unfalltypen erarbeitet. Die (Beinahe-)Unfalltypen stellen typische

Unfallabläufe dar, die sich für mehrere Fälle innerhalb des Schwerpunktes gleich oder ähnlich ereignet haben (Burkardt & Keil, 1992).

An dieser Stelle werden nur beispielhaft Ergebnisse des identifizierten (Beinahe-) Unfallschwerpunktes „Produktionstätigkeit * Stationäre Maschinen" wiedergegeben (N = 23). Der folgende (Beinahe-)Unfalltyp wurde qualitativ identifiziert:

„Es kommt zum Austritt von Medien wie Dampf oder Wasser an Ventilen oder Anbauten in Folge von Fehlbedienungen. Grund für die Fehlbedienungen sind unvollständig ausgeführte Prozesse, das Vergessen von Schritten oder Unwissenheit (n=4)."

Die Teilnehmenden des Workshops formulierten im nächsten Schritt Verhaltensregeln, die das erneute Auftreten des Ereignisses verhindern sollen. Folgende Verhaltensregeln wurden für den (Beinahe-)Unfalltyp abgeleitet:
- Nur qualifiziertes Personal darf die Tätigkeit ausführen.
- Prüfe den Prozess-Status vor Beginn.
- Schalte nur einsehbare „Organe"! (unter „Organe" werden automatische Ventile verstanden)
- Frage bei Unsicherheit nach.
- Fokussiere dich auf eine Tätigkeit.

Auf der 3. Stufe wurden auf der Lerntheorie des operanten Konditionierens basierende Maßnahmen zu Einhaltung der Verhaltensregeln entwickelt, indem die zuvor vorgestellten vier Strategien systematisch auf die Verhaltensregeln angewandt werden. Beispielhaft werden hier Maßnahmen zur Verhaltensregel „Schalte nur einsehbare Organe!" berichtet.

Unter der Strategie I wurde beschlossen, ein Patenmodell für neue Mitarbeitende konsequent einzusetzen. Unter Strategie II wurde als technische Maßnahme genannt, die Schaltmöglichkeit auf den jeweiligen Bereich einzuschränken. Unter Strategie III wurde angestrebt, Unfallbeispiele zu kommunizieren und die gesundheitlichen und rechtlichen Konsequenzen aufzuzeigen. Unter Strategie IV wurde angeregt, dass Mitarbeitende mit Fehlverhalten ein Sicherheitskurzgespräch zum Thema ausarbeiten und abhalten sollen.

Die Maßnahmen, die auf Basis der Fünf-Stufen-Methode erarbeitet wurden, müssen im Folgenden weiter konkretisiert und umgesetzt werden. Dies muss in Zusammenarbeit mit den Sicherheitsverantwortlichen und Sicherheitsfachkräften des Betriebes, aber immer auch mit den Mitarbeitenden vor Ort, geschehen. Es ist geplant, ähnliche Projekte in weiteren Bereichen durchzuführen und den gesamten Datenfundus von Boehringer Ingelheim zusammenfassend zu analysieren.

Literatur

Burkardt, F. (1992). *Lernprozesse zur Arbeitssicherheit*. Verlag für Arbeitsschutz.

Burkardt, F. & Keil, U. (1992). *Sinn und Unsinn der Signifikanzprüfung in Kontingenztafeln nominalskalierter Daten. Psychologische Beiträge zum Arbeitsschutz*. Johann Wolfgang Goethe-Universität.

Keil, U. (2000). Sozial-kognitive Lernprozesse zur Arbeitssicherheit. In H.-P. Musahl & T. Eisenhauer (Hrsg.), *Psychologie der Arbeitssicherheit: 10. Workshop 1999*. (1. Aufl., S.431–441). Asanger.

Keil, U. (2017). Beinahe-Unfälle und ihre Erfassung. In D. Windemuth, T. Kunz & J. Jühling (Hrsg.), *Psychische Faktoren als Unfallrisiken*. (S. 42–54). Universum.

Zimmermann, J. (2023). *Psychologische Beinaheunfall – und Unfallanalyse in einem Pharmaunternehmen unter Berücksichtigung des 3-Ebenen-Modells der Fehlerklassifikation von Rasmussen (1983)*. Unveröffentlichte Master-Thesis. Technische Universität Darmstadt, Institut für Psychologie.

Kristina Ohse & Sabine Rehmer
SRH Hochschule für Gesundheit

Gefährdungsbeurteilung für die Tätigkeit ehrenamtlich Mitarbeitender im Bereich der psychosozialen Notfallversorgung für Betroffene (PSNV-B)

1. Ehrenamt im Kriseninterventionsteam und Arbeitsschutz

In Deutschland engagierten sich im Jahr 2022 ca. 31 Millionen Menschen in einem Ehrenamt. Die ehrenamtliche Tätigkeit, ursprünglich ein öffentliches Amt, beispielsweise als Schriftführer, Vereinsvorsitz oder Schatzmeister, ist heute weit gefasst und zeichnet sich als freiwillige, zum Gemeinwohl und unentgeltlich ausgeübte Tätigkeit aus (vgl. www.ehrenamt.de). Auch die psychische Akutbetreuung von Menschen, die Notfälle, wie z.b. den Tod eines nahestehenden Menschen, Unfälle oder Brände erlebt haben, wird überwiegend von ehrenamtlich tätigen Personen in sog. Kriseninterventions- oder Notfallseelsorgeteams ausgeübt.

Die Teams, die in Deutschland für alle Menschen psychosoziale Akuthilfen nach Notfällen anbieten sind regional organisiert und werden übergeordnet als PSNV-B Teams bezeichnet. Regional können diese Teams städtisch oder kirchlich organisiert sein oder sind einer Hilfsorganisation zugehörig. Als Ziele der PSNV-B werden die Prävention und die Früherkennung von psychosozialen Belastungsfolgen nach Notfällen und die Bereitstellung weiterführender adäquater Unterstützung für betroffene Personen genannt, wobei die PSNV-B einen salutogenetischen Ansatz hat. Zur Bewältigung kritischer Lebensereignisse oder von Notfällen sollen mit Hilfe von PSNV-B zunächst soziale und personelle Ressourcen der Betroffenen aktiviert werden. Hierzu suchen die Mitarbeitenden der Kriseninterventions- oder Notfallseelsorgeteams, welche zumeist durch Einsatzkräfte der Feuerwehr, der Polizei oder des Rettungsdienstes angefordert werden, die Betroffenen persönlich auf. Einsatzorte können demnach beispielsweise das häusliche Umfeld der Betroffenen, Unfallorte oder öffentliche Gebäude sein. Im Rahmen dieser Einsätze können die ehrenamtlich Tätigen unterschiedlichsten Gefährdungen, sowohl psychischer als auch physischer Art, ausgesetzt sein (vgl. DGUV, 2017 und DGUV, 2017a)

Ehrenamtlich Tätige und damit auch Mitarbeitende in der psychosozialen Notfallversorgung stehen nicht in einem formalen Arbeitsverhältnis. Dennoch unterliegen die Trägerorganisationen von Kriseninterventions- und Notfallseelsorgeteams laut Arbeitsschutzgesetz § 3 der Fürsorgepflicht für ehrenamtlich tätige Personen und haben für eine sichere und gesunde Gestaltung der von Ehrenamtlichen ausgeübten

Tätigkeit Sorge zu tragen (vgl. BfJ, 2023). Die Grundlage der sicheren und gesunden Arbeitsgestaltung bildet die Gefährdungsbeurteilung (vgl. BAuA, 2021).

Eine Gefährdungsbeurteilung wird gemäß BAuA in sieben Schritten durchgeführt: Vorbereiten, Gefährdungen ermitteln, Gefährdungen beurteilen, Maßnahmen festlegen, Maßnahmen umsetzen, Wirksamkeit kontrollieren, Ergebnisse dokumentieren (vgl. BAuA, 2021). Im vorliegenden Projekt ergaben sich aufgrund dieser Schritte die folgenden Leitfragen:

1. *„Welchen Gefährdungen können ehrenamtlich Mitarbeitende während ihrer Tätigkeit im Rahmen der PSNV-B-Betreuung ausgesetzt sein?"*
2. *„Wie gravierend können die Folgen, welche aus einem Wirksamwerden der Gefährdungen resultieren, sein?"*
3. *„Welche Schutzziele und Schutzmaßnahmen können, bezogen auf die ermittelten Gefährdungen, festgelegt werden?"*

2. Methodisches Vorgehen und Ergebnisse

Zur Identifikation möglicher Gefährdungen, denen die Mitarbeitenden der Kriseninterventionsteams ausgesetzt sein können, wurden eine Literaturrecherche sowie halbstrukturierte Experteninterviews mit sieben leitenden PSNV-B-Kräften durchgeführt. Hierzu wurden in Orientierung an den Abläufen im Kriseninterventionsteam und an der „Liste der Gefährdungsfaktoren" der DGUV 42 Fragen generiert. Zur qualitativen Inhaltsanalyse des Interviewmaterials wurden deduktiv fünf Hauptkategorien und weiterführend anhand des Materials induktiv multiple Unterkategorien gebildet. Im Rahmen der Inhaltsanalyse erfolgten zur Qualitätssicherung eine kommunikative Validierung sowie die Überprüfung der Forscher-Kodierer-Reliabilität anhand einer Stichprobe des Analysematerials mittels Reliabilitätstest nach Holsti. Es ergab sich ein Reliabilitätskoeffizient von 0,98; von einer hohen Qualität des Kodierschemas kann daher ausgegangen werden (vgl. Sedlmeier & Renkwitz, 2018).

Nach Identifikation möglicher Gefährdungen bei Einsätzen der PSNV-B-Betreuenden erfolgte eine Beurteilung dieser. Da Einsatzorte und -situationen ständig wechseln und der Einsatz von Messinstrumenten während einer Krisenintervention als nicht zielführend anzusehen ist, wurde zur Gefährdungsbeurteilung vorrangig die Risikomatrix nach Nohl herangezogen (vgl. Nohl & Thiemecke, 1988). Einige Gefährdungen, beispielsweise durch die Faktoren „ionisierende Strahlung", „Vibrationen" oder „Ultra-/Infraschall" konnten anhand der Aussagen in den Interviews von vornherein als während der PSNV-B-Betreuung nicht auftretend gewertet werden. Es wurden Gefährdungen durch mechanische Faktoren, klimatische Faktoren, Lärm, Ultraviolette und Infrarotstrahlung, Gefahrstoffe, biologische Faktoren, physische

Faktoren, psychische Faktoren, Licht, Tiere und Gewalt am Arbeitsplatz identifiziert, beurteilt, mögliche Folgen dargelegt, Schutzziele formuliert und entsprechende mögliche Schutzmaßnahmen eruiert (vgl. DGUV, 2019).

3. Fazit und Handlungsempfehlung

Bei der Analyse des Interviewmaterials zeigte sich, dass viele der vorgenannten Gefährdungen nicht als solche vergegenwärtigt und damit hinsichtlich des Arbeitsschutzes vernachlässigt werden. Aus diesem Sachverhalt kann ein großer Handlungsbedarf abgeleitet werden. Um leitenden PSNV-B-Kräften die Durchführung einer eigenen, vollumfänglichen Gefährdungsbeurteilung zu erleichtern, wurde in vorliegendem Projekt ein Manual erarbeitet, aus dem Gefährdungsfaktoren, die resultierenden Gefährdungen und deren Risiken, Schutzziele und praktikable Schutzmaßnahmen ersichtlich sind. In Tabelle 1 ist beispielhaft für „Mechanische Faktoren" ein Auszug aus dem Manual zur Gefährdungsbeurteilung für PSNV-B-Kräfte dargestellt.

Im Vorfeld der Etablierung der Schutzmaßnahmen in den Kriseninterventions- oder Notfallseelsorgeteams wird eine diesbezügliche Schulung der PSNV-B-Betreuenden empfohlen, um sowohl für nicht wahrgenommene Gefährdungsfaktoren als auch die Notwendigkeit der Umsetzung entsprechender Maßnahmen zu sensibilisieren.

Tab. 1: Auszug aus dem Manual zur Gefährdungsbeurteilung: „Mechanische Faktoren"

Mechanische Faktoren	Gefährdungen	Typische Folgen	Gefährdung während...	Schutzziele	Schutzmaßnahmen
Teile mit gefährlichen Oberflächen (Vgl. DGUV, 2019)	Sich Schneiden Stechen Stoßen Klemmen oder quetschen Schürfen können an Ecken, Kanten, Spitzen, Schneiden, rauen Oberflächen (Vgl. DGUV, 2019)	Leichte bis tödliche Verletzungen wie Quetschungen Prellungen Schnittverletzungen Schürfwunden (Vgl. DGUV, 2019)	... eines MANV-Einsatzes/ Einsatzes in Großschadenslagen ... des Parkens/ Aus- und Einsteigens an unzureichend beleuchteten Orten	Minimieren der Verletzungsgefahr	**Technisch:** • Gute Beleuchtung des Einsatzgebietes (vgl. BT ETEM, 2022) **Organisatorisch:** • Vermeidung von Einsätzen im Schadensgebiet (vgl. TRBS 2111) **Persönlich:** • Tragen von Schutzkleidung, insbesondere durchtrittsichere Schutzschuhe (vgl. TRBS 2111) **Handlungshilfen:** • TRBS 2111 Mechanische Gefährdungen – Allgemeine Anforderungen –

Die **Literatur** kann bei der Autorinnen angefragt werden.

Arbeits-Dialog-Kreis 06
Betrieblicher Arbeits- und Gesundheitsschutz

Dietmar Elsler
Lieferketten im europäischen Baugewerbe: Chancen und Herausforderungen für den Arbeitsschutz

Swantje Robelski, Jamie-Lee Campbell, Giulia La Rocca, Peter Biniok & Sabine Sommer
Arbeitsschutzaufsichtspersonal zwischen Tradition und Moderne: Ein Scoping Review

Robert Zieringer & Dieter Zapf
Auswirkungen einer Mitarbeiterberatung auf gesundheitsbezogene Produktivität und Herzratenvariabilität

Elvira Kusliy & Sabine Rehmer
Psychosoziale Notfallversorgung in Unternehmen: Ein Living Review zum aktuellen Forschungsstand

Dietmar Elsler
EU-OSHA, Bilbao

Lieferketten im europäischen Baugewerbe: Chancen und Herausforderungen für den Arbeitsschutz

1. Einführung

In diesem Artikel werden ausgewählte empirische Erkenntnisse aus dem Projekt „Leverage Instruments for Occupational Safety and Health – Lift-OSH" zusammengefasst, das von der Europäischen Agentur für Sicherheit und Gesundheitsschutz am Arbeitsplatz (EU-OSHA, 2023a, b) in Auftrag gegeben wurde.

Die Bauindustrie gehört zu den „gefährlichsten" Sektoren in der gesamten Europäischen Union (EU-OSHA, 2023a-f; Eurofound, 2022). Der Bausektor gehört traditionell zu den Branchen, in denen die höchsten Inzidenzraten von Arbeitsunfällen verzeichnet werden (EU-OSHA, 2023d) und es gibt hohe Anteile von Arbeitnehmern, die berichten, dass ihre Gesundheit und Sicherheit aufgrund ihrer Arbeit gefährdet sind (Eurofound, 2022). Die größten Gefährdungen für den Bausektor insgesamt sind Unfälle (Stürze, Kollisionen, Schnitte), gefolgt von physischen Gefährdungen (Lärm, Vibrationen), Erkrankungen des Bewegungsapparats und ergonomischen Gefährdungen, chemischen Gefährdungen, psychologischen Gefährdungen und biologischen Gefährdungen (EU-OSHA, 2023c; 2023d). Die Arbeit im Bausektor umfasst in der Tat viele verschiedene Arten von Tätigkeiten. Wichtig ist, dass Arbeitnehmer in der Branche nicht nur durch ihre eigene Arbeit direkt von diesen Gefahren und Risiken bedroht sind, sondern auch, dass sie ihre Kollegen gefährden können (z. B. ein Werkzeug aus einem Gerüst fallen lassen und einen Kollegen treffen). Der Klimawandel beeinflusst auch den Bausektor, in dem Arbeitnehmer intensive körperliche Arbeit unter direkter Exposition gegenüber Sonnenlicht und Hitze durchführen und damit einem Risiko von Hitzestress ausgesetzt sind (EU-OSHA, 2023f). Der Bau stützt sich in hohem Maße auf nicht standardisierte Arbeitsformen und auf Leiharbeitnehmer, einschließlich Migranten und entsandte Arbeitnehmer, die als Gruppe mit hohem Risiko innerhalb der Belegschaft identifiziert wurden (EU-OSHA, 2023c; 2023d). Ein weiteres Merkmal des Bausektors sind die zeitlichen und räumlichen Gegebenheiten des Sektors sowie die hohe Nutzung von Subunternehmen.

Die Risiken werden durch die wirtschaftlichen Herausforderungen in einem projektbasierten Sektor weiter verschärft, da die Kosten einer der Hauptfaktoren bei Ausschreibungen sind, die entscheiden, wer letztendlich die Aufträge erhält. Dieser wirtschaftliche Druck kann ein Katalysator für eine unzureichende Kontrolle von

Risiken und Gefahren durch das Sicherheitsmanagementsystem sein und gleichzeitig zu einem Anstieg unsicherer Verhaltensweisen führen. Darüber hinaus spielt die hohe Komplexität bei der Organisation großer Bauprojekte eine Rolle bei der Verschärfung der Risiken für Sicherheit und Gesundheitsschutz bei der Arbeit in diesem Sektor. Arbeitsprozesse müssen gleichzeitig stattfinden und müssen von mehreren Unternehmen mit jeweils eigener Führungsstruktur und oft aus einer Reihe von Ländern durchgeführt werden, was wiederum zu Sprachbarrieren führen kann. Die hohe Komplexität macht Großbauprojekte von guten Managementpraktiken und -instrumenten abhängig, um ein gesundes und sicheres Arbeitsumfeld vor Ort zu gewährleisten.

2. Großes Verbesserungspotenzial im Bausektor

Es besteht ein großes Potenzial für die Verbesserung von Arbeitsbedingungen im europäischen Bausektor, wenn öffentliche Entscheidungsträger neben anderen Herausforderungen Kundenorganisationen dazu ermutigen können, sich aktiv an der Regulierung und Verwaltung von Arbeitsschutzaktivitäten bei großen Bauprojekten zu beteiligen. Unsere Forschung zeigt, dass die aktive Einbindung der Kunden in alltägliche Aktivitäten das Potenzial hat, die Wirksamkeit von Arbeitsschutzaktivitäten insgesamt zu verbessern. Es gibt mehrere Beispiele für solche Aktivitäten: Sicherheitsrundgänge und Bewertungen konkreter Risiken, Aktivitäten im Zusammenhang mit schwerwiegenden Zwischenfällen wie Unfällen und Beinaheunfällen sowie Aktivitäten zur Sensibilisierung und Förderung der Zusammenarbeit in Fragen des Arbeitsschutzes auf Baustellen.

Unsere Fallbeispiele stellen Unternehmen dar, die freiwillig über die Vorgaben der europäischen und nationalen Gesetzgebung hinausgehen. Es ist wichtig, die Mechanismen zu verstehen, die zu dieser Position geführt haben, und herauszufinden, ob und wie diese Mechanismen in anderen Kontexten auf andere Unternehmen übertragbar sind. Wir sind uns auch der Grenzen eines „Best-Case-Practice"-Ansatzes bewusst, wie er in diesem Forschungsprojekt der EU-OSHA unternommen wird. Dennoch können wir mit „Best Case Practices" zumindest den Weg für andere Unternehmen aufzeigen, die möglicherweise daran interessiert sind, ihrem Beispiel zu folgen. Mehr als 30 Fallstudien werden im kommenden Abschlussbericht des Lift-OSH-Projekts näher beschrieben und analysiert.

3. Schlussfolgerungen aus den Fallbeispielen

Den wirtschaftlichen Druck abzuschwächen und anderen Faktoren als dem Preis bei Ausschreibungen mehr Gewicht zu verleihen, könnte zu einem sichereren Arbeitsumfeld führen. Um Bedenken auszuräumen, könnte die Politik angepasste Rahmenverträge für Bauvorhaben bereitstellen. Weitere Maßnahmen können die Begrenzung der maximal zulässigen Unterauftragsvergabe sein (z. B. in Spanien), oder mehr Transparenz durch die obligatorische Meldung von Baustellen an die Behörden (unter anderem in Dänemark und Estland).

Die Ausbildung ist ein wesentlicher weiterer Bestandteil, aber die Wirksamkeit hängt von einer Reihe von Faktoren ab. Projektweite Schulungen könnten dazu beitragen, diejenigen Arbeitnehmer zu erreichen, die am wenigsten sichtbar und oft am stärksten gefährdet sind. Die Ausbildungsmethoden und -sprachen sollten auch an die Bedürfnisse vor Ort angepasst werden und die Vielfalt der Sprachkenntnisse, der Kultur und des Bildungsniveaus der Zielgruppen berücksichtigen.

Die europäischen Regelungen sollten gestrafft oder harmonisiert werden, um zu vermeiden, dass Arbeitnehmer beim Wechsel zwischen Projekten oder Ländern unnötig dieselben grundlegenden Schulungen zum Thema Sicherheit und Gesundheitsschutz am Arbeitsplatz wiederholen müssen. Ein europaweiter Ansatz könnte die Mobilität der Arbeitnehmer durch die Rationalisierung und Harmonisierung der Ausbildungsanforderungen erheblich erleichtern

Empfehlungen für politische Entscheidungsträger:
- Öffentliche und andere professionelle Bauherren können den Weg zu einer sichereren und gesünderen Baustelle aufzeigen, indem sie eine aktive Rolle bei der Ausschreibung, Beschaffung und während des gesamten Bauprozesses spielen.
- Aufsichtspersonen können die Koordinierung und Zusammenarbeit auf Baustellen unterstützen, indem sie nicht nur konkreten Verstöße ahnden, sondern auch das Management und die Koordinierung im Arbeits- und Gesundheitsschutz einbeziehen.
- Beratungsdienste können Kunden, Hauptauftragnehmern und Unterauftragnehmern dabei helfen, Koordination und Zusammenarbeit zu entwickeln, indem sie kollaborative Praktiken und die Anwendung von Koordinierungsinstrumenten vorschlagen. Hier spielen die Koordinatoren der Bausicherheit (SiGeKo) eine führende Rolle, da sie auf allen europäischen Baustellen, auf denen mehr als ein Auftragnehmer oder Arbeitgeber tätig sind, verpflichtend sind und als Bindeglied zwischen externen Beratungsdiensten und den Arbeitnehmern auf dem Gelände fungieren können.
- Anforderungen an Sicherheitsschulungen und Zertifikate für Bauarbeiter könnten EU-weit harmonisiert werden, um Wiederholungen zu vermeiden und Raum für vertiefte und spezialisierte Schulungen zu schaffen.

Empfehlungen für die Praxis:
- Die aktive Kundenrolle zeigt, wie wichtig es ist, nicht nur das Arbeitsschutzmanagement in der Ausschreibung anzufordern und Bestimmungen in den Vertrag aufzunehmen, sondern auch täglich auf der Baustelle weiterzuverfolgen.
- Die Entwicklung guter kollaborativer sozialer Beziehungen ist der Schlüssel für Sicherheit und Gesundheit auf der Baustelle. Positive Auszeichnungen und die Anerkennung bewährter Verfahren stellen stärkere Sicherheitsförderer dar als Sanktionen – obwohl die Möglichkeit von Sanktionen als Grundlage für den positiven Ansatz wichtig ist.
- Die Orchestrierung mehrerer Praktiken schafft Synergien: Beispiele können Toolbox-Meetings, gemeinsame Rundgänge, Auszeichnungen und Trainings sein.

Literatur

Eurofound. (2022). Arbeitsbedingungen zum Zeitpunkt der COVID-19-Pandemie: Implikationen für die Zukunft, Europäische Telefonerhebung über Arbeitsbedingungen 2021, Amt für Veröffentlichungen der Europäischen Union, Luxemburg.

EU-OSHA. (2023a). Supply chain governance in construction: Client led OSH regulation in complex construction projects, https://osha.europa.eu/en/publications/supply-chain-governance-construction-client-led-osh-regulation-complex-construction-projects

EU-OSHA. (2023b). Improving OSH through supply chains: market-based initiatives in the agri-food and construction industries, https://osha.europa.eu/en/publications/improving-osh-through-supply-chains-market-based-initiatives-agri-food-and-construction-industries

EU-OSHA. (2023c). Occupational safety and health in Europe: state and trends 2023, https://osha.europa.eu/sites/default/files/OSH_in_Europe_state_trends_report_2023_en.pdf.

EU-OSHA. (2023d). Labour inspectors' insights into perceived high-risk occupations and sectors in Europe: an EU-OSHA-SLIC survey, https://osha.europa.eu/sites/default/files/Labour_inspectors%27_insights_high-risk_occupations_sectors_Europe_EU-OSHA-SLIC_survey_en.pdf.

EU-OSHA. (2023f). Heath at Work – Guidance for workplaces, https://osha.europa.eu/sites/default/files/Heat-at-work-Guidance-for-workplaces_EN.pdf.

Swantje Robelski, Jamie-Lee Campbell, Giulia La Rocca,
Peter Biniok & Sabine Sommer
Bundesanstalt für Arbeitsschutz und Arbeitsmedizin

Arbeitsschutzaufsichtspersonal zwischen Tradition und Moderne: Ein Scoping Review

1. Die Rolle der Arbeitsschutzaufsicht

Die Rolle des Arbeitsschutzaufsichtspersonals (infolge auch Inspektor*innen genannt) besteht darin, die Einhaltung der Arbeitsschutzgesetze in den Betrieben zu überprüfen und betriebliche Praktiken mit diesen in Einklang zu bringen. Um dieses Ziel zu erreichen, stehen ihnen rechtliche Mittel zur Verfügung. Beratung und Information sollen darüber hinaus Betriebe im Arbeitsschutz befähigen (ILO, 2022). Vor dem Hintergrund weltweit steigender Anforderungen an Arbeitsschutzsysteme, die auf die Herausforderungen der modernen Arbeitswelt reagieren müssen, wird die Schlüsselrolle des Arbeitsschutzaufsichtspersonals deutlich.

In der arbeitswissenschaftlichen Literatur liegen wenig Erkenntnisse darüber vor, unter welchen Arbeitsbedingungen die Inspektor*innen selbst agieren. Daher wurde ein Scoping Review durchgeführt, das organisationale Rahmen- und Arbeitsbedingungen von Arbeitsschutzaufsichtspersonal vor dem Hintergrund des technischen und arbeitsweltlichen Wandels abbilden soll.

2. Methode

Scoping Reviews sind eine Methode, bei der eine Orientierung über die bestehende Literatur zu einem Forschungsgegenstand gewonnen werden soll. Wissenschaftliche und graue Literatur in einem komplexen Forschungsfeld werden sehr breit aufgearbeitet. Der für Scoping Reviews charakteristische iterative Prozess ermöglicht es, eine breite „Kartierung" des Forschungsgegenstandes vorzunehmen und Forschungslücken aufzuzeigen (Arksey & O'Malley, 2005; Levac et al., 2010). Der vorliegende Scoping Prozess beruht auf folgenden Schritten: 1) *Identifikation der Forschungsfrage:* Was ist basierend auf der internationalen Literatur bekannt über die Arbeitsumgebungsbedingungen des Arbeitsschutzaufsichtspersonals? 2) *Identifikation relevanter Studien:* Der explorative Suchstring „(Work OR labour OR OSH OR safety) AND (inspection OR inspector)" wurde angepasst an die Anforderungen der jeweiligen Datenbanken in EBSCOhost, Livivo, Web of Science, Embase und Pubmed eingesetzt und erzielte für den Suchzeitraum der Jahre 2000 bis 2022 insgesamt 2069 Treffer. 3) *Studienauswahl:* Die Suchergebnisse wurden in ein Literaturverwaltungsprogramm importiert und Duplikate entfernt. Basierend auf einer Zufallsstichprobe von

10 % der Einträge wurden weitere Ausschlusskriterien formuliert und die Sucherergebnisse weiter reduziert (Abb. 1).

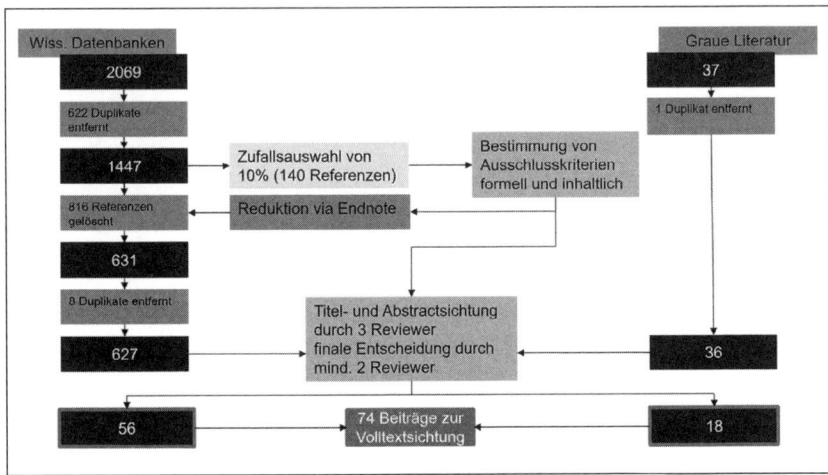

Abb. 1: Flowchart Studienauswahl

Es verblieben 631 Referenzen, deren Abstracts von mindestens zwei Reviewern geprüft wurden. Dies ergab eine weitere Reduktion der Treffer auf 56 Studien, für die die Volltexte beschafft wurden. Die weitere Auswahl der Texte und Datenextraktion erfolgte im Vier-Augen-Prinzip. Parallel dazu wurde graue Literatur gesichtet, indem Webseiten zentraler Arbeitsschutzinstitutionen durchsucht wurden. Hier wurden insgesamt 37 Beiträge gefunden und in Übereinstimmung von zwei Gutachterinnen auf 18 reduziert. Die Zahl der final eingeschlossenen Studien wird im vorliegenden Beitrag noch nicht berichtet. 4) *Datenextraktion und -abbildung:* Es wurde ein umfassendes Datenextraktionsschema entwickelt. Die Ergebnisse der Studien wurden unter anderem in folgenden Kategorien abgebildet: Arbeitsumgebung (organisatorisch, sozial, technisch), Umfeldfaktoren (gesellschaftlich, politisch, Wandel der Arbeitswelt) sowie personenbezogene Faktoren. Die nachfolgenden Ergebnisse beziehen sich auf die eingeschlossenen wissenschaftlichen Studien und stellen einen vorläufigen Überblick über Aspekte der sozialen Arbeitsumgebung dar.

3. Ergebnisse

Ein Kernpunkt, der sich aus der Analyse der Arbeitsbedingungen der Inspektor*innen ergibt, ist die Komplexität der sozialen Arbeitsumgebung. Diese kann unterteilt werden in die Zusammenarbeit mit Kolleg*innen und Vorgesetzten (intern) und die Zusammenarbeit mit Personen in den Betrieben oder Akteuren anderer Institutionen (extern).

3.1 Zusammenarbeit innerhalb der Arbeitsschutzverwaltung
In der von Anyfantis et al. (2020) durchgeführten Befragung, wird die Zusammenarbeit mit Kolleg*innen ebenso wie die Unterstützung durch Vorgesetzte als wenig zufriedenstellend beschrieben. Weitere Berichte verweisen auf Betriebsinspektionen, die in Tandems durchgeführt werden, was den Ablauf vor Ort reibungsloser gestalten soll. Insbesondere bei Themen wie „psychische Belastung" findet ein Austausch zwischen Inspektor*innen mit unterschiedlichem Kompetenzgrad statt (Bruhn & Frick, 2011).

3.2 Zusammenarbeit mit Betriebsverantwortlichen und weiteren externen Akteuren
Ein zentrales Charakteristikum der Zusammenarbeit mit Betriebsverantwortlichen liegt in der Machtdifferenz zwischen den beteiligten Parteien. Inspektor*innen setzen unterschiedliche Strategien ein, um die Einhaltung der Arbeitsschutzvorschriften in den jeweiligen Betrieben zu gewährleisten (Burstyn et al., 2010). Hagqvist et al. (2020) verdeutlichen, dass die Interaktion mit Betriebsverantwortlichen in Kleinst- und Kleinbetrieben anders abläuft als in großen Betrieben und Inspektor*innen sowohl den Grad der Formalität als auch ihre Sprache an die jeweiligen Umstände anpassen. Häufig ist der Überwachungsbesuch jedoch konfliktbehaftet und von gegenseitigem Misstrauen geprägt (Hagqvist et al., 2020; Saurin, 2016). Betriebsverantwortliche zweifeln an der branchenspezifischen Kompetenz der Inspektor*innen – besonders wenn diese einen anderen beruflichen Hintergrund aufweisen. Für den Bausektor werden Beschwerden und gerichtliche Auseinandersetzungen mit Betrieben beschrieben (Saurin, 2016). Gleichwohl empfinden betriebsinterne Inspektor*innen die Zusammenarbeit mit ihrem staatlichen Pendant als sehr kooperativ (El-Marackby et al., 2008).

4. Diskussion

Die vorläufigen Ergebnisse des Scoping Reviews zeigen, dass Arbeitsschutzinspektor*innen mit einer Vielzahl von Herausforderungen konfrontiert sind und vermitteln einen Einblick in deren interaktiven Tätigkeitsraum. Die Zusammenarbeit mit Betriebsverantwortlichen weist Züge der Interaktionsarbeit und personenbezogener Tätigkeiten auf, welche mit besonderen Anforderungen verbunden sind. So zeigen sich beispielsweise bei höherqualifizierten Tätigkeiten hohe emotionale Anforderungen (Burr et al., 2021). Im Hinblick auf längerfristige Beanspruchungsfolgen kommt es häufig zu psychosomatischen Beschwerden und einer schlechteren Bewertung des allgemeinen Gesundheitszustands (Schlicht et al., 2022).

Das gewählte Vorgehen, die bestehende Literatur mittels Scoping Review zu erfassen, hat sich bewährt. Die strukturierte Identifikation der Quellen und der umfassend dokumentierte Auswahl- und Extraktionsprozess stellen eine Stärke der durchgeführten Studie dar. Die Qualität der eingehenden Literatur spielt bei der Erstellung des Scoping Reviews eine untergeordnete Rolle, muss aber bei der Interpretation der Ergebnisse berücksichtigt werden und schränkt die Verallgemeinerbarkeit der Aussagen ein. Weitere Forschung ist erforderlich, damit Beschäftigte in der Arbeitsschutzaufsicht auch zukünftig ihrer zentralen Rolle im Arbeitsschutzsystem gerecht werden können.

Literatur

Anyfantis, I. D., Papagiannis, D. & Rachiotis, G. (2020). Burnout among labour inspectors in Greece: A nationwide cross-sectional study. Safety Science, 135, 105134. https://doi.org/10.1016/j.ssci.2020.105134

Arksey, H. & O'Malley, L. (2005). Scoping studies: towards a methodological framework, International Journal of Social Research Methodology, 8(1), 19–32. https://psycnet.apa.org/doi/10.1080/1364557032000119616

Bruhn, A. & Frick, K. (2011). Why it was so difficult to develop new methods to inspect work organization and psychosocial risks in Sweden. Safety Science, 49, S. 575–581. https://doi.org/10.1016/j.ssci.2010.07.012

Burr, H., Buchallik, F., Ingenfeld, P., Moser, J., Rösler, U. & Zeibig, R. (2021). Psychische Belastung und mentale Gesundheit bei personenbezogenen Tätigkeiten. Dortmund: Bundesanstalt für Arbeitsschutz und Arbeitsmedizin, 2021. https://doi.org/10.21934/baua:fakten20211210

Burstyn, I., Jonasi, L. & Wild, T. C. (2010). Obtaining compliance with occupational health and safety regulations: a multilevel study using self-determination theory. International Journal of Environmental Health Research, 20(4), 271–287. https://doi.org/10.1080/09603121003663461

El-Marakby, F. A., Zaki, G. R. & Nofal, F. H. (2008). Attitudes of OSH inspectors towards Practicing Factory Inspection in Egypt. Bulletin of High Institute of Public Health, 38, 14–32.

Hagqvist, E., Vinberg, S., Toivanen, S., Hagström, M., Granqvist, S. & Landstad, B. J. (2020). Falling outside the system: Occupational safety and health inspectors' experiences of micro-enterprises in Sweden. Safety Science, 125, 104631. https://doi.org/10.1016/j.ssci.2020.104631

ILO (2022). Guidelines on general principles of labour inspection. International Labour Office.

Levac, D., Colquhoun, H. & O'Brien (2010). Scoping studies: advancing the methodology. Implementation Science. https://implementationscience.biomedcentral.com/articles/10.1186/1748-5908-5-69

Saurin, T. A. (2016). Safety inspections in construction sites: A systems thinking perspective. Accident Analysis and Prevention, 93, 240-250. https://doi.org/10.1016/j.aap.2015.10.032

Schlicht, L., Melzer, M. & Rösler, U. (2022). Personenbezogene Tätigkeiten im digitalen Wandel. In A. Tisch & S. Wischniewski (Hrsg.), Sicherheit und Gesundheit in der digitalisierten Arbeitswelt. Kriterien für eine menschengerechte Gestaltung, S. 59–131. Nomos Verlagsgesellschaft mbH & Co. KG. https://doi.org/10.5771/9783748927372

Robert Zieringer & Dieter Zapf
Goethe Universität Frankfurt/Zieringer GmbH

Auswirkungen einer Mitarbeiterberatung auf gesundheitsbezogene Produktivität und Herzratenvariabilität

1. Mitarbeiterberatungsprogramme/Employee Assistance Programme

Psychische Gesundheitsprobleme sind mittlerweile eine der Hauptursachen, wenn nicht sogar die Hauptursache für Fehltage und Produktivitätsverluste (Deutsche Angestellten-Krankenkasse [DAK], 2022; Galea & Ettman, 2021). Der anhaltende und weiter steigende Fachkräftemangel verleiht der Gesunderhaltung jedes einzelnen Mitarbeiters eine immer weiter steigende Bedeutung.

Eine Gegenmaßnahme, die speziell auf die psychische Gesundheit abzielt, ist die Nutzung von Mitarbeiterberatungsprogrammen (EAP) (Richmond et al., 2017). Diese Programme bieten psychologische Kurzzeitberatung für die Belegschaft des Unternehmens an, um bei Problemen des täglichen Lebens zu helfen. Dabei handelt es sich um psychosoziale Probleme, z. B. Eheprobleme, Erschöpfungsgefühle, Konflikte mit Kollegen oder Vorgesetzten oder Unzufriedenheit mit dem aktuellen Arbeitsplatz. Probleme können sowohl in den privaten als auch in den beruflichen Lebensbereich fallen.

Eine der neusten Studien von Richmond et al. (2017) ergab, dass ein EAP in der öffentlichen Verwaltung den Präsentismus (in dieser Studie ein Synonym für krankheitsbedingt verringerte Produktivität während der Arbeit) und die Fehlzeiten wirksam reduziert. Eine andere Studie aus demselben Forschungsprojekt zeigte, dass das EAP auch zur Verringerung von Angstgefühlen und Depressionen beiträgt und dass EAP-Nutzer nach der Inanspruchnahme des EAP im Vergleich zu einer gematchten Kontrollgruppe weniger häufig ein problematisches Trinkverhalten aufwiesen (Richmond et al., 2016). Eine andere Studie zeigte, dass in Unternehmen mit einem EAP seltener Arbeitsunfälle auftreten (Waehrer et al., 2016). Allerdings gibt es bisher nur wenige EAP-Studien mit Kontrollgruppen (vgl. Colantonio, 1989; Csiernik, 2005, 2011; Joseph et al., 2018) und im deutschsprachigen Raum fehlt es unserem Wissen nach gänzlich an methodisch hochwertigen Studien zu diesem Thema.

2. Methode

Um die Auswirkungen eines EAP auf etablierte Messgrößen der gesundheitsbezogenen Produktivität (Workability Index [WAI], Health and Work Performance Questionnaire [HPQ], Work Limitations Questionnaire [WLQ]), biologische Messgrößen (Herzrate [HR], Herzratenvariabilität [HRV]) und Fehlzeiten vier Wochen und sechs Monate nach Beginn der Beratung zu untersuchen, führten wir eine quasi-experimentelle Studie durch, in der wir EAP-Nutzer (n = 73) mit einer Propensity Score gematchten Kontrollgruppe (n = 134) verglichen.

Die Probanden wurden online befragt. Dazu beantworteten sie einen Fragebogen und maßen mit ihrem Smartphone ihren aktuellen Ruhepuls. Für die Messung des Pulses nutzen sie die als Medizinprodukt zugelassene App „Heartbeats". Die App nutzt die Kamera des Smartphones und kann aus Veränderungen der Durchblutung der Finger mit hoher Präzision den aktuellen Herzschlag berechnen. Die Messung ermöglicht auch eine Berechnung der HRV. Insgesamt nutzten 77% der Teilnehmer die App für die Messung ihres Pulses und der HRV.

3. Ergebnisse

Bei einem einfachen Vergleich der Mittelwertsunterschiede zeigte die EAP-Gruppe signifikant positive Veränderungen bei den WLQ-Werten, die über die in der Kontrollgruppe beobachteten Effekte hinausgingen. In der EAP-Gruppe verbesserten sich die WLQ-Werte vier Wochen nach dem ersten Kontakt mit dem EAP, während sie in der Kontrollgruppe abnahmen. Der Unterschied in der Veränderung war signifikant. Das Gleiche galt für die Veränderung sechs Monate nach dem ersten Kontakt mit dem EAP: Die EAP-Nutzer wiesen kontinuierlich weniger Produktivitätseinschränkungen (Work Limitations) auf als die Kontrollgruppe. Der Unterschied in der Veränderung war auch hier signifikant. Sowohl in der EAP- als auch der Kontrollgruppe verbesserten sich die Werte aller Messgrößen im Laufe der Studie, mit Ausnahme der Fehlzeiten, die zunahmen, und der Herzrate, die weitestgehend konstant blieb. Die Verbesserungen der gesundheitsbezogenen Produktivität und der HRV-Indikatoren waren in der Tendenz bei den EAP-Nutzern höher, wenngleich diese Effekte nicht signifikant waren.

Während unserer Analysen stellten wir fest, dass EAP-Klienten mit mehr Sitzungen tendenziell schlechtere Ergebnisse erzielten als Klienten mit weniger Sitzungen. Wir testeten daher post-hoc, ob EAP-Klienten, die vier Wochen nach Kontakt mit dem EAP drei oder mehr Sitzungen absolviert hatten (sogenannte „Top-User"), schlechtere Ergebnisse erzielten als Nutzer mit einer oder zwei Sitzungen. Tatsächlich zeigten Top-User schlechtere Ergebnisse bei WAI und Fehlzeiten. Sechs Monate nach dem ersten Kontakt mit dem EAP konnten wir diesen Effekt jedoch nicht mehr feststellen. Nutzer, die zu diesem Zeitpunkt sechs oder mehr Sitzungen absolviert hatten, zeigten keine signifikant schlechteren Werte.

4. Theoretische und praktische Implikationen

Die Studie bestätigt den Nutzen eines Mitarbeiterberatungsprogrammes für Unternehmen im deutschsprachigen Raum. Fast alle bisher veröffentlichten Studien zu diesem Thema stammten bisher aus dem englischsprachigen Raum, in denen sich das Gesundheitssystem zum Teil stark von dem hiesigen unterscheidet. Insofern war abzuwarten, ob ein hiesiges Programm ähnliche Ergebnisse erzielen würde, was wir nun weitestgehend bestätigen können.

Der Fokus unserer Studie lag zum größten Teil auf den arbeitgeberseitig relevanten Indikatoren Produktivitätssteigerung und Verringerung der Fehlzeiten. Während wir im Laufe der Studie eine Zunahme der Produktivität in der EAP-Gruppe feststellen konnten, war dies bei der Kontrollgruppe nicht im gleichen Maße der Fall. Die Einführung eines Beratungsangebotes in einem Unternehmen kann also zu Produktivitätssteigerungen führen. Abhängig ist dies allerdings von der Nutzung des Angebotes. Unsere Analysen beziehen sich auf die Personenebene und untersuchten Steigerungen der Produktivität bei denjenigen, die die Beratung tatsächlich in Anspruch nahmen. Eine Untersuchung auf Unternehmensebene könnte weitere Anhaltspunkte dafür liefern, dass derartige Programme für Unternehmen wirtschaftlich rentabel sind.

Mit einer Beteiligung von 77 % der Studienteilnehmer kann auch die Nutzung einer App zur Erfassung biologischer Indikatoren in Praxis-orientierten Feldstudien als erfolgreich angesehen werden und sollte Wissenschaftler wie Praktiker ermutigen diese Art der Datenerfassung zu nutzen.

Literatur

Colantonio, A. (1989). Assessing the effects of employee assistance programs: A review of employee assistance program evaluations. *The Yale Journal of Biology and Medicine, 62*(1), 13–22.

Csiernik, R. (2005). A review of EAP evaluation in the 1990s. *Employee Assistance Quarterly, 19*(4), 21–37. https://doi.org/10.1300/J022v19n04_02

Csiernik, R. (2011). The glass is filling: An examination of employee assistance program evaluations in the first decade of the new millennium. *Journal of Workplace Behavioral Health, 26*(4), 334–355. https://doi.org/10.1080/15555240.2011.618438

Deutsche Angestellten-Krankenkasse [DAK]. (2022). *PSYCHOREPORT 2022*. DAK. https://www.dak.de/dak/download/report-2533050.pdf

Galea, S., & Ettman, C. K. (2021). Mental health and mortality in a time of COVID-19. *American Journal of Public Health, 111*(S2), S73–S74. https://doi.org/10.2105/AJPH.2021.306278

Joseph, B., Walker, A., & Fuller-Tyszkiewicz, M. (2018). Evaluating the effectiveness of employee assistance programmes: A systematic review. *European Journal of Work and Organizational Psychology, 27*(1), 1–15. https://doi.org/10.1080/1359432X.2017.1374245

Richmond, M. K., Pampel, F. C., Wood, R. C., & Nunes, A. P. (2016). Impact of employee assistance services on depression, anxiety, and risky alcohol use: A quasi-experimental study. *Journal of Occupational & Environmental Medicine, 58*(7), 641–650. https://doi.org/10.1097/JOM.0000000000000744

Richmond, M. K., Pampel, F. C., Wood, R. C., & Nunes, A. P. (2017). The impact of employee assistance services on workplace outcomes: Results of a prospective, quasi-experimental study. *Journal of Occupational Health Psychology, 22*(2), 170–179. https://doi.org/10.1037/ocp0000018

Waehrer, G. M., Miller, T. R., Hendrie, D., & Galvin, D. M. (2016). Employee assistance programs, drug testing, and workplace injury. *Journal of Safety Research, 57,* 53–60. https://doi.org/10.1016/j.jsr.2016.03.009

Elvira Kusliy & Sabine Rehmer
SRH Gesundheitshochschule Gera

Psychosoziale Notfallversorgung in Unternehmen: Ein Living Review zum aktuellen Forschungsstand

1. Hintergrund

Notfälle im Arbeitskontext

Notfälle oder auch plötzlich eintretende Extremsituationen sind Vorfälle wie Übergriffe, Bedrohungen, Raub, Unfälle aber auch plötzliche Todesfälle. Im Arbeitskontext werden solche Notfälle als plötzlich eintretende Extremsituationen bezeichnet, welche unerwartet kommen und mit dem Erleben von Angst, Bedrohung, Hilflosigkeit, Entsetzen oder auch Schuld einhergehen (DGUV, 2017). Solche Ereignisse sind Ausnahmesituationen, jedoch sind die Folgen von Notfällen für das psychische und physische Wohlbefinden von Mitarbeitenden verheerend. Beschäftigte im Rettungsdienst, in der Notfallmedizin und im Polizeikontext sind tendenziell häufiger Notfällen ausgesetzt, als Mitarbeitende in anderen Arbeitsbereichen (vgl. Rau et al., 2018). Das Erleben von Notfällen begrenzt sich jedoch nicht nur auf die oben genannten Berufsgruppen, sondern auch auf andere Arbeitsfelder wie beispielsweise im Büro, im Einzelhandel oder im sozialen Bereich (vgl. Contzen, 2021).

Das Bundesamt für Bevölkerungsschutz und Katastrophenhilfe entwickelte 2010 Qualitätsstandards und Leitlinien zur Psychosozialen Notfallversorgung bei Katastrophen, jedoch außerhalb des Arbeitskontextes (BBK, 2012). Die hier entwickelten Leitlinien wurden zu wichtigen Grundlagen für die Psychosoziale Notfallversorgung im Arbeitskontext. Der Begriff PSNV beinhaltet dabei die Gesamtstruktur und die Maßnahmen der Prävention sowie die kurz-, mittel- und langfristige Versorgung in belastenden Situationen, Notfällen oder anderen Einsätzen (BKK, 2014).

Für Einsatzkräfte existieren bereits verschiedene Ansätze und Leitlinien im Umgang mit kritischen Ereignissen und auch Maßnahmen der Prävention, um möglichen langfristigen Folgen entgegenzuwirken wie das DGUV-Modell zur Prävention und Rehabilitation vor dem Eintreten und auch nach dem Eintreten von kritischen Ereignissen (vgl. DGUV, 2017). Hierzu zählen Maßnahmen wie Unterstützung durch geschulte Peers, die Akuthilfe und Erstbetreuung, das Psychosoziale Krisenmanagement, die Psychische Erste Hilfe, Debriefings, CISD, CISM, TRiM und PFA.

Der adäquate Umgang mit kritischen Ereignissen im Arbeitskontext, sowie der Einsatz von Maßnahmen nach solchen schwerwiegenden Situationen, ist ein immer wiederkehrendes Thema, denn das Wohlbefinden im Arbeitskontext und die psychische und physische Gesundheit von Mitarbeitenden muss gewährleistet werden, um möglichen Krankheitsausfällen oder Fluktuationen entgegenzuwirken (ArbSchG; DGUV 306-001). Psychische Belastungen zeigten sich bereits im Verlauf des letzten Jahres als einer der Hauptgründe für Arbeitsausfall und deswegen besteht ein erhöhter Bedarf, diesen Belastungen präventiv entgegenzuwirken oder die Belastung bestmöglich minimieren (Kauffeld & Schulte, 2022).

Der adäquate Umgang mit kritischen Situationen setzt auch in der Auswahl der richtigen Ansprache an, denn bereits präventiv sollte die potenzielle Stigmatisierung durch eher pathogene Begriffe vermieden werden und im Rahmen des Living Reviews wurde bewusst auf die salutogene Sprache geachtet (Rehmer, Woltin & Mühlan, 2021).

Was passiert nun mit Mitarbeitenden außerhalb der Arbeitsbereiche der Einsatzkräfte?
Genau hier setzt das Living Review an, welches als Ziel hatte verschiedene Studien und Literaturen zu sichten, um den aktuellen Forschungsstand in der Psychosozialen Notfallversorgung nach Notfällen spezifisch in Arbeitsbereichen außerhalb der Einsatzkräfte zusammenzufassen und darzustellen. Aufbauend auf dem systematischen Review von Schöllgen & Schulz (2016), welches Untersuchungen bis zum Jahre 2012 umfasst, wurden die Daten bis zum aktuellen Zeitpunkt analysiert. In diesem Review von Schöllgen und Schulz (2016) werden Maßnahmen der Primärprävention, Akuthilfe und Unterstützung durch Peers einbezogen und deren Wirkmechanismus in Bezug auf die Folgen von Notfällen. Die Berufsgruppen waren hier überwiegend Einsatzkräfte, Rettungskräfte sowie medizinisches Personal und die Maßnahmen eher Debriefings, Gruppensitzungen und soziale Unterstützung.

2. Vorgehen

Bei der verwendeten Recherchemethode handelte es sich um ein Living Review. Durch diese Methodik wird es ermöglicht, neue Daten und Ergebnisse in die Arbeit zu integrieren und so größere Datenmengen evidenzbasiert und gemäß den Forschungsleitlinien darzustellen (Stolk & Middelberg, 2021).

Gemäß den PRISMA-Leitlinien wurde der Rechercheprozess komplett aufgeschlüsselt, die Ein- und Ausschlusskriterien wurden dargestellt und es erfolgte eine sorgfältige Dokumentation der eingeschlossenen Studien mit einer zusätzlichen visuellen Darstellung (adaptiert nach Page, McKenzie, Bossuyt et al., 2021). Ein weiterer Suchverlauf wurde mittels Google Scholar gestartet äquivalent zu den Suchkriterien anhand der PRISMA-Leitlinien.

3. Ergebnisse

Die Kategorisierung der gefundenen Untersuchungen erfolgte in soziale Unterstützung oder Sekundärprävention. Dabei handelt es sich um die Gruppierung in die jeweiligen angewendeten Maßnahmen im Rahmen der Psychosozialen Versorgung nach Notfällen. Insgesamt ließen sich 21 Untersuchungen finden, welche PSNV-U behandelten. Überwiegend ergaben sich Befunde im polizeilichen Kontext und im Bereich der Einsatzkräfte. Einige weitere Berufsgruppen waren Mitarbeitende in Verkehrs- und Transportbetrieben, im Traumazentrum, im Journalismus, in der Pädagogik und im Büro. Der größte Teil der Ergebnisse bezieht sich auf Maßnahmen der sozialen Unterstützung, welche sich durch entsprechende Gespräche, Interventionen oder Peer-Support auszeichneten. Weiterhin ergaben sich vor allem Befunde im Bereich der Sekundärprävention und dabei variierten die Maßnahmen von wenigen Stunden bis über Monate hinweg.

4. Fazit

Die Befunde zeigen einen eindeutigen Forschungsbedarf im Bereich außerhalb der Einsatzkräfte, denn es zeigte sich im Vergleich zur Arbeit von Schöllgen und Schulz, keine erhebliche Veränderung in der Forschung zu dieser Thematik im Laufe der letzten 10 Jahre.

Eine Kombination aus Copingstrategien einer Person, ihrer Selbstwirksamkeit, ihrer Resilienz und Prävention, sowie eine mögliche Unterstützung durch Interventionen kann hilfreich sein, um mit Notfällen im Arbeitskontext umzugehen und mögliche akute und langfristige Folgen bestmöglich abzufangen (vgl. Althammer & Michel, 2021; Soucek, Schlett & Pauls, 2021). Anhand der Möglichkeiten und Maßnahmen im Umgang mit Notfällen im Arbeitskontext gibt es sehr vielfältige Lösungsansätze und je nach Art des Notfalls oder des Stressors muss die Maßnahme auch an die Person individuell angepasst werden. Im Rahmen der menschengerechten Arbeitsgestaltung beschreibt das TOP-Prinzip eine Rangfolge der Maßnahmen, welches die Gestaltungsaspekte der Technik, der Organisation und der Person betrachtet (DGUV, 211-042).

Literatur

Althammer, S.E., Michel, A. (2021). Interventionen zur Förderung von Selbstwirksamkeit, Selbstregulation und Emotionsregulation. In: Michel, A., Hoppe, A. (eds) Handbuch Gesundheitsförderung bei der Arbeit. Springer, Wiesbaden.

Arbeitsschutzgesetz (ArbSchG) *Gesetz über die Durchführung von Maßnahmen des Arbeitsschutzes zur Verbesserung der Sicherheit und des Gesundheitsschutzes der Beschäftigten bei der Arbeit.* Erlassen 1996.

Contzen, K. (2021): Interview: Trauma im Beruf, In: WILA-Bildungszentrum

DGUV (2017). DGUV Information 206-023: Standards in der betrieblichen psychologischen Erstbetreuung (bpE) bei traumatischen Ereignissen. *Berlin: DGUV Deutsche Gesetzliche Unfallversicherung Spitzenverband.*

Kauffeld, S., Schulte, EM. (2022). Instrumente und Methoden. In: Bamberg, E., Ducki, A., Janneck, M. (eds) Digitale Arbeit gestalten. Springer, Wiesbaden.

Page, M. J., McKenzie, J. E., Bossuyt, P. M., Boutron, I., Hoffmann, T. C., Mulrow, C. D., Shamseer, L., Tetzlaff, J. M., Akl, E. A., Brennan, S. E., Chou, R., Glanville, J., Grimshaw, J. M., Hróbjartsson, A., Lalu, M. M., Li, T., Loder, E. W., Mayo-Wilson, E., McDonald, S., McGuinness, L. A., ... Moher, D. (2021). The PRISMA 2020 statement: an updated guideline for reporting systematic reviews. BMJ *(Clinical research ed.), 372*, n71.

Rau M, Leuschner F. Gewalterfahrungen von Rettungskräften im Einsatz – Eine Bestandsaufnahme der empirischen Erkenntnisse in Deutschland. Neue Kriminalpolitik 2018; 3: 316–335

Rehmer, S., Woltin K.A. & Mühlan H. (2021) Stigmatisierung und Wortwahl in der Psychosozialen Notfallversorgung (PSNV). SRH Hochschule für Gesundheit, Universität Louvain-la-Neuve, Universität Greifswald.

Schöllgen I., Schulz A. (2016) Psychische Gesundheit in der Arbeitswelt – Traumatische Belastungen. Bundesanstalt für Arbeitsschutz und Arbeitsmedizin

Soucek, R., Schlett, C., Pauls, N. (2021). Interventionen zur Förderung von Resilienz im Arbeitskontext. In: Michel, A., Hoppe, A. (eds) Handbuch Gesundheitsförderung bei der Arbeit. Springer, Wiesbaden.

Stolk, L. M., & Middelburg, R. A. (2021). Living systematic reviews. *Geneesmiddelenbulletin*, (11).

Arbeits-Dialog-Kreis 07
Betriebliche Verkehrssicherheit

Yannic Mohr, Henrik Habenicht, Tobias Ruttke, Julia Hoppe,
Tanja Nagel, Coline Kuche & Rüdiger Trimpop
**GUROM Weiterentwicklung: Überarbeitung
eines Instruments zur Gefährdungsbeurteilung und
Risikobewertung organisationaler Mobilität**

Hansjörg Hagels, Henrik Habenicht, Yannic Mohr,
Tobias Ruttke, Tanja Nagel & Rüdiger Trimpop
**Interventionen zur Verbesserung der Mobilitätssicherheit
von Auszubildenden und dual Studierenden
eines Pharmaunternehmens**

Tobias Ruttke & Rüdiger Trimpop
**Automatisch besser?
Erkenntnisse zur Nutzung von Fahrerassistenzsystemen
bei berufsbedingter Verkehrsteilnahme**

Henrik Habenicht, Yannic Mohr, Tobias Ruttke,
Tanja Nagel, Coline Kuche & Rüdiger Trimpop
**Mobilitätssicherheit in KKU:
Analyse von Belastungen und Beanspruchungen
mittels GUROM**

Tanja Nagel, Kay Schulte, Lena Wall,
Gesa Ristock & Tarek Nazzal
**Evaluation eines Seminars zur Erhöhung der
(betrieblichen) Verkehrssicherheit junger Beschäftigter**

Yannic Mohr[1], Henrik Habenicht[1], Tobias Ruttke[1], Julia Hoppe[1],
Tanja Nagel[2], Coline Kuche[2] & Rüdiger Trimpop[1]
[1] *Friedrich-Schiller-Universität Jena;* [2] *Deutscher Verkehrssicherheitsrat*

GUROM Weiterentwicklung: Überarbeitung eines Instruments zur Gefährdungsbeurteilung und Risikobewertung organisationaler Mobilität

1. Gefährdungsbeurteilung für mobile Tätigkeiten

Mit dem Ziel der Entwicklung eines Instruments zur Gefährdungsbeurteilung und Risikobewertung organisationaler Mobilität (GUROM), begründeten der DVR, die Allgemeine Unfallversicherungsanstalt (AUVA) und der Lehrstuhl für Arbeits-, Betriebs- und Organisationspsychologie der FSU Jena 2008 ein gemeinsames Forschungs- und Entwicklungsprojekt. Das übergeordnete Projektziel umfasst die Entwicklung und Bereitstellung einer verkehrsbezogenen Gefährdungsbeurteilung, welche fast alle Bereiche der berufsbezogenen Mobilität abdeckt und die hauptsächlichen Gefahrenfaktoren und mögliche Wechselwirkungen dieser umfasst (Gericke, Trimpop & Lau, 2010). Um diesen gerecht zu werden, wurde aufbauend auf dem TOP-S Ansatz (Gericke, Trimpop & Hoffman, 2008) ein adaptiver Online-Fragebogen entwickelt, welcher stetig erweitert wird. So wurden bereits verschiedene Module für bestimmte berufliche Tätigkeiten, z.B. Kurierdienst, Auszubildende und Dual-Studierende, Innerbetrieblichen Verkehr, Rettungsdienst sowie für Berufskraftfahrende im Güterfern- und Fernbusverkehr integriert (vgl. Gericke, Trimpop & Lau, 2014). Nach der kostenfreien Teilnahme erfolgt eine Rückmeldung an Unternehmen in Form eines ausführlichen Ergebnisberichts, Einzelpersonen erhalten ein individuelles Gefährdungsprofil.

2. Datenaufbereitung und Berichterstellung

Im Anschluss an die Erhebungsphase eines teilnehmenden Unternehmens erfolgt die Datenaufbereitung, Datenauswertung und Berichterstellung. Die Daten werden zunächst in einem halb-automatisierten Verfahren, mit Hilfe eines in MS Excel geschriebenen VBA (Visual Basic for Applications) Skriptes bereinigt und aufbereitet und anschließend alle Teilnehmenden eines spezifischen Unternehmens extrahiert. Anschließend werden automatisiert Teilnehmende gelöscht, die den Online-Fragebogen zwar aufgerufen, aber keine weiteren Angaben gemacht haben. Mehrfachteilnahmen werden manuell gefiltert und ggf. bereinigt. Im nächsten Schritt erfolgen die Verrechnung und Auswertung der aufbereiteten Daten, ebenfalls mit Hilfe eines, durch eine VBA-Programmierung, teilautomatisierten Prozesses.

Anhand des Skriptes werden die verschiedenen Verarbeitungsschritte für jede Variable abgerufen und initiiert. Hierzu greift das Skript auf eine weitere Datei zurück, in welche die notwendigen Verarbeitungs- und Verrechnungsschritte definiert wurden. Diese Schritte umfassen bspw. Rekodierungen einzelner Items, Bildung von Skalen und Berechnungen deskriptiver Werte. Nach Abschluss des ersten Auswertungsschritts erfolgt die grafische Aufbereitung der Daten. Im Zuge eines teilautomatisierten Prozesses werden verschiedene Diagrammtypen erstellt, um eine möglichst einfache deskriptive Darstellung der Ergebnisse zu gewährleisten. Den abschließenden Prozessschritt, die eigentliche Erstellung des Ergebnisberichts (Unternehmensbricht), umfasst die Übertragung der Diagramme und Freitexteingaben in ein Textverarbeitungsprogramm (MS Word), das Verfassen von beschreibenden, interpretierenden und erklärenden Texten zu den verschiedenen Ergebnissen und Themenbereichen sowie die Ableitung von geeigneten Maßnahmen für identifizierte und potentielle Gefährdungen. Diese Prozessschritte erfolgen manuell durch Personen aus dem Projektteam.

3. Prozessevaluation
3.1 Zielstellung der Weiterentwicklung
Aufgrund der stetigen inhaltlichen Weiterentwicklungen werden die unternehmensspezifischen Ergebnisberichte zunehmend detaillierter und umfangreicher. Dies führt gleichzeitig zu einer Erhöhung des Arbeits- und Zeitaufwandes zur Datenaufbereitung, -auswertung und Berichterstellung sowie einer zunehmenden Fehleranfälligkeit durch die erhöhte Komplexität einzelner Arbeitsschritte. Aktuell nimmt der Prozess von der Beendigung der Datenerhebung bis zur Fertigstellung des Ergebnisberichtes, abhängig von der Unternehmensgröße, vier bis sechs Wochen in Anspruch.

Um teilnehmenden Unternehmen weiterhin qualitativ hochwertige Ergebnisberichte liefern und gleichzeitig auch der gestiegenen Nachfrage gerecht werden zu können, sind Überarbeitungen von GUROM auf technischer und struktureller Ebene unerlässlich. Hierzu wurde die Prozedur, beginnend mit der Beendigung der Datenerhebung für ein spezifisches Unternehmen bis hin zur Fertigstellung des Unternehmensberichts, einer kritischen Betrachtung in Bezug auf Optimierungsbedarfe unterzogen. Diese Prozessevaluation erfolgte unter Beteiligung von Vertretenden aller innerhalb des Forschungsprojekt kooperierenden Institutionen. Ziel der Prozessevaluation stellte die Identifikation von Optimierungsmöglichkeiten dar, welche die Fehleranfälligkeit verringern und die Bearbeitungszeit pro Unternehmensbericht verkürzen, vor allem in Bezug auf die Datenaufbereitung und -auswertung. Zusätzlich wurde die Erhöhung der Qualität der Ergebnisberichte als Ziel der Evaluation formuliert.

3.2 Identifizierte Optimierungsbedarfe

Die schrittweise ablaufende Datenaufbereitung und -auswertung erfolgt mit Hilfe von verschiedenen MS Excel Anwendungen, in welchen die Arbeitsskripte mit Hilfe einer VBA-Programmierung eingebunden sind. Die einzelnen Bearbeitungsschritte müssen dabei manuell vorbereitet und initiiert werden, wodurch eine ständige Überwachung der Prozessschritte erforderlich ist. Zusätzlich können im Zuge der Vorbereitung der einzelnen Schritte auftretende Fehler den Neustart des Aufbereitungs- bzw. Auswertungsprozesses erzwingen. Mögliche Fehlerquellen stellen dabei einerseits fehlerhafte Eingaben und Verweise durch die bearbeitende Person dar, andererseits sind Unterbrechungen der automatisierten Arbeitsschritte, bspw. durch Fehler in der VBA-Programmierung, möglich. Im Falle des Auftretens von Abbrüchen im Prozessverlauf bedarf es einer manuellen Fehlersuche und Lösung des technischen Problems mit anschließender Wiederholung des Prozessschrittes oder ggf. dem Neustart des Teilprozesses der Aufbereitung bzw. Auswertung der Daten.

In Bezug auf die Sensibilität der Teilprozesse Datenaufbereitung und -auswertung muss außerdem berücksichtigt werden, dass zum Durchlauf dieser Arbeitsschritte vier verschiedene Anwendungen bzw. Dateien benötigt werden, auf welche während des Verarbeitungsprozess zurückgegriffen wird. Durch diese Infrastruktur benötigt der Verarbeitungsprozess eine hohe Rechenleistung und damit einhergehend eine verhältnismäßig lange Bearbeitungszeit. Außerdem können in allen benötigten Dateien Fehlerquellen und somit Ursachen für mögliche Abbrüche oder fehlerhafte Resultate der Aufbereitungs- und Auswertungsprozesse liegen. Zur Behebung solcher Komplikationen Bedarf es fundierten Wissens über den technischen Ablauf und Hintergrund des Gesamtprozesses und Kenntnisse in Bezug auf Programmierungen mit VBA.

Zusammenfassend ergeben sich für die Aufbereitung und Auswertung der Daten sowie die Berichterstellung somit Optimierungsbedarfe hinsichtlich technisch-strukturellen Bedingungen, sowohl auf Ebene der manuellen Vorbereitung, als auch der automatisierten Teilschritte, um die Fehleranfälligkeit zu verringern. Zusätzlich wurde Optimierungspotential hinsichtlich der notwendigen Ressourcen, wie die gebundene Arbeitszeit sowie der notwendigen Rechenleistung, festgestellt.

4. Planung und Umsetzung der Weiterentwicklung

Ausgehend von den identifizierten Optimierungsbedarfen wurde ein Konzept zur Weiterentwicklung des Prozesses der Datenaufbereitung und -auswertung erarbeitet. Dieses Konzept erfasst eine Automatisierung des Großteils der Teilschritte des Gesamtprozesses innerhalb eines Gesamtsystems. Diese systembasierte Lösung verfolgt das Ziel, die Teilschritte der Datenaufbereitung, Auswertung sowie grafische Auswertung vollständig zu automatisieren. Ebenfalls wird die Übertragung der Diagramme zur Darstellung der Ergebnisse sowie einzelner Textbausteine in ein bearbeitbares Dateiformat angestrebt. Zusätzlich werden manuelle Zugriffsmöglichkeiten in alle automatisierten Teilprozesse eingeplant, um spezifische Anpassungen vorzunehmen und potentiell auftretende Fehler zu korrigieren, sodass eine vollständige Wiederholung des Gesamtprozesses vermieden werden kann.

Die Überführung der aktuellen Infrastruktur in ein Gesamtsystem, reduziert die Fehleranfälligkeit und den Ressourcenaufwand in Bezug auf Arbeitszeit sowie Rechenkapazität. Die Entwicklung des beschriebenen Systems startete 2022 und wird voraussichtlich bis 2024 andauern.

Literatur

Gericke, G., Trimpop, R. & Hofmann, M. (2008). Nachhaltige Verkehrssicherheit: Konzept und Erkenntnisse für die Praxis. In C. Schwennen, G. Elke, B. Ludborsz, H. Nold, S. Rohn, S. Schreiber-Costa & B. Zimolong (Hrsg.), *15. Workshop Psychologie der Arbeitssicherheit und Gesundheit: Perspektiven-Visionen.* (S. 333–337). Kröning: Asanger Verlag.

Gericke, G., Trimpop, R. & Lau, J. (2010). GUROM – Gefährdungsbeurteilung und Risikobewertung organisationaler Mobilität. In R. Trimpop, G. Gericke, & J. Lau (Hrsg.), *16. Workshop Psychologie der Arbeitssicherheit und Gesundheit: Sicher bei der Arbeit und unterwegs – wirksame Ansätze und neue Wege.* (S. 203–206). Kröning: Asanger.

Gericke, G., Trimpop, R. & Lau, J. (2014). GUROM – Weiterentwicklung der ganzheitlichen Gefährdungsbeurteilung um psychische Belastung, Kurierdienste, Fahrradverkehr sowie das GRUOM-Kurzscreening. In M. Eigenstetter, T. Kunz, R. Protuné & R. Trimpop (Hrsg.), *18 Workshop Psychologie der Arbeitssicherheit und Gesundheit: Psychologie der gesunden Arbeit.* (S. 311–314). Kröning: Asanger.

Hansjörg Hagels[1], Henrik Habenicht[2], Yannic Mohr[2],
Tobias Ruttke[2], Tanja Nagel[3], Rüdiger Trimpop[2]
[1]*Boehringer Ingelheim;* [2]*Friedrich-Schiller-Universität Jena;*
[3]*Deutscher Verkehrssicherheitsrat*

Interventionen zur Verbesserung der Mobilitätssicherheit von Auszubildenden und dual Studierenden eines Pharmaunternehmens

1. Ausgangssituation

Die Wege von und zur Arbeit als auch während der Arbeit stellen einen zentralen Unfallschwerpunkt dar (DGUV, 2022). Diese ausbildungs- und berufsbedingte Mobilität ist ganz besonders für Auszubildende und dual Studierende auf den Wegen zu berufsbildenden Schulen oder auch Hochschulen als auch zu den Ausbildungsstätten eine Herausforderung, da sie diversen Bedingungen ausgesetzt sind, welche zu unterschiedlichen Verkehrsunfällen führen können. Auszubildende und dual Studierende sind dabei durch das Jugendlichkeitsrisiko sowie das Anfängerrisiko besonders gefährdet: Im Vergleich zur Gesamtbevölkerung liegen die Unfallzahlen bei Verkehrsteilnehmenden im Alter von 18 bis 24 Jahren doppelt so hoch (Statistisches Bundesamt, 2021). Aufgrund einer im Rahmen des Forschungsprojekts Gefährdungsbeurteilung und Risikobewertung Organisationaler Mobilität (GUROM) war zwischen 2020 – 22 das Instrument optimiert worden (Hoppe, et al., 2021), (Hoppe, Habenicht, Mohr, Hagels, & Trimpop, 2022), welches die Erstellung individueller sowie Schul- und Ausbildungsstätten-spezifischer Gefährdungsbeurteilungen ermöglicht. Im Winter 2020/21 wurden alle drei Ausbildungsjahrgänge (mit 351 Teilnehmenden) und im Winter 2021/22 (mit 127 Personen) der erste Ausbildungsjahrgang befragt und daraus Gefährdungsprofile abgeleitet. Es wurde in beiden Gefährdungsbeurteilungszyklen ermittelt, dass die höchsten Gefährdungen in Ablenkungen bei der Nutzung von PKW bestehen. Und auch das Übersehenwerden durch andere Verkehrsteilnehmende, wenn man zu Fuß oder mit dem Fahrrad unterwegs ist, stellt eine erhebliche Gefährdung dar.

2. Fragestellung

Es stellt sich die naheliegende Frage, wie Veränderungen der Mobilitätssicherheit bezüglich der ermittelten Hauptgefährdungen, nämlich Ablenkung beim Fahren von PKW sowie das Nichtgesehenwerden von anderen Verkehrsteilnehmen bei Wegen zu Fuß und mit dem Fahrrad umgesetzt werden können. Zu jeder Hauptgefährdung war im partizipativen Ansatz eine Intervention durch zwei dual Studierende des im

Jahr 2022 befragten Jahrgangs entwickelt worden. Zur Auseinandersetzung mit dem Einfluss von Ablenkungen auf das Fahrverhalten wurde ein Brettspiel entwickelt, welches in Kleingruppen von bis zu 6 Auszubildenden gespielt werden kann. Zur Auseinandersetzung mit der Gefährdung des Übersehenwerdens in der Dunkelheit als Fußgänger oder für Radfahrende wurde eine interaktive, kompetitive Online-Präsentation entwickelt. Im Rahmen dieser Arbeit wurde untersucht, in welchem Ausmaß diese beiden Interventionen eine Veränderung des Verhaltens der Involvierten bewirkt.

3. Methodisches Vorgehen und Datenerhebung

Die Studie wurde als Quasiexperiment mit zwei Experimentalgruppen und einer Kontrollgruppe an mehreren Standorten des Unternehmens durchgeführt. Insgesamt nahmen n = 97 Personen an Prä- und Posterhebung teil.

Im Rahmen der Prä-Erhebung wurde eine ganzheitliche Gefährdungsbeurteilung der betrieblichen Mobilität mittels GUROM (gurom.de) für alle Auszubildenden und dual Studierenden des ersten Ausbildungsjahres an allen Ausbildungsstandorten des Unternehmens in Deutschland durchgeführt. Diese Befragten waren zwischen 15 und 33 Jahre alt. Das durchschnittliche Alter insgesamt betrugt 19 Jahre. 93 Personen gaben an, weiblichen Geschlechtes zu sein, 91 Personen männlichen Geschlechtes zu sein; 17 Personen gaben kein Geschlecht an. Die Befragungszeit erfolgte vom 05.09. – 10.10.2022; es wurde den Auszubildenden und dual Studierenden im Klassenverband die Zeit zum Ausfüllen des Fragebogens gegeben, wodurch die Beteiligung mit 201 von insgesamt 204 Befragten (98,5 %) extrem hoch war. Die Ergebnisse wurden in der Folge aufbereitet und ausgewertet, deren Erkenntnisse den Befragten wieder im Klassenverband präsentiert und diskutiert. Diese Phase zog sich bis Jahresende hin. In der Phase von Jahresanfang bis zum 28. Februar 2023 erfolgte die Durchführung der zuvor beschriebenen Interventionen, wieder im Klassenverband. Im Mai bis Juni wurde unter Anwendung ausgewählter der Items von GUROM erneut befragt. Diesmal erfolgte die Beantwortung jedoch aus organisatorischen Gründen nicht im Klassenverband; es nahmen mit 97 Personen 47,6 % des Jahrgangs an der Befragung teil. Die Ergebnisse der Prä-Erhebung zeigen erhöhte Gefährdungswahrnehmungen u. a. bezüglich Sichtbarkeit sowie Ablenkung.

4. Ergebnisse

Die Befragten berichteten zum zweiten Zeitpunkt durchschnittlich häufiger von Ablenkungen auf Arbeits- und Schulwegen. Dies kann vordergründig als eine Ablenkungszunahme gedeutet werden, die sich bspw. auch aus dem Anstieg der Präsenztage aufgrund des Endes der Coronapandemie erklären lässt (Expositionsanstieg). Es kann jedoch auch darauf hinweisen, dass die inhaltliche Auseinandersetzung durch die Befragungen und Interventionen zu einer Sensibilisierung eines Teils der Auszubildenden geführt haben. Der Effekt ist auch aufgrund des Varianzanstiegs und unter dem Einbeziehen der Veränderungen in anderen Bereichen plausibel. Die bewusstere Reflektion und die kritischere Bewertung des eigenen Verhaltens führen demnach zu einer Art „Schlaglichteffekt".

In Bezug auf das nicht gesehen werden im Dunkeln berichten die Auszubildenden im Rahmen der zweiten Erhebung von einer häufigeren Nutzung von Kleidung, die ihre Sichtbarkeit im Dunklen erhöht; der Unterschied zur Erstbefragung ist statistisch signifikant gestiegenen Nutzungshäufigkeit.

Auch für Arbeits- und Dienstwege zu Fuß wird etwas häufiger von der Nutzung sicherheitsrelevanter Kleidung berichtet, wenngleich diese Unterschiede nicht statistisch signifikant ausfallen.

5. Ausblick

Die Interventionsmaßnahmen können in Bezug auf ihre Wirksamkeit positiv bewertet werden. Die recht hohen Teilnahmequoten, auch der nicht im Klassenverband durchgeführten Zweiterhebung, deuten auf eine hohe Motivation, sich mit sicherheitstechnischen Themen auseinanderzusetzen, hin. Die Durchführung von Zweitbefragungen mit GUROM sollte zukünftig fest nach ergriffenen Maßnahmen eingeplant werden, um die Wirksamkeit von Interventionen evaluieren zu können. Außerdem könnten durch Entwicklung zusätzlicher Items, die eine genauere Erfassung der individuellen Einstellungen zu sicherheitsrelevanten Themen ermöglichen mehr differenzierte Aussagen ableiten. Die Wahl einer größeren Zeitspanne zwischen den Erhebungen oder eine dritte Befragung könnte noch umfassendere Aussagen ermöglichen und auch die Möglichkeit zu Vergleichen auf individueller Ebene schaffen, ohne Anonymität zu gefährden.

Literatur

DGUV (2022). Statistik Arbeitsunfallgeschehen 2021, Online verfügbar unter https://publikationen.dguv.de/widgets/pdf/download/article/4590 , zuletzt geprüft am 31.10.2023.

Statistisches Bundesamt (2021). Verkehrsunfälle – Unfälle von 18- bis 24-Jährigen im Straßenverkehr 2020 Online verfügbar unter https://www.destatis.de/DE/Themen/Gesellschaft-Umwelt/Verkehrsunfaelle/Publikationen/Downloads-Verkehrsunfaelle/unfaelle-18-bis-24-jaehrigen-5462406207004.html, zuletzt geprüft am 31.10.2023

Hoppe, J; Habenicht, H; Ruttke, T; Nagel, T; Menzel, M; Hagels, H; Trimpop, R (2021). Gefährdungsbeurteilung der organisationalen Mobilität von Auszubildenden und dual Studierenden eines großen Pharmaunternehmens, in: Psychologie der Arbeitssicherheit und Gesundheit; 21. Workshop Erg. Bd. 2021, S. 69–72, Asanger Verlag, Kröning

Hoppe, J; Habenicht, H; Mohr, Y; Hagels, H; Trimpop, R (2022). Mobilitätssicherheit von dual Auszubildenden und dual Studierenden: Analyse und Transfer, in: Psychologie der Arbeitssicherheit und Gesundheit, 22. Workshop 2022, S. 105–109, Asanger Verlag, Kröning

Tobias Ruttke & Rüdiger Trimpop
Friedrich-Schiller-Universität Jena

Automatisch besser?
Erkenntnisse zur Nutzung von Fahrerassistenzsystemen bei berufsbedingter Verkehrsteilnahme

1. Hintergrund

Im Bereich Transport und Mobilität im öffentlichen Raum ist in Bezug auf Fahrerassistenzsysteme (FAS) bis hin zum automatisierten Fahren ein Mangel an Wissen, Kompetenz im Umgang mit diesen und psychologischer Aufmerksamkeitsfähigkeit bei der Nutzung festzustellen. Solche Systeme sind jedoch dafür gedacht, dass die Unfallwahrscheinlichkeit nicht erhöht oder nur verschoben wird. Es muss also ein Weg gefunden werden, wie die Betriebe ihre Mitarbeitenden in mobilen Tätigkeiten so effektiv schulen und motivieren, dass unerwünschte Nebeneffekte nicht die Gesamtsicherheit verringern, z. b. durch Ablenkung, Nebentätigkeit, fehlendes Wissen über die Funktionsmechanismen der FAS. Insbesondere, da mehr als 50 % der tödlichen Unfälle im Straßenverkehr entstehen und oftmals aus der Wechselwirkung Mensch-Technik resultieren (ERSO, 2018; DGUV, 2023, S.24). Dass sich Fahrzeugnutzer aus illusionärer Sicherheit heraus ablenken, Abkürzungen nehmen und insgesamt risikoorientiertes Verhalten zeigen, ist ein empirisch klar gefundener Effekt (Trimpop, 1994; Wohleber & Matthews, 2016, Abay & Mannering, 2016). Bei der Betrachtung der Wirkung von Fahrerassistenz und Automatisierung wird dieser jedoch oft von den Herstellern außer Acht gelassen, um keine Einschränkungen für die marktorientierte Nutzung der Systeme einarbeiten zu müssen. Zur Unfallverhütung ist jedoch unbedingt eine Betrachtung des Gesamtsystems Mensch-Technik-Organisation notwendig, um Unfälle und negative Unfallfolgen zu vermeiden. Möglichst verhaltensnahe Schulungen zu den Systemen, über deren sicherheitsorientierte Nutzung, die Systemgrenzen und potentielle Neben- und Ablenkungseffekte sind ein wesentlicher Bestandteil der betrieblichen Maßnahmen zur Gewährleistung deren unfallfreier Nutzung. Von größtem Interesse in diesem Forschungsprojekt ist daher herauszufinden, wie Betriebe die notwendigen Informationen über die Funktionsweisen der FAS erhalten, weitergeben und in die Unfallprävention integrieren. Es ist anzunehmen, dass in einem Unternehmen mit internen Sicherheitsfachkräften (eher Großbetriebe) als Beratungspersonen eine völlig andere Ausgangslage besteht als in Kleinunternehmen, die nur wenige Beratungsstunden im Jahr haben und somit deutlich weniger Fachunterstützung für die Führungskräfte zur Verfügung steht. In Unternehmen mit betrieblichem Fuhrpark, der zentral die Fahrzeuge bestellt, sollten ebenfalls andere Wissens- und Informationsstände und Wege entstehen als bei Kleinstunternehmern. Was genau Hersteller, Behörden und Unfallversicherungsträger an Infomaterial oder Vorschriften unterstützend bereitstellen und bereitstellen sollten, und zwar getrennt für die Unternehmer/innen, Sicherheitsfachkräfte und Nutzenden, ist ein weiterer wesentlicher Teil des Forschungsprojektes. Eine weitere Frage lautet, wie stark die Mobilität in bestehende Gefährdungsbeurteilungen integriert ist, bzw. wie die von den UVT genutzte Methode durch GUROM (Gefährdungsbeurteilung und Risikobewertung organisationaler Mobilität, www.gurom.de) unterstützt werden kann.

2. Fahrerassistenz und automatisiertes Fahren

Zunächst einmal ist wichtig zu beachten, dass es sich nicht um autonomes Fahren, sondern um programmiertes also automatisiertes Fahren handelt. Der Mensch kommt als Korrektur in allen Stufen noch zum Einsatz und ist nach jetziger Rechtsprechung jederzeit rechtlich verantwortlich. Mit der Verbreitung und Implementierung von Technologien wie Fahrerassistenzsystemen und automatisierter Mobilität in Betrieben, entstehen neue Herausforderungen für das menschliche Verhalten und die Interaktion mit diesen Systemen. Insbesondere im Bereich des Transports, wo die Automatisierung das Potenzial hat, sowohl die Effizienz als auch die Sicherheit erheblich zu beeinflussen, wird die Rolle des Menschen immer komplexer. Einerseits kann Fahrpersonal durch Assistenzsysteme unterstützt werden, aber gleichzeitig entstehen neue Gefährdungen. Ein grundsätzliches Problem der Automatisierung sind sogenannte „Overreliance-Effekte". Overreliance beschreibt dabei, dass sich der Mensch bei der Nutzung von Assistenz- bzw. Automatisierungssystemen vollständig sicher fühlt und die freigewordene Energie, die sonst für Aufmerksamkeitsprozesse genutzt wird, für andere Aktivitäten verwendet. Fährt man beispielsweise in der Eisenbahn, wird nicht verantwortungsvoll auf den Verkehr geachtet, sondern gearbeitet, telefoniert, gespielt oder gelesen. Hierzu existiert schon vielfältige Forschung z.B. von Vollrath (2012). Im Volksmund ist dieser Risikokompensations- oder Verhaltensadaptionseffekt schon lange unter dem Sprichwort: „Wenn es dem Esel zu Wohl ist, geht er aufs Eis" bekannt. Seit mehr als 40 Jahren wird dieser Zusammenhang zwischen Sicherheitsempfinden und angepasster Risikobereitschaft, mangelnder Aufmerksamkeit sowie angepasstem Verhalten immer wieder in sehr vielen verschiedenen Verkehrs-, Lebens- und Arbeitssituationen nachgewiesen (Rudin-Brown & Jameson 2013; Wilde, 2014). Bei modernen, mit Fahrerassistenzsystemen ausgestatteten, LKW und PKW ist dieser „Nebentätigkeitseffekt" sehr häufig nachweisbar (Rudin-Brown & Jameson 2013; Wilde, 2014). Bei bestimmten Berufsgruppen mit langen Fahrzeiten werden seit vielen Jahren an fest installierten Laptops Rechnungen geschrieben oder andere Tätigkeiten vollzogen (Trimpop und Kirkcaldy, 1999). Selbst bei Lagertätigkeiten sind solche Beobachtungen oft berichtet worden. Der berufsbedingte Verkehr, steht deshalb für diese „Automatisierungsnebeneffekte" unter besonderer Beobachtung, denn mangelnde Aufmerksamkeit und Rückübernahmeinkompetenz haben dabei erheblich schwerwiegendere Konsequenzen als bei einem Passagier in der Bahn oder im Flugzeug.

3. Projektziele und Fragestellungen

Im vorgestellten Projekt werden die aktuellen technischen Entwicklungen im Bereich der Fahrassistenzsysteme und deren Nutzungsrealität bei der Integration in die berufsbedingte Mobilität untersucht. In mehreren Schritten werden hierbei sowohl der aktuelle Status-Quo hinsichtlich des organisationalen Gefahrenwissens und der Präventionsplanung sowie der verhaltenswirksamen Wissensweitergabe an die Mitarbeitenden untersucht. Ausgehend von diesbezüglichen Erkenntnissen sollen Präventions- und Schulungsansätze zum Umgang mit Fahrerassistenzsystemen entwickelt werden, um den Unternehmen und Organisationen eine zielorientierte und inhaltlich angemessene Wissensvermittlung an die Beschäftigten zu ermöglichen.

Literatur

European Comission: European Road Safety Observatory. Work-Related Road Safety (2018).
Online verfügbar: https://road-safety.transport.ec.europa.eu/document/download/77cf93c2-54c5-440b-b2df-2eda0ec712e5_en?filename=ersosynthesis2018-workrelatedroadsafety.pdf

Deutsche Gesetzliche Unfallversicherung (DGUV). Arbeitsunfallgeschehen (2022).
Verfügbar: https://publikationen.dguv.de/widgets/pdf/download/article/4759 (abgerufen: 01.02.2024)

Henrik Habenicht[1], Yannic Mohr[1], Tobias Ruttke[1],
Tanja Nagel[2], Coline Kuche[2] & Rüdiger Trimpop[1]
[1]*Friedrich-Schiller-Universität Jena (FSU Jena);*
[2]*Deutscher Verkehrssicherheitsrat (DVR)*

Mobilitätssicherheit in KKU: Analyse von Belastungen und Beanspruchungen mittels GUROM

1. Arbeitssicherheit und Verkehrssicherheit in kleinen und kleinsten Unternehmen

Im Vergleich zu Großunternehmen führen Kleinst- und Kleinunternehmen (KKU) seltener Gefährdungsbeurteilungen durch (BAuA, 2016). Dies liegt u.a. an einem Mangel an Zeit und Personal sowie an oft weniger entwickelten Arbeitsschutzstrukturen (Beck, 2011). Zudem wird die Verkehrssicherheit selbst in großen Betrieben häufig nicht als Kernpunkt der Gefährdungsbeurteilung angesehen (Trimpop & Gericke, 2014). Daher ist zu vermuten, dass die Verkehrssicherheit in KKU erst recht eine marginale Rolle spielt.

Dies ist besorgniserregend, weil Mobilität im Rahmen der Arbeit oft zu Unfällen führt. Laut dem Deutschen Verkehrssicherheitsrat (2023) gab es im Jahr 2022 etwa 173.000 meldepflichtige Wegeunfälle in Deutschland, von denen 248 tödlich endeten. Hinzu kommt, dass rund 40 % der Arbeitskräfte in Deutschland in KKU beschäftigt sind, was bedeutet, dass diese in der arbeitsschutzbezogenen Forschung und Praxis tendenziell weniger stark berücksichtigt werden (Statistisches Bundesamt, 2023). Analysen von Habenicht et al. (2020) deuten darauf hin, dass PKW-Tagespendelnde in kleinen und mittelgroßen Unternehmen (KMU) teils deutlich andere organisationale Belastungen erleben als in Großbetrieben.

Vor diesem Hintergrund ist es für die Prävention relevant, inwiefern sich auch die mobilitätsbezogene Belastungs- und Beanspruchungssituation zwischen Großunternehmen und KKU im Bereich der PKW-Dienstfahrten unterscheiden.

2. PKW-Dienstfahrten in KKU und Großbetrieben

Für die mobilitätsbezogene Gefährdungsbeurteilung steht Betrieben in Deutschland und Österreich GUROM zur Verfügung. Das Tool wird durch den DVR, die DGUV sowie die österreichische Allgemeine Unfallversicherungsanstalt finanziert und von der FSU Jena umgesetzt. GUROM bietet Unternehmen mittels eines adaptiven Online-Fragebogens Unterstützung bei der Gefährdungsbeurteilung der betrieblichen Mobilität. Der Fragebogen erfasst die Aspekte Technik/Verkehrsumgebung, Organisation, Person und Situation (TOPS), wird durch das Projektteam jeweils betriebsspezifisch ausgewertet und als detaillierter Bericht zurückgemeldet. Daten aus diesen Erhebungen wurden in der aktuellen Studie verwendet, um Belastungen, Beanspruchungen und Ressourcen in KKU im Vergleich zu Großbetrieben zu untersuchen.

Mittels T-Tests wurden Daten aus den Jahren 2017 bis 2023, von Personen, die Dienstwege per PKW zurücklegen (z. B. im Außendienst, für Meetings, etc.), analysiert. Dabei wurden Angaben von 284 Beschäftigten aus 45 Großbetrieben (mit mehr als 250 Mitarbeitern) sowie 83 Beschäftigten aus fünf KKU (mit 50 Mitarbeitern oder weniger) genutzt. Das mittlere Alter betrug 45 Jahre (SD = 5 J.), 34 % der Teilnehmer waren weiblich.

3. Ergebnisse: Organisationale Faktoren im Fokus

Der GUROM-Fragebogen umfasst zunächst ein *Screening,* das überblicksartige Items zu TOPS-Faktoren enthält. Das Antwortformat ist eine 5-stufige Likertskala mit den Polen *nie* (=1) und *häufig* (=5). Es wurden hieraus 17 Items analysiert, von denen sich sechs signifikant zwischen den Teilnehmenden der Unternehmenskategorien unterscheiden (alle p < .05, siehe Abb. 1).

Signifikant schlechtere Werte zeigen sich in KKU bezüglich *unzureichender Pausen- und Erholungszeiten* (M = 1.87 in Großun. vs. M = 2.47 in KKU), *Arbeit zu unüblichen Zeiten (Schichtarbeit)* (M = 1.62 vs. M = 2.89), sowie *körperlich belastende Arbeitsbedingungen* (M = 1.72 vs. M = 2.01) welche in den KKU häufiger berichtet werden.

Signifikant positiver fallen hingegen in KKU die weniger *schlechten Mitgestaltungsmöglichkeiten* (M = 2.49 vs. M = 2.02), geringere *Störung des sozialen Klimas* (M = 2.17 vs. M = 1.81), sowie geringerer *Arbeitsstress* (M = 2.69 vs. M = 2.43) aus.

In folgenden Screening-Items zeigten sich hingegen keine Unterschiede: *Gefährliche Streckenabschnitte, besondere Verkehrssituationen, Ablenkung, Mobilitätsstress, Fahrzeugsicherheit, Arbeitsvolumen, Aufgabeninhalte, Zufriedenheit mit Arbeitsabläufen, Sicherheitskultur, Risikobereitschaft sowie Risikokompetenz.*

Für zentrale Aspekte, die PKW-Dienstfahrten inhärent sind, wurden weitere Items analysiert. Signifikante Unterschiede zeigten sich hier in einer *längeren Dauer von Terminen als geplant* (M = 2.85 in Großun. vs. M = 3.23 in KKU), sowie der der guten Vorbereitung von Terminen (Kunden) sowie der *guten Vorbereitung von Fahrten (Routen)* (beide M = 4.09 vs. M = 3.73).

Zudem wurde aufgrund empirischer Erfahrungen verglichen, wie häufig *Sekundenschlaf* auf den PKW-Dienstfahren vorkommt, wobei dieser in KKU häufiger berichtet wird (M = 1.31 vs. M = 1.59, p < .05).

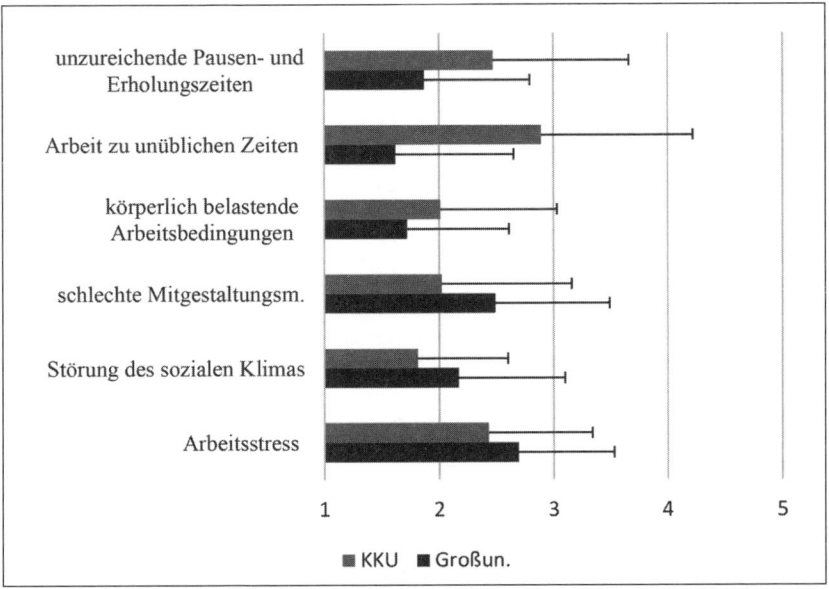

Abb. 1: Mittelwerte und Standardabweichungen der signifikanten Screening-Items (1 = nie; 5 = sehr häufig)

4. Fazit für Forschung und Praxis

Zu beachten ist zunächst, dass die Stichprobe aus den KKU zwar bezüglich der absoluten Teilnehmendenzahl achtbar ausfällt, diese jedoch aus wenigen Betrieben gefiltert wurden, wodurch eine Verzerrung der Daten denkbar ist. Auch sind die Daten selbstberichtet und die Mittelwertdifferenzen moderat.

Davon abgesehen sind die Ergebnisse jedoch konsistent mit den Ergebnissen von Habenicht et al. (2020) zu Arbeitswegen in KMU – insbesondere, was die organisationalen Faktoren betrifft – welche auch für Mitarbeitende, die PKW-Dienstfahrten bewältigen, verändert sind. Da mit Dienstfahrten eine erhöhte Exposition einhergeht, ist besonders die Kombination aus vergleichsweise häufiger fehlenden Pausen, unüblichen Arbeitszeiten und körperlicher Belastung gefährdend. Aufgrund dieser Kombination scheinen auch die vermehrten Berichte von Sekundenschlaf in der Stichprobe plausibel. In Betriebsberatungen von KKU sollte auf diese Aspekte ein verstärkter Fokus gelegt werden. Auch die Organisation von Fahrten und Terminen kann tendenziell stärker berücksichtigt werden. Aber auch Ressourcen wie die Mitgestaltungsmöglichkeiten und das soziale Klima können entsprechend genutzt werden – in KKU mutmaßlich sogar noch stärker als in mittelständischen Betrieben, da

Beschäftigte hier tendenziell mehr Einfluss auf das Gesamtgeschehen im Unternehmen haben (insbesondere die Führungskräfte).

Durch die Erweiterung der Datenbasis bezüglich KKU, die die vorliegende Arbeit liefert, kann auch diese eher „randständige" Gruppe zukünftig etwas fundierter wissenschaftlich betrachtet werden. Zudem können gezielte Akzente in der Präventionspraxis gesetzt werden, um so der Vision Zero im Straßenverkehr noch näher zu kommen.

Literatur
BAUA. (2016). *Arbeitswelt im Wandel.* Zugriff am 10.10.2020 unter https://www.baua.de/DE/Angebote/Publikationen/Praxis/A100.pdf?__blob=pub licationFile&v=6
Beck, D. (2011). *Zeitgemäße Gesundheitspolitik in Kleinst- und Kleinbetrieben: hemmende und fördernde Bedingungen.* Berlin: edition sigma
Bibbings, R. (2005). *Comments on 'Adapting to change in work and society: a new Community strategy on health and safety at work 2002 – 2006'* [COM (2002) 118 final]
DVR. (2023). *Arbeits- und Wegeunfälle in der gewerblichen Wirtschaft 2016 bis 2018.* Zugriff am 25.10.2023 unter https://www.dvr.de/unfallstatistik/de/wegeunfaelle/
Habenicht, H., Nagel, T., Hoppe, J., Lau, J., Schulte, K., Trimpop, R. (2020). Organisationale Mobilität in Kleinst-, Klein und Mittelunternehmen: Empirische Befunde zu Belastungen, Beanspruchungen und organisationalen Faktoren. In Trimpop, R., Fischbach, A., Seliger, I., Lynnyk, A., Kleineidam, N. & Große-Jäger, A. (Hrsg.). *Psychologie der Arbeitssicherheit und Gesundheit. 21. Workshop* (S. 203–206). Kröning. Asanger.
Statistisches Bundesamt. (2023). *56 % in kleinen und mittleren Unternehmen tätig.* Zugriff am 10.10.2023 unter https://www.destatis.de/DE/Themen/Branchen-Unternehmen/Unternehmen/Kleine-Unternehmen-Mittlere-Unternehmen/aktuell-beschaeftigte.html
Trimpop, R. & Gericke, G. (2014). Verkehrssicherheit in die Gefährdungsbeurteilung implementieren. *DVR Schriftenreihe Verkehrssicherheit (14),* 73–101.

Tanja Nagel[1], Kay Schulte[1], Lena Wall[2], Gesa Ristock[2] & Tarek Nazzal[3]
[1]*Deutscher Verkehrssicherheitsrat e.v. (DVR);*
[2]*Verkehrssicherheit Konzept & Media GmbH (VKM);* [3]*Allegium GmbH*

Evaluation eines Seminars zur Erhöhung der (betrieblichen) Verkehrssicherheit junger Beschäftigter

1. Verkehrssicherheit als Nebensache

Rund 30 Prozent der meldepflichtigen Arbeits- und Dienstwegeunfälle im Straßenverkehr sind auf junge Beschäftigte im Alter von 16 bis 29 Jahren zurückzuführen (DGUV, 2022). Die Gewährleistung einer sicheren Verkehrsteilnahme dieser Hochrisikogruppe ist nicht nur ein wichtiger Beitrag des Arbeitsschutzes der Arbeitgebenden im Rahmen ihrer gesetzlichen Fürsorgepflicht, sondern auch im Sinne einer gesundheitserhaltenden Arbeitsgestaltung der Beschäftigten über ihr Berufsleben hinweg. Zusätzlich können Maßnahmen im Bereich der berufsbedingten Mobilität ein Alleinstellungsmerkmal auf dem Arbeitsmarkt im Kampf um qualifizierte Fachkräfte darstellen.

Sicher in meiner Region – Regio Protect UVT ist ein Seminarprogramm zur Erhöhung der Verkehrssicherheit, bestehend aus zwei Präsenz-Modulen und einem flexiblen Online-Modul (Selbstlernphase). Es soll als Maßnahme das besonders hohe Unfallrisiko junger Arbeitnehmender absenken. Durch die Verbindung von offline- und online-basiertem Lernen sollen die jungen Menschen ihre Kompetenzen im Bereich der Blickführung ausbauen und entsprechender Beobachtungsstrategien weiterentwickeln. Auf Basis polizeilich erfasster Unfalldaten werden bestimmte Strecken ausgewählt, auf denen Personen im Alter von 16 bis 29 Jahren vermehrt verunfallt sind. Diese in einer bestimmten Region identifizierten Unfallhäufungsstellen werden zusätzlich per 360°-Video aufgenommen, mögliche Unfallhergänge virtuell aufbereitet und auf der Selbstlernplattform www.sicher-in-meiner-region.de zur Verfügung gestellt. Durch die regionale Nähe der Unfallstellen soll eine höhere Akzeptanz und Sensibilität bei den Teilnehmenden erreicht werden.

2. Evaluation

Seit der ersten Seminardurchführung im Jahr 2017 findet eine projektbegleitende Evaluation statt. Ziel ist es, die Wirkung aller Einzelmaßnahmen und Projektschritte zu erfassen und darauf aufbauend Optimierungen vorzunehmen (vgl. Abb. 1). Gerade im Straßenverkehr ist es wichtig, dass Präventionsangebote, insbesondere für Hochrisikogruppen, fundiert evaluiert werden, um nicht intendierte Verhaltensänderungen rechtzeitig zu identifizieren.

In den vier bisherigen Durchführungswellen wurden verschiedene Instrumente eingesetzt, um die Wirksamkeit der Maßnahme zu untersuchen. Als abhängige Variablen wurden unter anderem die Fahrsicherheitskompetenzen der Teilnehmenden erhoben. Die Evaluation wird seit 2021 durch das Institut für Umfragen, Analysen und DataScience (UADS) durchgeführt. Für die Evaluation hat UNIQSCI ein seit 2014 an der Universität zu Köln zur Qualitätssicherung der interdisziplinären Hochschullehre eingesetztes Evaluationsmodell weiterentwickelt und an die Erfordernisse des Projektes *Sicher in meiner Region* angepasst. Im Rahmen qualitativer Interviews mit Verkehrssicherheitsexpertinnen und -experten des DVR wurden für die vier Dimensionen Fach-, Methoden-, Sozial- und Selbstkompetenz jeweils mehrere konkrete Kompetenz-Items definiert. So wird zu mehreren Erhebungszeitpunkten erfasst, welche der genannten Kompetenzdimensionen durch die Maßnahmen beeinflusst wurden, welchen Einfluss dabei die eingesetzten Lehrmaterialien hatten und welche individuellen Einstellungen und Präferenzen den Kompetenzzuwachs moderieren.

Der Datenauswertung liegt eine längsschnittliche Datenanalyse zugrunde, um Aussagen über die Kompetenzentwicklung der Teilnehmenden treffen zu können. Zusätzlich wurden in einem integrierten Feedbackfragebogen einzelne vordefinierte Lernziele überprüft, sowie Bewertungen zur Maßnahme, Seminarleitung und Materialien aus Sicht der Teilnehmenden abgefragt. Dies diente vor allem der Identifikation von Verbesserungspotentialen und Wirkungsfaktoren der Seminarstruktur. Ein weiteres Hauptaugenmerk der Evaluation lag auf der Optimierung der Selbstlernphase. Hier stand vor allem die Nutzerfreundlichkeit der Selbstlernplattform www.sicher-in-meiner-region.de im Mittelpunkt.

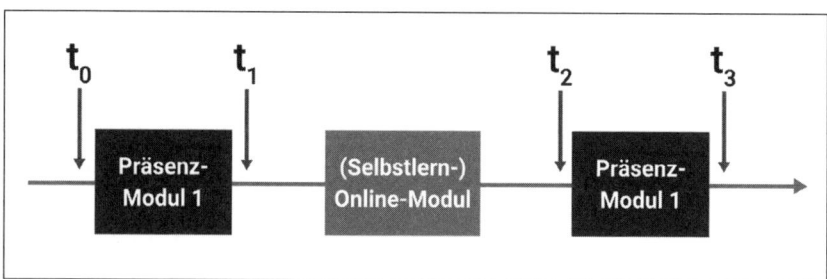

Abb. 1: Messzeitpunkte Evaluationsbegleitung

3. Ergebnisse

Je nach Fragestellung und Größe der Untersuchungsgruppe wurden unterschiedliche Auswertungsmethoden genutzt. Den Ausgangspunkt bildete immer eine deskriptive Analyse der Daten. Bei der Kompetenzmessung, der Simulator-Testung und dem Wissenstest wurden zur Beurteilung der Signifikanz der Ergebnisse zusätzlich parametrische und nicht-parametrische Tests (t-Test für abhängige Stichproben und Wilcoxon-Vorzeichen-Rang-Test) zur Untersuchung von Unterschieden zwischen den Erhebungszeitpunkten durchgeführt. Insgesamt sind die Ergebnisse von 166 Teilnehmenden in die Untersuchung eingeflossen. Alle Teilnehmenden waren zwischen 16 und 29 Jahren alt. Das Durchschnittsalter betrug 19,8 Jahre. 61,6 Prozent der Teilnehmenden waren männlich.

Die Gesamtwirkung des Seminars wurde in den ersten beiden Befragungswellen in einem Vorher-Nachher-Vergleich untersucht. Dabei wurden potenzielle Effekte auf die kognitiv-intellektuellen Kompetenzen (Wissens- und Kompetenzmessung), die affektiv-emotionalen Kompetenzen (Risikobereitschaft nach DBQ) sowie hinsichtlich möglicher Verhaltensanpassungen (Simulator) gemessen. Das Evaluationsinstrument umfasste dafür einen speziell auf die inhaltlichen Schwerpunkte der Seminare und der Selbstlernplattform zugeschnittenen Wissenstest (Welle 1 & 2), einen standardisierten Fragebogen zur Erfassung der Risikobereitschaft im Straßenverkehr (DBQ), sowie Fahrverhaltensmessungen in einem Simulator.

Die subjektive Risikobereitschaft wurde anhand von Selbsteinschätzungen der Teilnehmenden durch den in der Verkehrssicherheitsforschung etablierten Driving Behavior Questionnaire (Beleg) erfasst. Dabei wurden die Subskalen Geschwindigkeitsverstöße, Aufmerksamkeitsfehler und aggressive Verstöße eingesetzt, da bei diesen Subskalen besondere Unterschiede zwischen Anfängerinnen und Anfängern im Vergleich zu erfahrenen Fahrenden bestehen (Karl, 2016). Die Auswertung des DBQ zeigte die verringerte Absicht, aggressive Verstöße und Geschwindigkeitsverstöße zu begehen. Weiterhin war eine Zunahme an Aufmerksamkeitsfehlern zu verzeichnen, was sich auf die Sensibilisierung durch das Seminarprogramm in Bezug auf das eigene Fahrverhalten zurückführen lassen kann und positiv zu bewerten ist. Im Rahmen der Befragung der Teilnehmenden wurde festgestellt, dass die Intervention Problembewusstsein/Risikoeinschätzung deutlich verändert, vor allem in den Bereichen Regelkenntnis, Abstand und Geschwindigkeit. Dazu wurden die Probanden zunächst vor Beginn der Intervention zu ihrer Einschätzung der häufigsten Unfallursachen befragt. Die Frage wurde nach Abschluss des letzten Seminars wiederholt gestellt. So wurde festgestellt, dass sich die Einschätzung der Teilnehmenden zu Unfallursachen in der Zielgruppe zu unterschiedlichen Befragungszeitpunkten änderte und sich an die in der eigenen Region vorherrschenden Unfallursachen annäherte.

Mit Hilfe des System-Usability-Scores wurde die Nutzerfreundlichkeit ermittelt. Lag der Wert für *Sicher in meiner Region* mit 70,7 in der ersten Welle noch leicht über dem Durchschnitt vergleichbarer Lernplattformen, welcher bei 68,2 liegt (Bangor et al., 2009), konnte dieser durch Optimierungen kontinuierlich verbessert werden, und liegt mit durchschnittlich 75,2 Punkten über alle Erhebungswellen hinweg deutlich über dem Durchschnitt.

Ein weiterer Teil des formativen Evaluationsdesigns war die Erhebung von Daten zur Bewertung der Maßnahme aus Sicht der Teilnehmenden. Aus den Rückmeldungen und Erkenntnissen wurden und werden Optimierungsbedarfe zur Ausgestaltung der Seminardidaktik, -materialien und -inhalte abgeleitet. Unter anderem werden bspw. die durch die Seminarkonzeption vorgegebenen Ziele der einzelnen Seminarteile in den einzelnen Fragebögen abgefragt und eine Scoring-Bewertung der wesentlichen Seminarmaterialien, Trainerinnen und Trainer und Seminarphasen abgegeben.

4. Zusammenfassung

Über die Untersuchungswellen hinweg war die Bewertung des Seminarkonzepts, der Materialien und Seminarleitung positiv und konnte mit Hilfe der durch die Evaluation hervorgebrachten Optimierungen kontinuierlich gesteigert werden. Wesentliche Wirkungsträger sind dabei die Trainerinnen und Trainer. In Bezug auf die Kompetenzentwicklung zeigte sich ein deutlicher Zuwachs bei den Teilnehmenden.

Auch wenn die Aussagekraft der Untersuchungsergebnisse vor dem Hintergrund der teilweise geringen Fallzahlen und zusätzlicher externer Einflussgrößen einigen Einschränkungen unterliegt, so konnten dennoch über die Summe der Erhebungsinstrumente hinweg konsistente Ergebnisse für das Thema „Geschwindigkeit und Regelkonformität" beobachtet werden. Ein verändertes Problembewusstsein in Kombination mit einem nachweisbaren Wissens- und Kompetenzzuwachs führten zu einer Einstellungsveränderung und Verhaltensanpassung.

Literatur
Bangor, A., Kortum, P. T., & Miller, J. T. (2009). Determining what individual SUS scores mean: Adding an adjective rating scale. *Journal of Usability Studies, 4*(3), S. 114–123.
Deutsche Gesetzliche Unfallversicherung e. V. (DGUV) (2023). *Arbeitsunfallgeschehen 2022.* Statistik. Berlin.
Reason, J. T., Manstead, A., Stradling, S G., Baxter, J., & Campbell, K. (1990). Errors and violations on the road – a real distinction. *Ergonomics, 33* (10/11), S. 1315–1332.
Karl, I. (2016) *Ermittlung des spezifischen Assistenzbedarfs junger, unerfahrener Fahrerrinnen und Fahrer zur Auslegung von Fahrerassistenzsystemen.* Dissertation der Fakultät für Luft- und Raumfahrttechnik, Universität der Bundeswehr München.

Arbeits-Dialog-Kreis 08
Hybride Arbeit und Homeoffice

Elisa Begerow, Monika Keller,
Hartmut Schulze & Johann Weichbrodt
**Hybride Zusammenarbeit im Team
gemeinsam gestalten**

Evelyn Sophie Beyer, Simone Kauffeld & Eva-Maria Schulte-Seitz
**Gesund mobil Arbeiten:
App-basiertes Anwendungsbeispiel**

Katja Ninnemann, Jennifer Schneidt,
Christian Dehmel & Tobias Ringeisen
**Merkmale und Verortung
hybrider Wissensarbeit in Teams**

Lilly Dütz, Fabian Fritsch & Oliver Sträter
**Virtuelle Selbstwirksamkeit und der Zusammenhang
von Arbeitsanforderungen und Erschöpfung**

Elisa Begerow[1], Monika Keller[1], Hartmut Schulze[2] & Johann Weichbrodt[2]
[1]*Verwaltungs-Berufsgenossenschaft (VBG);*
[2]*Fachhochschule Nordwestschweiz (FHNW)*

Hybride Zusammenarbeit im Team gemeinsam gestalten

1. Ausgangslage

Spätestens seit der Corona-Pandemie erfreut sich das Arbeiten außerhalb des Büros – insbesondere von zu Hause aus – großer Beliebtheit. In vielen Unternehmen haben sich mittlerweile hybride Arbeitsformen etabliert, bei denen die Beschäftigten die Möglichkeit erhalten, neben ihrer Arbeit vor Ort im Büro an einem oder mehreren Tagen pro Woche zu Hause oder an anderen Arbeitsorten außerhalb des Unternehmens zu arbeiten. Dabei können die Arbeitszeiten im Büro zwischen den Kolleginnen und Kollegen eines Teams, einer Abteilung oder eines Bereichs variieren.

Die Zusammenarbeit im Team verändert sich dadurch erheblich und bringt Herausforderungen in Bezug auf die Koordination von Teamaufgaben und -zielen mit sich. Für eine Zusammenarbeit, die langfristig gesundheitsgerecht und erfolgreich ist, brauchen Teams Vereinbarungen zu einer Reihe von Themen, wie z.B. wie oft und wann vor Ort gearbeitet werden soll, welche Kommunikationskanäle genutzt werden, wie man mit Erreichbarkeit umgeht. Es ist zielführend, solche Vereinbarungen gemeinsam im Team zu entwickeln und in einer „TeamCharta" festzuhalten.

2. Forschungsprojekt zur Entwicklung eines Präventionsangebots für hybride Teams

Die VBG und die FHNW führen ein gemeinsames Forschungs- und Entwicklungsprojekt (Projektlaufzeit: 02/2023 – 12/2024) durch. Die Ziele des Projekts liegen in der Entwicklung, Erprobung und Evaluation eines Präventionsangebots, das hybride Teams dabei unterstützt, ihre eigene TeamCharta zu erarbeiten. Kern des Angebots stellt ein Workshopkonzept dar – *Workshop zur Entwicklung einer TeamCharta* –, welches Teams und ihre Mitglieder zur strukturierten Reflexion und (verbesserten) Gestaltung ihrer Arbeitssituation anleitet und ihnen dadurch bei der Einführung und Weiterentwicklung hybrider Arbeitsformen hilft. Die Teams sollen ihre Arbeitssituation und Zusammenarbeit weiterentwickeln, dass das Team erfolgreich hybrid arbeiten kann, keine bzw. möglichst wenige arbeitsbedingte Fehlbelastungen auftreten und die Teammitglieder langfristig gesund bleiben.

Ein weiteres Ziel liegt in der praxisgerechten Aufbereitung des Präventionsangebots, um hybrid arbeitende Teams bei der eigenständigen Durchführung von TeamCharta-Workshops zu unterstützen.

Zentrale Forschungsfragen bei der Entwicklung und Evaluation des Präventionsangebots für hybride Teams sind:
1. Wie muss das bestehende Workshopkonzept „TeamCharta" (vgl. Abschnitt 2 „Entwicklung des TeamCharta-Workshops") weiterentwickelt werden, um aktuellen Herausforderungen der hybriden und gesundheitsgerechten Arbeitsgestaltung zu genügen?
2. Wie kann der eigenständige betriebliche Einsatz des weiterentwickelten Workshopkonzepts „TeamCharta" gelingen und unterstützt werden?
3. Wie können das weiterentwickelte Workshopkonzept „TeamCharta" und dessen eigenständiger betrieblicher Einsatz evaluiert werden?

Zur Klärung der Forschungsfragen und zur Realisierung des Präventionsangebots sind sowohl der Einbezug wissenschaftlicher Erkenntnisse als auch die Beteiligung betrieblicher Expertinnen und Experten sowie hybrider Teams grundlegend. Nur so war es möglich, dass das praxisgerecht gestaltete Präventionsangebot inhaltlich die Bedarfe hybrid arbeitender Teams trifft.

3. Entwicklung des TeamCharta-Workshops

Ausgangspunkt für die Realisierung des Projektziels war ein vorhandenes Workshopkonzept der FHNW, mit dem Teams angeleitet werden, eine TeamCharta zu erarbeiten (Weichbrodt, J., Schulze, H., & Krause, A.; 2015). Das Verfahren wurde bereits 2015 entwickelt. Daher waren eine Prüfung und Überarbeitung der in Teams zu besprechenden Themen und zu treffenden Vereinbarungen erforderlich. Zur Realisierung des Projektziels wurden mehrere aufeinander aufbauende Arbeitspakete geplant:
1. Weiterentwicklung des bestehenden TeamCharta-Workshops der FHNW mit Fokus auf die aktuellen Bedarfe der VBG-Branchen/-Mitgliedsunternehmen: Gemeinsam mit Vertretenden der VBG wurden aktuelle inhaltliche Anforderungen der VBG und ihrer Branchen/Mitgliedsunternehmen an das zukünftige Workshopkonzept „TeamCharta" in Bezug auf a) aktuelle Themen hybrider Zusammenarbeit sowie b) die Selbstdurchführung des Workshops durch Teams herausgearbeitet.
2. Partizipative Evaluation und Optimierung der ersten Version des TeamCharta-Workshops im Feld:
Zunächst wurde für die erste Version des weiterentwickelten TeamCharta-Workshops Feedback von betrieblichen Expertinnen und Experten eingeholt und ausgewertet und so das Workshopkonzept überarbeitet. Anschließend wurden Pilotworkshops, in denen hybride Teams ihre eigene TeamCharta erarbeitet haben,

erprobt. Auf Basis der Erfahrungen in den Workshops und der Rückmeldungen durch die teilnehmenden Teammitglieder erfolgte eine sukzessive Optimierung des Workshopkonzepts. Parallel wurden die praxisgerechte Umsetzung und die Aufbereitung für den eigenständigen betrieblichen Einsatz als webbasiertes Präventionsangebot entwickelt und durch Feedback betrieblicher Praxispartnerinnen und -partner weiterentwickelt.

3. Evaluation der Anwendung:
Einsatz und Nutzen des Präventionsangebots und insbesondere des inhaltlich-methodischen Workshopkonzepts zur Erarbeitung einer TeamCharta werden erhoben und ausgewertet (Umsetzung und Auswertung dieses Arbeitspakets sind für 2024 geplant).

4. Das Präventionsangebot für hybride Teams

Das Workshopkonzept „TeamCharta" ist eingebettet in ein webbasiertes Präventionsangebot, das Betriebe bzw. Teams durch Anleitungen, Materialien und Hintergrundinformationen bei der eigenständigen Durchführung von Workshops zur Erarbeitung einer TeamCharta unterstützt.

4.1 Worum geht es im TeamCharta-Workshop?

Im Rahmen des TeamCharta-Workshops werden die Mitglieder eines Teams strukturiert dabei angeleitet, sich zu sechs Themen, die sich im Kontext hybrider Zusammenarbeit als relevant herausgestellt haben, auszutauschen und dort, wo sich Bedarf zeigt, Vereinbarungen zu treffen (vgl. Abb. 1). Dies können gemeinsam verabschiedete Regeln oder aber Prinzipien sein, die Orientierung für die Zusammenarbeit bieten.

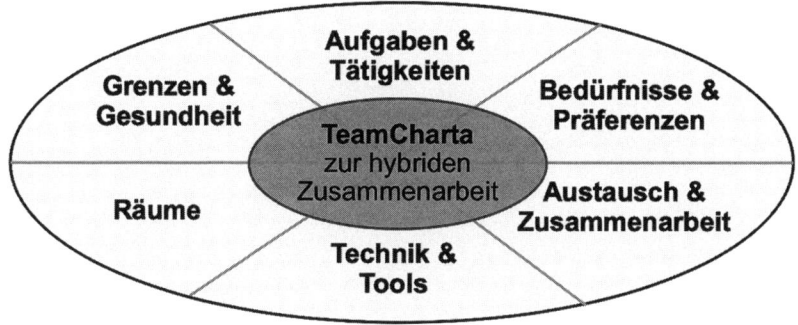

Abb. 1: Themen, die im Rahmen des TeamCharta-Workshops besprochen werden

4.2. Aufbau und Ablauf des TeamCharta-Workshops
Die Erarbeitung einer TeamCharta erfolgt in einem mehrschrittigen Vorgehen:
1. Zur *Vorbereitung des Workshops* reflektieren alle Teammitglieder und die Führungskraft für sich allein die aktuelle Situation im Team, basierend auf den 6 Themen (vgl. Abb. 1).
2. Im *TeamCharta-Workshop* erfolgt von allen Teammitgliedern gemeinsam eine strukturierte Reflexion ihrer Arbeitssituation und ihrer Zusammenarbeit. Es werden Teamvereinbarungen getroffen.
3. Im Zuge einer regelmäßigen *Nachbereitung* wird überprüft, ob und welchen Einfluss die Teamvereinbarungen auf andere Organisationseinheiten im Betrieb haben. Bei Bedarf werden Absprachen und Anpassungen mit diesen vorgenommen (Feintuning).

4.3 Betrieblicher Nutzen des Präventionsangebots
TeamChartas sowie der partizipative Erstellungsprozess stellen eine Maßnahme dar, damit Teams Herausforderungen der verteilten Arbeit an verschiedenen Arbeitsorten begegnen und nachhaltig gesund und erfolgreich zusammenarbeiten können.

Literatur
Weichbrodt, J., Schulze, H., & Krause, A. (2015). Anleitung zur Erstellung einer Teamvereinbarung für mobiles Arbeiten. Olten: Hochschule für Angewandte Psychologie FHNW.

Evelyn Sophie Beyer, Simone Kauffeld & Eva-Maria Schulte-Seitz
Technische Universität Braunschweig

Gesund mobil Arbeiten: App-basiertes Anwendungsbeispiel

1. Gesund Arbeiten

1.1 Hintergrund und Ausgangslage

In den vergangenen zehn Jahren hat die Anzahl der Krankheitstage aufgrund psychischer Belastungen um 48,4 % zugenommen (Badura et al., 2023). Psychische Belastungen gehören zu den Hauptursachen für Arbeitsausfälle. Neue Herausforderungen wie veränderte Arbeitsstrukturen durch mobiles Arbeiten können zusätzliche Belastungen darstellen. Das individuelle Stresserleben ist dabei ein bedeutender Faktor und kann zu psychischen Belastungen führen (Badura et al., 2023). Die Prävention psychischer Belastungen ist somit im Fokus, um dem negativen Trend entgegenzuwirken. Um das Stresserleben zu reduzieren, müssen in Anlehnung an das Job-Demands-Ressources-Modell (Demerouti et al., 2001) Anforderungen verringert und Ressourcen gestärkt werden. Besonders wirksam haben sich Ansätze gezeigt, die verhaltens- und verhältnispräventive Ansätze kombinieren (Barthelmes et al. 2019). Maßnahmen sollten zudem auf die Individual- und die Teamebene abzielen und zeitnah zur Analyse stattfinden (Kauffeld et al., 2021).

1.2 Was ist GesA?

Die GesA-App (©4A-SIDE GmbH) für gesundes Arbeiten ermöglicht genau dies – Analyseergebnisse stehen unmittelbar zur Verfügung und werden mit Maßnahmenvorschlägen zur Verhaltens- und Verhältnisprävention verknüpft. Die Analyse der Anforderungen und Ressourcen basiert auf einem validierten Fragebogen (ReA; Schulte et al., 2021) mit Erweiterungen zu digitalem Arbeiten (ReA-Digi; Müller et al., in prep) und – neu – mobilem Arbeiten (ReA-Mobil, Beyer et al., in prep). Während der ReA-Digi Anforderungen (z.B. digitale Leistungsüberwachung) und Ressourcen (z.B. erleichterte Kommunikation durch digitale Technologie) in der digitalen Arbeit erfasst, die sowohl im Büro als auch im Homeoffice relevant sein können, fokussieren die neuen ReA-Mobil-Skalen auf darüberhinausgehende spezifische Anforderungen und Ressourcen beim mobilen Arbeiten. Weiterhin kombiniert GesA Verhaltens- und Verhältnisprävention, indem sie passgenaue individuelle Interventionen in der App vorschlägt (s. Abb. 1) und die Mitarbeitenden ihre Ergebnisse mit Führungskräften bzw. dem Unternehmen teilen können, so dass Teamergebnisse in einem Dashboard ausgewertet und Interventionen für die Teamebene abgeleitet werden können.

Im ersten Schritt wurden, basierend auf einer Literaturrecherche, Skalen abgeleitet und zugehörige Items entwickelt. Im zweiten Schritt wurden die Skalen in zwei Stichproben mittels konfirmatorischer Faktorenanalyse validiert (N1 = 319, N2 = 639). Die Ergebnisse bestätigen drei neue Anforderungen (Selbstgefährdung, Mobile Arbeit als Karrierehemmnis, Videokonferenz-Erschöpfung) sowie vier neue Ressourcen (Aufgabenpassung zur mobilen Arbeit, Führung beim Mobilen Arbeiten, Zeitliche Struktur, Mobile Arbeitsumgebung; Beyer et al., in prep). Die um die Themen digitales und mobiles Arbeiten erweiterte GesA-App enthält insgesamt 30 Ressourcen und 29 Anforderungen und wird im letzten Schritt erstmalig in einem Anwendungsbeispiel erprobt.

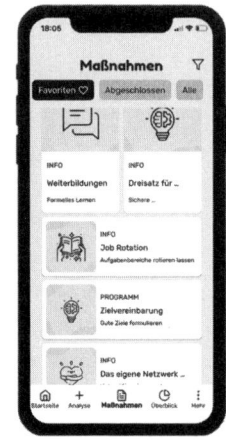

Abb. 1: Interface GesA-App

2. App-basiertes Anwendungsbeispiel

2.1 Prozessablauf Prävention am Anwendungsbeispiel

Das folgende Anwendungsbeispiel eines Forschungsteams mit 22 Beschäftigten, verdeutlicht den möglichen Einsatz zur Verhältnisprävention auf Teamebene (vgl. Beyer et al., in prep). Als Erstes wurden Anforderungen und Ressourcen der Mitarbeitenden durch die App erfasst und in Echtzeit an die Mitarbeitenden zurückgespiegelt. Dadurch wurde Verhaltensprävention mit individuellem Fokus unmittelbar mittels Maßnahmenempfehlungen in der App ermöglicht und konnte von Beschäftigten auch über diese Studie hinaus weiter genutzt werden (s. Abb. 1). Als Zweites wurde mit Hilfe der aggregierten Teamergebnisse ein zweieinhalbstündiger Team-Workshop als Auftakt der Verhältnisprävention durchgeführt. Alle Teamergebnisse wurden als Poster und in einer Präsentation präsentiert und erklärt. Zudem wurden Belastungen, Beanspruchungen, Ressourcen und Anforderungen anhand des Belastungs-Beanspruchungsmodell (Sonntag et al., 2012) erklärt. Darüber hinaus wurde der Prozessablauf von GesA mit der Verknüpfung von Verhaltens- und Verhältnisprävention und das weitere Vorgehen besprochen.

Das Tool empfiehlt die negativste Gesamtausprägung und die höchsten Abweichungen innerhalb des Teams als Entwicklungsfelder zu fokussieren. Gleichzeitig sollte die individuelle Bewertung der Teammitglieder hinsichtlich der Beanspruchung berücksichtigt werden. Die Arbeitnehmenden konnten daher mit drei Klebepunkten Entwicklungsskalen priorisieren, die sie im Team-Workshop besprechen wollten. Der Workshop stand unter der Frage „Was können wir als Mitarbeitende konkret tun, um diesen Entwicklungsfeldern entgegenzuwirken? (Wer, Was, Wann, Wo?)". In Form eines World Cafés hatte jede Person die Möglichkeit in Kleingruppen an der Erarbeitung von Lösungen mitzuwirken. Erste konkrete Maßnahmen sowie weiterführende Ideen wurden abschließend im Team vorgestellt. Zudem wurden die nächsten Schritte zur weiteren Ausarbeitung und Durchführung der Teammaßnahmen vorgestellt und die Mitarbeitenden erneut ermutigt, individuell passgenaue Verhaltensprävention aus der App umzusetzen sowie bei Bedarf individuelle Gespräche mit den Führungskräften zu nutzen.

2.2 Ergebnisse Anwendungsbeispiel
Der aktuelle Einsatz des *GesA-Tools* zur Analyse und Intervention auf Individuums- und Teamebene wurde durch die Teilnehmenden nach dem Teamworkshop mittels eines Fragebogens (Grohmann & Kauffeld, 2013) erstmals evaluiert ($N = 16$). Insgesamt war die Reaktion auf die *GesA-App* und dem Team-Workshop positiv: 100 % der Teilnehmenden waren mit der Nutzung der App zufrieden und 73 % empfanden die App als nützlich. Auch mit dem Team-Workshop waren 94 % zufrieden und die Mehrheit empfand ihn als nützlich (62 %). Beinahe die Hälfte der Teilnehmenden gaben bereits an, etwas bei der *GesA-App* Nutzung (40 %) und dem Teamworkshop (50 %) gelernt zu haben. Es erwarten erst 27 % durch die *GesA-App* und 44 % durch den Teamworkshop einen Transfer in die Praxis. Darüber hinaus erwarten 40 %, dass sich durch die Nutzung der *GesA-App* etwas an der eigenen Arbeitsleistung verbessern wird und sie zufriedener sein werden. Bei dem Teamworkshop erwarten dies 31 %. Während ebenfalls 40 % globale Änderung im Unternehmen (bspw. Unternehmensklima) durch die Nutzung der *GesA-App* erwarten, sind es bei dem Teamworkshop 69 %. Zur Einordnung dieser Ergebnisse diente die qualitative Untersuchung der Rückmeldungen. Beschäftigte wünschen sich zukünftig Raum für *GesA* während der Arbeitszeit ($N = 12$) und erwarteten, dass sich dies auf den Transfer, die individuellen und globalen Unternehmensergebnisse durch Verhaltens- und Verhältnisprävention auswirke. Der Teamworkshop als Auftakt eines neuen Gesundheitsprozesses wurde insgesamt positiv bewertet, aber auch hier empfanden alle die weitere Umsetzung und Unterstützung durch die Führung für die weitere Bewertung entscheidend.

Vor allem die Kombination aus individueller Nutzung der App gekoppelt mit einer Intervention auf Teamebene erscheint im Anwendungsbeispiel vielversprechend. In weiteren wissenschaftlichen Untersuchungen wird *GesA* weiter evaluiert und der Umsetzungsleitfaden zur nachhaltigen Prävention psychischer Belastungen optimiert.

Literatur

Badura, B., Ducki, A., Baumgardt, J., Meyer, M. & Schröder, H. (2023). *Schwerpunkt: Zeitenwende – Arbeit gesund gestalten.* Springer: Berlin.

Barthelmes, I., Bödeker, W., Sörensen, J., Kleinlercher, K.-M., & Odoy, J. (2019). iga.Report 40. *Wirksamkeit und Nutzen arbeitsweltbezogener Gesundheitsförderung und Prävention. Zusammenstellung der wissenschaftlichen Evidenz 2012 bis 2018.* Dresden: iga.

Beyer, E. S., Kauffeld, S. & Schulte, E.-M. (in prep). Gesund mobil Arbeiten: App-basiertes Anwendungsbeispiel.

Demerouti, E., Bakker, A. B., Nachreiner, F. & Schaufeli, W. B. (2001). The job demands-resources model of burnout. *Journal of Applied Psychology, 86*(3), 499–512.

Grohmann, A. & Kauffeld, S. (2013). *Evaluating Training Programs: Development and correlates of the Questionnaire for Professional Training Evaluation.* International Journal of Training and Development, 17(2), 135–155.

Kauffeld, S., Müller, A., Schulte, EM. (2021). *Betriebliches Gesundheitsmanagement.* In: Michel, A., Hoppe, A. (eds) Handbuch Gesundheitsförderung bei der Arbeit. Springer, Wiesbaden.

Müller, A., Kauffeld, S. & Schulte, E.-M. (in prep.). Resources and demands of the digital world of work: an extension of a tool for the analysis of workplace hazards.

Schulte, E.-M., Wittner, B., & Kauffeld, S. (2021). Ressourcen und Anforderungen (ReA) in der Arbeitswelt: *Entwicklung und erste Validierung eines Fragebogens. Gruppe. Interaktion. Organisation. Zeitschrift für Angewandte Organisationspsychologie (GIO), 52*(2), 405–415.

Sonntag, K., Frieling, E., & Stegmaier, R. (2012). *Lehrbuch Arbeitspsychologie* (3. Aufl.). Bern: Huber.

Katja Ninnemann[1], Jennifer Schneidt[1],
Christian Dehmel[2] & Tobias Ringeisen[2]
[1]Hochschule für Technik und Wirtschaft Berlin;
[2]Hochschule für Wirtschaft und Recht Berlin

Merkmale und Verortung hybrider Wissensarbeit in Teams

1. Einleitung

Mit zunehmender Flexibilisierung von Wissensarbeit stehen Arbeitgeber*innen vor der Herausforderung, hybride Arbeitssettings für Wissensteams zu entwickeln. Da sich Wissensarbeit durch Komplexität, Neuartigkeit und stetige Veränderungen auszeichnet, ist eine regelmäßige Anpassung der Zusammenarbeit in den Teams erforderlich (vgl. u.a. Kelter et al., 2009). Dabei sollten Arbeitsumgebungen einen Wechsel zwischen individueller und kollaborativer Wissensarbeit und gleichzeitig ein örtlich und/oder zeitlich variables Arbeiten der Teammitglieder unterstützen.

Trotz hoher Relevanz ist teambezogene Wissensarbeit in hybriden Settings kaum erforscht; Studien beschränkt sich auf virtuelle Teams (vgl. u.a. Kilcullen et al., 2022). Als Antwort darauf werden im interdisziplinären Forschungsprojekt „RAW_Reallabor" am Schnittpunkt von Architektur und Psychologie u.a. Merkmale teambezogener Wissensarbeit in hybriden Settings sowie Bedürfnisse und Anforderungen von Wissensteams zur Gestaltung hybrider Arbeitsumgebungen untersucht.

2. Analyseebenen teambezogener Wissensarbeit

Zur Analyse nutzten wir das Modell von Bosch-Sijtsema et al. (2011), welches mit dem Organisationskontext, den Arbeitsorten und den Teammerkmalen drei Einflussebenen auf die Leistung von Wissensteams berücksichtigt (siehe Abb. 1).

Statt der Leistung als Outcome interessierten im Projekt die Zusammenhänge zwischen Teammerkmalen (Teamaufgaben, -strukturen, -prozessen) und der Nutzung von bzw. den Anforderungen an hybride Arbeitsumgebungen. Ausgangspunkt bildeten die Tätigkeiten der Wissensarbeit (als Teil der Teamprozesse), wobei wir eine Taxonomie gewählt haben, die für Einzelarbeit, Teamarbeit und Teamaustausch jeweils drei Tätigkeiten differenziert (vgl. Abb. 1; für einen Überblick siehe Steffen, 2022).

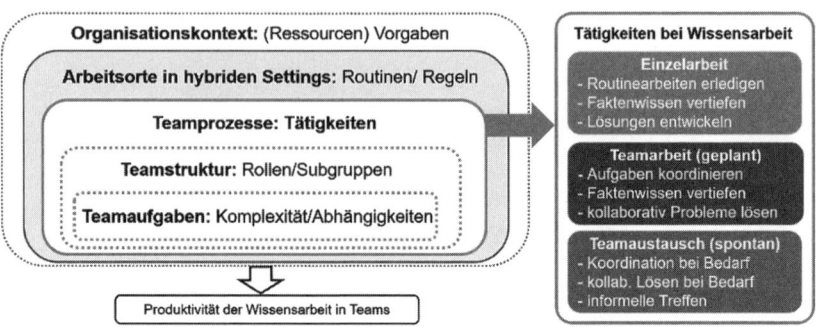

Abb. 1: Modell der Prädiktoren der Leistung von Wissensarbeit in Teams nach Bosch-Sijtsema et al., 2011

3. Methode

3.1 Stichprobe

Daten wurden in vier Wissensteams mit fünf bis acht Mitarbeitenden aus zwei Berliner Unternehmen erhoben. In Bezug auf fachlichen Hintergrund, Alter, Geschlecht und Zugehörigkeitsdauer waren die Teams divers. Teamintern arbeiteten die Mitglieder kollaborativ und hybrid zusammen. Sie nutzten einen organisational-räumlich definierten Bereich.

3.2 Datenerhebung und -auswertung

Es wurde mit einem Mixed-Method-Ansatz gearbeitet, welcher quantitative, schriftliche Individualbefragungen mit explorativen, qualitativen Methoden kombiniert. Um die Merkmale nach Bosch-Sijtsema et al. (2011) für Teamprozesse, Teamstruktur und Teamaufgaben zu erfassen, wurde auf Basis validierter Instrumente und neuentwickelter Items ein Fragebogen zusammengestellt und deskriptiv / korrelativ analysiert.

Die Ergebnisse wurden in halbstandardisierten Gruppeninterviews mit den Teams vertieft und reflektiert. Um Anforderungen an bzw. die Nutzung von hybriden Arbeitsumgebungen zu erfassen, wurden Gruppeninterviews sowie eine zweite Befragung durchgeführt und ausgewertet. Dort diskutierten die Teams intern mittels eines Diamondrankings (Clark et al., 2013) die Verortung von Wissensarbeit mit Hilfe ausgewählter Arbeitsumgebungen (van Meel, 2020).

4. Vorläufige Ergebnisse

4.1 Merkmale der Wissensarbeit in Teams

Die Wichtigkeit und Häufigkeit der drei Tätigkeitsbereiche Einzelarbeit, Teamarbeit und Teamaustausch hängt u.a. von der Komplexität und Dringlichkeit der Aufgaben, dem definierten Workflow, der Verteilung von Aufgaben/Rollen und Entscheidungsspielräumen ab. Einzelarbeit bildet teamübergreifend den wichtigsten Tätigkeitsbereich, dessen erfolgreiche Realisierung durch Tätigkeiten der geplanten Teamarbeit und des spontanen Teamaustauschs unterstützt wird.

Die Teams unterscheiden sich in der Ausgestaltung der unterstützenden Tätigkeiten und der teaminternen Selbstorganisation. Dies wird u.a. von den Aufgaben und teaminternen Abhängigkeiten bei deren Bearbeitung, den Teamzielen oder Vorgaben des Unternehmens beeinflusst. Darüber hinaus hat Kollegialität im Team Auswirkungen auf die Relevanz und Häufigkeit von Teamarbeit/-austausch.

Im Bereich der geplanten Teamarbeit wünschen sich alle Teams häufigere Arbeitstreffen, um Faktenwissen auszutauschen. Im Bereich des spontanen Teamaustauschs stufen die Teams hingegen Treffen zur Koordination oder zum anlassbezogenen Austausch wichtiger als Treffen zur Problemlösung ein. Um selbstorganisierte Unterstützung teamintern zu fördern, bedarf es Regeln, wo, wann und in welchem Umfang Zeitfenster für Teamarbeit und spontanen Teamaustausch reserviert werden, um diese bei Bedarf nutzen zu können.

4.2 Verortung von Wissensarbeit in Teams
Für Einzelarbeit, Teamarbeit und Teamaustausch werden unterschiedliche Orte präferiert. Um ungestört alleine zu arbeiten, wünschen sich alle Teams am Firmenstandort Rückzugsorte mit guter technischer Ausstattung, die ruhiges und konzentriertes Arbeiten ermöglichen, allerdings in geringer Entfernung zu den Teammitgliedern, um bei Bedarf spontanen Austausch initiieren zu können.

Für die Teamarbeit am Firmenstandort wünschen sich alle Teams Besprechungs- oder Projekträume, die über abwechslungsreiche Medien verfügen und bedarfsabhängig Tätigkeiten wie Koordination, Faktenaustausch oder Problemlösung unterstützen. Gewünschte Raumlösungen für hybride Teamarbeit sind vielfältiger und variieren abhängig von der Anzahl der Teilnehmenden, der Tätigkeit und/oder der zu erledigenden Aufgabe. Wichtiger als räumliche Merkmale sind eine angemessene technische Ausstattung und ein Schutz vor ungewünschten Störungen.

Um spontanen Austauschs zu fördern, wünschen sich alle Teams am Firmenstandort informelle Orte mit angenehmer Atmosphäre, die in kurzer Entfernung zum eigenen Arbeitsplatz liegen und ohne Aufwand/Buchung nutzbar sind. Gewünschte Orte für hybriden Teamaustausch variieren zwischen den Teams, was z.B. vom Bedürfnis nach Vertraulichkeit oder Störungsfreiheit abhängt.

5. Fazit und Ausblick

Die vorläufigen Ergebnisse zeigen, dass bei Wissensarbeit im Team alle drei Tätigkeitsbereiche relevant sind, auch wenn deren Häufigkeit und Ausgestaltung je Team variieren. Tätigkeiten, die dem Teilen, Vertiefen und Neuschaffen von Wissen zur Bearbeitung komplexer Aufgaben dienen, erfordern kollaborative Formate in Präsenz. Dringliche und/oder komplexe Aufgaben erfordern zudem mehr Zeit für spontanen Teamaustausch in Präsenz, der aber nur realisiert werden kann, wenn entsprechende Zeitbudgets reserviert werden und die Teammitglieder aufgrund von Regeln vor Ort sind.

Eine neue Erkenntnis ist, dass die Teams bei hybriden Arbeitssettings für Teamarbeit und Teamaustausch eine größere Vielfalt an (technischen) Applikationen wünschen als in Präsenz. Insgesamt bedarf es klaren Regeln, um eine sinnvolle Passung zwischen den Tätigkeiten und deren Verortung in Wissensteams zu realisieren.

Auf Basis der Auswertungsergebnisse werden in der 2. Phase des Forschungsprojektes Werkzeuge zur Unterstützung von Entwicklungs- und Realisierungsprozessen hybrider Arbeitsumgebungen entwickelt. Mit den Werkzeugen sollen Wissensteams zur bedürfnisgerechten Gestaltung und Organisation von hybriden Arbeitsumgebungen befähigt werden, um eine Passung von teambezogener Wissensarbeit und hybriden Arbeitsorten im Kontext stetiger Veränderungsprozesse abzusichern.

Literatur

Bosch-Sijtsema, P. M., Fruchter, R., Vartiainen, M. & Ruohomäki, V. (2011). A Framework to Analyze Knowledge Work in Distributed Teams. *Group & Organization Management, 36*(3), 275–307.

Clark, J., Laing, K., Tiplady, L. & Woolner, P. (2013). Making Connections: Theory and Practice of Using Visual Methods to Aid Participation in Research. Newcastle University. Research Centre for Learning and Teaching.

Kelter, J., Rief, S., Bauer, W. & Haner, U. E. (2009). *Information Work 2009. Office 21-Studie; über die Potenziale von Informations-und Kommunikationstechnologien bei Büro-und Wissensarbeit.*

Kilcullen, M., Feitosa, J. & Salas, E. (2022). Insights From the Virtual Team Science: Rapid Deployment During COVID-19. *Human factors, 64*(8), 1429–1440.

Steffen, M. H. (2022). *Büroraumsettings für Wissensarbeit: Entwicklung eines Orientierungsmodells.* Dissertation, Fakultät für Humanwissenschaften der Otto-von-Guericke-Universität Magdeburg.

van Meel, J. (2020). The activity-based working practice guide (Second edition). Copenhagen. ICOP.

Lilly Dütz, Fabian Fritsch & Oliver Sträter
Universität Kassel

Virtuelle Selbstwirksamkeit und der Zusammenhang von Arbeitsanforderungen und Erschöpfung

1. Ausgangslage

Psychische Belastungen im Arbeitskontext steigen in Deutschland weiter an und verursachen immer häufiger Fehlzeiten und damit hohe Kosten (TK, 2023). Sowohl zu hoch als auch zu gering eingeschätzte Belastungen können als langfristige Fehlbeanspruchungen Erkrankungen wie das Burnout-Syndrom begünstigen. Ein relevanter Forschungsstrang konzentriert sich auf Selbstwirksamkeit als persönliche Ressource. Diese wird als Vertrauen in die eigenen Fähigkeiten im Umgang mit Anforderungen aller Art definiert (Bandura, 1997). Durch die zunehmende Verbreitung virtueller Arbeitsformen (z.B. Homeoffice) wurde im Folgenden das Konstrukt der Remote Work Self-Efficacy (RWSE) berücksichtigt, welche sich auf die Überzeugung einer Person bezieht, dass virtuelle Arbeitspraktiken erfolgreich bewältigt werden können (Staples et al., 1999). Aktuell gibt es widersprüchliche Befunde dazu, ob Selbstwirksamkeit den Zusammenhang von Arbeitsanforderungen und Erschöpfung abschwächen (d.h. als Moderatorvariable wirken) kann (Dicke et al., 2018; Xanthopoulou et al., 2007). Diese Moderationsannahme sollte im Kontext des virtuellen Arbeitsumfeldes geprüft werden.

2. Methodisches Vorgehen

Mithilfe einer Online-Fragebogenstudie wurden die Annahmen des Job Demands-Resources (JD-R) Modells nach Demerouti et al. (2001) unter Hinzunahme virtueller Selbstwirksamkeit getestet. Arbeitsanforderungen wurden durch die quantitative Arbeitsbelastung in Form von Zeitdruck und Arbeitsmenge operationalisiert (Englisch, 2017). Erschöpfung wurde mit Hilfe des Burnout Assessment Tools erhoben (Beer et al., 2020). Es wurden ausschließlich Likert-Skalen mit ausreichend hohen psychometrischen Kennwerten verwendet. Arbeitnehmende, die angaben, an mindestens einem Tag pro Woche oder mindestens an vier Tagen im Monat mithilfe von Technologie außerhalb eines zentralen Büros, d.h. virtuell zu arbeiten, wurden zur Befragung zugelassen.

3. Ergebnisse

Es wurden 203 Personen befragt, wobei Männer und Frauen gleich häufig vertreten waren. Die Mehrheit (43.84%) gab an, zwischen 25–30 Jahre alt zu sein. Die Befragten wiesen mehrheitlich (79.31 %) einen akademischen Abschluss auf und verfügten am häufigsten (32.51 %) über bis zu drei Jahren Berufserfahrung. Mittels einer Korrelationsberechnung wurde der Zusammenhang von Arbeitsanforderungen und Erschöpfung überprüft. Um herauszufinden, ob die Selbstwirksamkeit bei der virtuellen Arbeit den Zusammenhang von Arbeitsanforderungen und Erschöpfung moderiert, wurde eine multiple lineare Regression in RStudio gerechnet. Die Daten offenbarten entgegen der Forschungshypothese einen negativen Zusammenhang zwischen Arbeitsanforderungen und Erschöpfung. Demzufolge hingen hohe Arbeitsanforderungen mit geringen Erschöpfungswerten zusammen bzw. niedrige Arbeitsanforderungen mit hohen Erschöpfungswerten. Virtuelle Selbstwirksamkeit bzw. RWSE hatte zudem keinen signifikanten Einfluss auf den Zusammenhang von Arbeitsanforderungen und Erschöpfung, weshalb die Moderationshypothese abgelehnt wurde.

4. Diskussion

Der negative Zusammenhang von Arbeitsanforderungen und Erschöpfung rückt die differenzierte Betrachtung von hinderlichen und herausfordernden Arbeitsanforderungen und deren Integrationsmöglichkeiten in das JD-R-Modell in den Fokus weiterer Forschungsarbeiten (Lepine et al., 2005; Lesener et al., 2018). Weiterhin liefern die Ergebnisse Hinweise auf die Wichtigkeit der Regulierung und Optimierung von Arbeitsanforderungen (durch Führungskräfte oder Mitarbeitende) in Übereinstimmung mit den Bedürfnissen der jeweiligen Mitarbeitenden (Bakker et al., 2023; Rudolph et al., 2017; Tims & Bakker, 2010).

Das Ablehnen der vorhergesagten Moderatorfunktion von virtueller Selbstwirksamkeit könnte durch die Homogenität der Stichprobe sowie durch die Verwendung einer Online-Fragenbogenstudie begünstigt worden sein. Des Weiteren könnte es sein, dass andere nicht erhobene Ressourcen wie der Handlungsspielraum in der Stichprobe besonders stark ausgeprägt waren, wodurch RWSE als persönliche Ressource möglicherweise weniger einflussreich war (Wöhrmann et al., 2020). Überdies wurden die erhobenen Variablen ausschließlich im Selbstbericht erfasst, weshalb zukünftig weitere Messmethoden einbezogen werden sollten bzw. das Forschungsdesign anzupassen und zu erweitern wäre (Demerouti & Nachreiner, 2018).

Im Hinblick auf die Erkennung potenzieller Fehlbelastungen bzw. die Verhinderung langfristiger Fehlbeanspruchungen und dadurch entstehender hoher Ausfallkosten auf Unternehmensseite, sollte es zukünftig verstärkt im Interesse von Unternehmen liegen, psychische Belastungen am Arbeitsplatz zum strategisch wichtigen Thema zu erklären (Bombana et al., 2022). Hinsichtlich der zunehmenden Verbreitung von virtuellen Arbeitsformen sollten Organisationen ihre Mitarbeitenden außerdem beim Kompetenzen- und Ressourcenerwerb (wie z. B. zur Erhöhung von virtueller Selbstwirksamkeit) unterstützen (Adamovic et al., 2022).

Literatur

Adamovic, M., Gahan, P., Olsen, J., Gulyas, A., Shallcross, D. & Mendoza, A. (2022). Exploring the adoption of virtual work: the role of virtual work self-efficacy and virtual work climate. The *International Journal of Human Resource Management, 33*(17), 3492–3525. https://doi.org/10.1080/09585192.2021.1913363

Bakker, A. B., Demerouti, E. & Sanz-Vergel, A. (2023). Job Demands – Resources Theory: Ten Years Later. *Annual Review of Organizational Psychology and Organizational Behavior, 10*(1), 25–53. https://doi.org/10.1146/annurev-orgpsych-120920-053933

Bandura, A. (1997). *Self-Efficacy:* The Exercise of Control. WH Freeman.

Beer, L. T. de, Schaufeli, W. B., Witte, H. de, Hakanen, J. J., Shimazu, A., Glaser, J., Seubert, C., Bosak, J., Sinval, J. & Rudnev, M. (2020). Measurement Invariance of the Burnout Assessment Tool (BAT) Across Seven Cross-National Representative Samples. *International journal of environmental research and public health, 17*(15). https://doi.org/10.3390/ijerph17155604

Bombana, M., Heinzel-Gutenbrunner, M. & Müller, G. (2022). Psychische Belastung und ihre Folgen für die Krankheitskosten – eine Längsschnittstudie in Deutschland [Psychological Stress and its Consequences for the Cost of Illness: a Longitudinal Study in Germany]. *Gesundheitswesen (Bundesverband der Ärzte des Öffentlichen Gesundheitsdienstes (Germany), 84*(10), 911–918. https://doi.org/10.1055/a-1842-5458

Demerouti, E., Bakker, A. B., Nachreiner, F. & Schaufeli, W. B. (2001). The job demands-resources model of burnout. *Journal of Applied Psychology, 86*(3), 499–512. https://doi.org/10.1037//0021-9010.86.3.499

Demerouti, E. & Nachreiner, F. (2018). Zum Arbeitsanforderungen-Arbeitsressourcen-Modell von Burnout und Arbeitsengagement – Stand der Forschung. *Zeitschrift für Arbeitswissenschaft, 73*(2), 119–130. https://doi.org/10.1007/s41449-018-0100-4

Dicke, T., Stebner, F., Linninger, C., Kunter, M. & Leutner, D. (2018). A longitudinal study of teachers' occupational well-being: Applying the job demands-resources model. *Journal of occupational health psychology, 23*(2), 262–277. https://doi.org/10.1037/ocp0000070

Englisch, F. (2017). *Erweiterung und Validierung des „Fragebogen zur Mitarbeiterzufriedenheit" (MABO) anhand empirischer Daten* [Masterarbeit]. Universität Kassel, Kassel.

Lepine, J. A., Podsakoff, N. P. & Lepine, M. A. (2005). A Meta-Analytic Test of the Challenge Stressor–Hindrance Stressor Framework: An Explanation for Inconsistent Relationships Among Stressors and Performance. *Academy of Management Journal, 48*(5), 764–775. https://doi.org/10.5465/amj.2005.18803921

Lesener, T., Gusy, B. & Wolter, C. (2018). The job demands-resources model: A meta-analytic review of longitudinal studies. *Work & Stress, 33*(1), 76–103. https://doi.org/10.1080/02678373.2018.1529065

Rudolph, C. W., Katz, I. M., Lavigne, K. N. & Zacher, H. (2017). Job crafting: A meta-analysis of relationships with individual differences, job characteristics, and work outcomes. *Journal of Vocational Behavior, 102*, 112–138. https://doi.org/10.1016/j.jvb.2017.05.008

Staples, D. S., Hulland, J. S. & Higgins, C. A. (1999). A Self-Efficacy Theory Explanation for the Management of Remote Workers in Virtual Organizations. *Organization Science, 10*(6), 758–776. https://doi.org/10.1287/orsc.10.6.758

Tims, M. & Bakker, A. B. (2010). Job crafting: Towards a new model of individual job redesign. SA *Journal of Industrial Psychology, 36*(2). https://doi.org/10.4102/sajip.v36i2.841

TK (Hrsg.). (2023). *Arbeitgeber-Studie: Psychische Belastung am Arbeitsplatz immer bedeutender – Fehlzeiten deutlich gestiegen.* https://www.tk.de/presse/themen/praevention/gesunder-arbeitsplatz/arbeitgeber-studie-whatsnext-2145326

Wöhrmann, A. M., Backhaus N., Tisch, A. & Michel, A. (2020). *BAuA-Arbeitszeitbefragung: Pendeln, Telearbeit, Dienstreisen, wechselnde und mobile Arbeitsorte.* (1. Auflage). Bundesanstalt für Arbeitsschutz und Arbeitsmedizin 2020. Dortmund. https://www.baua.de/DE/Angebote/Publikationen/Berichte/F2452.html

Xanthopoulou, D., Bakker, A. B., Demerouti, E. & Schaufeli, W. B. (2007). The role of personal resources in the job demands-resources model. *International Journal of Stress Management, 14*(2), 121–141. https://doi.org/10.1037/1072-5245.14.2.121

Arbeits-Dialog-Kreis 09
Stressmanagement und Verhaltensprävention

Daniela Frenzel & Franziska Jungmann
Konzeption und Evaluation einer Trainingsmaßnahme zur Stärkung der individuellen Resilienz

Beatrice Landefeld, Fabian Fritsch & Oliver Sträter
Die Rolle von Resilienz als persönliche Ressource im Kontext von psychischer Belastung am Arbeitsplatz

Pia Gerdes
Sexuelle Belästigung am Arbeitsplatz – Herausforderungen und wirksame Maßnahmen

Daniela Frenzel[1] & Franziska Jungmann[2]
[1] *Lightness Training & Coaching;*
[2] *ISM International School of Management, Berlin*

Konzeption und Evaluation einer Trainingsmaßnahme zur Stärkung der individuellen Resilienz

1. Hintergrund

Zahlreiche Untersuchungen bestätigen die förderliche Wirkung von Resilienz im Arbeitskontext (Pauls et al., 2016). Bei einer Auswertung von 92 Resilienztrainings fanden Forbes und Fikretoglu (2018) erhebliche Mängel, bedeutende Qualitätsunterschiede und dass die Mehrzahl der Trainings nicht auf wissenschaftlichen Resilienz-Konzepten basieren, heraus. Basierend auf aktuellen wissenschaftlichen Erkenntnissen aus der Resilienzforschung, dem Design von Resilienztrainings und der Gestaltung von Blended-Learning-Formaten wurde ein neuartiges Trainingskonzept entwickelt, durchgeführt und evaluiert.

2. Zusammenhänge von Resilienz im privaten und beruflichen Kontext

In der psychologischen Fachliteratur wird Resilienz im weitesten Sinne mit der Widerstandskraft eines Individuums angesichts belastender Lebensereignisse beschrieben (Bengel & Lyssenko, 2012). Dabei zeigen sich deutliche Zusammenhänge von Resilienz u.a. mit den Faktoren Dankbarkeit, Optimismus, psychisches Wohlbefinden (Thilmann & Janssen, 2020), der Emotionsregulation und der damit verbundenen Verbesserung der Selbstfürsorge (Otto & Linden, 2017) und dem Schutz der psychischen Gesundheit von Arbeitnehmenden (Souk et al., 2022). Resilienz sollte dabei nicht als Charaktereigenschaft, sondern als Prozess eingestuft werden, der durch Interventionen veränderbar ist (Rönnau-Böse & Fröhlich-Gildhoff, 2020).

3. Resilienz im Trainingskontext

Resilienz spielt eine bedeutende Rolle im Arbeitskontext und kann durch Interventionen verändert werden. Daher wurde eine evidenzbasierte Intervention zur Förderung der Resilienz gestaltet. Im vorliegenden Trainingskontext werden zum Aufbau der persönlichen Resilienz die Schutz- und Resilienzfaktoren ‚soziale Unterstützung', ‚Selbstwirksamkeit' und ‚positive Emotionen' betrachtet. Weiterhin ist das Konstrukt der Achtsamkeit relevant, da eine Steigerung der persönlichen Achtsamkeit die Resilienz positiv beeinflusst (Pauls et al., 2016).

4. Konzipierung

Bei der Analyse und Entwicklung von Resilienztrainings sollten Resilienzfaktoren spezifiziert und darüber hinaus ein ressourcen- und stärkenorientiertes therapeutisches Vorgehen gewählt werden (Lehr et al., 2018). Ausgehend von dieser Empfehlung wurde das Training angelehnt an die „Strength-based cognitive-behavioural therapy" (Padesky & Mooney, 2012) konzipiert. Ausgehend von der persönlichen Resilienz werden Stärken identifiziert und darauf aufbauend ein persönliches Konzept erstellt, was anschließend auf neue Anforderungen übertragen sowie erprobt wird (Lehr et al., 2018).

Unter Berücksichtigung des Online-Blendend-Learning-Ansatzes wurde das Training auf Basis der E-Didaktik von Kergel und Heidkamp-Kergel (2020) konzipiert. Dabei wurde u.a. Wert auf die Autonomie gelegt, indem die Lernenden die Module im eigenen Tempo erarbeiten konnten. Zudem wurden Empfehlungen des E-Learning-Prozesses von Sauter und Sauter (2013) berücksichtigt. Das Training bestand aus vier Modulen (soziale Beziehungen, Achtsamkeit, Selbstwirksamkeit, positive Emotionen), die über vier Wochen zu bearbeiten waren. Neben den Selbstlernmodulen wurde u.a. Live Workshops und Peer-Group Treffen mittels ZOOM(R) genutzt. Die Kommunikation erfolgte per automatisiertem E-Mailversandsystem.

5. Methoden

Die Evaluierung erfolgte in einem Interventionsgruppen(IG)-Kontrollgruppen(KG)-Design mit zwei Messzeitpunkten (vor und nach dem Training). Mit einem Online-Fragebogen wurden u.a. Resilienz (RS-13, Leppert et al., 2008), Achtsamkeit (MAAS; Michalak et al., 2008) und die Trainingszufriedenheit (Q4TE, Grohmann & Kauffeld, 2013) erfasst. Zudem konnten die Teilnehmenden offene Angabe zu Inhalten des Trainings oder dessen Durchführung machen.

6. Ergebnisse

Nach dem Training wurde u.a. nach ersten Verhaltensveränderungen gefragt. Teilnehmenden berichteten v.a. von mehr innerer Ruhe und Gelassenheit und dass sie sich mehr Zeit für sich selbst genommen haben. Allgemein empfanden die Teilnehmenden das Training als passendes Gesamtpaket (u.a. „Ich hatte das Gefühl, dass alles total auf mich abgestimmt war." Person 25). Weiterhin wurden die gute Aufbereitung der Arbeitsmaterialien sowie die Themeninhalte gelobt. Verbesserungswünsche gab es vor allem hinsichtlich des zeitlichen Rahmens.

Die Ergebnisse zeigen, dass sich Resilienz und subjektives Wohlbefinden der Teilnehmenden in Abhängigkeit von IG und KG über die Zeit bedeutsam erhöht hat.

Weiterhin konnten schwache, aber statistisch bedeutsame Effekte für Resistenz und Regeneration ermittelt werden.

7. Handlungsempfehlungen

Im Rahmen der Trainingsevaluation, konnten verschiedene Implikationen herausgearbeitet werden. Diese basieren auf den datenbasierten Ergebnissen und den individuellen Rückmeldungen der Teilnehmenden. Eine Anpassung des Trainings sollte u.a. folgende Punkte berücksichtigen: Längerer Zeitraum (mindestens 6 Wochen), intensivere Ausarbeitung des persönlichen Resilienzmodells, konkrete Fall- bzw. Problemdarstellungen der Teilnehmenden aufgreifen, Intervention für Schutzfaktor ‚positiven Emotion' ergänzen, und Transferbegleitung.

Das Training kann positiv auf die Resilienz und Achtsamkeit der Teilnehmenden wirken und stellt bereits in der jetzigen Form einen vielversprechenden Ansatz dar, um aufbauend auf die Resilienz im Arbeitskontext zu stärken.

Literatur

Bengel, J., & Lyssenko, L. (2012). Resilienz und psychologische Schutzfaktoren im Erwachsenenalter -Stand der Forschung zu psychologischen Schutzfaktoren von Gesundheit im Erwachsenenalter (Bd. 43). (BZgA, Hrsg.) Köln: BZgA.

Forbes, S., & Fikretoglu, D. (2018). Building Resilience: The Conceptual Basis and Research Evidence for Resilience Training Programs. Review of General Psychology, 452–468.

Grohmann, A., & Kauffeld, S. (2013). Evaluating training programs: development and correlates of the Questionnaire for Professional Training Evaluation: Development and correlates of the Q4TE. International Journal of Training and Development, 135–155.

Kergel, D., & Heidkamp-Kergel, B. (2020). E-Learning, E-Didaktik und digitales Lernen. Wiesbaden: Springer.

Leppert, K., Koch, B., Brähler, E., & Strauß, B. (2008). Die Resilienzskala (RS) – Überprüfung der Langform RS-25 und einer Kurzform RS-13. Klinische Diagnostik und Evaluation, 226-243.

Michalak, J., Heidenreich, T., Ströhle, G., & Nachtigall, C. (2008). Die deutsche Version der Mindful Attention and Awareness Scale (MAAS). Zeitschrift für klinische Psychologie und Psychotherapie (37,3), 200–208.

Otto, J., & Linden, M. (2017). Erfassung der Stressverarbeitungsstrategien Regenerations und Resistenzorientierung Eine Studie an psychosomatischen Patienten. Zeitschrift für Psychiatrie, Psychologie und Psychotherapie(65,4), 231–239.

Padesky, C. A., & Mooney, K. A. (2012). Strengths-Based Cognitive-Behavioural Therapy: A Four-Step Model to Build Resilience. Clinical Psychology & Psychotherapy, S. 283–290.

Pauls, N., Schlett, C., Soucek, R., Ziegler, M., & Frank, N. (Juni 2016). Resilienz durch Training personaler Ressourcen stärken: Evaluation einer web-basierten Achtsamkeitsintervention. Gruppe. Interaktion. Organisation (GIO), 105–117.

Rönnau-Böse, M., & Föhlich-Gildhoff, K. (2020). Resilienz und Resilienzförderung über die Lebensspanne (2. Aufl.). Stuttgart: Kohlhammer.

Sauter, W., & Sauter, S. (2013). Workplace Learning – Integrierte Kompetenzfaltung mit kooperativen und kollaborativen Lernsystemen. Berlin: Springer.

Soucek, R., Schlett, C., & Pauls, N. (2022). Interventionen zur Förderung von Resilienz im Arbeitskontext. In A. Michel, & A. Hoppe, Handbuch Gesundheitsförderung bei der Arbeit – Interventionen für Individuen, Teams und Organisationen (85–99). Wiesbaden: Springer Nature.

Thillmann, T., & Jansen, L. J. (2020). Positive Psychologie – Dankbarkeit und Optimismus zur Stärkung von Resilienz und psychischem Wohlbefinden. In SRH Fernhochschule, Gesundheit – Arbeit – Prävention Tagungsband zum 3. Kongress für Betriebliches Gesundheitsmanagement (171–186). Wiesbaden: Springer.

Beatrice Landefeld, Fabian Fritsch & Oliver Sträter
Universität Kassel

Die Rolle von Resilienz als persönliche Ressource im Kontext von psychischer Belastung am Arbeitsplatz

1, Einleitung und Hintergrund

Die steigende psychische Belastung am Arbeitsplatz ist in der heutigen Arbeitswelt ein weitreichendes Problem (Roschker, 2014). Für Unternehmen ist es daher von hoher Bedeutsamkeit Faktoren zu identifizieren, die es Mitarbeitenden ermöglichen, stressvolle Arbeitsbedingungen erfolgreich zu bewältigen. Solche Faktoren lassen sich nicht nur in der eigenen Arbeitsumgebung, sondern auch in persönlichkeitsbezogenen Merkmalen wie Resilienz finden (Bakker et al., 2014). Der Anspruch der vorliegenden Studie lag darin, die Rolle der persönlichen Ressource Resilienz im Kontext von psychischer Belastung im Rahmen einer Querschnittuntersuchung zu spezifizieren. Resilienz wurde in dieser Studie als entwicklungsfähige Ressource aufgefasst, die Individuen vor den negativen Auswirkungen von Belastungsfaktoren schützt (Luthans, 2002; Sarubin et al., 2015).

Zur Untersuchung der Fragestellung wurde das durch Demerouti et al. (2001) entwickelte Job Demands-Resources (JD-R) Modell als theoretisches Fundament herangezogen. Weil das JD-R Modell einen bedingungsbezogenen Ansatz verfolgt, haben personenbezogene Eigenschaften bisher allerdings nur in geringem Ausmaß Beachtung gefunden. Um diese identifizierte Forschungslücke zu schließen, wurde Resilienz als persönliche Ressource in das JD-R Modell integriert und ihre Auswirkungen im Wirkungsgefüge psychischer Belastungen untersucht.

Auf Grundlage der bestehenden Literatur wurde angenommen, dass Resilienz als mentaler Puffer wirkt, der die negativen Auswirkungen von hohen Arbeitsanforderungen auf negative Beanspruchung abmildert (Shoss et al., 2018). Folglich wurde die Hypothese H1, dass Resilienz die Verbindung zwischen Arbeitsanforderungen und negativer Beanspruchung moderiert, empirisch untersucht.

Weiterhin besteht zunehmend Evidenz dafür, dass eine ressourcenreiche Arbeitsumgebung die persönliche Ressource Resilienz aktiviert und in einer sogenannten Gewinnspirale resultiert (Hobfoll, 2002; Xanthopoulou et al., 2007). Schlussfolgernd wurde die Hypothese H2, dass der Zusammenhang zwischen Arbeitsressourcen und positiver Beanspruchung partiell durch Resilienz mediiert wird, empirisch überprüft.

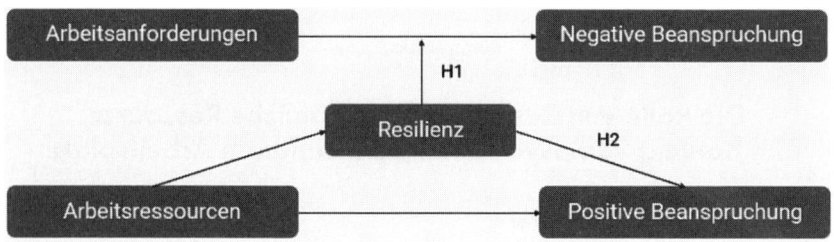

Abb. 1: Aufgestelltes Untersuchungsmodell: Integration von Resilienz ins JD-R Modell

2. Studiendesign und methodisches Vorgehen

Zur Untersuchung der Fragestellung wurde ein quantitatives Forschungsdesign in Form einer Befragung von Beschäftigten als Methode gewählt. Die Umfrage wurde am deutschen Standort eines internationalen Unternehmens durchgeführt und ergab eine Stichprobe von $N = 431$.

Als Basis für den eingesetzten Fragebogen wurde die durch die Universität Kassel entwickelte Modulare Analyse der Belastungsfaktoren in Organisationen (MABO) verwendet. Das Untersuchungsinstrument MABO wurde ausgewählt, weil es auf der einen Seite ein objektives, reliables und valides Messinstrument für psychische Belastung darstellt und auf der anderen Seite ebenso wie das JD-R Modell die Arbeitsbedingungen im Zusammenspiel mit den psychologischen Auswirkungen betrachtet (Englisch, 2017; Sträter et al., 2022b). Die Komponenten des JD-R Modells konnten somit durch die im MABO enthaltenen Arbeitsmerkmale (quantitative Anforderungen, Rollenkonflikte, Umgebungs- und Tätigkeitressourcen) sowie Auswirkungen (positive und negative Beanspruchung) operationalisiert werden.

3. Ergebnisse

Die angenommene Moderationswirkung von Resilienz auf den Zusammenhang zwischen den untersuchten Arbeitsanforderungen und negativer Beanspruchung ließ sich in der vorliegenden Studie nicht bestätigen. Es wurde jedoch ein direkter negativer Effekt von Resilienz auf die negative Beanspruchung festgestellt, welcher über die Arbeitsanforderungen und -ressourcen hinaus einen signifikanten Beitrag zur Erklärung der Varianz in der negativen Beanspruchung leistet.

Zuletzt liefert die Überprüfung von H2 Evidenz für den partiell mediierenden Effekt von Resilienz im Wirkungsgefüge der Arbeitsressourcen und positiven Beanspruchung.

4. Implikationen für die Forschung und Praxis

Die Ergebnisse der Studie lassen den Schluss zu, dass Resilienz einen einzigartigen protektiven Effekt auf das psychische Wohlbefinden von Mitarbeitenden hat (Shatté et al., 2017). Unabhängig von den Arbeitsanforderungen wirkt sich Resilienz als Prädiktor unmittelbar negativ auf Stress und Burnout-Komponenten aus. Resilientere Personen empfinden demnach zwar nicht unbedingt weniger hohe Anforderungen, aber ungeachtet dessen geht eine höhere Resilienz-Ausprägung mit einer geringeren negativen Beanspruchung einher.

Darüber hinaus leistet die Studie einen Mehrwert zur Erforschung der Entwicklung der persönlichen Ressource Resilienz am Arbeitsplatz. Die Ergebnisse implizieren, dass die Tätigkeits- und die Umgebungsressourcen eine essenzielle Rolle für die Entwicklung und Förderung von Resilienz spielen. Zudem liefern die Erkenntnisse Hinweise für die Existenz der Gewinnspirale nach Hobfoll (2002), nach der eine ressourcenreiche Arbeitsumgebung weitere (persönliche) Ressourcen mobilisiert und in positive Beanspruchung wie Engagement, Motivation und Leistungsfähigkeit resultiert. Um diese ersten Hinweise auf reziproke Effekte zwischen den Arbeits- sowie den persönlichen Ressourcen empirisch zu untermauern, empfiehlt sich auf die Studienergebnisse aufbauend die Durchführung von Längsschnittstudien.

Die hohe praktische Relevanz der Studie liegt darin begründet, dass das verwendete Untersuchungsinstrument MABO zur Gefährdungsbeurteilung psychischer Belastung eingesezt werden kann, zu der Unternehmen gesetzlich verpflichtet sind (ArbSchG, 2015, § 5 Abs. 3, Sträter et al., 2022b). Zudem können die aus der Studie gewonnenen Erkenntnisse auf dem Wirkungsgefüge des JD-R Modells basierend in Empfehlungen für die Arbeitsplatz(um)-gestaltung übersetzt werden, da die besten Arbeitsergebnisse und die geringste Wahrscheinlichkeit für negative Beanspruchung offenbar in einer ressourcenreichen Arbeitsumgebung erreicht werden.

Aus der Integration der persönlichen Ressource Resilienz lässt sich eine praktische Implikation ableiten, um negativen Beanspruchungsfolgen präventiv entgegenzuwirken. Wenn resiliente Personen gegenüber negativer Beanspruchung besser gewappnet sind, ergibt sich daraus die Interventionsmöglichkeit, Resilienz-Trainings zur Stärkung der psychischen Widerstandsfähigkeit anzubieten. Zahlreiche Studien belegen, dass die persönliche Resilienz-Kompetenz von Mitarbeitenden im Rahmen von Trainings und Interventionen gezielt gefördert werden kann (Robertson et al., 2015). Aufgrund des Grundsatzes der „Verhältnis-vor Verhaltensprävention" sind allerdings Interventionen auf der organisationalen Ebene, wie die Gestaltung ressourcenreicher und gesundheitsförderlicher Arbeitsplätze, vorrangig umzusetzen (Hurtienne & Koch, 2018).

Literatur

Bakker, A. B., Demerouti, E., & Sanz-Vergel, A. I. (2014). Burnout and Work Engagement: The JD–R Approach. *Annual Review of Organizational Psychology and Organizational Behavior, 1*(1), 389–411. https://doi.org/10.1146/annurev-orgpsych-031413-091235

Demerouti, E., Bakker, A. B., Nachreiner, F., & Schaufeli, W. B. (2001). The job demands-resources model of burnout. *Journal of Applied psychology, 86*(3), 499-512. https://doi.org/10.1037/0021-9010.86.3.499

Englisch, F. (2017). *Erweiterung und Validierung des „Fragebogen zur Mitarbeiterzufriedenheit" (MABO) anhand empirischer Daten* [unveröffentlichte Masterarbeit]. Universität Kassel.

Hobfoll, S. E. (2002). Social and Psychological Resources and Adaptation. *Review of General Psychology, 6*(4), 307–324. https://doi.org/10.1037/1089-2680.6.4.307

Hurtienne, J., & Koch, K. (2018). Resilienz. In M. Karidi, M. Schneider, & R. Gutwald (Hrsg.), *Resilienz* (S. 141–157). Springer. https://doi.org/10.1007/978-3-658-19222-8_8

Luthans, F. (2002). The need for and meaning of positive organizational behavior. *Journal of Organizational Behavior, 23*(6), 695–706. https://doi.org/10.1002/job.165

Robertson, I. T., Cooper, C. L., Sarkar, M., & Curran, T. (2015). Resilience training in the workplace from 2003 to 2014: A systematic review. *Journal of Occupational and Organizational Psychology, 88*(3), 533–562. https://doi.org/10.1111/joop.12120

Roschker, N. S. (2014). *Psychische Gesundheit in der Arbeitswelt: Soziale und ökonomische Relevanz für Gesellschaft und Unternehmen*. Springer.

Sarubin, N., Gutt, D., Giegling, I., Bühner, M., Hilbert, S., Krähenmann, O., Wolf, M., Jobst, A., Sabaß, L., Rujescu, D., Falkai, P., & Padberg, F. (2015). Erste Analyse der psychometrischen Eigenschaften und Struktur der deutschsprachigen 10- und 25-I-tem Version der Connor-Davidson Resilience Scale (CD-RISC). *Zeitschrift für Gesundheitspsychologie, 23*(3), 112–122. https://doi.org/10.1026/0943-8149/a000142

Shatté, A., Perlman, A., Smith, B., & Lynch, W. D. (2017). The Positive Effect of Resilience on Stress and Business Outcomes in Difficult Work Environments. *Journal of Occupational & Environmental Medicine, 59*(2), 135–140. https://doi.org/10.1097/JOM.0000000000000914

Shoss, M. K., Jiang, L., & Probst, T. M. (2018). Bending without breaking: A two-study examination of employee resilience in the face of job insecurity. *Journal of Occu-pational Health Psychology, 23*(1), 112–126. https://doi.org/10.1037/ocp0000060

Sträter, O., Unger, M., Wehrmann, J. & Englisch, F. (2022b). Modulare Analyse der Belastungsfaktoren in Organisationen (MABO) (Teil 2 von 2). *sicher ist sicher, 73*, 82-89.

Xanthopoulou, D., Bakker, A. B., Demerouti, E., & Schaufeli, W. B. (2007). The role of personal resources in the job demands-resources model. *International Journal of Stress Management, 14*(2), 121–141. https://doi.org/10.1037/1072-5245.14.2.121

Pia Gerdes
Mitteldeutsches Institut für Arbeitsmedizin

Sexuelle Belästigung am Arbeitsplatz – Herausforderungen und wirksame Maßnahmen

1. Einleitung

Sexuelle Belästigung ist im Allgemeinen Gleichstellungsgesetz definiert als unerwünschte sexuelle Verhaltensweisen, welche sich sowohl physisch, verbal oder auch nonverbal äußern können. Sie zielen darauf ab, die Würde der betroffenen Person zu verletzen (§ 3 Abs. 4 AGG). Anders als bei der „einfachen" Belästigung setzt der Tatbestand hierbei keine Wiederholung des herabwürdigenden Verhaltens voraus. So liegt eine sexuelle Belästigung auch dann schon vor, wenn die Würde einer Person durch nur eine sexuelle Verhaltensweise verletzt wurde (Schäfer, 2018).

Darunter fallen nicht nur unerwünschte Berührungen oder körperliche Übergriffe, sondern ebenso verbale Äußerungen und Aufforderungen, sexualisierte Witze oder auch unangemessene Blicke (Antidiskriminierungsstelle des Bundes, 2019). So zeigt sich sexuelle Belästigung in vielfältigen Formen und manifestiert sich oft durch subtile aber dennoch belastende Verhaltensweisen. Für Unternehmen bedeutet die Auseinandersetzung mit diesem Thema vor allem eine Auseinandersetzung mit einem respektvollen und sicheren Miteinander. Sowohl die langjährige Verharmlosung dieser Thematik als auch eine allgemeine Unsicherheit über die Rechtsgrundlage, machen das Vorgehen gegen sexuelle Belästigung am Arbeitsplatz nicht einfach (Antidiskriminierungsstelle des Bundes, 2019).

2. Der Arbeitsplatz als besonders schützenswerter Raum

Schwerwiegend sind oftmals die Folgen, die durch sexuell belästigendes Verhalten entstehen. Betroffene erleben Auswirkungen auf ihr psychisches und physisches Wohlbefinden sowie emotionale und soziale Belastungen. So wird sexuelle Belästigung im Kontext der Arbeit oft durch Scham, Schuldgefühle oder dem Eindruck von Hilflosigkeit begleitet (Shaw, Hegewisch & Hess, 2018). Das AGG wird daher mit Bezug auf den Arbeitsplatz sehr deutlich: Es verbietet jede Form sexueller Belästigung im Zusammenhang mit dem Arbeitsverhältnis, da die Vermeidung der belastenden Situation sowie die Begegnung mit den Täter*innen für Betroffene hier besonders schwierig sind (§ 1, AGG).

Gemäß § 12 des AGGs sind alle Arbeitgeber dazu verpflichtet, ihren Beschäftigten Schutz zu gewähren. Das schließt die Verhinderung sexueller Belästigung mit ein. Konkret bedeutet dies, dass Arbeitgeber einerseits durch Information und präventive Maßnahmen aktiv zur Vermeidung von sexueller Belästigung beitragen müssen. Andererseits sind sie nach einem Vorfall dazu verpflichtet, durch Sanktionen und andere geeignete Maßnahmen sicherzustellen, dass die betroffene Person in Zukunft geschützt ist (Antidiskriminierungsstelle des Bundes, 2019).

Auch das Einrichten einer Beschwerdestelle sowie das Informieren der Beschäftigten über vorhandene Schutzmaßnahmen sind für den Arbeitgeber verpflichtend. Dabei muss das Unternehmen einerseits feste Ansprechpersonen bei Fällen von sexueller Belästigung am Arbeitsplatz für anonyme, niedrigschwellige Beratung zur Verfügung stellen und dafür Sorge tragen, dass diese ausreichend bei den Mitarbeitenden bekannt sind (§12 AGG). Wird eine Beschwerde eingereicht, so muss der Arbeitgeber dieser nachgehen, ohne dass dem Beschäftigten dadurch Nachteile entstehen (§ 13 AGG).

Kann eine belästigte Person den Tatbestand durch „den Beweis des ersten Anscheins einer mittelbaren oder unmittelbaren Diskriminierung" belegen (Schäfer 2018, S. 24),1 können Täter*innen je nach Schwere der Tat bei Antragsstellung Geld- oder Freiheitsstrafen drohen (vgl. §184 i, §185 StGb). Wird eine betroffene Person durch Drohungen oder Gewalt, Zwang oder Freiheitsberaubung zu einer sexuellen Handlung genötigt, kann dies eine Freiheitsstrafe von ein bis 10 Jahren nach sich ziehen (§240 StGb). Betroffene Arbeitnehmer*innen hingegen haben nach § 144 AGG das Recht, die Arbeitsleistung zu verweigern, sollte der Arbeitgeber seiner Schutzpflicht nicht nachkommen.

3. Methodik

Im Rahmen einer repräsentativen Umfrage im Auftrag der Antidiskriminierungsstelle des Bundes führte das Sozialwissenschaftliche Umfragezentrum GmbH Duisburg eine Erhebung über Begriffsverständnis, Erfahrungen, Verursacher*innen sowie Wissensstand über Rechte und Schutzmaßnahmen durch. Die Datenerhebung erfolgte mittels telefonischer Interviews im Zeitraum von November 2014 und Januar 2015. Befragt wurden 1.002 Personen, die zufällig aus dem Telefonbuch ausgewählt wurden. Zielstichprobe waren hierbei Sozialversicherungspflichtige beschäftigte Frauen und Männer ab 15 Jahren (Antidiskriminierungsstelle des Bundes, 2015b). Der Leitfaden „Was tun bei sexueller Belästigung am Arbeitslatz" (Antidiskriminierungsstelle des Bundes, 2019) wurde eingeschlossen, da er Antworten auf wesentliche Fragen im Zusammenhang mit diesem Thema gibt.

4. Ergebnisse

4.1 Ausprägungen sexueller Belästigung am Arbeitsplatz
Anders als Flirts hat sexuell belästigendes Verhalten nur in den seltensten Fällen etwas mit Kontaktversuchen, Attraktivität der Betroffenen oder sexuellem Interesse zu tun.

Ursächlich für sexuelle Belästigung am Arbeitsplatz sind vor allem das Erzeugen und die Aufrechterhaltung von Macht und Hierarchiegefällen (Linde 2015, S. 49). So zeigt sich auch, dass sexuelle Belästigung häufig durch Personen innerhalb des Kollegiums verursacht wird. Im Vergleich zu Männern erfahren Frauen sexuelle Belästigung öfter durch Kolleg*innen oder Vorgesetzte höherer Hierarchiestufen (Antidiskriminierungsstelle des Bundes, 2015b).

Besonders häufig erleben befragte Frauen hierbei das Anstarren oder Hinterherpfeifen, anzügliche Bemerkungen über das Verhalten im Privatleben oder die Figur, vermeintlich zufällige Berührungen oder auch das Zeigen pornografischer Bilder (Antidiskriminierungsstelle des Bundes, 2015b).

4.2 Zahlen und Fakten

Wie die Analyse vergangener Gerichtsurteile und -beschlüsse zwischen 1980 und 2014 zeigte, sind in den meisten Fällen Frauen Betroffene sexueller Belästigung am Arbeitsplatz. Täter hingegen sind in der überdurchschnittlichen Mehrheit männlich (Antidiskriminierungsstelle des Bundes, 2019). Am häufigsten erleben Frauen sexuelle Belästigung durch Kollegen auf der gleichen Hierarchiestufe, aber auch durch Vorgesetzte und Kunden. Mit Blick auf das Geschlecht zeigt sich auch, dass ebenso Trans*-, Homo- und Bisexuelle Menschen überdurchschnittlich oft von sexueller Belästigung betroffen sind. Neben diesem maßgeblichen Faktor gibt es weitere verstärkende Faktoren, die eine Gefährdung durch sexuelle Belästigung wahrscheinlicher machen. (Antidiskriminierungsstelle des Bundes, 2019, Abbildung 2).

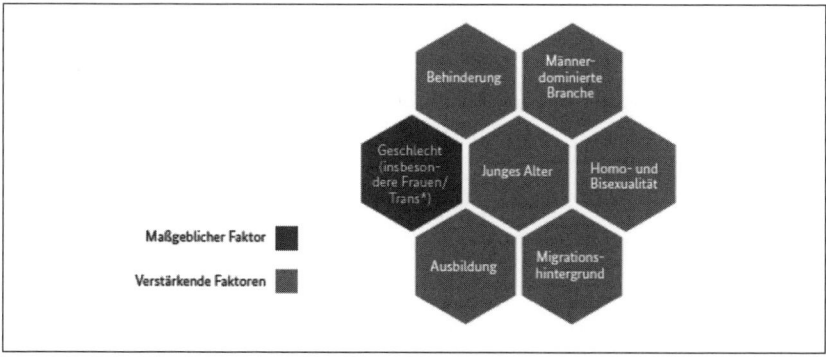

Abb. 1: Verstärkende Faktoren sexueller Belästigung (Abbildung übernommen aus Antidiskriminierungsstelle des Bundes, Abb.2, 2019)

5. Bedeutung für die Praxis

5.1 Die Schlüsselrolle von Führungskräften
Insbesondere Führungskräfte haben eine besondere Rolle im Umgang mit sexueller Belästigung am Arbeitsplatz. Konkret gehören zu ihren Aufgaben das Informieren der Mitarbeitenden über sexuelle Belästigung am Arbeitsplatz, die Gesprächsführung und Aufklärung nach einem berichteten Vorfall sowie das Treffen von Sanktionen, sollte sich ein Tatbestand bestätigen (Unfallkassen und Berufsgenossenschaften, 2022). Besonders ihre Vorbildfunktion ist hierbei nicht zu unterschätzen (Dalmaso et al., 2012). Eine klare Position gegen sexuelles belästigendes Verhalten sowie das konsequente Vorleben dieser haben eine bedeutende Wirkung auf Mitarbeitende und Unternehmenskultur.

5.2 Maßnahmen für die Praxis
Auf der Verhältnisebene geht es vor allem um die Schaffung einer Kultur, die sexuelle Belästigung am Arbeitsplatz nicht duldet. Darunter fallen zum Beispiel das Einführen klarer Richtlinien, das Verfassen einer Dienst- oder Betriebsvereinbarung, das Schaffen einer sicheren, transparenten Meldekultur, das konsequente Reagieren auf belästigendes Verhalten oder eine Risikoanalyse durch Gefährdungsbeurteilungen oder Mitarbeitendenbefragungen (Antidiskriminierungsstelle des Bundes, 2019).

Auf der Verhaltensebene kann ein respektvolles Verhalten und die Interaktion der Mitarbeitenden untereinander gestärkt werden, indem Mitarbeitende zum Beispiel durch Workshops und Seminare zum Thema sexuelle Belästigung geschult werden, Verhaltenskodizes zum respektvollen Umgang erstellt, betroffene Personen durch Beratungs- und Hilfsangebote unterstützt und Täter*innen durch Coaching oder Beratungen begleitet werden (Antidiskriminierungsstelle des Bundes, 2019).

Die **Literatur** kann bei der Autorin angefragt werden.

Arbeits-Dialog-Kreis 10
Workshop
Förderung gesunder Führung

Anja Wittmers, Astrid Macamo & Kai Klasmeier
**Förderung gesunder Führung –
Teil 2: Praxisworkshop**

Anja Wittmers, Astrid Macamo & Kai Klasmeier
Bundesanstalt für Arbeitsschutz und Arbeitsmedizin (BAuA)

Förderung gesunder Führung – Teil 2: Praxisworkshop

Aufbauend auf den wissenschaftlichen Erkenntnissen, die in der zugeordneten Input-Session (Förderung gesunder Führung – Teil 1: Wissenschaftliche Impulse; Beiträge 1 bis 4) vorgestellt werden, dient dieser Workshop als Möglichkeit zum Austausch von Wissenschaft und Praxis zu gesunder Führung. Damit Führung sowohl für Mitarbeitende als auch für Führungskräfte in Organisationen gesundheitsförderlich gelebt werden kann, braucht es mehr als starke Einzelkämpfer/innen unter den Führungskräften. Dies gilt insbesondere in der sich wandelnden Arbeitswelt mit starken Dynamiken und einer hohen Komplexität. In diesem Praxisworkshop wollen wir Praktiker/innen und Wissenschaftler/innen die Gelegenheit geben, sich zu Führung und Gesundheit in der neuen Arbeitswelt auszutauschen. Dabei stehen drei Fragen im Fokus, die auf die Ressourcenstärkung für gesunde Führung auf mehreren Ebenen abzielen: (1) Wie können Arbeitsbedingungen für Führungskräfte attraktiv und beanspruchungsreduzierend gestaltet werden? (2) Wie verändert sich die Interaktion zwischen Führungskräften und Mitarbeitenden durch ein neues Führungsverständnis? (3) Welches Klima braucht es in einer Organisation, damit gute Führung „gedeihen" kann?

Nach einer kurzen Zusammenfassung zu den Inhalten aus der Input-Session wird ein offener Austausch mit dem Ziel stattfinden, verschiedene Erfahrungen und Perspektiven zu erörtern und aus Best Practices und bisherigen Erkenntnissen zu lernen. Im gemeinsamen Dialog zwischen Praxis und Wissenschaft sollen offene Fragen zur Gestaltung gesunder Führung diskutiert werden, um Ansatzpunkte für die Lösung aktueller Herausforderungen zu finden.

Arbeits-Dialog-Kreis 11
**Workshop
Digitalisierung/KI**

Gordon Adami, Florian Schweden, Nicole Deci,
Monika Keller, Ivon Ames & Vincent Mustapha
**Digitalisierung/KI –
Herausforderungen in der Arbeitsgestaltung**

Gordon Adami[1], Florian Schweden[2], Nicole Deci[3],
Monika Keller[3], Ivon Ames[1] & Vincent Mustapha[4]
[1]*Fernuniversität Hagen;* [2]*INAGO – Institut für Arbeitsgestaltung und Organisationsentwicklung;* [3]*Verwaltungsberufsgenossenschaft;*
[4]*Martin-Luther Universität Halle-Wittenberg*

Digitalisierung/KI – Herausforderungen in der Arbeitsgestaltung

Die Automatisierung von Teilaufträgen und/oder -prozessen ist integraler Bestandteil der heutigen Arbeitswelt. Neu ist jedoch die Komponente Künstliche Intelligenz (KI), sei es durch Chatbots wie ChatGPT oder auch andere Tools, die zunehmend Arbeitsaufträge übernehmen, die kognitives Denken, Kreativität, Problemlösen und das Vorwegnehmen von Ereignissen erfordern. Diese Entwicklung bietet Chancen für die belastungsorientierte Steuerung von Arbeitsaufträgen (z.B. Belastungsreduktion), aber auch Risiken für die menschengerechte Arbeitsgestaltung (z.B. Anforderungsraub). Die Grundlagen arbeitspsychologischer und -wissenschaftlicher Ansätze und Theorien gewinnen in der derzeitigen Debatte der „Veränderung der Arbeitswelt durch Digitalisierung" mehr und mehr an Bedeutung. So besteht z.b. die Forderung nach ausreichendem Handlungsspielraum und den dazugehörigen zeitlichen Ressourcen schon über Jahrzehnte – doch nun, wo die Eingriffspunkte des menschlichen Handelns innerhalb einer Arbeitstätigkeit durch technische Systeme grundlegende Veränderungen erfahren, sind diese Forderungen noch wichtiger. Die Handlungsregulationstheorie liefert essenzielles Grundlagenwissen einer gelingenden arbeitsgestalterischen Praxis (Frese & Zapf,1994; Hacker, 2003; Zacher & Frese, 2018). Wirkungsvolle Arbeitsmerkmale können durch die Theorie benannt, erklärt und somit auch gestaltet werden. Im Rahmen der Digitalisierung möchten wir insbesondere die menschenzentrierte Arbeitsgestaltung diskutieren, welche auf Basis der Handlungsregulationstheorie den Anspruch hat, die Verhältnisse an den Menschen anzupassen. In unserem Beitrag werden wir notwendige Grundlagen und praxisrelevante Ansatzpunkte der Gestaltung vermitteln.

1. Top-Down-Ansatz in der Arbeitsgestaltung

Möchte man KI-basierte Technologien nutzen, die zeitgleich den Organisationszielen als auch der gesunden Arbeitsgestaltung und der Persönlichkeitsförderung dienen, kann man sich an der Handlungsregulationstheorie orientieren. Im Fokus der Handlungsregulationstheorie steht die Arbeitsaufgabengestaltung. Wie beschrieben, können sich durch die KI-Nutzung die Arbeitsaufgabe, aber auch die Arbeitsprozesse verändern. Um eine positive Veränderung anzuregen (im Sinne der Gesundheit, Persönlichkeitsentwicklung, Motivation), sollte betrachtet werden, wo innerhalb einer Arbeitsaufgabe/eines Arbeitsprozesses negative Arbeitsmerkmale durch KI reduziert bzw. positive Arbeitsmerkmale aufgebaut werden können. Wichtig ist z. b., dass nicht alles, was automatisierbar ist, auch automatisiert werden sollte. Denn durch Automatisierung können unvollständige Aufgaben entstehen, welche zur Reduktion von Kompetenzen führen. Im Zweifel können Beschäftigte nicht mehr kompetent eingreifen, wenn es notwendig wird, weil das System die Arbeitssituation nicht mehr alleine regulieren kann. Zudem kann die Persönlichkeitsentwicklung eingeschränkt sein, eine wichtige Ressource im Arbeitskontext.

Als ein positives Merkmal bei der Einführung von KI-basierten Technologien kann die Partizipation der Mitarbeitenden betrachtet werden. Wenn Betroffene in die Entscheidung, welche Aufgabenschritte zu automatisieren sind mit eingebunden werden, können durch den gezielten und passgenauen Einsatz von KI motivierendere Aufgaben- und Anforderungsprofile geschaffen werden, z.B. durch den Wegfall von Monotonie und Regulationshindernissen/-problemen. Außerdem ist die Automatisierung für die Mitarbeitenden von Anfang an transparent, was auch Lernprozesse ermöglicht.

Das Erlernen der KI-Technologien gehört somit zu einem weiteren wichtigen positiven Merkmal. Dementsprechend sollten Organisationen und Führungskräfte sicherstellen, dass ihre Teams (inkl. Führungskräfte selbst) über die notwendigen Ressourcen und Schulungen verfügen, um diese Technologien effektiv zu nutzen und die KI zu verstehen. Die Verstehbarkeit der KI ist eine weitere Ressource (explainable KI; Angelov et. al, 2021). Dabei kann das KI-basierte Tool selbst einen Beitrag zur eigenen Verstehbarkeit leisten, z.B. durch die Art der Gestaltung der KI.

Es empfiehlt sich arbeitspsychologisches Wissen nicht nur in den Prozess der Digitalisierung in Organisationen einzubinden, um die positiven und negativen Folgen für die Arbeit und die Mitarbeitenden von Beginn an im Blick zu haben, sondern auch in die KI-Gestaltung. Auf diese Weise lassen sich auch klare Notwendigkeiten von betrieblichen Regelungen der KI-Nutzung ableiten und in den Organisationen verankern (z.B. in Betriebsvereinbarungen).

2. Bottom-up-Ansatz in der Arbeitsgestaltung

Eine effektive KI-Integration geht über die arbeitsgestalterischen Prozesse hinaus, die typischerweise vom Management und von Führungskräften angestoßen werden. Daher ist es essenziell, die Eigeninitiative der Mitarbeitenden in Form von Job Crafting (Tims et al., 2012) zu fördern. Führungskräfte stehen in diesem Zusammenhang in der Verantwortung, ein Umfeld zu schaffen, das eine widerspruchsfreie und beanspruchungsoptimale Arbeitsgestaltung durch die Mitarbeitenden selbst ermöglicht (Parker et al., 2019). Dabei ist es wichtig, aufgabenbezogene Prioritäten zu setzen, potenzielle soziale Konfliktpunkte zu antizipieren und selbstregulative Fähigkeiten der Beschäftigten in Betracht zu ziehen (Parker et al., 2019). Die Bereitstellung von Ressourcen – einschließlich sozialer Unterstützung – und die Definition von klaren Handlungs- und Entscheidungsspielräumen sind in diesem Kontext besonders relevant (Rudolph et al., 2017)

Basierend auf der Handlungsregulationstheorie (Frese & Zapf, 1994; Hacker, 2003; Zacher & Frese, 2018) plädieren wir für die Erhaltung einer hierarchischen und sequenziellen Vollständigkeit von Arbeitsaufgaben. Dies fördert nicht nur die Arbeitseffizienz und Gesundheit der Mitarbeitenden, sondern erweitert ebenso deren Lern- und Entwicklungsmöglichkeiten (Rau et al., 2023). Der Einfluss von KI auf Arbeitsprozesse und das Beanspruchungserleben kann in Abhängigkeit von der jeweiligen Aufgabenart und der Rolle der Arbeitnehmenden unterschiedlich ausfallen. Oftmals ersetzt KI nicht komplette Jobs, sondern übernimmt spezifische Teilaufgaben, was zu rasch wechselnden Aufgabenprofilen und Jobbeschreibungen führt – was in der englischsprachigen Literatur auch als 'Work without Jobs', beschrieben wird (Boudreau & Donner, 2021). Auf Grundlage der Handlungsregulationstheorie hat KI hat das Potenzial, insbesondere die höheren Ebenen der Handlungsregulation, wie Ideengenerierung und strategische Planung, zu verstärken. Auf den niedrigeren Ebenen kann sie allerdings vornehmlich dazu, beitragen Fachkenntnisse abzubauen. Daher erscheint es notwendig, Mitarbeitenden Gelegenheiten zu bieten und sie darin zu fördern, eine proaktive Lernbereitschaft zu entwickeln bevor vorschnell auf vollumfassende Automatisierung zurückgegriffen wird (Automation Bias). Menschliche Fähigkeiten bleiben im Rahmen der hierarchischen Vollständigkeit bei möglichen Eingriffserfordernissen nach wie vor gefragt, da andernfalls eine schrittweise Erosion der intrinsischen Arbeitsmotivation und Fähigkeiten droht (Mustapha, 2020). Sinnvolle Effizienzsteigerungen durch KI können genutzt werden, um Mitarbeitenden ausreichend Freiraum für wertvolle Lernerfahrungen zu ermöglichen. Führungskräfte können durch gezieltes Job Crafting die Mitarbeitenden fördern und unterstützende Ressourcen bereitstellen.

3. Fazit

Die Arbeitsgestaltung von morgen wird durch Flexibilität, Anpassungsfähigkeit und kontinuierliche Entwicklung gekennzeichnet sein. Sowohl Führungskräfte als auch Mitarbeitende sollten in den Prinzipien der Arbeitsgestaltung geschult werden, um die zentralen Aspekte der Gesundheitsförderung, Persönlichkeitsentwicklung und Lernförderlichkeit auch zukünftig gewährleisten zu können.

Literatur

Angelov, P. P., Soares, E. A., Jiang, R., Arnold, N. I., & Atkinson, P. M. (2021). Explainable artificial intelligence: an analytical review. Wiley Interdisciplinary Reviews: Data Mining and Knowledge Discovery, 11(5), e1424. https://doi.org/10.1002/widm.1424

Boudreau, J., & Donner, J. (2021). Are You Ready to Lead Work Without Jobs? MIT Sloan Management Review, 62(4), 1–5.

Frese, M., & Zapf, D. (1994). Action as the core of work psychology: A German approach. Handbook of industrial and organizational psychology, 4(2), 271–340.

Hacker, W. (2003). Action regulation theory: A practical tool for the design of modern work processes? European Journal of work and organizational psychology, 12(2), 105-130. https://doi.org/10.1080/13594320344000075

Mustapha, V. (2020). Eine ganzheitliche Arbeitsanalyse, -bewertung und -gestaltung mit dem Leitbild der „vollständigen Tätigkeit" – Eine Konstruktanalyse und Vorgehensentwicklung (Dissertation). Martin-Luther-Universität Halle-Wittenberg. http://doi.org/10.25673/34924

Tims, M., Bakker, A. B., & Derks, D. (2012). Development and validation of the job crafting scale. Journal of vocational behavior, 80(1), 173–186. https://doi.org/10.1016/j.jvb.2011.05.009

Parker, S. K., Wang, Y., & Liao, J. (2019). When is proactivity wise? A review of factors that influence the individual outcomes of proactive behavior. Annual Review of Organizational Psychology and Organizational Behavior, 6, 221-248. https://doi.org/10.1146/annurev-orgpsych-012218-015302

Rau, R., Mustapha, V. & Schweden, F. (2023). Autonomie fördern – Risiken minimieren. In: B. Badura, A. Ducki, M. Meyer, J. Baumgardt & H. Schröder (Hrsg.), Fehlzeiten-Report 2023: Zeitenwende gesund und nachhaltig gestalten. Springer Berlin, Heidelberg.

Rudolph, C. W., Katz, I. M., Lavigne, K. N., & Zacher, H. (2017). Job crafting: A meta-analysis of relationships with individual differences, job characteristics, and work outcomes. Journal of vocational behavior, 102, 112-138. https://doi.org/10.1016/j.jvb.2017.05.008

Zacher, H., & Frese, M. (2018). Action regulation theory: Foundations, current knowledge and future directions. The SAGE handbook of industrial, work & organizational psychology: Organizational psychology, 2, 122–144.

Arbeits-Dialog-Kreis 12
Fachkräftesicherung

Marvin Schröder, Dieter Zapf & Marcel Kern
Fachkräftemangel in der Energiebranche – ungenutzte Potentiale und Ressourcen

Nils Backhaus & Kai N. Klasmeier
Zeit zu gehen? Arbeitszeitbedingungen und Fluktuationsabsicht bei abhängigen Beschäftigten in Deutschland

Anja Cordes
Gesunde und sichere Arbeit als Faktoren der Arbeitgeberattraktivität im Handwerk

Peter Krauß-Hoffmann, Manuel Keller, Stefanie Siebelhoff & Corinna Brauner-Sommer
Sichere und gesunde Arbeitsgestaltung als Baustein der Fachkräftesicherung? Erkenntnisse der Beschäftigtenbefragungen NRW

Andreas Pohlandt, Silvia Spitzer, Winfried Hacker & Ulrike Pietrzyk
Welche Arbeitsgestaltung wünschen sich Verwaltungsfachkräfte?

Marvin Schröder[1], Dieter Zapf[1] & Marcel Kern[2]
[1] *Goethe-Universität Frankfurt;* [2] *Ruhr-Universität Bochum*

Fachkräftemangel in der Energiebranche – ungenutzte Potentiale und Ressourcen

1. Personalengpässe und Arbeits(platz)gestaltung

Die Energiewirtschaft ist stark vom Fachkräftemangel sowie vom demographischen Wandel betroffen (vgl. Leber et al., 2013). Neben bereits existierenden Makro-Analysen (z. B. Deloitte, 2023), die insbesondere das Ausmaß des zu erwartenden Mangels an Fachkräften in der Energiebranche beziffern, ist bisher nicht bekannt, in welchen technischen Berufsgruppen besonders starke Personalengpässe auftreten werden und wie diesen mit geeigneten unternehmensseitigen Maßnahmen begegnet werden kann, was den Nutzen der bisherigen Analysen stark einschränkt. Um die Versorgungssicherheit in Deutschland mit einer ausreichenden Personaldecke sicherstellen zu können, ist daher eine dezidierte Betrachtung von spezifischen Berufsgruppen als Startpunkt für die Untersuchung wirksamer Gegenmaßnahmen notwendig. Ausgehend von der Ermittlung der aktuellen und zukünftigen Personalengpässe in kritischen technischen Berufsgruppen der Energiewirtschaft werden in diesem Projekt Maßnahmen der Personalabteilungen zur Mitarbeiterbindung bis ins hohe Lebensalter untersucht. Ziel ist es herauszufinden, welche Maßnahmen die Fachkräfteproblematik z. b. durch die längere Bindung von Fachkräften über den regulären Rentenbeginn hinaus abfedern können. Gleichzeitig soll ermittelt werden, wie sich die gegenwärtigen Arbeitsbedingungen auf die Mitarbeitenden auswirken und welche organisationalen sowie individuellen Ressourcen genutzt werden können, um den aktuellen Trends und den damit einhergehenden Belastungen in der Energiebranche begegnen zu können.

2. Untersuchungsdesign

Es wurden 182 Unternehmen und 79 Mitarbeitende zu Themen der Arbeitsbelastung, Problematik der adäquaten Stellennachbesetzung in einzelnen Berufsgruppen sowie zu Human-Ressource Maßnahmen für eine lange und gesunde Beschäftigung befragt. Bei der Betrachtung von Berufsgruppen wurden drei Dimensionen unterschieden, die anhand von vorangestellten Experteninterviews gebildet wurden. Zu diesen zählt die Sparte (Strom, Gas/Wasser, Fernwärme, Erzeugung und Telekommunikation), der Wertschöpfungsbereich (Planung, Bau, Betrieb) sowie die Qualifikationsebene der Mitarbeitenden (Ausbildung, Abgeschlossene Berufsausbildung, Techniker/Meister, Ingenieur, akademische Führungskraft). Alle beschriebenen Dimensionen wurden quantitativ erhoben, wobei den Teilnehmer*innen ebenfalls einige offene Fragen gestellt wurden, um Sachverhalte zu erläutern oder weitere Gedanken zu der Thematik zu teilen.

Im Fokus der Unternehmensbefragung lagen in erster Linie personalpolitische Trends innerhalb der Qualifikationsebenen und die breite Erfassung an existierenden HR-Maßnahmen zum generationsübergreifenden gesunden Arbeiten bis und über den Renteneintritt hinaus (vgl. Wilckens et al., 2021). Die Angaben reichten daher von generellen Sorgen zur Funktionsfähigkeit des Unternehmens durch die Mega-Trends über konkreten Entwicklungen in den Jobfamilien bis hin zu HR-Maßnahmen zur Gesundheitsförderung und Rentenübergangsplanung. Auf Seiten der Mitarbeitenden wurden mit dem Personalmangel in Verbindung stehende Belastungen wie qualitativer und quantitativer Überforderung, Arbeitsplatzressourcen wie Handlungsspielraum oder Führung sowie das individuelle gesundheitliche Wohlbefinden untersucht. Neben Aussagen über die Arbeitsbedingungen haben die Mitarbeitenden zudem einige HR Maßnahmen ihres Unternehmens bewertet, Angaben zur geplanten Rente sowie ihrer potenziellen Bereitschaft, einer weiteren Beschäftigung über den Renteneintritt hinaus, gemacht

Die Auswertung der Daten erfolgte deskriptiv und anhand von Vergleichen mit Referenzwerten.

3. Ergebnisse

Im Rahmen der Statusabfragen bei den Unternehmen konnte ein erheblicher antizipierter Personalmangel festgestellt werden. Rund 75% der Unternehmen als auch der Mitarbeitende machen sich Sorgen um die Funktionsfähigkeit ihrer Arbeitseinheit innerhalb der nächsten fünf Jahre. Diese Sorge hing besonders mit der Nachbesetzung von Stellen zusammen, die eine abgeschlossene Berufsausbildung erfordern. Insbesondere Techniker bzw. Meister mit Qualifikation im Bereich Gas/Wasser sowie Strom werden in allen Wertschöpfungsbereichen als Engpassberufe identifiziert. Größere Unternehmen mit mehr als 200 Mitarbeitenden in diesen Bereichen bemängeln zudem die unzureichende Bewerberlage auf Ingenieursebene. Es wird zudem berichtet, dass der Personalbedarf auf jeder Qualifikationsstufe steigen wird und dass es immer schwieriger werden wird, die vakanten Stellen zu besetzten. Zudem wird projiziert, dass rund 20 % der technischen Mitarbeitenden in den nächsten fünf Jahren in Rente gehen werden. Die Mitarbeitenden berichten davon, dass vakante Stellen aktuell noch adäquat nachbesetzt werden könnten, jedoch bereits heute eine quantitative Mehrbelastung spürbar sei.

Im Bereich Ressourcen zur Begegnung der Herausforderungen wird ersichtlich, dass HR-Maßnahmen zur Gesundheitsförderung, zum Wissensmanagement und -

austausch sowie zur intergenerationalen Zusammenarbeit aus Sicht der Unternehmen sowie Mitarbeitenden gut entwickelt sind. Insbesondere die Maßnahmen zur Erhaltung und Förderung der Mitarbeitendengesundheit (Gesundheitsförderung durch Führungskräfte, medizinisches Angebot, Bewegungs- und Ernährungsangebot) werden positiv hervorgehoben und lagen bedeutsam über den Referenzwerten. Weiterhin wurde ersichtlich, dass vor allem der spartenübergreifende Arbeitseinsatz von Fachkräften aber auch Leiharbeitsnehmende und Quereinsteiger zur temporären Personalbedarfsdeckung herangezogen werden. Auch berichten die Mitarbeitenden von einem positiven allgemeinen Arbeitsumfeld, welches, abseits der hohen Arbeitsbelastungen, einen guten Austausch mit Vorgesetzten bietet und psychologische Grundbedürfnisse (z. B. nach Kompetenzerleben) befriedigt. Die hoch ausgeprägten Ressourcen begünstigen dabei, dass, aktuell keine überdurchschnittlichen Werte bei Befindensbeeinträchtigungen (z. B. emotionale Erschöpfung) zu finden sind. Im Gegenteil zeigen die Ergebnisse eine überdurchschnittlich hohe Identifikation mit dem eigenen Unternehmen sowie ein überdurchschnittliches Arbeitsengagement.

Was potenzielle Optimierungsmöglichkeiten anbelangt, ergeben die Befragungen, dass viele Mitarbeitende im Alter 55+ dazu bereit sind, potenziell über den regulären Renteneintritt hinaus zu arbeiten, und das trotz einer selbstberichteten guten finanziellen Absicherung. Zugleich zeigt sich aber, dass die Unternehmen diese Bereitschaft bei weitem nicht ausschöpfen. Die Bereiche der individuellen Planung der Übergangszeit Arbeit-Rente sowie angepasste Beschäftigungslösungen für Mitarbeitende vor dem Renteneintritt sind im Vergleich zur Referenz und in absoluten Maßen gesehen, niedrig ausgeprägt. Zudem wurde von Seiten der Unternehmen beklagt, dass die Weiterbildungsbereitschaft der Mitarbeitenden gering sei. Gründe hierfür werden noch untersucht, jedoch ist aus einigen Kommentaren der Mitarbeitenden die Hypothese aufzustellen, dass dies mitunter an einer fehlenden vollständigen Kostenübernahme durch das Unternehmen scheitert.

4. Implikationen & Relevanz

In der Energiebranche ist ein Problembewusstsein für die Mega-Trends des demographischen Wandels und des Fachkräftemangels vorhanden. Effektive Gegenmaßnahmen, wie z. B. die ausgeprägten Arbeitsressourcen und gesundheits- sowie zusammenarbeitsfördernde HR-Maßnahmen, sind bereits ersichtlich, welche jedoch vor allem durch eine bessere Einbindung von und Übergangsplanung für Personen im Renteneintrittsalter erweitert werden sollten. Unternehmen kann empfohlen werden, die vorhandene Bereitschaft der Mitarbeitenden zur Weiterarbeit im Rentenalter stärker für sich nutzen. Die Entwicklung von bedarfs- und bedürfnisorientierten Altersteilzeitmodelle und individuellen Beschäftigungslösungen kann dabei eine wichtige Option sein, um die vorhandenen Arbeitskräfte und das damit verbundene Fachwissen längerfristig im Unternehmen zu halten. Darüber hinaus sollten Unternehmen alle Bemühungen ergreifen, die Attraktivität von Ausbildungsberufen und spezifischen Weiterbildungen und Qualifikationen (insbesondere zum Techniker bzw. Meister) zu erhöhen. Neben einer klaren Finanzierungsregelung können auch Wege zur Reduzierung der individuellen Arbeitsmenge (vgl. Kameräde et al. 2019) sowie Kompensationsmöglichkeiten für diese Arbeitsmenge auf jeder Qualifikationsstufe die Attraktivität erhöhen.

Literatur
Deloitte. (2023). Wettbewerb um die besten Fachkräfte im Energiesektor. Strategien gegen den Fachkräftemangel. *Deloitte Global.* Verfügbar unter https://www2.deloitte.com/content/dam/Deloitte/de/Documents/energy-resources/Deloitte%20Energiesektor%20Fachkraeftemangel.pdf

Kameräde, D., Wang, S., Burchell, B., Balderson, S. U., & Coutts, A. (2019). A shorter working week for everyone: How much paid work is needed for mental health and well-being? *Social Science & Medicine, 241,* 112353. https://doi.org/10.1016/j.socscimed.2019.06.006

Leber, U., Stegmaier, J., & Tisch, A. (2013). *Altersspezifische Personalpolitik: Wie Betriebe auf die Alterung ihrer Belegschaften reagieren* (No. 13/2013). IAB-Kurzbericht.

Wilckens, M. R., Wöhrmann, A. M., Deller, J., & Wang, M. (2021). Organizational practices for the aging workforce: Development and validation of the Later Life Workplace Index. *Work, Aging and Retirement, 7*(4), 352-386. https://doi.org/10.1093/workar/waaa012

Nils Backhaus & Kai N. Klasmeier
Bundesanstalt für Arbeitsschutz und Arbeitsmedizin

Zeit zu gehen? Arbeitszeitbedingungen und Fluktuationsabsicht bei abhängigen Beschäftigten in Deutschland

1. Arbeitszeit und Fluktuationsabsicht

Die Arbeitszeit und ihre Regulierung ist nicht nur arbeitspolitisch immer wieder im Fokus, sondern auch aus Sicht von Arbeits- und Gesundheitsschutz ein wesentliches Gestaltungselement. Arbeitswissenschaftliche Erkenntnisse weisen darauf hin, dass Arbeitszeiten maßgeblich Sicherheit und Gesundheit bei der Arbeit beeinflussen (z. B. Backhaus et al., 2023). Auch die Zufriedenheit bei der Arbeit, insbesondere hinsichtlich der Vereinbarkeit von Privatleben und Beruf, hängt stark von der Ausgestaltung der Arbeitszeiten im Betrieb ab. Insbesondere die Länge von Arbeitszeit, aber auch die Zeit für Erholung (Pausen und Ruhezeiten) bestimmen den zeitlichen Rahmen für Freizeit und Familie. Betriebsbedingte Flexibilität und atypische Arbeitszeiten stellen Anforderungen an die Beschäftigten, insbesondere hinsichtlich der Planbarkeit und Vorhersehbarkeit von Arbeitszeiten. Zeitliche Flexibilität für Beschäftigte und ortsflexible Arbeitsmodelle hingegen können die Vereinbarkeit erleichtern und die Zufriedenheit steigern (z. B. Backhaus et al., 2023).

Gerade in Zeiten des sich verschärfenden Fach- bzw. Arbeitskräftemangels und eines zunehmend beschäftigtenorientierten Arbeitsmarktes gewinnen gesunde und nachhaltige Arbeitsbedingungen für Beschäftigte an Bedeutung. Beschäftigtenorientierte und an deren Bedürfnisse anpassbare Arbeitszeitmodelle erhöhen die Arbeitgeberattraktivität und die Bindung der Mitarbeitenden an den Betrieb (z. B. Mas & Pallais, 2017). Der vorliegende Beitrag untersucht den Zusammenhang zwischen Anforderungen und Ressourcen hinsichtlich der Arbeitszeitgestaltung mit der Fluktuationsabsicht auf Basis repräsentativer Daten für Beschäftigte in Deutschland.

2. Empirische Ergebnisse

2.1 Datengrundlage und -analyse
Daten und Stichprobe. Der folgende Beitrag untersucht die Rolle von Arbeitszeitgestaltung für die Fluktuationsabsicht auf Basis der BAuA-Arbeitszeitbefragung 2021 (Pattloch et al., 2023). Die computergestützten Telefonbefragung ist repräsentativ für deutsche Erwerbstätige mit mindestens 10 Stunden tatsächlicher Wochenarbeitszeit *(Die Datengrundlage dieses Beitrags bilden die Daten der BAuA-Arbeitszeitbefragung 2021, https://doi.org/10.48697/baua.azb21.suf.1).* Für die Analysen wird

die Stichprobe auf abhängig Beschäftigte im Alter von 15–65 Jahren eingegrenzt, die hinsichtlich der Fluktuationsabsicht und der Kontrollvariablen gültige Werte aufweisen. Da sich die Frage zur Fluktuationsabsicht auf die letzten 12 Monate bezieht, wurden nur Personen berücksichtigt, die mindestens 12 Monate beim gleichen Arbeitgeber beschäftigt sind. Von den insgesamt n = 15.137 Personen sind 46,0 % weiblich, das Durchschnittsalter beträgt M = 44,70 Jahren (SD = 11,57 Jahre). 30,5 % der Befragten arbeiten im Öffentlichen Dienst, 26,9 % in den Dienstleistungen, 24,6 % in der Industrie, 10,4 % im Handwerk und 7,5 % in „anderen Bereichen".

Fluktuationsabsicht. Fluktuationsabsicht wurde über die Frage „Ich habe in den letzten 12 Monaten ernsthaft darüber nachgedacht, meinen Arbeitgeber zu wechseln." operationalisiert. Die Antwortskala reicht von 1 „trifft überhaupt nicht zu" bis 5 „trifft voll und ganz zu".

Arbeitszeitanforderungen. Unter den Arbeitszeitanforderungen werden Aspekte der Länge der Arbeitszeit (tatsächliche Wochenarbeitszeit > 48 Stunden, > 2 Überstunden pro Woche), Ruhezeiten und -pausen (verkürzte Ruhezeit mindestens einmal im Monat, häufiger Ausfall von Ruhepausen), Arbeitsintensität (häufiger Zeit- oder Leistungsdruck) untersucht. Hinsichtlich der Lage der Arbeitszeit werden atypische Arbeitszeiten (außerhalb 7 bis 19 Uhr) sowie Arbeit am Wochenende (Samstags- und Sonn- bzw. Feiertagsarbeit) unterschieden. Anforderungen an die Flexibilität werden durch Bereitschaftsdienst und Rufbereitschaft aber auch durch die Kontaktierung im Privatleben operationalisiert.

Flexibilitätsmöglichkeiten und Homeoffice/Telearbeit. Zeitliche Handlungsspielräume werden als Ressource bei der Arbeitszeitgestaltung betrachtet, hier wird ein hoher Einfluss auf Arbeitsbeginn und -ende, die Möglichkeit Stunden frei zu nehmen sowie Tage frei und Urlaub zu nehmen berücksichtigt. Beim Homeoffice werden Beschäftigte mit und ohne Vereinbarung zu Homeoffice oder Telearbeit unterschieden.

Kontrollvariablen. Bei der deskriptiven Darstellung der Zusammenhänge wird für soziodemografische, berufsbezogene und wirtschaftsstrukturelle Merkmale kontrolliert, das sind Geschlecht, Altersgruppen, Lebenssituation (Partner*in, Kind(er) unter 18 Jahren im Haushalt), Bildungsniveau, Haushaltseinkommen, Wirtschaftsbereiche, Berufsgruppen (KldB-2010-Berufssegmente), Führungsverantwortung, tatsächliche Wochenarbeitszeit (nicht bei tatsächlicher Wochenarbeitszeit), Befristung und Betriebszugehörigkeit.

Analysen. Die Zusammenhänge der Dimensionen werden jeweils einzeln in einer OLS-Regression mit robusten Standardfehlern untersucht. Aus Platzgründen werden lediglich die vorhergesagten Mittelwerte der Regressionsanalysen unter Kontrolle von Drittvariablen *(Predictive Margins)* sowie der Signifikanzwert zum Unterschied der Predictive Margins dargestellt. Die vollständigen Regressionsmodelle können bei den Autoren angefragt werden.

2.2 Ergebnisse im Überblick
Im Mittel beträgt die Fluktuationsabsicht $M = 1{,}95$ ($SD = 1{,}48$). Für alle Arbeitszeitanforderungen außer atypischen Arbeitszeiten und Rufbereitschaft oder Bereitschaftsdienst zeigen sich signifikante positive Zusammenhänge zur Fluktuationsabsicht, d. h. die Anforderungen gehen mit einer höheren Fluktuationsabsicht einher. Die größten Unterschiede zeigen sich bei hohem Zeit- oder Leistungsdruck (2,09 vs. 1,93, $p < 0{,}001$), bei der häufigen Kontaktierung außerhalb der Arbeitszeit (2,20 vs. 1,92, $p < 0{,}001$), beim Ausfall von Ruhepausen (2,18 vs. 1,84, $p < 0{,}001$) und bei der Verkürzung der Mindestruhezeiten (< 11 Stunden mindestens einmal pro Monat 2,15 vs. 1,90, $p < 0{,}001$). Bei den Arbeitszeitressourcen gehen größere Einflussmöglichkeiten auf die Arbeitszeitgestaltung mit einer geringeren Fluktuationsabsicht einher. Für (z. B. viel Einfluss auf Arbeitsbeginn und -ende 2,04 vs. 1,88, $p < 0{,}001$) eine Vereinbarung zu Homeoffice bzw. Telearbeit zeigen sich nur sehr geringe Unterschiede (1,98 vs. 1,92, $p < 0{,}05$). Die Varianzaufklärung der Modelle ist bei allen Zusammenhängen im Vergleich zum Nullmodell eher gering ($\Delta R^2 \leq 0{,}02$).

3. Diskussion

Wie die repräsentativen Daten zeigen, ist die Fluktuationsabsicht insgesamt in Deutschland eher gering ausgeprägt und hat sich in den letzten Jahren auch kaum verändert (vgl. Backhaus & Klasmeier, 2023). Die Ergebnisse weisen darauf hin, dass viele Gestaltungsaspekte der Arbeitszeit mit der Fluktuationsabsicht zusammenhängen. Dabei spielt neben der Vermeidung belastender Arbeitszeitmodelle, wie z. B. langen Arbeitszeiten, verkürzten Ruhezeiten, Zeit- oder Leistungsdruck auch der Aufbau von Ressourcen bei der Arbeitszeitgestaltung eine wesentliche Rolle. Insgesamt weisen die Zusammenhänge aber eher kleine Effektstärken auf, was dafürspricht, dass auch andere Einflussfaktoren eine Rolle für die Fluktuationsabsicht spielen.

Zukünftige Analysen sollten Arbeitszeit (und -ort) detaillierter und auch multivariat betrachten, so können ggf. gezielt Arbeitszeitmuster herausgearbeitet und verglichen werden. Zudem könnte eine längsschnittliche Perspektive bei der Analyse den tatsächlichen Wechsel als Outcome berücksichtigen. Zusätzlich könnte neben der Fluktuationsabsicht auch die tatsächliche Fluktuation (d. h. Arbeitgeberwechsel) als abhängige Variable herangezogen werden können.

In Zeiten des Fachkräftemangels sind gesundheitsförderliche Arbeitsbedingungen wichtiger denn je. Sie sorgen nicht nur dafür, dass Beschäftigte bereits jetzt gesund und sicher arbeiten, sondern dies auch zukünftig tun können, im Idealfall bis zum regulären Rentenalter. Der Beitrag zeigt darüber hinaus, dass gute Arbeitszeitgestaltung Beschäftigte an den Betrieb binden kann. Eine gute Gestaltung von Arbeitszeit ermöglicht daher nicht nur, dass Beschäftigte langfristig produktiv im Betrieb arbeiten können, sondern dass diese es auch selbst aktiv wollen.

Literatur

Backhaus, N. & Klasmeier, K. (2023). Quiet Quitting: Gibt es einen Trend zur „stillen Kündigung" in Deutschland? (baua: Bericht kompakt). Dortmund/Berlin/Dresden: Bundesanstalt für Arbeitsschutz und Arbeitsmedizin.

Backhaus, N., Nold, J., Entgelmeier, I., Brenscheidt, F. & Tisch, A. (2023). Arbeitswissenschaftliche Erkenntnisse zu Arbeitszeit und gesundheitlichen Auswirkungen (baua: Fokus). Dortmund/Berlin/Dresden: Bundesanstalt für Arbeitsschutz und Arbeitsmedizin.

Mas, A. & Pallais, A. (2017). Valuing Alternative Work Arrangements. American Economic Review, 107, 3722–3759.

Pattloch, D., et al. (2023). Datendokumentation des Scientific Use File der BAuA-Arbeitszeitbefragung 2021 (baua: Datendokumentation). Dortmund/Berlin/Dresden: Bundesanstalt für Arbeitsschutz und Arbeitsmedizin.

Anja Cordes
Institut für Betriebsführung im Deutschen Handwerksinstitut e. V.

Gesunde und sichere Arbeit als Faktoren der Arbeitgeberattraktivität im Handwerk

1. Sicherung von Fachkräften im Handwerk: Eine vielschichtige Herausforderung

Gegenwärtig vollziehen sich zwei Entwicklungen auf dem Arbeitsmarkt, die Auswirkungen auf die Fachkräftesicherung im Handwerk haben: Zum einen verringert sich die Zahl der Bewerberinnen und Bewerber und die Anzahl der Betriebe steigt, die händeringend nach Fachkräften sucht (ZDH, 2023). Mittlerweile stellt die Fachkräftegewinnung und -sicherung für Unternehmerinnen und Unternehmer im Handwerk eine der dringlichsten Herausforderungen dar. Der Fachkräftemangel und seine Auswirkungen werden von den Betrieben als enorme Belastung empfunden (Cernavin & Joerißen, 2022; Cordes & Schliephake, 2021).

Zum anderen führt der demografische Wandel dazu, dass dem Arbeitsmarkt mit dem Renteneintritt der geburtenstarken Jahrgänge ab 2025 über drei Mio. Arbeitskräfte weniger zur Verfügung stehen, was die Problematik weiter verschärft und als Wachstumsbremse wirkt. Zudem wird die unternehmerische Wettbewerbsfähigkeit im negativen Sinne beeinträchtigt (Bizer & Thomä, 2013).

Diese Entwicklungen haben zahlreiche Auswirkungen, die auf unterschiedlichen Ebenen wirksam sind: Auf betrieblicher Ebene geraten Prozesse ins Stocken, da die meist dünne Personaldecke nur bedingt fehlende Kapazitäten auffangen kann. Überstunden werden aufgebaut und die Innovationskraft ist aufgrund von Zeitmangel und Kapazitätsengpässen gehemmt. Dies kann sich wiederum negativ auf die Arbeitsbedingungen und damit auf die Attraktivität der Arbeit in Handwerksbetrieben auswirken. Hinzu kommt, dass Kundinnen und Kunden unzufrieden werden, wenn sie im Rahmen ihrer Aufträge lange Wartezeiten oder unvollständige Leistungen hinnehmen müssen. Auf gesellschaftlicher Ebene bedeutet die Fachkräftesicherung eine zentrale und erfolgskritische Herausforderung für die deutsche Wirtschaft und insbesondere für die i. d. R. kleinen und mittleren Betriebe des deutschen Handwerks (Rimpler, 2021; ZDH, 2023). Denn das Handwerk trägt zur Verringerung regionaler Disparitäten bei und bietet wegen der dezentralen geografischen Verteilung der Betriebe auch in strukturschwachen, ländlich-peripheren Regionen Beschäftigungs- und Ausbildungsmöglichkeiten sowie Produkte und Dienstleistungen (Thomä, 2016).

2. Arbeitgeberattraktivität als Schlüssel zur Fachkräftesicherung im Handwerk: Ergebnisse einer systematischen Review zu Erwartungen an Arbeitgeber

Arbeitgeber konkurrieren auf dem Arbeitsmarkt um die „besten Hände und Köpfe". Arbeitgeberattraktivität umfasst sämtliche Faktoren, die das positive Interesse von Nachwuchs- und Fachkräften an einem Unternehmen erwecken und dazu bewegen, sich bei diesem zu bewerben. Zudem schließt Arbeitgeberattraktivität die Bindung von Beschäftigten mit ein (Cordes & Ruoff, 2020; Müller et al. 2011). Doch welche Faktoren sind es, die einen Handwerksbetrieb attraktiv machen? Diese Frage war Ausgangspunkt einer systematischen Review von mehreren Studien. Grundlage dieser Analyse war die Identifizierung und Erfassung bestehender Erwartungen von Arbeitnehmerinnen und Arbeitnehmern an ihren Arbeitgeber. Unter besonderer Berücksichtigung standen dabei die Themen Arbeitsorganisation, Gestaltung gesunder und sicherer Arbeitsbedingungen, monetäre Anreize, Führung sowie Unternehmenskultur. Parallel dazu wurden Ergebnisse aus 30 Untersuchungen und empirischen Studien herangezogen (u. a. Winter & Grünewald, 2016; Icks et al., 2018; Meine Stadt, 2017; Ulbrich, 2016; Hummel, 2012). In den Studien werden sowohl Beschäftigte als auch Auszubildende dazu befragt, welche Erwartungen sie an ihren Wunscharbeitgeber haben bzw., was für sie einen attraktiven Arbeitgeber ausmacht. Im Folgenden werden die Ergebnisse der systematischen Review anhand jener Themencluster skizziert, die in der Gesamtschau der Erkenntnisse die ersten fünf Rangplätze belegen:

Für die Arbeitgeberattraktivität wird der Themenbereich „Arbeitsgestaltung und -organisation" als der wichtigste eingeschätzt. Hierzu wurden Aspekte wie die Arbeitsorganisation, die Gestaltung gesundheitsgerechter Arbeitsplätze und die Umsetzung von Maßnahmen der Arbeitssicherheit (auf Baustellen) subsummiert. Beispielsweise eine Baustellen- oder Arbeitsplatzeinrichtung, die Mitarbeitende vor Gefahren schützt, hat einen hohen Stellenwert. Auf dem zweiten Rangplatz steht der Themenbereich „Führung": Unter diesem Aspekt kommt der „Wertschätzung" eine zentrale Rolle zu und kann im betrieblichen Alltag in vielfältigen Erscheinungsformen auftreten, z. B. durch das Erkennen und Anerkennen gezeigter Leistungen. Neben der Steigerung von Motivation und Produktivität durch Wertschätzung wirkt sich diese auch positiv auf die wahrgenommene Arbeitgeberattraktivität aus. Daneben kommt dem Aspekt „Handlungsspielraum" eine große Bedeutung zu. Auf dem dritten Platz steht der Themencluster „Unternehmenskultur und Kommunikation" und ist beherrscht durch den Aspekt „gute Stimmung unter Kollegen" bzw. dem „Betriebsklima". Diesem Merkmal kommt sogar die Kraft zu, andere Aspekte, mit denen Beschäftigte weniger zufrieden sind, zu kompensieren und diese zu „vergeben". Auf

Rangplatz vier steht die Familienfreundlichkeit und ein ausgewogenes Verhältnis zwischen „Arbeit" und „Freizeit" (Work-Life-Balance). Dieses Kriterium ist besonders jüngeren Beschäftigten und Auszubildenden wichtig. Dabei wollen sie klare Grenzen, wann ein Arbeitstag vorbei ist und die Freizeit beginnen kann. Zudem kommt im Rahmen der Familienfreundlichkeit der flexiblen Reaktion auf individuelle Bedarfssituationen eine hohe Bedeutung zu, z. B. temporäre Freiräume bei der Versorgung von Kindern bzw. pflegebedürftige Angehörigen. Platz fünf nehmen monetäre Ansatzpunkte, Zusatzleistungen bzw. Vergütungen ein, z. B. die Übernahme von Weiterbildungskosten, Fahrtkostenzuschüsse oder eine betriebliche Altersvorsorge.

Die folgende Abbildung gibt einen Überblick zu sämtlichen erhobenen Merkmalen eines „attraktiven Arbeitgebers" aus Sicht der befragten Personen im Rahmen der Review. Je größer der Kreis, desto höher die Bedeutung eines Merkmals für die Befragten (siehe Abb. 1).

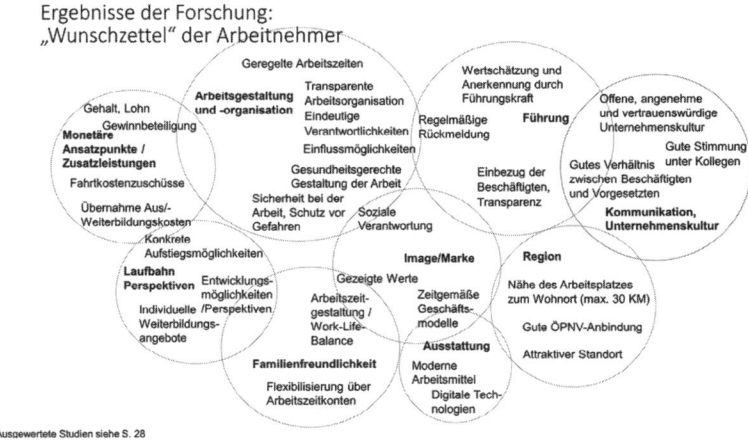

Abb. 1: Zusammenführung: Erwartungen an Arbeitgeber nach Themen

3. Gesunde und sichere Arbeitsgestaltung und Arbeitgeberattraktivität in der handwerklichen Praxis

Die Kombination der Erkenntnisse stellt erwünschte Voraussetzungen und Bedingungen beim Arbeitgeber heraus. „Arbeitgeberattraktivität" konstituiert sich somit als das Ergebnis des Zusammenwirkens zahlreicher Parameter, die in Wechselwirkung miteinander stehen und sich bedingen oder kompensieren – damit bieten sich für Betriebe zahlreiche Stellschrauben und Gestaltungsmöglichkeiten. Auf Basis des Ergebnisses, dass Arbeitsgestaltung, Gesundheit, Sicherheit bei der Arbeit, Führung und Unternehmenskultur einen höheren Stellenwert einnehmen als monetäre Anreize, können die meist kleinen und mittleren Unternehmen des Handwerks Maßnahmen realisieren, die im laufenden Tagesgeschäft umgesetzt werden können – wie z. B. die Erstellung eines Sicherheits- und Gesundheitsplans, der spezifische Anforderungen und Risiken des jeweiligen Projekts berücksichtigt, die Bereitstellung persönlicher Schutzausrüstung (PSA) oder die Sensibilisierung für die Bedeutung von Gesundheit und Sicherheit am Arbeitsplatz (Schulte, 2010). Die Organisation und Einrichtung von Arbeitsplätzen bzw. Baustellen unter Berücksichtigung gesundheitsgerechter und sicherer Arbeit sind entscheidend, um Unfälle und Gesundheitsrisiken am Arbeitsplatz zu vermeiden bzw. zu minimieren. Die Tatsache, dass dies in Anbetracht der vorliegenden Ergebnisse zudem als ein Kriterium für Arbeitgeberattraktivität gesehen wird, stellt – neben den gesetzlichen Vorgaben – ein weiterer Anlass für Betriebe dar, dies zu implementieren. Das Projekt „Next Level Handwerk" (https://www.nextlevelhandwerk.de) unter der Schirmherrschaft der Aktion Modernes Handwerk e. V. bietet auf Basis dieser Erkenntnisse innovative Unterstützung für Handwerksbetriebe mit einer Kombination an konkreten bedarfsbezogenen Wissensmaterialien und Aktionen.

Literatur
Bizer, K. & Thomä, J. (Hrsg.) (2013). Fachkräftesicherung im Handwerk. Göttinger Handwerkswirtschaftliche Studien, Bd. 90, Göttingen.
Cordes, A. & Schliephake, J. (2021). Personal finden und binden in Zeiten steigender Bürokratiebelastung. Karlsruher Schriften zur Handwerksforschung, Bd. 4. Karlsruhe.
Cordes, A. & Ruoff, V. (2020). Arbeitgeberattraktivität & Handwerk: Instrumente, Strategien und Prozesse. Eine Praxisbroschüre aus dem Handwerk für das Handwerk. Karlsruhe und Münster.
Cernavin, O. & Joerißen, T. (2022). Arbeitsforschung in der KMU-Praxis. Schrif-tenreihe 01_08/2022 Stiftung Mittelstand-Gesellschaft-Verantwortung. Köln.
Hummel, T. R. (2012). Zielgruppenorientierung beim Employer Branding. Wiesbaden: Springer Gabler.
Icks, A.; Kranzusch, P.; Schneck, S. & Große, J. (2018). Attraktivität junger Unternehmen für Fachkräfte, IfM-Materialien Nr. 245, Bonn.
Meine Stadt (Hrsg.) (2017). Employer Branding Studie 2017. Pilotstudie unter Fachkräften mit Berufsausbildung. Köln.
Müller, A.; Scheidegger, N.; Simon, S. & Wyssen, T. (2011). Praxisleitfaden Arbeitgeberattraktivität. Chur.
Ulbrich, M. (2016). Traumarbeitgeber werden. Fliesen und Platten 07/2016.
Rimpler, R. (2021). Kennzahlen des Handwerks. https://www.zdh.de/daten-und-fakten/kennzahlen-des-handwerks/ (Abruf: 03.11.2023).
Schulte, A. (2010). Arbeitsschutz und Gesundheitsförderung: Herausforderung und Chance für das Handwerk. In: Institut für Technik der Betriebsführung (Hrsg.), Arbeitsschutz und Gesundheitsförderung in Handwerksbetrieben. (S. 9-12). München und Mehring: Rainer Hampp.
Thomä, J. (2016). Die Rolle von Handwerksunternehmen für die volkswirtschaftlichen Funktionen des Mittelstands. Göttinger Beiträge zur Handwerksforschung 11. Universität Göttingen.
Winter, W. & Grünewald, C. (2016). BGM als Stellschraube von Arbeitgeberattraktivität. In: Badura, B. et al. (Hrsg.): Fehlzeiten-Report. Berlin Heidelberg: Springer.
ZDH – Zentralverband des Deutschen Handwerks (2023): Das Handwerk in Deutschland. https://www.zdh.de/daten-und-fakten/das-handwerk/ (Abruf: 05.11.2023).

Peter Krauß-Hoffmann, Manuel Keller,
Stefanie Siebelhoff & Corinna Brauner-Sommer
*Landesinstitut für Arbeitsschutz und Arbeitsgestaltung
Nordrhein-Westfalen (LIA)*

Sichere und gesunde Arbeitsgestaltung als Baustein der Fachkräftesicherung? Erkenntnisse der Beschäftigtenbefragungen NRW

1. Einleitung

Gesunderhaltende Arbeitsbedingungen sind eine Voraussetzung für den Unternehmenserfolg. Der gesetzlich vorgeschriebene Arbeitsschutz sowie die Umsetzung von Maßnahmen der betrieblichen Gesundheitsförderung (BGF) können einen hohen Mehrwert für Beschäftigte und Unternehmen bieten (Adamek et al., 2021). So zeigen Studien, dass arbeitsweltbezogene Gesundheitsförderung und Prävention nicht nur zu Gesundheit und Wohlbefinden von Beschäftigten beitragen, sondern auch aus wirtschaftlicher Sicht lohnenswerte Investitionen sind (Barthelmes et al., 2022). Gerade in Zeiten des Fachkräftemangels sollte Fragen der sicheren und gesunden Arbeitsgestaltung eine hohe Aufmerksamkeit geschenkt werden, denn Anstrengungen der Arbeitgeber in diesen Bereichen tragen auch zur Bindung und Zufriedenheit von Mitarbeitenden bei.

Doch in welchem Umfang werden diese Maßnahmen zur gesunden und sicheren Arbeitsgestaltung umgesetzt und von wem genutzt? In welchen Bereichen besteht Handlungsbedarf? Diesen Fragen wird in diesem Beitrag auf Basis einer Sonderauswertung der Beschäftigtenbefragung NRW des LIA nachgegangen werden.

2. Methodik

Die Beschäftigtenbefragung NRW bietet seit ihrer ersten Iteration im Jahr 1994 Daten zu den Arbeitsbedingungen von Beschäftigten in Nordrhein-Westfalen und fokussiert insbesondere auf Belastungen und Beanspruchungen sowie weitere arbeitsgestalterische Themen im Zeitvergleich. Bei dieser repräsentativen Telefonbefragung wurden 2021 etwa 2.000 abhängig Beschäftigte ab 16 Jahren mit Wohn- und Arbeitsort in NRW zu Sicherheit und Gesundheit bei der Arbeit befragt. Ausführliche Erläuterungen zur Methodik und Stichprobe bietet der Methodenbericht zur Beschäftigtenbefragung NRW 2021 (Liljeberg et al., 2022). Bei der Interpretation der Ergebnisse ist zu berücksichtigen, dass die Studie vor dem Hintergrund der Corona-Pandemie stattfand (Brauner et al., 2022).

3. Ergebnisse

Pandemiebedingt berichtet ein Großteil der Befragten (80 %) von einer erhöhten Aufmerksamkeit für das Thema Arbeitsschutz- und Gesundheit. Hiervon wünschen sich wiederum 90 Prozent, dass dieser verstärkte Fokus auf Präventions- und Arbeitsschutzfragen zukünftig beibehalten wird.

Ferner berichten 83 Prozent der Beschäftigten, dass in ihrem Betrieb mindestens eine Maßnahme zur betrieblichen Gesundheitsförderung verfügbar ist (vgl. Abb. 1).

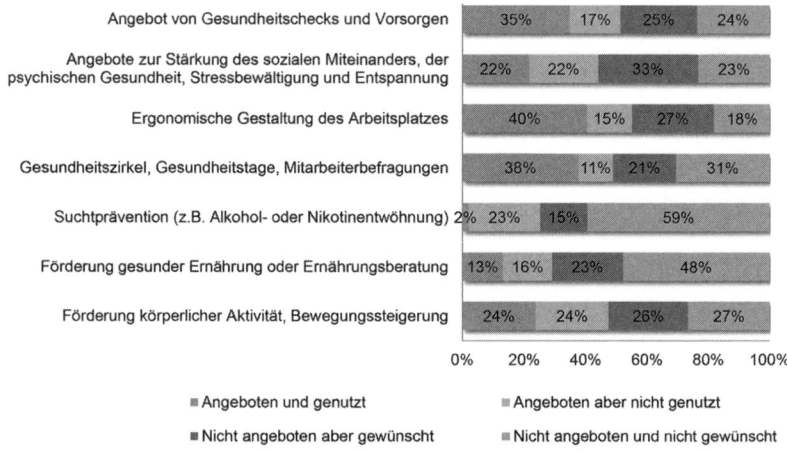

Abb. 1: Angebot, Wunsch und Nutzung von Maßnahmen zur betrieblichen Gesundheitsförderung (Beschäftigtenbefragung NRW 2021; 1.913 ≤ n ≤ 2.005)

Besonders häufig wird dabei den Beschäftigten eine ergonomische Gestaltung des Arbeitsplatzes (55 %) sowie Gesundheitschecks und Vorsorgen (51 %) angeboten. Am dritthäufigsten können Beschäftigte an Gesundheitszirkeln, Gesundheitstagen und Mitarbeitendenbefragungen teilnehmen (49 %).

Die Verfügbarkeit der verschiedenen Angebote ist dabei erheblich abhängig von der Betriebsgröße. So geben 98 Prozent der Beschäftigten in Betrieben mit über 250 Beschäftigten an, dass ihnen mindestens eine BGF-Maßnahme angeboten wird, im Vergleich zu nur 62 Prozent der Beschäftigten in Betrieben mit bis zu neun Beschäftigten.

Betrachtet man den Anteil der Beschäftigten, die sich BGF-Angebote wünschen, aber nicht auf ein entsprechendes Angebot zurückgreifen können, offenbart sich eine Lücke insbesondere im Hinblick auf Angebote zur Stärkung des sozialen Miteinanders, der psychischen Gesundheit, Stressbewältigung und Entspannung (33 %). Zudem zeigen sich auch im Hinblick auf die ergonomische Gestaltung des Arbeitsplatzes, die Förderung körperlicher Aktivität und Bewegungssteigerung, sowie Gesundheitschecks und Vorsorgen erhebliche unerfüllte Bedarfe.

Weitet man den Blick auf die grundsätzliche Zufriedenheit mit der Unterstützung im Bereich Arbeitsschutz im Betrieb aus, bewerten dies immerhin 27 Prozent der Beschäftigten in Nordrhein-Westfalen mit der Bestnote. Dabei zeigen sich Beschäftigte in Betrieben mit 250 und mehr Beschäftigten durchschnittlich zufriedener mit dem Arbeitsschutz als Beschäftigte in kleinen und mittleren Unternehmen (KMU, vgl. Abb. 2).

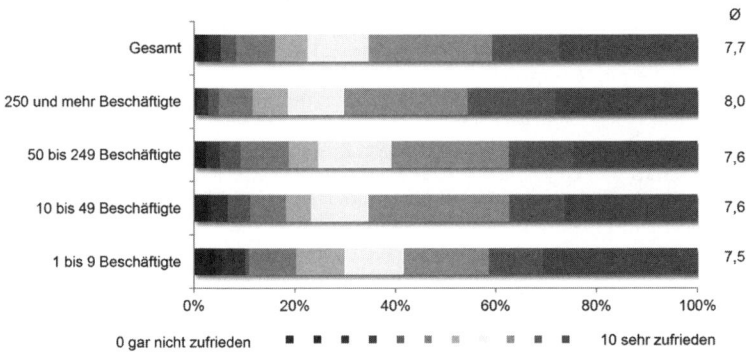

Abb. 2: Zufriedenheit mit der betrieblichen Unterstützung im Bereich Arbeitsschutz nach Betriebsgröße (Beschäftigtenbefragung NRW 2021; n = 2.013)

4. Fazit und Ausblick

Die Auswertungen der Beschäftigtenbefragung NRW 2021 geben erste Anhaltspunkte für den hohen Stellenwert betrieblicher Präventionsangebote und die Wahrnehmung des betrieblichen Arbeitsschutzes aus Sicht der Beschäftigten. So wünscht sich die große Mehrheit der Beschäftigten auch zukünftig verstärkte Aufmerksamkeit für das Thema Arbeitsschutz und Gesundheit.

Angesichts einer hohen Nachfrage nach Angeboten zur Förderung der psychischen Gesundheit gilt es allerdings gerade in diesem Fokusbereich, die Angebotspallette weiter auszubauen, insbesondere durch zielgruppenaffine, lebensweltübergreifende Präventionsangebote. Auch verdeutlichen die Ergebnisse der Befragung noch unausgeschöpfte Potenziale im Hinblick auf Prävention und Arbeitsschutz insbesondere bei kleinen und mittleren Unternehmen (KMU).

Dass die Beschäftigten vom Erhalt oder der Verbesserung ihrer Gesundheit profitieren, ist unstrittig. Wichtig ist, dass Arbeitgebende Fragen der gesundheitsgerechten Arbeitsgestaltung strategisch als Baustein der Fachkräftesicherung anlegen, Prävention im Betrieb mit in den Blick nehmen und zwar für Fragen der Findung und der Bindung von Fachkräften. Dies ist auch ein Fokus der Beschäftigtenbefragung 2023, die sich verstärkt der Frage widmet, ob arbeitgeberseitiges Engagement für die Gesundheit von Beschäftigten deren Motivation sowie ihre Identifikation mit dem Unternehmen stärken kann.

Literatur
Adamek, S., Brauner, C., Krauß-Hoffmann, P. & Seiler, K. (2021). BGF: Mehr als Kür im Betrieb. ErgoMed, (4), 6–10.
Barthelmes, I., Bödeker, W., Sörensen, J., Kleinlercher, K.-M. & Odoy, J. (2022). Wirksamkeit und Nutzen arbeitsweltbezogener Gesundheitsförderung und Prävention. Zusammenstellung der wissenschaftlichen Evidenz 2012 bis 2018. Initiative Gesundheit und Arbeit (iga).
Brauner, C., Keller, M., Adamek, S., Krauß-Hoffmann, P. & Seiler, K. (2022). Arbeit, Sicherheit und Gesundheit in Nordrhein-Westfalen in Zeiten der Corona-Pandemie – Ergebnisse der Beschäftigtenbefragung NRW 2021. Bochum: Landesinstitut für Arbeitsschutz und Arbeitsgestaltung Nordrhein-Westfalen (LIA).
Liljeberg, H., Magdanz, E., Brauner, C., Keller, M., Risse, C. & Krauß-Hoffmann, P. (2022). Arbeit, Sicherheit und Gesundheit in Nordrhein-Westfalen. Methodenbericht und Fragebogen zur Beschäftigtenbefragung NRW 2021 (LIA.transfer 11). Bochum: Landesinstitut für Arbeitsgestaltung des Landes Nordrhein-Westfalen (LIA.nrw).

Andreas Pohlandt, Silvia Spitzer, Winfried Hacker & Ulrike Pietrzyk
Technische Universität Dresden/Fakultät Psychologie

Welche Arbeitsgestaltung wünschen sich Verwaltungsfachkräfte?

1. Problemlage und Zielstellung

Richter (2021, S. 21f) stellt fest, dass gesundheitsförderliche, alternsgerechte und lernförderliche Arbeitsgestaltung zusammengehören. Soll die Gestaltung, von den Beschäftigten als attraktiv wahrgenommen werden, müssen auch die tätigkeitsspezifischen Wünsche der Arbeitsplatzinhaber berücksichtigt werden.

Im Rahmen eines von der DGUV geförderten Vorhabens (GALA: Gute Arbeit mit Lernanforderungen und Lernmöglichkeiten für ältere Erwerbstätige in der Arbeit 4.0/ FP 441), wurde eine Befragung durchgeführt. Die Ziele der Befragung sind das Ermitteln der von den Arbeitenden (1) wahrgenommenen Anforderungen neuer Arbeitsorganisationsformen bezogen auf (2) die Merkmale „guter Arbeit" (vgl. DIN EN ISO 6385), sowie (3) der entstehenden Lernanforderungen („Stand") verglichen mit (4) diesbezüglichen Bedürfnissen der Arbeitenden („Wünsche").

2. Methoden

Die Ermittlungsmethodik beruht auf der Analyse des Erkenntnisstands in der internationalen Forschungsliteratur zu Merkmalen „guter Arbeit" (vgl. DIN-Normausschuss Ergonomie, 2016: DIN EN ISO 6385; NAK, 2022: Leitlinie Beratung und Überwachung bei psychischer Belastung am Arbeitsplatz; BMAS, 2013: Gemeinsame Erklärung. Psychische Gesundheit in der Arbeitswelt).

Die Onlinebefragung von Fachkräften mit Verwaltungstätigkeiten (n = 268) erfolgte mit ausgewählten validierten Befragungsinstrumenten. Die eingesetzten Verfahren beinhalteten neben der Erfassung beruflicher Anforderungen folgende arbeitsbezogene Merkmale durch ausgewählte validierte Befragungsinstrumente:
- Zentrale Merkmale der Arbeit 4.0 (Poethke et al., 2019)
- Arbeitsbedingte Intensität und Belastung (Richter et al., 2010) sowie Erwartung des Ausmaßes dieser Merkmale
- Lernförderliche Organisation sowie lernrelevante Merkmale der Arbeitsaufgabe (Wardanjan et al., 2000; Richter & Wardanjan, 2000)
- Lernunterstützung (Wardanjan et al., 2000)

Von den Befragungsteilnehmenden verfügen 28 % über eine abgeschlossene Berufsausbildung und 6 % über eine Fachweiterbildung. Ein Viertel der Beschäftigten besitzen einen Fachhochschul- und über ein Drittel (35 %) einen Universitäts-/ Hochschulabschluss. Insgesamt arbeiten 71 % der Beschäftigten in Vollzeit. Zwei Drittel aller Beschäftigten nutzen ihre Qualifikation vollständig in ihrer derzeitig ausgeübten Tätigkeit.

3. Ergebnisse

3.1 Merkmale der Arbeit: Digitalisierung, Flexibilität, Entgrenzung und Partizipation

Fast alle Beschäftigten bejahen die Abhängigkeit von digitalen Medien und Arbeitsmitteln sowie die Nutzung digitaler Geräte zur Erledigung ihrer Arbeitsaufgaben. Die Bedeutsamkeit von Flexibilisierung wird dagegen mehrheitlich als weniger stark ausgeprägt angegeben (z. B. regelmäßig Homeoffice: 41 %, Möglichkeit Gleitzeit: 60 %). Dies betrifft auch die Entgrenzung der Tätigkeit (z. B. Erreichbarkeit im Urlaub: 23 % oder bei Krankheit: 31 %). Partizipation (Mitbestimmung) als Merkmal „guter Arbeit" wird von den Beschäftigten unterschiedlich wahrgenommen.

3.2 Arbeitsbedingungen, welche die Tätigkeitsausführung erschweren können

Knapp drei Viertel der Befragten bestätigen, dass das Arbeitstempo sehr hoch ist. In Kombination mit weiteren Belastungsfaktoren können hier Überforderungen entstehen, die das Lernen beim Arbeiten einschränken. Mehr als drei Viertel berichten zudem über eine hohe Arbeitsmenge in ihrer Tätigkeit und über die Hälfte der Befragten (57 %) geben an, dass sie unter Zeitdruck stehen. Trotz dieser erschwerenden Bedingungen stimmen 60 % der Befragungsteilnehmenden einem Ausgleich zwischen Arbeit und privatem Bereich zu. Auf diese Weise können arbeitsbedingte, kurzfristige negative Beanspruchungsfolgen, wie z. B. psychische Ermüdung und Sättigung sowie Stress, noch weitgehend kompensiert werden.

3.3 Merkmale der Arbeitsaufgaben und -bedingungen, die das Lernen in der Arbeit unterstützen und fördern

Über drei Viertel der Befragten berichten insbesondere über Fort- bzw. Weiterbildungsmöglichkeiten, weniger aber über gute berufliche Entwicklungsmöglichkeiten. Es wurde des Weiteren die Selbständigkeit sowie das soziale Lernklima erfasst. Die Befragungsergebnisse zeigen, dass insbesondere selbständiges Handeln in der Organisation geschätzt wird. Zudem berichten über 80 % der Mitarbeitenden, dass sie Verantwortung in ihrem Arbeitsbereich haben. Die Beschäftigten berichten einerseits über Freiräume, was die Regelungen zur Arbeitszeit und Arbeitspausengestaltung betrifft, andererseits nur teilweise über zeitliche Möglichkeiten, wenn es um die Aneignung neuer arbeitsbezogener Dinge während der Arbeitszeit geht. Des Weiteren bestätigen die Beschäftigten in einem hohen Maße, dass ihre Arbeit geplant, koordiniert und selbständig eingeteilt werden kann. Sie können auch überwiege: selbst am Ergebnis sehen, ob ihre Arbeit gut war oder nicht.

3.4 Maßnahmen zur Unterstützung des arbeitsbezogenen Lernens

Die Vorgehensweisen beim Lernen haben einen Schwerpunkt zunächst bei Informationsbeschaffung. Hier gibt es zwei grundsätzliche Wege, die von den Mitarbeitern den bevorzugt werden:
a) Technisch unterstützte Informationsbeschaffung (z. B. „Zugriff zum Internet", „Möglichkeiten zur Recherche")
b) Soziale Kommunikation (z. B. „Beratung mit Kollegen bei Bedarf", „Hinweise von Vorgesetzten")

Bezogen auf Maßnahmen zur Lernunterstützung äußerten die Mitarbeitenden Wünsche, über die sie derzeit noch nicht an allen Arbeitsplätzen und -bereichen verfügen können. Auffällig an den Wünschen ist, dass sie sowohl für das individuell organisierte Lernen als auch für sozial-kooperative Lernformen geeignet sind.

Folgende Maßnahmen wurden am häufigsten genannt: Möglichkeit des Erprobens bzw. der Simulation neuer Verfahren sowie des Testens von Gelerntem vor der realen Umsetzung, Problemlösen mit Fachkräften aus anderen Einrichtungen, Lehrfilme, Lernprogramme im Netz sowie Testung von erworbenem Wissen. Alle diese gewünschten Methoden lassen sich auch digital unterstützt umsetzen.

4. Zusammenfassung und Schlussfolgerungen

a) Neue Organisationsformen sind in den untersuchten Arbeitsfeldern zunehmend verbreitet und beinhalten insbesondere die Selbstorganisation der Arbeitsausführung mit vernetzten digitalen Arbeitsmitteln – bei mangelhafter Gestaltung auch mit Zeitdruck, informationeller Defizite (Mangel an Information bei Überfluss an Daten) sowie teilweise Erholungs-/Freizeitbeeinträchtigungen.
b) „Lernen in der Arbeit" mit und ohne digitale Lernanforderungen ist die Hauptform des arbeitslebenslangen Lernens. Die zielgerichtete partizipative Gestaltung dieser Lernform weist im Vergleich zum internationalen Erkenntnisstand klare Umsetzungsreserven auf: Sie betreffen die Kombination partizipativer lern- und gesundheitsförderlicher Arbeitsgestaltung als präventive Bedingungsgestaltung mit vielfältigen Unterstützungsmöglichkeiten des arbeitsimmanenten Lernens als (zugleich gesundheitsförderliche) Arbeitsgestaltung.

Verwaltungsfachkräfte streben eine lern- und gesundheitsförderliche Arbeitsgestaltung an und wünschen sich vielfältige Formen der Lernunterstützung. Die Ergebnisse der Befragung sprechen dafür, dass die von der Forschung als „gute Arbeit" gekennzeichnete Gestaltung von den Beschäftigten als attraktiv wahrgenommen wird.

Literatur
BMAS. (2013). Gemeinsame Erklärung Psychische Gesundheit in der Arbeitswelt (Bundesministerium für Arbeit und Soziales, Hrsg.). Bonn: Referat Information, Publikation, Redaktion.
NAK-Geschäftsstelle. (2022). Leitlinie Beratung und Überwachung bei psychischer Belastung am Arbeitsplatz (c/o Bundesanstalt für Arbeitsschutz und Arbeitsmedizin, Hrsg.). Berlin: GDA Gemeinsame Deutsche Arbeitsschutzstrategie.
Poethke, U., Klasmeier, K. N., Diebig, M., Hartmann, N., & Rowold, J. (2019). Entwicklung eines Fragebogens zur Erfassung zentraler Merkmale der Arbeit 4.0. Zeitschrift für Arbeits- und Organisationspsychologie A&O.
Richter, G. (Hrsg.). (2021). Arbeit und Altern. Eine Bilanz nach 20 Jahren Forschung und Praxis (1. Aufl.). Baden-Baden: Nomos. Verfügbar unter: http://nbn-resolving.org/urn:nbn:de:bsz:31-epflicht-1859304
Richter, P. (2010). FIT – Fragebogen. Erleben von Arbeitsintensität und Tätigkeitsspielraum – ein Fragebogen zur orientierenden Analyse. In W. Sarges, H. Wottawa & C. Ross (Hrsg.), Handbuch wirtschaftspsychologischer Testverfahren, Band 2: Organisationspsychologische Instrument. Lengerich, Berlin: Pabst Science Pbl.
Wardanjan, B., Richter, F. Uhlemann, K. (2000). Lernförderung durch die Organisation – Erfassung mit dem Fragebogen zum Lernen in der Arbeit (LIDA). In: Zeitschrift für Arbeitswissenschaft 54, (3–4), 184–190.

Arbeits-Dialog-Kreis 13
Workshop
Ressourcen-orientierte digitale Interventionen

Alexandra Michel & Annekatrin Hoppe
**Ressourcen-orientierte digitale Interventionen:
Chancen, Grenzen und Implikationen für die Praxis**

Alexandra Michel[1] & Annekatrin Hoppe[2]
[1]*Bundesanstalt für Arbeitsschutz und Arbeitsmedizin;*
[2]*Humboldt-Universität zu Berlin*

Ressourcen-orientierte digitale Interventionen: Chancen, Grenzen und Implikationen für die Praxis

1. Förderung von Ressourcen und Wohlbefinden bei der Arbeit

Die Arbeitswelt unterliegt einem stetigen Wandel. Infolge der Digitalisierung können zunehmend mehr Berufstätige von verschiedenen Orten und zu verschiedenen Zeiten arbeiten. Dies kann mit Vorteilen einhergehen wie Gestaltung der Arbeitszeit entsprechend eigener Bedürfnisse, Reduktion von Pendelwegen, bessere Vereinbarung von Arbeit und Privatleben. Allerdings kann eine zunehmende Flexibilisierung und die technischen Möglichkeiten nicht nur mit einer Verdichtung der Arbeitsmenge, sondern auch mit einer Entgrenzung von Arbeit und Privatleben sowie verringerten Erholungszeiten einhergehen – mit negativen Folgen für Gesundheit und Wohlbefinden. Um diesen Anforderungen zu begegnen und die Arbeit gesundheitsförderlich zu gestalten, gilt es gute Arbeitsbedingungen zu gestalten. Darüber hinaus können durch Ressourcen-orientierte Interventionen (Michel, O'Shea & Hoppe, 2015; Michel & Hoppe, 2022) Berufstätige befähigt werden, individuelle Ressourcen und Strategien zur Bewältigung dieser Anforderungen zu entwickeln. Ressourcen werden hierbei definiert als Alles, das Individuen als hilfreich empfinden, um persönliche Ziele zu erreichen (Halbesleben et al., 2014). In diesem Beitrag wird der Einsatz digitaler Ressourcen-orientierter Interventionen diskutiert.

2. Digitale Interventionen zur Förderung von Ressourcen und Wohlbefinden

Digitale Interventionen zur Förderung von Ressourcen und Wohlbefinden bei der Arbeit greifen zum einen die Potenziale neuer Technologien auf. Dabei nutzen sie Technologien um Inhalte zu entwickeln als auch um diese den Nutzer*innen zugänglich zu machen. Bei webbasierten Interventionen werden die Inhalte auf Online-Plattformen zur Verfügung gestellt und sind per Weblink abrufbar (vgl. das digitale FlexAbility-Selbstlerntraining Michel, Althammer & Wöhrmann, 2023). Alternativ können Interventionen als App-basiert speziell für mobile Geräte (v.a. Smartphone oder Tablet) entwickelt und konfiguriert werden. Mit digitalen Interventionen wird auf neue Anforderungen in einer digitalisierten Arbeitswelt reagiert, Eine Chance digitaler Interventionen besteht in der Methodenvielfalt bei der Gestaltung von Lerneinheiten. Diese können in unterschiedlichster Form, z. B. als Text mit Grafiken und Animationen und Audio angeboten werden. Komplexe Sachverhalte können per Video verständlich aufbereitet werden und interaktive Elemente wie das Einfügen von Begriffen, Quizfragen etc. unterstützen spielerisch beim Lernen (Hoppe et al. 2023). Digitale Interventionseinheiten reichen von wenigen Minuten bis zu einer Stunde und können einmalig oder über mehrere Wochen stattfinden. Neuere KI basierte Methoden bieten darüber hinaus noch weitgehend ungenutzte Möglichkeiten, um Inhalte an die Charakteristika und Bedarfe der Nutzer*innen automatisiert anzupassen.

Eine weitere Chance – und gleichzeitig Herausforderung – digitaler Interventionen ist, dass ein persönlicher Kontakt nicht mehr zwingend nötig ist. Lehr und Boß (2019) unterscheiden vier Arten persönlichen Kontakts: reine online Interventionen, Unterstützung auf Nachfrage, intensive Unterstützung (z.B. wöchentlicher personalisierter Kontakt) und Blended-Trainings, bei denen Teile der Interventionen Online- und andere in Präsenz dargeboten werden. Während reine online-Interventionen versprechen, eine große Anzahl von Personen zu erreichen, zeigt ein Review über digitale Interventionsstudien mit Beschäftigten in Deutschland, dass es eher digitale Interventionen mit menschlichem (nicht KI gestützten) Kontakt sind, die größere Wirksamkeit aufweisen (Hoppe et al., 2023). Im Folgenden stellen wir exemplarisch das von Michel, Althammer & Wöhrmann (2023) entwickelte FlexAbility-Selbstlerntraining sowie das FlexAbility-Blended-Training als erfolgreich evaluierte webbasierte Interventionen vor.

3. Die webbasierten FlexAbility Interventionen

Zum Umgang mit den Anforderungen flexibilisierter Arbeit sind Berufstätige gefordert, ihren Arbeitsalltag selbst zu steuern. Es gilt den Arbeitstag zu strukturieren, Pausen zu machen und Grenzen zwischen Arbeit und Privatleben zu ziehen. Genau hier setzen die FlexAbility Interventionen an (Michel, Althammer & Wöhrmann, 2021, 2023): Die FlexAbility Intervention ist über einen Weblink verfügbar (vgl. Althammer, Wöhrmann und Michel, 2023a). Sie erstreckt sich über einen Zeitraum von sechs Wochen und besteht aus sechs inhaltlichen Modulen und kurzen täglichen Vertiefungsaufgaben zu jedem Modul. Die Module beinhalten folgende Themen: (1) Flexibel arbeiten – gesund und flexibel, (2) Meine persönliche Balance finden, (3) Von der Arbeit abschalten und mich abgrenzen, (4) Fokussiert bleiben und konzentriert arbeiten, (5) Auf mich achten – im Alltag zur Ruhe kommen und Kraft schöpfen, (6) Meine Strategien – meine Kraftquellen. Die Module kombinieren Psychoedukation per Text oder Videoimpulsen mit kurzen Übungen, die per Audio, Video oder Text angeleitet wird. Gamification Techniken helfen der lernförderlichen Gestaltung der Module. Das FlexAbility-Training ist eine Selbstlernintervention, bei der keine Interaktion mit realen Personen stattfindet. An dieser Stelle setzt das FlexAbility-Blended-Training an. In diesem finden zusätzlich zu den sechs Modulen drei interaktive, moderierte Gruppensitzungen statt. Kleingruppen von Berufstätigen, die an dem digitalen Selbstlerntraining teilnehmen, treffen sich mit einem professionellen Trainer. Bei diesen Sitzungen per Videokonferenzsystem steht der Erfahrungsaustausch und die Vertiefung der Inhalte des webbasierten Selbstlerntrainings im Vordergrund. Sowohl das FlexAbility-Selbstlerntraining (Althammer, Wöhrmann & Michel, 2023b) als auch das FlexAbility-Blended-Training (Althammer, Wöhrmann & Michel, 2023c) wurden wissenschaftlich evaluiert und tragen nachweislich zur Förderung von Selbstregulation, Wohlbefinden und Work-Life-Balance bei. Die Teilnehmer*innen des FlexAbility-Blended-Trainings berichteten zudem nach dem Training von mehr wahrgenommener emotionaler Unterstützung, größerem Erfahrungsaustausch und einer stärkeren Compliance verglichen mit den Teilnehmer*innen des FlexAbility-Selbstlerntrainings.

4. Implikationen für die Praxis

Insgesamt betrachtet sind digitale Interventionen ein wirksames Tool zur Förderung von Wohlbefinden und Gesundheit von Beschäftigten. Bei der Auswahl und Entwicklung sollte beachtet werden, dass die Wirksamkeit und Compliance bei Interventionen mit menschlichem Kontakten höher ist. Faktoren wie die Dauer der Intervention, der tatsächliche Bedarf bei den Teilnehmenden, die Nutzung von Erinnerungsfunktionen zur Erhöhung der Compliance und Selbst-Monitoring spielen eine wichtige Rolle (Lehr und Boß, 2019). Schließlich bedarf eine betriebliche Intervention immer eine entsprechende Einbettung in das vorhandene Gesundheitsmanagement und die Einbeziehung relevanter Akteure.

Literatur
Althammer, S. E., Wöhrmann, A. M., & Michel, A. (2023). Das FlexAbility-Selbstlern-Training. Orts- und zeitflexible Arbeit gesund gestalten. 1. Auflage. Dortmund: Bundesanstalt für Arbeitsschutz und Arbeitsmedizin. ISBN: 978-3- 88261-757-3.
Althammer, S. E., Wöhrmann, A. M., & Michel, A.(2023a). How Positive Activities Shape Emotional Exhaustion and Work-Life Balance: Effects of an Intervention via Positive Emotions and Boundary Management Strategies. Occupational Health Science. Advance Online Publication.
Althammer, S. E., Wöhrmann, A. M., & Michel, A.(2023b). Web-Based and Blended Training: SameSame but Different? A Randomized Controlled Trial Comparing Training Formats to Meet the Challenges of Flexible Work Designs [in press]. Journal of Medical Internet Research
Heber, E., Lehr, D., Ebert, D. D., Berking, M., & Riper, H. (2016). Web-based and mobile stress management intervention for employees: a randomized controlled trial. Journal of Medical Internet Research, 18(1), e21.https://doi.org/10.2196/jmir.5112
Hoppe, A., Roswag, M, & Lehr, D. (2022). Digitale Interventionen in der betrieblichen Gesundheitsförderung. In A. Michel und A. Hoppe (Hrsg.): Handbuch: Interventionen zur Gesundheitsförderung bei der Arbeit (S. 351–369). Springer.

Lehr, D., & Boß, L. (2019). Occupational e-Mental Health – eine Übersicht zu Ansätzen, Evidenz und Implementierung. In B. Badura, A. Ducki, H. Schröder, J. Klose & M. Mayer (Hrsg.) Fehlzeiten-Report 2019 (S. 155–178). Springer: Berlin, Heidelberg.

Michel, A., Althammer, S. E., Wöhrmann, A. M. (2023). FlexAbility-Interventionen: Selbststeuerung bei orts- und zeitflexibler Arbeit fördern. baua: Bericht kompakt 1. Auflage. Dortmund: Bundesanstalt für Arbeitsschutz und Arbeitsmedizin.

Michel, A., & Hoppe, A. (2022). Handbuch Gesundheitsförderung bei der Arbeit. Interventionen für Individuen, Teams und Organisationen. Springer Verlag.

Michel, A., Althammer, S. E., & Wöhrmann, A. M. (2021). Mit FlexAbility-Training Selbststeuerung verbessern. Arbeitsmedizin Sozialmedizin Umweltmedizin (ASU) Zeitschrift für medizinische Prävention, 09.

Michel, A., O'Shea, D., & Hoppe, A. (2015). Designing and evaluating resource-oriented interventions to enhance well-being, health and performance at work. Editorial in: Journal of Occupational and Organizational Psychology, 88, 459–463.

Halbesleben, J. R. B., Neveu, J. P., Paustian-Underdahl, S. C., & Westman, M. (2014). Getting to the "COR": Understanding the role of resources in conservation of resources theory. Journal of Management, 40, 1334–1364.

Arbeits-Dialog-Kreis 15
Covid-19 und die nachhaltige Veränderung der Arbeitswelt – was wissen wir, was vermuten wir und was bedeutet das für den Arbeits- und Gesundheitsschutz?

Jochen Overbeck-Gurt, Hannah Möltner, Oliver Weigelt, Maria Hällfritzsch, Peter Klim, Sabine Sommer & Swantje Robelski
**Einführung in ADK:
Covid-19 und die nachhaltige Veränderung der Arbeitswelt – was wissen wir, was vermuten wir und was bedeutet das für den Arbeits- und Gesundheitsschutz?**

Peter Klim, Hannah Möltner, Jochen Overbeck-Gurt, Oliver Weigelt & Maria Hällfritzsch
Vom „ad hoc Homeoffice" zum hybriden Arbeitsmodell – Gestaltungsoptionen und gesundheitliche Chancen und Risiken

Hannah Möltner, Jochen Overbeck-Gurt, Oliver Weigelt, Maria Hällfritzsch & Peter Klim
New Normal im Human Resource Management – Trends, Chancen und Herausforderungen

Jochen Overbeck-Gurt, Hannah Möltner, Oliver Weigelt, Maria Hällfritzsch & Peter Klim
Covid-19 und die Bedeutung von Gesundheit und Gesundheitsschutz in Organisationen – War's das... oder bleibt was?

Swantje Robelski & Sabine Sommer
Herausforderungen für den Arbeitsschutz in der postpandemischen Welt

Jochen Overbeck-Gurt[1,2], Hannah Möltner[1,3], Oliver Weigelt[4], Maria Hällfritzsch[4], Peter Klim[1], Sabine Sommer[5] & Swantje Robelski[5]
[1]*Institut für innovative Organisations- und Personalentwicklung (IOP),*
[2]*Fachhochschule Südwestfalen,*
[3]*FOM Hochschule für Ökonomie und Management,*
[4]*Professur für Arbeits- und Organisationspsychologie, Universität Leipzig,*
[5]*Bundesanstalt für Arbeitsschutz und Arbeitsmedizin (BAuA)*

Einführung in ADK: Covid-19 und die nachhaltige Veränderung der Arbeitswelt – was wissen wir, was vermuten wir und was bedeutet das für den Arbeits- und Gesundheitsschutz?

Die Referate in diesem Arbeitskreis stellen die Ergebnisse eines Forschungsprojektes (Literaturreview) vor, welches sich mit der Frage beschäftigte, was wir über dauerhafte (bleibende) Veränderungen in der Arbeitswelt im Zuge der Covid-19 Pandemie wissen, welche positiven oder negativen Konsequenzen für die Gesundheit der Beschäftigten beschrieben werden und welche potenziellen Implikationen sich hieraus für die Arbeit der Akteure des Gesundheits- und Arbeitsschutzes ergeben.

Aufbauend auf dem Forschungsbericht von Bookmann et al. (2021) wurde hierzu zwischen Dezember 2022 und Februar 2023 eine systematische Literatursuche durchgeführt. Insgesamt konnten im Suchzeitraum (Mitte 2021 bis Ende 2022) 123 Studien identifiziert werden, die für die Fragestellung relevant waren. Die überwiegende Mehrzahl der Studien beschäftigte sich mit den Themen Homeoffice und Digitalisierung. Mehrfach wurden auch Konsequenzen für das Human Ressource Management, Veränderungen der Arbeitsumgebung und Tätigkeiten berichtet. Veröffentlichungen zur Entwicklung der Gesundheitskultur in Unternehmen und Entwicklungen im Arbeits- und Gesundheitsschutz waren hingegen Mangelware.

Im Rahmen der Beiträge werden detaillierte Befunde zur Studienlage entlang einzelner organisatorischer Gestaltungsfelder vorgestellt. Die Ergebnisse werden methodisch eingeordnet und Ergebnisse zu möglichen positiven und negativen Konsequenzen für die Gesundheitskultur in Unternehmen und die Gesundheit der Beschäftigten thematisiert. Mögliche Chancen, Herausforderungen und generelle (neue) Gestaltungsoptionen für die Akteure des Arbeits- und Gesundheitsschutzes werden diskutiert.

Zielsetzung des Dialogkreises ist damit, einen ersten Überblick über den aktuellen Erkenntnisstand zu geben, damit ein evidenzbasiertes Vorgehen der Akteure in der Praxis zu fördern und gleichzeitig weiteren Forschungsbedarf aufzuzeigen.

Literatur

Bookmann, B., König, T., Laub, N., Becker, C., Hofmann, E., Kennel, M., & Spies, D. (2021). Meta-Studie: Covid-19-Pandemie und betriebliche Anpassungsmaßnahmen. Begleitforschung zur Arbeitsweltberichterstattung im Auftrag des BMAS (Band 4). https://www.bmas.de/DE/Service/Publikationen/Forschungsberichte/fb-580-4-meta-studie-covid-19-betriebliche-anpassungsmassnahmen.html

Peter Klim[1], Hannah Möltner[1,2], Jochen Overbeck-Gurt[2,3],
Oliver Weigelt[4] & Maria Hällfritzsch[4]
[1]*FOM Hochschule für Oekonomie und Management;* [2]*Institut für innovative Organisations- und Personalentwicklung (IOP);* [3]*Fachhochschule Südwestfalen;* [4]*Professur für Arbeits- und Organisationspsychologie, Universität Leipzig*

Vom „ad hoc Homeoffice" zum hybriden Arbeitsmodell – Gestaltungsoptionen und gesundheitliche Chancen und Risiken[1]

1. Homeoffice Umsetzung während der Pandemie

Das Homeoffice als Form hybriden Arbeitens (d.h. einer Kombination von Arbeit vor Ort im Büro und von zuhause aus), erfuhr während der Covid-Pandemie einen großen Auftrieb. Auch in der Forschung war und ist das Thema Homeoffice im Fokus und so konnten im Zuge der Recherche insgesamt 92 Studien[2] zum Thema Homeoffice ausgewertet werden.

Das generelle Umsetzungspotential von Homeoffice, bezogen auf die gesamte Erwerbsbevölkerung in Deutschland, kann auf ca. 50 % geschätzt werden (Ahlers et al, 2021; BAuA, 2022; Emmler & Kohlrausch, 2021; Grunau & Haas, 2021; Wolter et al., 2021).

Während der Pandemie war jedoch zu beobachten, dass das realisierte Potential, zeitweise über dem tatsächlich (sinnvoll) nutzbaren Potential lag und insgesamt die Verbreitung von Homeoffice, abhängig vom Pandemiegeschehen, stark schwankte. Es wurden jedoch in vielen Branchen zahlreiche technische Voraussetzungen geschaffen, um Homeoffice für viele Beschäftige auch langfristig zu ermöglichen (DGB, 2022).

2. Prognose des hybriden Arbeitsmodells während der Pandemie

Die gängige Prognose lautet, dass die Verbreitung und der Umfang von Homeoffice und hybridem Arbeiten, auch langfristig auf einem deutlich höheren Niveau erhalten bleiben dürfte als vor der Pandemie. Homeoffice „pur", wird jedoch die Ausnahme bleiben (Rahnfeld et al., 2022).

Die zuverlässigsten Schätzungen gehen davon aus, dass zwischen 30 % und 40 % der Beschäftigten auch zukünftig mehrheitlich zwischen 2 und 3 Tagen die Woche im Homeoffice arbeiten werden (Bockstahler et al., 2022). Die langfristige Verbreitung

---
[1] Der vorliegende Artikel basiert auf dem Beitrag von Overbeck-Gurt et al. (2023) und ist inhaltlich in weiten Teilen deckungsgleich. In dem Beitrag sind die vollständigen Quellenangaben im Literaturverzeichnis zu finden.
[2] Eine Kurzbeschreibung des methodischen Vorgehens findet sich bei Möltner et al. (2024) in diesem Band.

von Homeoffice, d.h. das Homeoffice-Potential, variiert zwischen den unterschiedlichen Branchen erheblich (vgl. Abb. 1), dürfte aber vor allem durch die Art der Tätigkeit (als korrelierende eher kausale Drittvariable) determiniert sein.

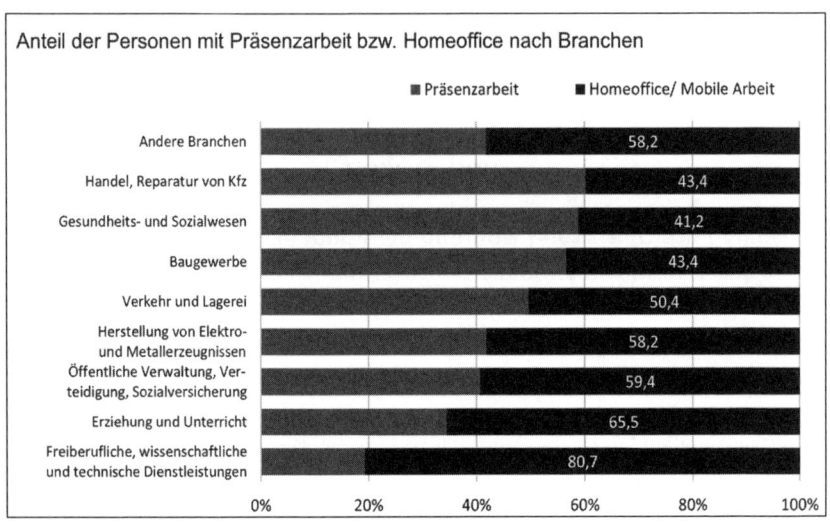

Abb. 1: Branchenspezifische Auswertung räumlich flexiblen Arbeitens in 2022 (Overbeck-Gurt et al. 2023; eigene Abbildung in Anlehnung an Rahnfeld et al., 2022, S.4)

3. Gesundheitliche Konsequenzen[3]

Es werden in zahlreichen Studien direkte und indirekte gesundheitliche Konsequenzen für die Beschäftigten thematisiert.

Beschleunigung und rascher Wandel können selbst ein psychosoziales Risiko für die Beschäftigen darstellen, wenn zeitgleich zu viele Anpassungsprozesse vom Individuum gefordert werden, die als Belastung erlebt werden. Beispielsweise der kurzfristige „Umzug" ins Homeoffice. Weitere Randbedingungen spielen ebenfalls im Belastungs-Beanspruchungsgeschehen eine Rolle (z. B. Training, Büroumgebungen, IKT-Ausstattung) (Holler, 2022).

Weiterhin können im Zuge einer „zu schnellen" Einführung Dysfunktionalitäten entstehen, die erst im Prozess der Umsetzung evident werden.

Das zusammengefasste Ausmaß an Belastungen scheint insgesamt nicht weniger zu werden und auch bei den Ressourcen, um mit diesen umzugehen, finden sich Gewinne und Verluste. Vor allem die konkrete Ausgestaltung und Implementierung der

---

[3] Im Beitrag von Overbeck-Gurt et al. (2023) lassen sich detailliertere Informationen, Quellen und Hintergründe finden, die an dieser Stelle aus Platzgründen ausgespart werden müssen.

Option Homeoffice ist entscheidend um die Potentiale zu nutzen und Gesundheitsfolgen zu vermeiden.

4. Fazit und Ausblick

Lag der Anteil der Beschäftigten mit Büroarbeitsplätzen mit zwei bis vier Homeofficetagen 2019 noch bei 18 %, so betrug er 2021 bereits 49 %. Mit 9 % unverändert blieb hingegen der Anteil der Beschäftigten mit fünf oder mehr Tagen im Homeoffice, d. h. „Homeoffice pur".

Für die Zukunft könnten sich diese Werte stabilisieren, bzw. sich vielleicht sogar noch leicht erhöhen, wenn man den Prognosen von HR-Beauftragten folgt oder sich an den Präferenzen der Beschäftigten orientiert (Bockstahler et al., 2022). Die generelle Akzeptanz und der präferierte Umfang der Homeofficearbeit fallen etwas geringer aus, wenn Führungskräfte befragt werden (Krick et al., 2022).

Im Gesundheits- und Arbeitsschutz gibt es Anpassungsbedarf durch die veränderte räumliche Situation, welche z. B. die Durchführung von Gefährdungsbeurteilungen (im Homeoffice) oder Unterweisungen durch Führungskräfte neue, ggf. digitale Lösungen, erfordern. Kritisch anzumerken ist an dieser Entwicklung, dass viele Veröffentlichungen darauf hinweisen, dass konkrete organisatorische Vereinbarungen hierzu fehlen (60 % bei Büroarbeitsplätzen) (u.A. BAuA, 2022).

Dies bezieht sich nicht nur auf die Umsetzung von Maßnahmen und deren Kontrolle, sondern insbesondere auch auf das Erkennen von Handlungsbedarf durch mangelnde Sichtbarkeit (Backhaus et al., 2020).

Hier gilt es Klarheit zu schaffen, welche konkreten Effekte von diesen zu erwarten sind und welche (angepassten) Instrumente des Arbeits- und Gesundheitsschutzes effektiv eingesetzt werden könnten. Insbesondere digitale Instrumente können hier Potential haben.

Dies kann bedeuten, dass sich daraus das Erfordernis ergibt, schnell und flexibel auf eine veränderte Arbeitsrealität reagieren zu können, damit Maßnahmen ohne größeren Zeitverzug umgesetzt werden können.

Literatur

Ahlers, E., Mierich, S., Zucco, A. (2021). Homeoffice: Was wir aus der Zeit der Pandemie für die zukünftige Gestaltung von Homeoffice lernen können (Research Report Nr. 65). WSI Report. www.econstor.eu/handle/10419/233635

BAuA. (2022). Arbeitszeitreport Deutschland: Ergebnisse der BAuA-Arbeitszeitbefragung 2021. Bundesanstalt für Arbeitsschutz und Arbeitsmedizin. https://www.baua.de/DE/Angebote/Publikationen/Berichte/F2507.html?pk_campaign=DOI

Bockstahler, M., Jurecic, M., Rief, S. (2022). Homeoffice Experience 2.0 – Veränderungen, Entwicklungen und Erfahrungen zur Arbeit aus dem Homeoffice während der Corona-Pandemie. Fraunhofer IAO. https://publica.fraunhofer.de/handle/publica/416791

DGB (2022). Digitale Transformation – Veränderungen der Arbeit aus Sicht der Beschäftigten – Ergebnisse des DGB-Index Gute Arbeit 2022 (DGB-Index Gute Arbeit, S. 13) [Report]. Deutscher Gewerkschaftsbund.

Emmler, H., Kohlrausch, B. (2021). Homeoffice: Potenziale und Nutzung. Aktuelle Zahlen aus der HBS-Erwerbspersonenbefragung, Welle 1 bis 4 (Research Report Nr. 52). WSI Policy Brief. https://www.econstor.eu/handle/10419/231783

Grunau, P., Haas, G.-C. (2021). Homeoffice in der Corona-Krise: Vorbehalte haben abgenommen. IAB-Forum. www.iab-forum.de/homeoffice-in-der-corona-krise-vorbehalte-haben-abgenommen/

Holler, M. (2022). Corona – Chancen für einen Paradigmenwechsel in der Arbeitswelt? DGBBundesvorstand, Abteilung Frauen, Gleichstellungs- und Familienpolitik. www.dgb-bestellservice.de/corona-chancen-fuer-einen-paradignmenwechsel-in-der.html?source=facebook

Krick, A., Felfe, J., Neidlinger, S., Klebe, L., Tautz, D., Schübbe, K., Frontowski, Y., Gubernator, P., Hauff, S., Renner, K.-H. (2022). Auswirkungen von Homeoffice: Ergebnisse einer bundesweiten Studie mit Führungskräften und Mitarbeitenden. www.hsu-hh.de/psyaow/newsblog-aus-unserem-dtec-projekt-digital-leadership-and-health/

Overbeck-Gurt, J., Möltner, H., Weigelt, O., Hällfritzsch & Klim, P. (2023). Folgen der Covid-19 Pandemie für die Ausgestaltung von Sicherheit und Gesundheitsschutz am Arbeitsplatz. Bundesanstalt für Arbeitsschutz und Arbeitsmedizin. baua: Fokus. https://doi.org/10.21934/baua:fokus20230901

Rahnfeld, M. (2022). Kurzbericht zum aktuellen iga.Barometer Arbeiten im Jahr 2022 (iga.Barometer 2022). Initiative Gesundheit und Arbeit. www.iga-info.de/fileadmin/redakteur/Veroeffentlichungen/iga_Arbeitshilfe/Dokumente/iga.Arbeitshilfe_Arbeiten_2022_Bericht.pdf

Wolter, M. I., Mönnig, A., Maier, T., Schneemann, C., Steeg, S., Weber, E., Zika, G. (2021). Langfristige Folgen der Covid-19-Pandemie für Wirtschaft, Branchen und Berufe (Nr. 02; IAB-Forschungsbericht). Institut für Arbeitsmarkt- und Berufsforschung der Bundesagentur für Arbeit. http://doku.iab.de/forschungsbericht/2021/fb0221.pdf

Hannah Möltner[1,2], Jochen Overbeck-Gurt[2,3], Oliver Weigelt[4],
Maria Hällfritzsch[4] & Peter Klim[1]
[1]FOM Hochschule für Oekonomie und Management
[2]Institut für innovative Organisations- und Personalentwicklung (IOP)
[3]Fachhochschule Südwestfalen
[4]Professur für Arbeits- und Organisationspsychologie, Universität Leipzig

New Normal im Human Resource Management – Trends, Chancen und Herausforderungen[1]

1. Human Resource Management während der Pandemie

Die Covid-19 Pandemie stellte das Human Resource Management (HRM) vor eine Vielzahl an Herausforderungen. Neben der stärkeren Verbreitung der Arbeit im Homeoffice (vgl. Klim et al., 2024 in diesem Band) kam es zu Änderungen in der Aus- und Weiterbildung, einschließlich der Schulung digitaler Fähigkeiten, der Nutzung virtueller Formate sowie zu Veränderungen im Personalbedarf, sowie bei der Personalsuche und -auswahl.

2. Methode

Im Folgenden wird das methodische Vorgehen für alle Beiträge des Arbeits-Dialogkreises „Covid-19 und die nachhaltige Veränderung der Arbeitswelt – was wissen wir, was vermuten wir und was bedeutet das für den Arbeits- und Gesundheitsschutz?" beschrieben. Weiterführende Informationen finden sich dazu in Overbeck-Gurt et al. (2023).

2.1 Suchstrategie

Die Recherche umfasste ein mehrstufiges Vorgehen: (1) Alle im Literaturverzeichnis eines bereits vorliegenden BMAS Forschungsberichts 580/4 (Bookmann et al., 2021) aufgelisteten Quellen wurden im Hinblick auf die Einschlusskriterien (vgl. Abschnitt 2.2) geprüft. Zudem wurde im Schneeballverfahren manuell nach weiteren Erhebungswellen und relevanten Studien insbesondere auf den Webseiten von Forschungsinstituten im Bereich Arbeitsmarkt (z.B. IAB, ifo-Institut, IZA) und bekannter überbetrieblicher Akteure im Bereich Arbeits- und Gesundheitsschutz (z.B. WIDO, IGA, OSHA, Krankenkassen, BGen) gesucht. (2) Außerdem erfolgte eine systematische Literatursuche in nationalen, europäischen und internationalen Datenbanken (BusinessSearchPremier, Medline, PSYNDEX, EconLit, PsychArticles,

---

[1] Der vorliegende Artikel basiert auf dem Beitrag von Overbeck-Gurt et al. (2023) und ist inhaltlich in weiten Teilen deckungsgleich.

Engineering Source, WISO, VoxEU, Econis) mit verschiedenen Kombinationen von Suchwörtern in deutscher und englischer Sprache. In allen Suchdurchläufen erfolgte eine Einschränkung des Suchraumes auf den Kontext der Covid-19 Pandemie. (3) Schließlich wurden Expertinnen und Experten per E-Mail mit einem standardisierten Anschreiben zu weiteren Veröffentlichungen befragt. Hierzu wurden 110 Ansprechpersonen kontaktiert, die im Literaturverzeichnis des BMAS Forschungsberichts 580/4 als Autorinnen bzw. Autoren gelistet waren.

2.2 Einschlusskritieren und Kategoriensystem
Zur Studienselektion wurden die folgenden Einschlusskriterien definiert: Die Veröffentlichung muss in (1) Deutsch oder Englisch verfasst sein; sie muss sich (2) auf den beruflichen Kontext beziehen oder einen direkten Bezug zur Arbeit herstellen. Es muss sich (3) um eine empirische Studie (qualitative oder quantitative Erhebung) handeln, die (4) nachhaltige, bzw. dauerhafte Veränderungen im Zuge der Pandemie berichtet.

Zur Auswertung der identifizierten Studien wurde ein Kategoriensystem mit sechs Oberkategorien und 21 Unterkategorien entwickelt. Zur Qualitätssicherung wurden 45 Abstracts und 10 Volltexte durch zwei Personen bewertet und kodiert. Abweichungen wurden im Team besprochen und in Kodier-Richtlinien verschriftlicht, die dann als Grundlage für die weitere Studienselektion und -kodierung dienten.

3. Ergebnisse
3.1 Überblick zur Studienlage insgesamt
Von 5.737 Treffern wurde der Abstract gesichtet und daraus 311 Artikel im Volltext rezipiert. Anhand der Einschlusskriterien wurden 123 relevante Artikel identifiziert. Von diesen Studien hatten 96 ein quantitatives, 17 ein Mixed-Methods und 10 ein qualitatives Design. 39 Studien bezeichnen die Stichprobe als repräsentativ (allgemein oder in Bezug auf abhängig Beschäftigte) und 18 Studien sind nach eigener Aussage repräsentativ für bestimmte Merkmale (z. B. Branchen, Bundesländer, privatwirtschaftliche Betriebe o.ä.). Die Mehrzahl (66) der Studien ist nicht repräsentativ oder es fehlen Angaben, die einen eindeutigen Schluss auf die Repräsentativität zulassen. Die Datenerhebung der Studien erfolgte zwischen April 2020 und Dezember 2022.

3.2 Veränderungen im Human Resource Management
Von den 123 untersuchten Studien befassten sich 30 mit Veränderungen im Bereich Human Resource Management.

Weiterbildungsbedarf ... mehr und vor allem anders. Ein Schwerpunkt lag demnach auf der Schulung digitaler Kompetenzen (Bitkom, 2022; DGB, 2021, 2022). Dabei spielten Unternehmensgröße und Branchenzugehörigkeit eine Rolle: Stärkere Schulungsaktivitäten sind bei größeren gegenüber Kleinstbetrieben zu verzeichnen, sowie in den Branchen Information und Kommunikation, im Bildungs-, Gesundheits- und Sozialwesen sowie in den sonstigen Dienstleistungen (Bellmann et al., 2021). Allerdings gibt es wenig Forschung zum Weiterbildungsbedarf über rein technische Kompetenzen hinaus, wie z. B. Führung im Kontext virtueller Zusammenarbeit oder Gesundheit und Arbeitsschutz im Homeoffice (Cusumano et al., 2022).

Personalmanagement und Leistungsmessung ... zunehmend digital. Der HR-Bereich gehört neben Buchhaltung, Finanzen und Controlling zu den am stärksten digitalisierten Unternehmensbereichen (Bitkom, 2022). 2022 gaben 67 % der Unternehmen an, digitale Lösungen im HR-Bereich einzusetzen (gegenüber 48 % im Jahr 2020). Ein neuer Trend im HR-Bereich ist der Einsatz digitaler Lösungen bei der Leistungsbeurteilung (Leclerc et al., 2022).

Fachkräfte ... fehlen zunehmend. Der Bedarf an Weiterbildung dürfte aufgrund des Fachkräftemangels weiter steigen: Rund 40 % der Unternehmen haben Schwierigkeiten, Stellen zu besetzen und 48 % berichten von Problemen bei der Besetzung qualifizierter Positionen (Gleiser et al., 2022). Gesundheitliche Konsequenzen, die besonders in Verbindung mit (fehlender) Qualifikation und Führungsentwicklung zu sehen sein dürften und wichtige Faktoren für hybride und digitale Arbeitsmodelle sind, werden wenig untersucht.

4. Fazit und Ausblick

Zusammenfassend zeigt sich, dass der Weiterbildungsbedarf im Bereich digitaler Fähigkeiten, sowie in digitalen Formaten gestiegen ist. Weiterer Schulungsbedarf entsteht vor dem Hintergrund der aktuell rasanten Entwicklungen künstlicher Intelligenz (Gärnitz & Schaller, 2023). Es zeichnet sich ab, dass KI-Tools über die Weiterbildung hinaus in allen Feldern des HRMs eine zunehmend wichtigere Rolle spielen werden.

Literatur

Bellmann, L., Bourgeon, P., Gathmann, C., Kagerl, C., Marguerit, D., Martin, L., Pohlan, L., & Roth, D. (2021). Digitalisierungsschub in Firmen während der Corona-Pandemie. Wirtschaftsdienst, 101(9), 713–718. https://doi.org/10.1007/s10273-021-3005-3

Bitkom. (2022). Digital Office Index 2022—Studie zur Digitalisierung von Geschäfts- und Verwaltungsprozessen in deutschen Organisationen. https://www.bitkom.org/sites/main/files/2022-05/Studienbericht_Digital_Office_Index_2022.pdf

Bookmann, B., König, T., Laub, N., Becker, C., Hofmann, E., Kennel, M., & Spies, D. (2021). Meta-Studie: Covid-19-Pandemie und betriebliche Anpassungsmaßnahmen. Begleitforschung zur Arbeitsweltberichterstattung im Auftrag des BMAS (Band 4). https://www.bmas.de/DE/Service/Publikationen/Forschungsberichte/fb-580-4-meta-studie-covid-19-betriebliche-anpassungsmassnahmen.html

Cusumano, V., Gemünd, M., Krauss-Hoffmann, P., Mülheims, L., & Windemuth, D. (2022). Homeoffice – Das neue (alte) Setting. Sicherheit und Gesundheit quo vadis? Sozialer Fortschritt, 71(3–4), 175–194. https://doi.org/10.3790/sfo.71.3-4.175

DGB (2021). DGB-Index Gute Arbeit 2021: Unter erschwerten Bedingungen – Corona und die Arbeitswelt. https://index-gute-arbeit.dgb.de/++co++2f72d218-544a-11ec-8533-001a4a160123

DGB (2022). Digitale Transformation – Veränderungen der Arbeit aus Sicht der Beschäftigten—Ergebnisse des DGB-Index Gute Arbeit 2022. https://www.dgb.de/presse/++co++ed67297e-7157-11ed-9742-001a4a160123

Gärnitz, J., & Schaller, D. (2023). ChatGPT, Chatbots und mehr–wie wird Künstliche Intelligenz in den HR-Abteilungen von Unternehmen genutzt?. ifo Schnelldienst, 76(9), 65–68.

Gleiser, P., Hensgen, S., Kagerl, C., Leber, U., Roth, D., Stegmaier, J., & Umkehrer, M. (2022). Während der Pandemie ist die Suche nach geeignetem Personal für viele Betriebe schwieriger geworden. IAB-Forum. https://doi.org/10.48720/IAB.FOO.20220805.01

Leclerc, C., De Keulenaer, F., & Belli, S. (2022). OSH pulse: Occupational safety and health in post pan-demic workplaces. Publications Office of the European Union. https://data.europa.eu/doi/10.2802/478476

Overbeck-Gurt, J., Möltner, H., Weigelt, O., Hällfritzsch & Klim, P. (2023). Folgen der Covid-19 Pandemie für die Ausgestaltung von Sicherheit und Gesundheitsschutz am Arbeitsplatz. Bundesanstalt für Arbeitsschutz und Arbeitsmedizin. baua: Fokus. https://doi.org/10.21934/baua:fokus20230901

Jochen Overbeck-Gurt[2,3], Hannah Möltner[1,2], Oliver Weigelt[4],
Maria Hällfritzsch[4] & Peter Klim[1]
[1]*FOM Hochschule für Oekonomie und Management;*
[2]*Institut für innovative Organisations- und Personalentwicklung (IOP);*
[3]*Fachhochschule Südwestfalen;*
[4]*Professur für Arbeits- und Organisationspsychologie, Universität Leipzig*

Covid-19 und die Bedeutung von Gesundheit und Gesundheitsschutz in Organisationen – War's das ... oder bleibt was?[1]

1. Der Covid-19 Schock und potenzielle Konsequenzen

In der vielfältigen Literatur zu Veränderungen und Wandelprozessen in Organisationen wird zwischen inkrementellen und tiefgreifenden revolutionären Veränderungsprozessen unterschieden (z. B. Vahs et al., 2019). Letztere zeichnen sich dadurch aus, dass psychologisch betrachtet ein kollektiver Musterwechsel in der Wahrnehmung, der Interpretation und im Verhalten stattfindet. Die Covid-19 Pandemie stellte einen external induzierten Schock (Robson et al., 2016) für Unternehmen dar, welcher zumindest kurzfristig die gesamtgesellschaftliche Aufmerksamkeit auf das Thema Gesundheit fokussierte und zahlreiche Veränderungsprozesse in Unternehmen auslöste. Potenziell kann ein derartiger Schock zu einem langfristig stabilen, d.h. dauerhaften und nachhaltigen Musterwechsel im Bereich der Gesundheit in Unternehmen führen. D.h. dass sich dadurch potenziell die Bedeutung und das Selbstverständnis des Gesundheitsschutzes, die Wahrnehmung und der Umgang mit Gesundheit, kurz die Gesundheitskultur verändern könnte. Dieser Beitrag geht der Frage nach, inwiefern hierfür bereits belastbare empirische Befunde vorliegen und wenn ja, welche konkreten Implikationen sich ggf. für die Akteure des Gesundheitsschutzes davon ableiten lassen. Konkret sollen folgende beiden Fragen beantwortet werden:
1. Lässt sich eine nachhaltige Sensibilisierung für das Thema Gesundheit, im Sinne einer Stärkung der Gesundheitskultur feststellen?
2. Hat der Arbeits- und Gesundheitsschutz dadurch einen Bedeutungszuwachs erfahren und was sind die Implikationen?

2. Methode

Details zum methodischen Vorgehen dieses Beitrags des Arbeits-Dialogkreises „Covid-19 und die nachhaltige Veränderung der Arbeitswelt – was wissen wir, was

---

[1] Der Beitrag basiert in wesentlichen Teilen auf dem Literatur-Review von Overbeck-Gurt et al. (2023). Hier lassen sich detailliertere Informationen und Hintergründe finden, die an dieser Stelle aus Platzgründen ausgespart werden müssen.

vermuten wir und was bedeutet das für den Arbeits- und Gesundheitsschutz?" sind bei Möltner et al. (2024) in diesem Band dokumentiert. Die vollstände Studienlage ist bei Overbeck-Gurt et al. (2023) dokumentiert und im Web abrufbar (siehe QR-Code am Ende dieses Beitrags).

3. Ergebnisse

3.1 Studienlage insgesamt
Von den insgesamt 123 Studien der im Zuge des Reviews als relevant identifizierten Artikel ließ sich in 19 ein (zum Teil nur impliziter) Bezug zur Gesundheitskultur herstellen. 15 Studien widmeten sich zumindest teilweise auch konkreten dauerhaften Veränderungen im Arbeits- und Gesundheitsschutz. Insgesamt fällt auf, dass der Arbeits- und Gesundheitsschutz in den meisten Veröffentlichungen eher eine Randnotiz darstellt, in deren Rahmen Forderungen und Hinweise erfolgen (Gerlmaier et al., 2022; Michels & Sommer, 2021), aber wenig bereits erfolgte substanzielle Veränderungen berichtet werden.

3.2 Höherer Stellenwert von Gesundheit in Organisationen und Gesundheitskultur?
Eine große Übereinstimmung findet sich hinsichtlich einer vermehrten Sensibilisierung für das Thema Gesundheit und einer *gestiegenen Bedeutung während der Pandemie*. Einzelne Prognosen sehen dies auch für die Zeit danach (Bonin & Rinne, 2021b; Demmelhuber, 2022; Guhlmann et al., 2022; Piele et al., 2020). Diese allgemeinen Prognosen stehen in einem gewissen Widerspruch zu den wenigen tatsächlich vorliegenden Befunden, die sich auf bereits erfolgte Implementierungen und Maßnahmen beziehen. Hier zeigen die vorliegenden Indikatoren noch keine eindeutige Tendenz.

Die an einigen Stellen formulierte Hoffnung auf eine fortgesetzte stärkere *Einbindung des Top-Managements* in den Arbeitsschutz wird als eher nicht nachhaltig eingeschätzt, Aussagen zu vermehrter Investitionsbereitschaft oder -absicht sind uneinheitlich (International SOS Foundation, 2021; Waltersbacher et al., 2022). Mögliche Entwicklungen hinsichtlich einer nachhaltigen Akzeptanzsteigerung des Arbeits- und Gesundheitsschutzes lassen sich aus Veröffentlichungen aus dem europäischen Kontext ableiten (Wütschert et al., 2022). Einzelstudien weisen auch eher auf eine *(vorübergehende) Compliance* als auf einen dauerhaften Bewusstseinswandel und *nachhaltiges Engagement* hin (Detje & Sauer, 2021; Leclerc et al., 2022).

Tendenzen einer Entwicklung hin zu einer humanzentrierten Unter-nehmenskultur lassen sich mit etwas gutem Willen aus Befunden zur Familienfreundlichkeit, Verbesserung der Ergonomie im Homeoffice sowie der Entwicklung einer Vertrauenskultur und Abkehr von einer Präsenzkultur herauslesen (Demmelhuber et al, 2021; Juncke et al., 2020; Seinsche et al., 2021).

3.3 Bedeutungszuwachs des Arbeits- und Gesundheitsschutzes?
Eindeutig bejahen lässt sich die Aussage, dass im Verlauf der Pandemie der Arbeits- und Gesundheitsschutz *temporär eine erhöhte Aufmerksamkeit* erfuhr: Anpassungen an akute Gefährdungslagen erfolgten meist schnell und mit einer hohen Compliance. Die gefundenen Prognosen sind aber eher pessimistisch (Busse & Becke, 2022; International SOS Foundation, 2021) und verweisen eher auf neue Herausforderungen:

Vor allem im Bereich der Umsetzung von Ergonomie und Gesundheits-schutzkonzepten im Homeoffice im Zuge von zunehmendem Remote-Work wird vermehrter Handlungsbedarf attestiert (Rahnfeld, 2022). Ob sich z. B. durch Homeoffice und Digitalisierung die Work-Life Balance verbessert, die Beschäftigten zufriedener werden und das Wohlbefinden steigt oder ob es zu Entgrenzung, überlangen Arbeitszeiten und Fehlbeanspruchungen kommt, scheint in erheblichem Maße von der organisatorischen Ausgestaltung der Maßnahmen, z. B. im Zuge von Betriebsvereinbarungen (BAuA, 2022; Leclerc et al., 2022) und der erfahrenen Unterstützung durch Führungskräfte abhängig zu sein (Busse & Becke, 2022; Hofmann et al., 2021).

Damit verbunden wird in einigen Veröffentlichungen auch die Notwendigkeit für veränderte Angebote des Arbeits- und Gesundheitsschutzes konstatiert (Tisch et al., 2021), die nachhaltige Durch- und Umsetzung solcher Angebote aber aktuell noch nicht bestätigt. Digitale Technologien im Arbeitsschutz werden wohl von einem eher geringen Anteil der Betriebe genutzt (Walter & Rotzoll, 2021), Beispiele sind aber in Fallstudien (vor allem in Großkonzernen) dokumentiert. In gewissem Umfang wurden Gefährdungsbeurteilungen als konkretes Instrument genutzt und damit stärker ins Bewusstsein gerückt (Blume et al., 2022; DGB, 2021; Leclerc et al., 2022).

4. Fazit und Ausblick

Zusammenfassend zeigt sich, dass der Arbeits- und Gesundheitsschutz in Deutschland im europäischen Vergleich zwar überdurchschnittlich stark institutionell verankert ist (Botey Gaude et al., 2022), jedoch der einleitend thematisierte Bedeutungszuwachs und eine Entwicklung der Gesundheitskultur in Organisationen im Zuge der Covid-19 aktuell empirisch (noch) nicht bescheinigt werden kann. Vielmehr kann gemutmaßt werden, dass durch die Verbreitung von mehr Homeoffice und die damit einhergehende geringere Sichtbarkeit von Beschäftigten (Backhaus et al., 2020) und eine reduzierte informelle Interaktion die Entwicklung einer Gesundheitskultur eher erschwert werden könnte.

Für die Akteure im Gesundheitsschutz lässt sich die aktuelle Situation schlagwortartig mit *„Relevanz erkannt – Umsetzung offen"* zusammenfassen. Es finden sich zahlreiche Hinweise, dass viele organisationale Veränderungen (wenn auch in modifizierter Form) über die Pandemie hinaus Bestand haben werden (siehe auch Klim et al., 2024 in diesem Band). Diese bringen für den Arbeits- und Gesundheitsschutz *zahlreiche neue Regelungsbedarfe* mit sich, um damit einhergehende technologische, digitalisierungsbedingte und psychosoziale Belastungen abzufedern.

Anlass zur Sorge bereitet der Befund, dass die Arbeitsschutzakteure sich hier in der Selbsteinschätzung als nicht ausreichend kompetent, oder überhaupt zuständig fühlen. Hier könnte ein *Qualifikationsdefizit* oder eine fehlende Sensibilität der Akteure vorliegen (Gerlmeier et al., 2022). Generell wird attestiert, dass die *Anforderungen an den Arbeitsschutz und das Gesundheitsmanagement komplexer* werden. Deshalb scheint es fraglich, ob die (gesetzlich geregelten) Kapazitäten der Arbeitsschutzakteure in der jetzigen Form zeitlich (Gerlmeier et al., 2022) und qualifikatorisch (Guhlemann et al, 2022; International SOS Foundation, 2021) ausreichen, weshalb mitunter auch Anpassungen im Betriebsverfassungsgesetz gefordert werden (Raehlmann, 2022). Auch gilt es Klarheit zu schaffen, welche (angepassten) Instrumente des Arbeits- und Gesundheitsschutzes effektiv eingesetzt werden könnten. Insbesondere *digitale Instrumente* im Arbeits- und Gesundheitsschutz können hier Potential haben. Diese sind jedoch nach aktueller Studienlage in diesem Review noch wenig erforscht (Gerlmaier et al., 2022; Walter & Rotzoll, 2021).

Literatur

Overbeck-Gurt, J., Möltner, H., Weigelt, O., Hällfritzsch & Klim, P. (2023). Folgen der Covid-19 Pandemie für die Ausgestaltung von Sicherheit und Gesundheitsschutz am Arbeitsplatz. Bundesanstalt für Arbeitsschutz und Arbeitsmedizin. baua: Fokus.

Robson, L. S., Amick, B. C., Moser, C., Pagell, M., Mansfield, E., Shannon, H., [...] South, H. (2016). Important factors in common among organizations making large improvement in OHS performance: Results of an exploratory multiple case study. Safety Science, 86, 211–227.

Vahs, D. (2019). Organisation: Ein Lehr- und Managementbuch (10., überarbeitete Auflage). Schäffer-Poeschel Verlag.

(Sämtliche Literaturangaben zu den Quellen aus dem Review sind auf Anfrage auch beim Erstautor verfügbar)

Swantje Robelski & Sabine Sommer
Bundesanstalt für Arbeitsschutz und Arbeitsmedizin

Herausforderungen für den Arbeitsschutz in der postpandemischen Welt

1. Arbeitsschutz im Wandel: Die Pandemie als Treiber für Veränderungen

Die Covid-19 Pandemie hat ein Schlaglicht auf den Arbeitsschutz geworfen, wodurch Herausforderungen und Chancen besonders deutlich wurden. Einige dieser Herausforderungen sind jedoch nicht erst mit der Krise entstanden, sondern bereits länger bekannt (Sommer et al., 2021). Dennoch wurde vielmals die Hoffnung postuliert, diese neue Bedeutsamkeit des Arbeitsschutzes auch postpandemisch aufrecht zu erhalten, denn Krisen gelten vielmals externe Ereignisse, die Veränderungen im Arbeitsschutz auslösen können (Robson et al., 2016). Dafür sprechen auch Daten der Befragung „Betriebe in der Covid-19 Krise", die 2021 gemeinsam von IAB und BAuA erhoben worden sind. Die Ergebnisse zeigen über alle Betriebsgrößenklassen hinweg sowohl die Absicht, dem Arbeitsschutz eine höhere Bedeutung beizumessen, als auch vermehrt digitale Instrumente im Arbeitsschutz einzusetzen (Klein et al., 2021).

2. Die Rolle betrieblicher Akteure für den Arbeitsschutz der Zukunft

Wie nachhaltig Veränderungsmaßnahmen jedoch erscheinen, hängt im hohen Maße auch davon ab, in welchem Umfang betriebliche Akteure mit Bezug zu arbeitsschutzrelevanten Themen eingebunden werden.

Allen voran nehmen Unternehmensleitungen einen bedeutsamen Einfluss darauf, wie betriebliche Arbeits- und Gesundheits-schutzmaßnahmen im Unternehmen umgesetzt werden (Elke et al., 2015). Neuere Daten lenken in diesem Zusammenhang das Augenmerk auf die Bedeutung von Schulungen im Bereich des Arbeits- und Gesundheitsschutzes. Hier zeigt sich, dass Inhaberinnen und Inhaber sowie Geschäftsführungen, die zu Sicherheit und Gesundheit bei der Arbeit geschult sind, vermehrt die Expertise von Sicherheitsfachkräften, Betriebsmedizinerinnen und Betriebsmedizinern sowie anderen Professionen des Arbeits- und Gesundheitsschutzes in Anspruch nehmen (Schröder et al., 2023) und somit auch ihren Pflichten der sicherheitstechnischen und arbeitsmedizinischen Betreuung nachkommen, bei der zuletzt ein leichter Abwärtstrend zu beobachten war (Lösch et al., 2021). Im Hinblick auf die Nutzung digitaler Technologien lässt sich zudem feststellen, dass deren Auswirkungen auf Sicherheit und Gesundheit der Beschäftigten häufiger thematisiert werden, wenn ebendiese Gesundheitsschutz- und Sicherheitsdienstleistungen in Anspruch genommen werden (Schröder et al., 2023).

Darüber hinaus stellen auch im Arbeits- und Gesundheitsschutz qualifizierte Führungskräfte eine weitere wichtige Voraussetzung für den Aufbau robuster Occupational Safety and Health (OSH)-Systeme dar (Dahl et al., 2022). Sie nehmen neben Inhaberinnen, Inhabern und Geschäftsführungen eine zentrale Rolle ein, wenn es darum geht, OSH-Themen im Unternehmen zu verbreiten. Ihre „Sandwich-Position" bietet hier Chance und Herausforderung zugleich, da insbesondere geschulte Führungskräfte OSH-Themen an die Geschäftsleitung sowie in die Teamebene kommunizieren (Schröder et al., in Vorber.). Laut der Betriebsbefragung „Betriebe in der Covid-19 Krise", wird der Qualifizierung von Führungskräften in Zukunft eine höhere Bedeutung beigemessen (Tisch et al., 2021).

3. Gestärkt aus der Pandemie?

Die Covid-19 Pandemie hat eine Vielzahl betrieblicher Transformationsprozesse angestoßen, wie die Meta-Studie von Bookmann et al. (2021) zeigt. Aufbauend auf diesen Arbeiten wurde eine umfassende Literaturrecherche durchgeführt, um die Folgen der Covid-19 Pandemie für die Ausgestaltung von Sicherheit und Gesundheitsschutz am Arbeitsplatz zu beschreiben. Im Suchzeitraum von Mitte 2021 bis Ende 2022 wurden demnach 123 Studien veröffentlicht, die von veränderten Bedingungen in der Arbeitswelt und dauerhaften Anpassungsmaßnahmen von Organisationen berichten. Demnach finden weiterhin zahlreiche Flexibilisierungsprozesse statt, die mit unterschiedlichen betrieblichen Veränderungen einhergehen. Besonders häufig betreffen diese Anpassungsmaßnahmen den Bereich der Arbeitsorganisation, beispielsweise bei der Verlagerung von Tätigkeiten ins Homeoffice (Overbeck-Gurt et al., 2023)

In Bezug auf den Arbeitsschutz lassen sich zwar eine Sensibilisierung und ein gesteigertes Bewusstsein im Hinblick auf neue Herausforderungen beobachten, gleichwohl weist die Studienlage derzeit nicht darauf hin, dass angepasste Instrumente, Prozesse oder andere Gestaltungselemente weitflächig implementiert werden (siehe Tabelle 1). In der Gesamtschau zeigen sich jedoch Betriebsvereinbarungen und neue Führungskonzepte als vielversprechende Instrumente zur Umsetzung des Arbeits- und Gesundheitsschutzes. Ein weiterer Bereich, in dem Anpassungsmaßnahmen betrachtet worden sind, betrifft die Qualifizierung von Beschäftigten im Rahmen des Human Resource Management. Hier werden Angebote zur Erlangung digitaler Kompetenzen besonders hervorgehoben, während Weiterbildungsbedarfe zum Arbeits- und Gesundheitsschutz im Homeoffice oder zu veränderten Anforderungen an Führung und Zusammenarbeit sich seltener in den analysierten Studien finden (Overbeck-Gurt et al., 2023).

Tab. 1: Umfang der Studien zu betrieblichen Anpassungsmaßnahmen, Mehrfachnennung möglich, in Anlehnung an Overbeck-Gurt et al. (2023)

Betriebliche Anpassungsmaßnahmen	Anzahl Studien
Organisation, Strukturen und Prozesse (intern, extern)	92
Human Resource Management	30
Tätigkeiten und Arbeitsinhalte	41
Ausstattung, Technikeinsatz und -gestaltung, Digitalisierung	35
Arbeits- und Gesundheitsschutz	15

Obwohl die Relevanz der Thematik erkannt wurde, scheint die Umsetzung seit 2021 weniger deutlich in den Vordergrund zu treten (Overbeck-Gurt et al., 2023). Wie die Ergebnisse der Analyse zeigen, bestätigt sich die Bedeutung der Einbindung betrieblicher Akteure, aber angepasste Organisationsprozesse für den Arbeitsschutz werden kaum beschrieben. Ein möglicher Erklärungsansatz für das derzeit beobachtete Umsetzungsdefizit kann in stadientheoretischen Modellen für Verhalten liegen. Demnach werden Verhaltensänderungen nicht als linearer Prozess betrachtet, sondern in Form von Stufen beschrieben, auf denen jeweils unterschiedliche Einflussgrößen relevant dafür sind, sich der Umsetzung und vor allem der Verstetigung des Verhaltens zu nähern (Lippke & Renneberg, 2006). Fraglich bleibt somit, welche Informationen und Werkzeuge den Betrieben zum jetzigen Zeitpunkt und in Zukunft bereitgestellt werden sollten, um in der Pandemie gefasste Arbeitsschutzabsichten umzusetzen, zu verstetigen und weiterzuentwickeln. Ein möglicher Schritt in diese Richtung, wird in der Einbindung betrieblicher und überbetrieblicher Akteure vermutet.

Literatur

Bookmann, B., König, T., Laub, N., Becker, C., Hofmann, E., Kennel, M., Spies, D. (2021). Meta-Studie: Covid-19-Pandemie und betriebliche Anpassungsmaßnahmen. Begleitforschung zur Arbeitsweltberichterstattung im Auftrag des BMAS (Band 4). Abrufbar unter: www.bmas.de/DE/Service/Publikationen/Forschungsberichte/fb-580-4-meta-studie-covid-19-betriebliche-anpassungsmassnahmen.html

Dahl, Ø & Rundmo, T. & Olsen, E. (2022). The Impact of Business Leaders' Formal Health and Safety Training on the Establishment of Robust Occupational Safety and Health Management Systems: Three Studies Based on Data from Labour Inspections. *International Journal for Environmental Research and Public Health, 19*(3), S. 1–14.

Elke, G., Gurt, J., Möltner, H. & Externbrink, K. (2015). Arbeitsschutz und betriebliche Gesundheitsförderung – vergleichende Analyse der Prädiktoren und Moderatoren guter Praxis. Dortmund: Bundesanstalt für Arbeitsschutz und Arbeitsmedizin.

Klein, J., Schröder, C., Meyer, S.-C., Tisch, A., Michels, L. & Sommer, S. (2022). Arbeitsschutz in Kleinst- und Kleinbetrieben während der Pandemie und in der Zukunft. baua: Fokus. Dortmund: Bundesanstalt für Arbeitsschutz und Arbeitsmedizin.

Lippke, S., Renneberg, B. (2006). Theorien und Modelle des Gesundheitsverhaltens. In: Renneberg, B., Hammelstein, P. (Hrsg.) Gesundheitspsychologie. Springer-Lehrbuch. Berlin, Heidelberg: Springer.

Lösch, R., Amler, N. & Drexler, H. (2021) Arbeits- und Gesundheitsschutz und Betriebliches Eingliederungsmanagement – Ein systematisches Review zum Umsetzungsstand gesetzlicher Vorgaben. *Das Gesundheitswesen, 84*(05), S. 422–437.

Overbeck-Gurt, J., Möltner, H. Weigelt, O., Hällfritzsch, M. & Klim, P. (2023). Folgen der Covid-19 Pandemie für die Ausgestaltung von Sicherheit und Gesundheitsschutz am Arbeitsplatz. Baua: Fokus. Dortmund: Bundesanstalt für Arbeitsschutz und Arbeitsmedizin.

Robson, L.S., Amick. B.C., Moser C., Pagell, M., Mansfield, E., Shannon, H.S., Swift, M.B., Hogg-Johnson, S., Cardoso, S., South, H. (2016) Important factors in common among organizations making large improvement in OHS performance: Results of an exploratory multiple case study. Safety Science, 86, S. 211–227.

Schröder, C., Robelski, S., La Rocca, G. & Simmer, S. (2023). Klein- und Kleinstbetriebe – unterstützt, geschult, digitalisiert? baua: Bericht kompakt. Dortmund: Bundesanstalt für Arbeitsschutz und Arbeitsmedizin.

Sommer, S., Backhaus, N. & Tisch, A. (2021). Aktuelle und zukünftige Herausforderungen für den Arbeitsschutz vor dem Hintergrund der Corona-Pandemie. In B. Badura, A. Ducki, H. Schröder, M. Meyer (Hrsg.): *Fehlzeiten-Report 2021. Betriebliche Prävention stärken – Lehren aus der Pandemie,* S. 247–264, Heidelberg: Springer.

Tisch, A., Meyer, S.-C., Sommer, S., Michels, L., Robelski, S., Pohlan, L. & Stegmaier, J. (2021). Lehren aus der Pandemie: Zukünftige Entwicklungen des Arbeitsschutzes aus Sicht der Betriebe. baua: Bericht kompakt. Dortmund: Bundesanstalt für Arbeitsschutz und Arbeitsmedizin.

Arbeits-Dialog-Kreis 16
Präventions-, Sicherheits-, Gesundheitskultur in Klein- und Großunternehmen

Jana Kampe & Rüdiger Trimpop
Präventionskultur erfassen, verstehen und gestalten: Ergebnisse aus Klein- und Kleinstunternehmen

Julia Hoppe, Lena Schmitz, Jana Kampe & Rüdiger Trimpop
Psychische Gefährdungsbeurteilung an der Universität Jena

Jonas Dragendorf, Lena Schmitz & Rüdiger Trimpop
Homeoffice-Gestaltung und Präventionsmaßnahmen im Rahmen des universitären Gesundheitsmanagements der FSU Jena

Jana Kampe & Rüdiger Trimpop
Friedrich-Schiller-Universität Jena

Präventionskultur erfassen, verstehen und gestalten: Ergebnisse aus Klein- und Kleinstunternehmen

1. Theoretischer und empirischer Hintergrund

Betriebliche Präventionskultur hat sich entlang verschiedener historischer und gesetzlicher Rahmenbedingungen von Unternehmenskultur über Sicherheits- und Gesundheitskultur bis zur Kultur der Prävention als Forschungs- und Gestaltungsfeld entwickelt. Das Arbeitsschutzgesetz von 1996 ging mit einem Paradigmenwechsel von reaktiver hin zu präventiver Orientierung einher. Präventionskultur grenzt sich definitorisch von Sicherheits-Gesundheitskultur insofern ab, dass sie explizit präventionsorientierte Grundannahmen fokussiert (vgl. Elke, 2018). Schnittmengen zu anderen Kulturdefinitionen bieten sich durch die Mehrebenenbetrachtung entsprechend Scheins Kulturmodell (1990) an: Grundannahmen, Werte/Einstellungen/Normen und Artefakte. Präventionskultur wird in diesem Beitrag wie folgt definiert, orientiert u.a. an Schein (1990), Elke (2001) und Cooper (2016): „Eine betriebliche Präventionskultur besitzt im Kern ein bestimmtes Muster unbewusster sicherheits- und gesundheitsbezogener Grundannahmen sowie teil-bewusster Einstellungen und Werte, die sich über die Zeit als bedeutsam für den Umgang sicherheits-gesundheitsbezogenen Themen erwiesen haben. Sie werden von der Mehrheit der Organisationsmitglieder geteilt und als nicht zu hinterfragende Selbstverständlichkeiten angesehen. Sie steuern Wahrnehmung, Denken, Fühlen und Handeln im betrieblichen Alltag. Psychologische, verhaltensbezogene und strukturelle Faktoren der betrieblichen Prävention können sich wechselseitig beeinflussen. Präventionskultur ist mehrdimensional und kann in Ausmaß und Ausrichtung (auf die normativen Standards des Arbeitsschutzes und der generellen Präventionsorientierung) variieren und somit unterschiedlich umfassend, integrativ, systematisch, kooperativ und eigenverantwortlich, aktiv und präventiv sowie in einen kontinuierlichen Verbesserungszyklus eingebettet sein." (vgl. Kampe, 2023).

Zu Präventionskultur finden sich Modelle bzw. Konzepte in Bezug auf inhaltliche Dimensionen (u.a. Elke, 2017; Schmitt-Howe & Hammer, 2019, Marschall, 2017), aber auch zu Orientierungen und Typisierungen (u.a. Elke, 2001; Bollmann, 2017; Schmitt-Howe, 2019) sowie zu Entwicklung und Gestaltung (u.a. Cooper, 2016; Elke et al., 2015; Schmitt-Howe, 2022). Studien und Metaanalysen beleuchten Antezedenzien, mögliche Messmethoden sowie Konsequenzen bzw. Korrelate von Präventionskultur (vgl. u.a. Marschall, 2017). Da ein Großteil der bisherigen

Forschung in Großbetrieben realisiert wurde und relativ weniger Arbeiten im Bereich von KMU, speziell Klein- und Kleinstunternehmen vorliegen (letztere jedoch knapp 97 % der deutschen Unternehmen ausmachen und knapp 11,5 Mio. Beschäftigte umfassen), fokussiert dieser Beitrag die Diagnose und Beschreibung von Präventionskultur in KKU. Die Betriebsangehörigen als hauptsächlich Gestaltenden sowie als Expert:innen ihrer Präventionskultur wurden als Hauptdatenquelle dieser Arbeit gewählt.

2. Untersuchungsfragen

Um einen möglichst ganzheitlichen Blick auf Präventionskultur zu gewährleisten, betreffen die vier Fragestellungen Rahmenfaktoren, das Kulturkonstrukt an sich, Erfolgsindikatoren und metaperspektivische Aspekte:

1. Welche Rahmenbedingungen werden als wichtig für die Präventionskultur in KKU beschrieben?

2. Welche Faktoren der Präventionskultur finden sich auf Basis verschiedener Diagnosemethoden orientiert an den Kulturebenen nach Schein? (Ebene der Artefakte, Ebene der Einstellungen und Werte, Ebene der Grundüberzeugungen)

3. Welche Erfolgsindikatoren der Präventionskultur finden sich auf Basis verschiedener Diagnosemethoden?

4. Welche Wahrnehmungen und Wünsche werden hinsichtlich der Entwicklung und Gestaltung der betrieblichen Präventionskultur berichtet?

3. Methoden

Anhand einer holistischen Mehrfallstudie (n= 4 KKU) kann das Vorgehen als multimethodal, explorativ und triangulierend beschrieben werden. In den deutschen KKU waren im Schnitt 10,5 Personen beschäftigt (*min* 3, *max* 23) mit Variation hinsichtlich Branche, Standort und Geschlechterverteilung. Die genutzten Methoden und generierten Datensätze sind in Tabelle 1 zusammengefasst.

Tab. 1 Erhebungsmethoden und Datensätze je Unternehmen

Methode	n/Unternehmen				n gesamt
	A	B	C	D	
Vorab-Kurzfragebogen[1]	1	1	1	1	Σ 4
Telefonprotokoll[1]	1	1	1	1	Σ 4
AVEM[2]	2	1	1	2	Σ 6
Präventionskultur-Screeningfragebogen[1]	14	2	1	9	Σ 26
Leitfadengestütztes Interview[1]	3	2	2	4	Σ 11
Beobachtungsbogen[1]	1	1	1	3	Σ 6
(Betriebs-)Dokumente[1]	60	6	50	24	Σ 140

[1] Erhebungsmethode eigenständig entwickelt orientiert an vorhandenen Verfahren
[2] Schaarschmidt & Fischer (2003)

Für die qualitativ orientierte kategoriengeleiteten Inhaltsanalyse (Mayring, 2020) ergab sich ein System mit bis zu 9 Unterebenen von Faktoren, insgesamt 595 Kategorien und 2.740 Kodierungen (Interkodierreliabilität $r_Ü = .93$, Intrakodierreliabilität $r_Ü = 1.0$). Alle Datenquellen wurden qualitativ ausgewertet mit Ausnahme von AVEM und Screeningfragebogen, welche quantitativ ausgewertet wurden. Qualitative und quantitative Ergebnisse wurden je Fragestellung aufeinander bezogen.

4. Ergebnisse

Insgesamt fanden sich 121 Kodierungen für Rahmenbedingungen von Kultur, die durch ein Item aus dem Screeningbogen ergänzt wurden. Diese Faktoren betrafen befähigende und hemmende Faktoren entlang der Makro-, Meso- und Mikroebene. Die Präventionskultur an sich entlang der drei Ebenen umfasste über 2000 Kodierungen (Artefakte: 6 Faktoren zu Verhalten und Erleben, 12 zur Verhältnissen; Werte/Einstellungen/Normen: 5 Faktoren, Grundannahmen: 2 Faktoren). Skalen und Items ergänzten diesen Bereich hinsichtlich Arbeitsgestaltung, Sicherheits-Gesundheits-Artefakten sowie Werteorientierungen und Einstellungen. Grundannahmen wurden in Form von Metaphern/ Sprüchen berichtet und waren entlang 5 Subkategorien von Inhaltsbezügen kodierbar. Erfolgsindikatoren auf Ebene der Organisation, der Beschäftigten sowie ihres Privatlebens waren sowohl im qualitativen (131 Kodierungen) als auch im quantitativen Material identifizierbar. 241 Kodierungen betrafen die Metaperspektive mit den Faktoren Zeitverlauf-, Veränderungen-, Verankerung- und subjektive Evaluation der Präventionskultur sowie zukunftsbezogene Wünsche. Somit konnten alle Untersuchungsbereiche in ihrer Breite und Tiefe anhand der Daten erfasst und beschrieben werden. Erhebungsmethoden sowie ein Rahmenmodell der betrieblichen Präventionskultur für KKU konnten so erarbeitet und angepasst werden.

5. Fazit und Ausblick

Das Rahmenmodell zur Erfassung, Beschreibung und Gestaltung von Präventionskultur, gekoppelt an die genutzten Methoden, können sowohl in der Forschung als auch in der Praxis zur Anwendung kommen. Das Modell muss wissenschaftlich weiter überprüft werden, um die Passung für diese und weitere Kontexte (KKU/KMU, Branchen, Regionen, etc.) zu erforschen. Abbildung 1 zeigt eine vereinfachte Darstellung des basierend auf den Ergebnissen entwickelte Gesamtmodell.

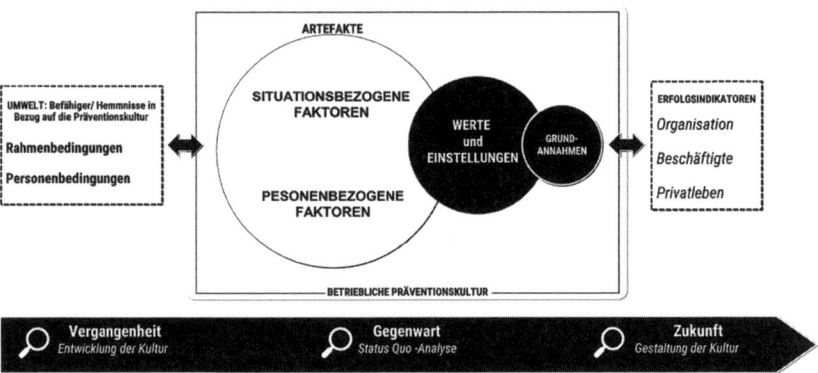

Abb. 1: Präventionskulturmodell für KKU (Kampe, 2023)

Literatur

Die Literatur und Instrumente können online eingesehen werden:
https://www.db-thueringen.de/servlets/MCRFileNodeServlet/dbt_derivate_00061901/Dissertation_JanaKampe.pdf

Julia Hoppe, Lena Schmitz, Jana Kampe & Rüdiger Trimpop
Friedrich-Schiller-Universität Jena

Psychische Gefährdungsbeurteilung an der Universität Jena

1. Stand der Gesunden Uni Jena

Im Jahr 2021 wurden an der Universität Jena unter dem Rahmen der „Gesunden Uni Jena" und in Kooperation der Arbeits-, Betriebs- und Organisationspsychologie mit dem Betrieblichen (BGM) und Studentischen Gesundheitsmanagement (SGM) zwei getrennte psychische Gefährdungsbeurteilungen inkl. Gesundheitsbefragung durchgeführt (Hoppe et. al, 2022; Schmitz et. al, 2022). Die Auswertung der Daten geschah daraufhin sowohl praxisbezogen zur Maßnahmen-ableitung als auch wissenschaftlich begleitend und hinsichtlich unter-schiedlicher Gesichtspunkte, z. B. der Führung bei den Beschäftigten-daten (Winges, 2023; Hoppe, Bald & Trimpop in diesem Band) oder Ressourcenstrukturen bei Studierenden (Schmitz, 2022).

Ausgehend vom Gefährdungsbeurteilungsprozess folgten auf die Erhebungen und Beurteilungen der Gefährdungen die Ableitung (Neuschaffung bzw. Optimierung), Durchführung und Evaluation einiger Maßnahmen. Parallel erfolgten Ergebnisrückmeldungen. Durch die kontinuierliche und integrative Begleitung befinden sich die unter-schiedlichen Themen in unterschiedlichen Schritten des Prozesses. Zentrale Fortsetzungen der psychischen Gefährdungsbeurteilungen werden hier dargestellt.

2. Ergebnisrückmeldung und Maßnahmenumsetzung als integrative Prozessschritte

2.1 Der Gesamtgefährdungsbericht
Zur Dokumentation der psychischen Gefährdungsbeurteilung der Beschäftigten wurde ein 852 Seiten umfassender Gesamtgefährdungs-bericht über alle wissenschaftlichen und nicht-wissenschaftlichen Beschäftigten aus allen Fakultäten, Dezernaten und sonstigen Organisationseinheiten verfasst, dem Präsidium vorgelegt und im ASA diskutiert. Somit wurde nicht nur die gesetzliche Pflicht erfüllt, sondern auch eine umfangreiche und gefährdungsfaktorenspezifische Sammlung von konkreten und prinzipiell als wirksam zu erachtende Maßnahmen in Zusammenarbeit mit der ABO-Psychologie, Arbeits-sicherheit, Arbeitsmedizinischem Dienst und BGM unter Leitung einer psychologischen Fachkraft für Arbeitssicherheit erstellt.

Für die Studierenden liegen die Ergebnisse getrennt nach Fakultäten, Geschlecht und Art des angestrebten Abschlusses vor.

2.2 Die Gesundheitswoche 2023

Basierend auf den Ergebnissen zu den stärksten Fehlbelastungs-faktoren (u.a. mentale Gesundheit, Work-Life-Balance, Führung und Kommunikation, Infrastruktur) und den vorhandenen Ressourcen (u. a. soziale Beziehungen, Gesundheitsmotivation) fand im Mai 2023 die Gesundheitswoche der Uni Jena statt. Das Programm bot unter dem Motto „Gesunde Personen in Gesunder Umgebung" somit verhaltens- und verhältnisorientierte Maßnahmen (Seminare, Workshops, Bewegungsangebote, HOME-Ausstellung u. a.) und zeitgleich die Möglichkeit der Ergebnisrückmeldung mittels Posterausstellung. Zeitgleich und in Synergie fand das EC2U-Forum und die EC2U Summer School des Work-Packages 4 „Good Health and Well-being" zum Thema „Healthy Campus" statt (www.ec2u.eu). Alle drei Angebote liefen unter der „Community of Action" zusammen. Für die Teilnahme konnten die Beschäftigten der Uni Jena bis zu fünf Arbeitsstunden aufrechnen lassen.

Inhaltlich deckte die Woche über 100 deutsch- und englisch-sprachige Angebote ab, realisiert über Fokus-Themen je Tag (Abb. 1).

GESUNDHEITSWOCHE | HEALTH WEEK 22.-26. Mai 2023					
Tag	Montag	Dienstag	Mittwoch	Donnerstag	Freitag
Motto:	*HEALTHY PEOPLE*	...in a...		*HEALTHY ENVIRONMENT!*	
Fokus:	Person: Bewegung und Ernährung	Person: Psyche und Entspannung	Gesunde Uni Jena (Strukturen, Prozesse)	Gesunde Umgebung (Ergonomie, Infrastruktur)	Gemeinsame Aktion: Blutspenden Foto-Impressionen, Nachbereitung
	warm up				*cool down*

Abb. 1: Überblick: Gesundheitswoche der Uni Jena

Es lagen 552 Anmeldungen über das Gesundheitswochen-spezifische Buchungssystem vor (87 % w, 12 % m, 1 % k. A. | 60 % Beschäftigte, 40 % Studierende). In Summe konnten 3000 Teilnahmen an Angeboten identifiziert werden (mit und ohne Anmeldung). Führungsbezogene Angebote wurden in der Woche weniger gut angenommen. Das Feed-back ergab weiterhin, dass 93% der Befragten die Gesundheitswoche auf einer fünfstufigen Skala mit einem der oberen zwei Skalen-punkte (gut, sehr gut) bewerteten (MW= 4,33).

Posterausstellung als Ergebnispräsentation der Gesundheitsbefragung
Parallel zur Gesundheitswoche wurden die Ergebnisse der Studierenden- und Beschäftigtenbefragung mittels deutscher und ins Englische übersetzter Poster univer-

sitätsöffentlich im Campus-Foyer ausgestellt. Sie umfassten die relevantesten Ergebnisse und Prozesse auf 21 Postern und wurden kontinuierlich durch projektnahe Personen betreut. Zur Evaluation wurden die Besuchenden gezählt, die mit 153 Personen innerhalb der Betreuungszeit von jeweils 8-17 Uhr geringer als erwünscht ausfielen. Optimierungsbedarfe wurden somit festgestellt und helfen bei weiteren Aktionen.

HOME-Ausstellung inklusive Evaluation
Ausgehend von betreffenden Ergebnissen der Gefährdungsbeurteilung (u. A. langes Sitzen, viel Büroarbeitszeit, physische Beschwerden in Rücken, Schulter, Augenprobleme) wurde in Zusammenarbeit mit dem Gesundheitsmanagement und dem Arbeitsmedizinischen Dienst das „Home-Office Museum – Ergonomie" kurz „HOME" als Mitmach-Ausstellung und Kommunikationsraum während der Gesundheitswoche für alle Beschäftigte, Studierende und Gäste entwickelt, angeboten und evaluiert (Dragendorf, Schmitz & Trimpop, in diesem Band).

2.3 Weitere Wege der Ergebnisrückmeldung
Neben den universitätsweiten und -öffentlichen Rückmeldungen wurden auch geschlossene und gruppenspezifische Rückmelderunden, z. B. im Personaldezernat durchgeführt. In den Gesundheitszirkeln wurden Schwerpunkte für erste Optimierungen gesetzt. Weitere geschlossene Rückmelderunden sind geplant.

2.4 Weitere Maßnahmen
Im Zuge des Prozesses wurde der Arbeitskreis „Gesunde Uni Jena" mit UGM, BGM, SGM, Arbeitssicherheit, Arbeitsmedizin, Personalrat, Kanzler, Personaldezernat und Lehrstuhl für ABO-Psychologie, gegründet, der regelmäßig an Prozess und Inhalten arbeitet. Des Weiteren wurde „Gesundheit" als eines von sechs Kernthemen explizit in das Profil der Universität aufgenommen. Als Verbindungsstück zwischen Beschäftigten und Studierenden wurde eine gemeinsame „Universitäre Gesundheitsförderung" als Internetpräsenz mit gemein-samen Angeboten eingeführt. Von dort aus gelangt man auch auf die umfangreichen Seminar- und Bewegungsangebote von BGM, SGM, Hochschulsport und weiteren Instanzen. Weiter wurde die „Gesunde Führung" als eines der relevanten Optimierungsthemen aus der Befragung heraus als eine von vier Themenfeldern des BGM klar definiert. Das Führungskräftetraining wird umfassend angepasst und soll in den Onboarding-Prozess für Führungskräfte integriert werden. Der Personalrat hat eine Handreichung für die Umsetzung von „Home-Office" veröffentlicht. Sowohl für Studierende als auch Beschäftigte wird ein Mental-Health-First-Aid-Team aus freiwilligen Peers aus Ersthelfer*innen für see-

lische Gesundheit aufgebaut und bereits regelmäßig genutzt. Der Hochschulsport erweitert fortlaufend das Programm um z. B. Eltern-Kind-Kurse zur besseren Vereinbarkeit von Bewegung während der eigentlichen Care-Arbeitszeit. Und vieles mehr.

3. Ausblick

Im weiteren Projektverlauf werden die Gesundheitsbefragungen inklusive psychischer Gefährdungsbeurteilung im Sinne einer Optimierung gekürzt und als Fortschreiben des Gefährdungs-beurteilungsprozesses erst im Frühjahr 2024 mit allen Studierenden in Zusammenarbeit mit dem SGM und voraussichtlich im Frühjahr 2025 mit allen Beschäftigten mit dem BGM wiederholt. Damit gelingt auch parallel eine globale Evaluation der bisherigen Maßnahmen. Die Prozesse werden weiterhin integrativ und in Zusammenarbeit mit allen gesundheits- und sicherheitsbeteiligten Instanzen der Universität und mit dem Präsidium gestaltet. Langfristig wird ein vereinendes und übergeordnetes universitäres Gesundheitsmanagement (UGM) konzipiert und aufgebaut, um gemeinsame Interessen aller Organisationsangehörigen integrativ und nachhaltig zu betrachten und zu optimieren. Mittels Kooperationen im Rahmen von EC2U wird ein gemeinsamer europäischer und jeweils nationaler Healthy Campus befördert.

Literatur

Hoppe, J., Trimpop, R., Rod, A., Kampe, J. (2022). Integration der Gefährdungsbeurteilung psychischer Belastungen in eine Gesamtgesundheitsbefragung: Instrumente und Ergebnisse. In Rehmer, S. & Eickholdt, C. (Hrsg.), Psychologie der Arbeitssicherheit und Gesundheit. 22. Workshop 2022. Kröning: Asanger.

Schmitz, L. (2022). Healthy Campus: Organizational and Personal Resources for Health Promotion – an Empirical Study. (unveröffentlichte Masterarbeit) Friedrich-Schiller-Universität Jena.

Schmitz, L., Wenzel, J., Hoppe, J., Trimpop, R. (2022). Gefährdungsbeurteilung psychischer Belastungen und Interventionsmaßnahmen zur Gesundheitsförderung für Studierende. In Rehmer, S. & Eickholdt, C. (Hrsg.), Psychologie der Arbeitssicherheit und Gesundheit. 22. Workshop 2022. Kröning: Asanger.

Winges, L. (2023). Gesunde Führung im universitären Kontext: Eine qualitative Analyse des Projekts „Gesunde Uni" Jena. (unveröffentlichte Masterarbeit) Friedrich-Schiller-Universität Jena.

Jonas Dragendorf, Lena Schmitz & Rüdiger Trimpop
Friedrich-Schiller-Universität Jena

Homeoffice-Gestaltung und Präventionsmaßnahmen im Rahmen des universitären Gesundheitsmanagements der FSU Jena

1. Kontext und Konzeptionalisierung

1.1 Einleitung

Auf der Basis zweier Gefährdungsbeurteilungen psychischer und körperlicher Fehlbelastungen und einer Gesundheitsbefragung der Studierenden und Beschäftigten der Universität Jena ergab sich die Notwendigkeit, das Konzept „Homeoffice" und die verbundenen Chancen und Gefahren zu bearbeiten. Im administrativen Bereich der Universität gibt es kaum Teleheimarbeit, sondern meist nur unter COVID-19 entstandene Homeoffice Kompromisse. Studierende und akademische Beschäftigte arbeiten regelmäßig im Homeoffice. Keine dieser Gruppen hat bisher irgendeine Schulung zur ergonomisch und psychologisch gesundheitsförderlichen Gestaltung und Nutzung von Teleheimarbeitsplätzen erhalten. Verschiedene Interventionen holten das im Rahmen einer Gesundheitswoche nach. Deren Evaluationsdaten und Praxiserfahrungen werden folgend berichtet und diskutiert.

1.2 Rahmenkonzept Gesundheitswoche

Vom 22.05. bis 26.05.2023 fand, nach mehrfachen eintägigen Gesundheitstagen in den vergangenen Jahren, die erste Gesundheitswoche der FSU Jena statt. Sie sollte Studierende, administrative und akademische Beschäftigte, internationale Gäste sowie Besuchende der Stadt über Gesundheitsangebote informieren, Bewusstheit schaffen, erste Präventionsmaßnahmen erlebbar machen und interdisziplinären Austausch ermöglichen. Zur Internationalisierung der universitären Gesundheitsförderung (s. Beitrag Schmitz & Trimpop „Health and safety in European Universities" im selben Band) wurde die Gesundheitswoche im Rahmen der „Community of Action"-Woche beworben und durchgeführt.

Empirische Grundlage für durchgeführte Präventionsmaßnahmen bot die Gesundheitsbefragung, welche 2021 den Gesundheitsstatus von Studierenden und Beschäftigten erfasst hatte (s. Abb. 1). Ihre Ergebnisse wurden als Poster Ausstellung in Deutsch und Englisch den Befragten rückgemeldet.

Zur Planung wurde ein Steuerkreis aus Vertretenden des studentischen und betrieblichen Gesundheitsmanagements (SGM, BGM), Hochschulsports, EU-Allianz EC2U und Projektseminars unter Leitung des BGMs gebildet (s. Abb. 1). Rahmenvorgaben wurden mit der Universitätsleitung und dem Personalrat ausgehandelt. Die inhaltliche Planung übernahm jeder Akteur selbst.

1.3 Konzeptionierung der HOME-Ausstellung
Teil der „Community of Action" Woche war die interaktive HOME ("Home Office Meets Ergonomie") Ausstellung. Ziel war über ergonomische Veränderungsmöglichkeiten für Bildschirmarbeitsplätze aufzuklären, sie niederschwellig erlebbar zu machen und alle Adressaten zu erreichen. Drei ergonomisch unterschiedliche Arbeitsplätze (optimal, Homeoffice realistisch, schlecht) konnten mittels einem „offene-Tür"-Prinzip von Besuchenden ausprobiert werden. Zusätzlich gab es Informationsmaterial und professionelle Beratung. Diese Beratungen wurden von dem Arbeitsmedizinischen Dienst und geschulten Studierenden durchgeführt und ergonomische Möbel durch die FSU und eine externe Firma zur Verfügung gestellt. Weitere Unterstützung mit Bewegungsgerätschaften zur Auflockerung bei der Bildschirmtätigkeit wurden von der Unfallkasse Thüringen zur Verfügung gestellt.

2. Interventionen und Implementation
2.1 Ableitung bedarfsgerechter Maßnahmen
Die Gesundheitswoche ist Ausdruck der bedarfsorientierten, aus der empirischen Befragung abgeleiteten Interventionen im Rahmen des „Gesunde Uni Jena"-Ansatzes. Seit 2019 arbeitet die AG der Gesunden Uni Jena am Erhalt und der Förderung der Gesundheit aller Beschäftigten und Studierenden der Universität. Dafür werden Angebote ermöglicht, Sicherheits- und Gesundheitsstrukturen in Gremien verstetigt und die arbeitsschutzrechtlich verpflichtende Gefährdungsbeurteilung in einer Gesundheitsbefragung durchgeführt (Hoppe & Trimpop, 2022).

Die erste Gesundheitsbefragung im Jahr 2021 ergab, dass für Beschäftigte in den Bereichen Gesunde Führung, Kommunikation, Work-Life-Balance und einigen Arbeitsgestaltungsfaktoren (z.B. Länge der Bildschirmarbeitszeit) Optimierungsbedarf herrscht (Hoppe & Trimpop, 2022). Für Studierende sind darüber hinaus die Prüfungsbelastung und allgemeiner Stress problematische Bereiche (Dittrich et al., 2022). Zu den Bereichen wurden in der „Community of Action" Woche unter anderem die Poster Ausstellung, das HOME, Vorträge, Workshops zu Work-Life-Balance, Rückenübungen und Burnout-Selbsttest vom SGM, dem BGM, dem Lehrstuhl für ABO-Psychologie, dessen studentischem Projektseminar oder Externen angeboten.

2.2 Inhalte der Interventionen
Als zentrale Rückmeldemaßnahme bot die Poster Ausstellung Einblicke in die Befragungsergebnisse, getrennt aufbereitet für Studierende, akademische und adminis-

trative Beschäftigte. Allgemeine Poster gaben einen Überblick. Schwerpunktbereiche wurden auf separaten Postern vertieft. Im HOME konnten der „optimale Arbeitsplatz" (z. B. elektrisch höhenverstellbarer Schreibtisch, vielseitig einstellbarer Stuhl, Lichtverhältnisse), ein „realistisches Homeoffice (z. B. Arbeiten vom Sofa, Ideen für kreative Ergonomiehilfen) und ein „suboptimaler Arbeitsplatz" (z. B. beengt, dunkel) per Selbstbeobachtung ausprobiert und in Beratungen einbezogen werden, um alltagsnah die Transferwahrscheinlichkeit zu erhöhen (Dragendorf et al., 2023).

2.3 Implementation der Maßnahmen
Die Poster wurden in ständiger Absprache von Studierenden des Projektseminars inhaltlich ausgearbeitet und vom SGM gestaltet. Das HOME wurde vom Projektseminar konzipiert (s. Abb. 1). Um die Betreuung von Postern und HOME auf der „Community of Action" Woche durch Studierende, das SGM, und den Arbeitsmedizinischen Dienst zu koordinieren, wurde ein Schichtplan erstellt. Besuchende (u.a. Internationale der Summer School Healthy Campus) stellten Fragen, wurden beraten, diskutierten und gaben Rückmeldung.

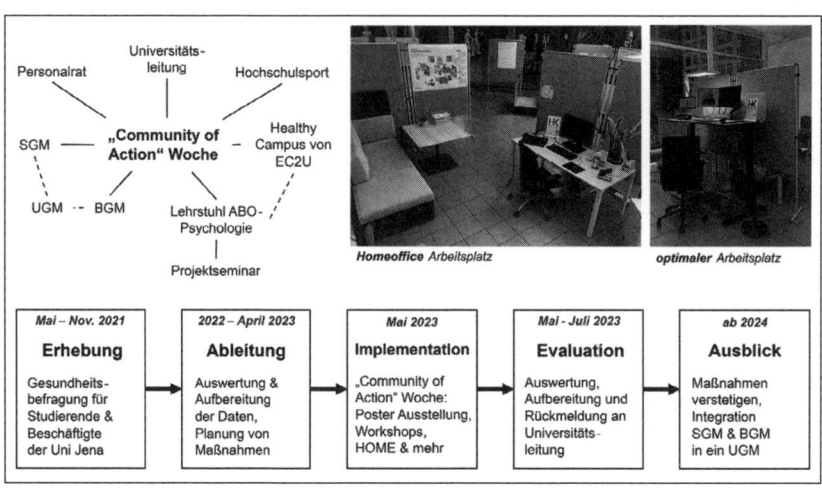

Abb. 1: Akteure, Prozessablauf „Community of Action" Woche, HOME

3. Evaluation und Ausblick
Teilnahmezahlen und Fragebögen zeigen, dass über 3.000 Personen an den über 100 Angeboten teilnahmen. Mehrheitlich war die Resonanz positiv mit konstruktiven Anmerkungen (Kampe & Storch, 2023, S. 2).

Über drei Tage wurde das HOME von 126 Interessierten besucht und 17 Personen füllten den 6-Item Kurzfragebogen aus. Das schriftliche und verbale Feedback war ausschließlich positiv. Allerdings nahmen Teilnahmezahlen über die Tage ab, weshalb zukünftig eintägige Interventionen empfohlen werden (Dragendorf et al., 2023). Die insgesamt 29-stündige Poster Ausstellung wurde von 306 Personen besucht. Im qualitativen Feedback gaben Befragte Erstaunen und Besorgnis über die Ergebnisse an (Kampe & Storch, 2023).

4. Fazit und Ausblick

Die „Community of Action" Woche ermöglichte, erste gesundheitsförderliche Maßnahmen (z.B. Poster, HOME) an der FSU Jena zu erproben. SGM und BGM sollen ab 2025 strukturelle Maßnahmen vereinheitlicht als universitäres Gesundheitsmanagement fortführen. Bestehende Konzepte sollen perspektivisch in interdisziplinären Arbeitsgruppen der europäischen Allianz EC2U geteilt werden.

Literatur

Dittrich, T., Knuhr, A., Korn, L., Szalai, L. & Zaiser, C. (2022). Maßnahmen zur Gesundheitsförderung und Gesundheitsmanagement an der FSU Jena [Projektbericht]. Universität Jena.

Dragendorf, J. C., Elmenhorst, J. & Kirsche, J. (2023). Gesunde Universität: Gesundheitsförderliche Maßnahmen für Wissenschaftliche Mitarbeitende auf der Gesundheitswoche der FSU Jena [Projektbericht]. Friedrich-Schiller-Universität Jena. Unveröffentlicht.

Hoppe, J. & Trimpop, R. (2022). Bericht zur Gefährdungsbeurteilung psychischer Belastungen inklusive Gesundheitsbefragung und Angebotsnutzung mit Interventionsvorschlägen an der Friedrich-Schiller-Universität Jena : Administrative und wissenschaftliche Beschäftigte.

Kampe, J. & Storch, J. (2023). Evaluationsbericht zur Gesundheitswoche. Unveröffentlicht.

Arbeits-Dialog-Kreis 17
Klima, Umwelt, Nachhaltigkeit

Maria Klotz, Annekatrin Wetzstein & Stefan Boltz
Auswirkungen der Klimakrise auf Sicherheit und Gesundheit bei der Arbeit

Dirk Windemuth, Günter Klesper & Roland Portuné
Das Vierebenen-Modell für Klimaschutz und Klimaanpassung im Rahmen von zwei Befragungssituationen im überbetrieblichen Kontext

Moritz Bald, Maria Klotz & Stefanie Bühn
Planetary Health in Organisationen: Kultur und Management

Vera Seyffert
Natur, Arbeit und Gesundheit (NAG) – Eine qualitative Untersuchung von Wirkungszusammenhängen und Gestaltungsmöglichkeiten

Maria Klotz, Annekatrin Wetzstein & Stefan Boltz
Institut für Arbeit und Gesundheit der Deutschen Gesetzlichen Unfallversicherung (DGUV)

Auswirkungen der Klimakrise auf Sicherheit und Gesundheit bei der Arbeit

1. Problembeschreibung und Anlass

Die globale Erderhitzung sowie die Überschreitung fünf weiterer plantarer Grenzen von insgesamt neun hat sehr unterschiedliche Auswirkungen auf unseren Planeten und seine Lebewesen. Die hierdurch ausgelösten gesundheitlichen Beeinträchtigungen für den Menschen können nicht nur physischer Natur sein, wie Herz-Kreislaufbeschwerden und Erschöpfung durch Hitze und Trockenheit, sondern auch psychische Stressreaktionen (zum Beispiel Reizbarkeit) und Erkrankungen (wie Depressionen und Angststörungen) auslösen, beziehungsweise verschlimmern. Auch die Transformation der Wirtschaft und die damit einhergehenden Technologiesprünge, neue Techniken, Verfahren und Stoffe können zu neuen Gefährdungen führen, die noch wenig bekannt sind und für die adäquat vorgesorgt werden muss. Ziel der Untersuchung war es herauszufinden, ob diese Themen schon in deutschen Unternehmen angekommen sind, wie diese Risiken wahrgenommen werden und ob bereits Maßnahmen umgesetzt wurden, um diesen Gefährdungen zu begegnen.

2. Methodisches Vorgehen

Für die Untersuchung wurden 1.039 sozialversicherungspflichtige Beschäftigte befragt, wobei 465 (45%) zum Zeitpunkt der Befragung Personal- bzw. Führungsverantwortung hatten. Es handelte sich bei den Befragten um Teilnehmende eines Online-Access-Panels, welche für die Teilnahme an der Online-Befragung eine Incentivierung erhielten. Die Stichprobe wurde repräsentativ nach Branche ausgewählt, nach den Quoten des statistischen Bundesamtes für Deutschland, um als Unfallversicherung ein umfassendes Bild zu erhalten. Fast die Hälfte (46%) der Befragten sind bei großen Unternehmen (mit mindestens 250 Beschäftigten) tätig, 25% bei mittleren (50–249 Beschäftigte), 16% bei kleinen und 14% bei Kleinstunternehmen (1–10 Beschäftigte). Die Befragung fand vom 13.–30.September 2022 statt.

3. Wahrnehmung von Risiken in den Betrieben

Zunächst war von Interesse, ob sich der Klimawandel in den letzten Jahren auf die Arbeitsplätze und -tätigkeiten in den Betrieben ausgewirkt hat (siehe Abb.1). Circa 24% aller Befragten bejahten diese Aussage, wobei es bei der Teilgruppe der Führungskräfte sogar 32 % waren, im Vergleich zu 16 % bei den Beschäftigten ohne Personalverantwortung. Ein Drittel stimmte der Aussage zu, dass eine Auseinandersetzung mit dem Klimawandel und seinen Folgen im Betrieb schon stattgefunden hat (14 % vollkommen und 19 % überwiegend). Bei den Führungskräften sind es hier 43 % und bei den Beschäftigten ohne Personalverantwortung nur 24 %.

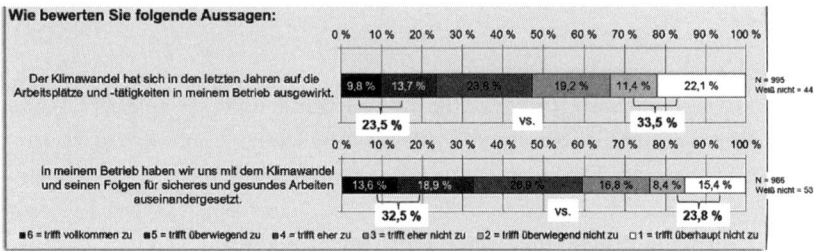

Abb. 1: Bewusstsein für die Gesundheitsrisiken durch den Klimawandel

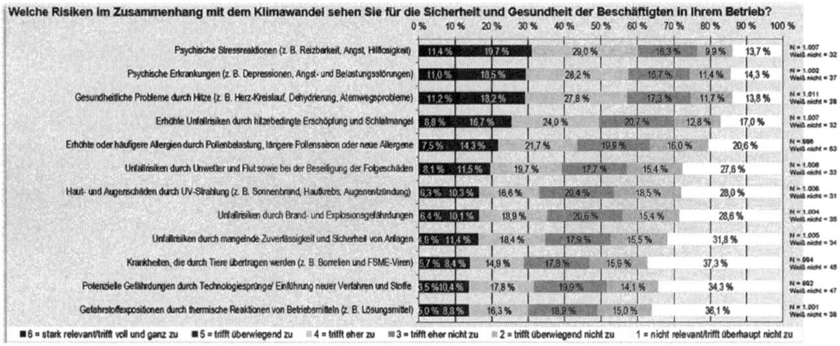

Abb. 2: Risikobewertung aller Befragten (N = 1.039)

Weiterhin wurde erfragt, welche Risiken im Betrieb aufgrund des Klimawandels für die Sicherheit und die Gesundheit gesehen werden. Den Befragten wurden zwölf Risiken vorgegeben. Hier wurde sich an den bisher bekannten Risikofaktoren der Bundesanstalt für Arbeitsschutz und Arbeitsmedizin (Bauer et al., 2022) orientiert. Auf einer 6-stufigen Skala von „trifft überhaupt nicht zu" bis „trifft vollkommen zu" sollte die Relevanz für den eigenen Betrieb eingeschätzt werden. In Abbildung 2 ist ersichtlich, dass die Themen Hitze und die psychische Belastung als Risiken gesehen werden. Schaut man sich nur die Gruppe der Führungskräfte (Abb. 3) an, so sind die Werte für die Zustimmung generell höher ausgeprägt und sie identifizieren ein weiteres Risiko: die Allergien durch Pollenbelastung. Alle anderen sieben Gefährdungen haben geringe Zustimmungswerte.

Klima, Umwelt, Nachhaltigkeit | 251

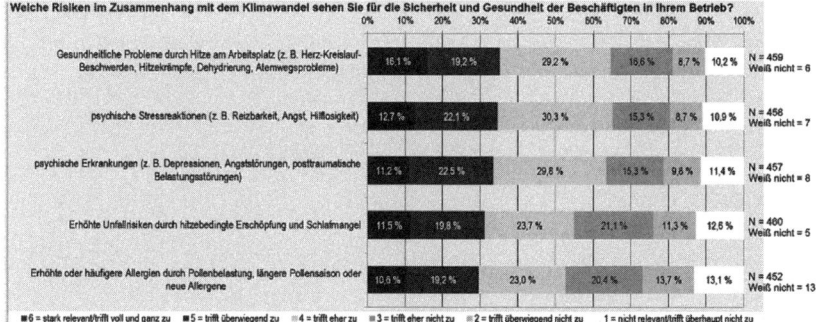

Abb. 3: Auszug aus der Risikobewertung der Führungskräfte (N = 465)

4. Umgesetzte und geplante Maßnahmen

Die 465 Führungskräfte, die an der Studie teilnahmen, wurden außerdem gefragt, ob in ihrem Betrieb bereits Maßnahmen im Sinne des TOP (Technik, Organisation, Person)-Prinzips ergriffen oder geplant sind, um den genannten Risiken entgegenzuwirken. Die Hälfte der Führungskräfte bejahten diese Frage. Ein Fünftel gibt an, schon etwas umgesetzt zu haben und 31 % sagen, das gerade etwas in Planung sei. Allerdings machen 36 % der Befragten auch gar keine Angaben (siehe Abb. 4). Darüber hinaus wurden die Führungskräfte gefragt, welche Maßnahmen umgesetzt wurden. Technische Maßnahmen waren in erster Linie Klimaanlagen, Dämmungen und Außenrollos, aber auch Pflanzen zur Kühlung. Außerdem wurden Arbeitskleidung und persönliche Schutzausrüstung (PSA) genannt. Auch Modernisierungen von Maschinen und Geräten waren Thema sowie die generelle Einsparung von Ressourcen. Bei den organisatorischen Maßnahmen spielten die Flexibilisierung der Arbeitszeit und des Arbeitsortes sowie die Pausengestaltung eine große Rolle. Weiterhin wurden Notfall- und Hitzepläne genannt, aber auch Trainings, die Sensibilisierung der Beschäftigten sowie der Einsatz von mehr Personal. Bei den persönlichen Maßnahmen wurden die Getränkezufuhr sowie leichtes Essen und regelmäßige Pausen genannt. Die Führungskräfte empfehlen, die Angebote des Betriebs in Form von Maßnahmen des Betrieblichen Gesundheitsmanagements, Schulungen und Trainings sowie Teamtreffen zu nutzen, um gesund und motiviert und damit leistungsfähig zu bleiben. Außerdem ist es aus Sicht der Führungskräfte ratsam, sich zu bewegen und Sport zu treiben, sich gesund zu ernähren und für ausreichend Schlaf Sorge zu tragen.

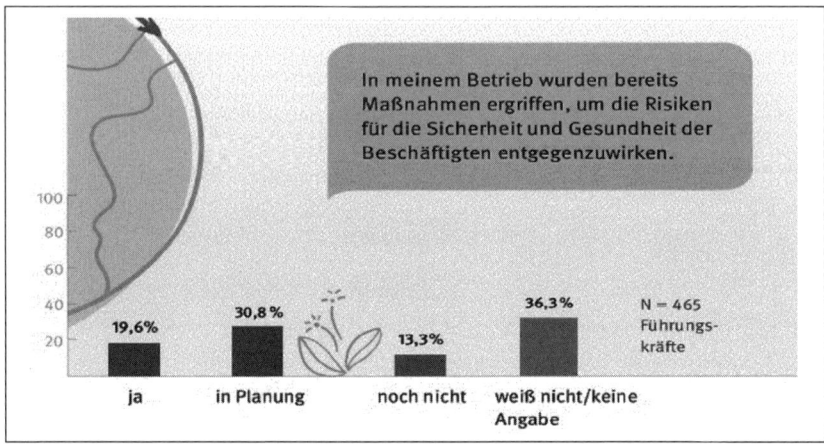

Abb. 4: Umgesetzte und geplante Maßnahmen (N = 465)

5. Ergebnisdiskussion und Fazit

Die Klimakrise liegt nicht in ferner Zukunft. Sie wirkt sich schon jetzt auf die Gesundheit und Sicherheit der Beschäftigten in den Betrieben aus. Eine verstärkte Sensibilisierung und Beratung durch die Verantwortlichen im Arbeitsschutz ist unerlässlich, damit sich Betriebe und Einrichtungen möglichst schnell mit den bereits spürbaren Folgen der Klimakrise auseinandersetzen können. Es braucht Strategien zum Schutz der Sicherheit und Gesundheit der Beschäftigten, damit diese gesund, motiviert und somit leistungsfähig bleiben. Die Befragung des Instituts für Arbeit und Gesundheit der DGUV vermittelt erste Erkenntnisse dazu, wie die Auswirkungen des Klimawandels auf Sicherheit und Gesundheit bei der Arbeit in den Betrieben gesehen werden und wo mögliche Handlungsbedarfe liegen. Viele der genannten Gesundheitsrisiken werden nicht als relevant angesehen. Ein Ergebnis, das sich möglicherweise mit der Zusammensetzung der Stichprobe erklären lässt, in der viele Branchen vertreten sind, deren Beschäftigte nicht im Freien arbeiten. Außerdem sollten weitere Gefährdungen mit aufgenommen werden, wie z. B. bodennahes Ozon. Weitere Untersuchungen – insbesondere auf der Ebene einzelner Branchen und Berufe – könnten dabei helfen, ein differenzierteres Bild der möglichen Gefährdungen zu erhalten und bedarfsgerechte Unterstützung anzubieten.

Literatur

Bauer, S. et al. (2022). Klimawandel und Arbeitsschutz. Bundesanstalt für Arbeitsschutz und Arbeitsmedizin 2022.

Dirk Windemuth[1], Günter Klesper[2], & Roland Portuné [1]
[1]*DGUV,* [2]*BG RCI*

Das Vierebenen-Modell für Klimaschutz und Klimaanpassung im Rahmen von zwei Befragungssituationen im überbetrieblichen Kontext

1. Einführung

Die Problematik des Klimawandels ist vielschichtig. Von der WHO wird er als die schwerwiegendste Bedrohung der Gesundheit unserer Zeit bezeichnet. Einige seiner Auswirkungen sind mittlerweile auch in Deutschland spürbar. Angesichts von Hitzewellen, Extremwetterlagen, Überflutungen oder Waldbränden wird erkennbar, dass der Problematik nur durch vielfältigen engagierten und systematischen Einsatz begegnet werden kann. Viele Menschen fühlen sich jedoch überfordert und sehen wenige Möglichkeiten etwas zu tun.

Zur Veranschaulichung und Verbesserung der Handhabbarkeit des komplexen Themas sowie auch zum Aufzeigen von Handlungsoptionen ist eine Adaptation des ursprünglichen „Dreiebenenmodells" (Windemuth, Jung und Petermann 2010) bzw. des „Dreiebenen-Interventionsmodells" (Portuné, Windemuth und Jung 2014) hilfreich. Dieses war im Feld der Arbeitspsychologie/des Gesundheitsmanagements entwickelt worden und beschreibt zum komplexen Themenfeld der psychischen Belastung verschiedene Ebenen der Prävention und Intervention auf jeweils der Ebene der Person, der Betriebe/der Bildungseinrichtungen sowie der Ebene der Gesellschaft.

Die zeitliche Achse bildete sich hier unter Verwendung der Konzepte präventiv vs. kurativ / korrektiv, wodurch sechs relevante Handlungsfelder für Prävention und Intervention entstehen. Mithilfe des Interventionsmodells können in der betrieblichen Beratung sehr plausibel vielfältige Handlungsoptionen aufgezeigt werden, so dass das oftmals ausschließlich anzutreffende kurative/korrektive Handeln auf der Ebene der Person sinnvoll ergänzt wird durch einen systemischen Blick auf die Arbeitsbedingungen (z.B. Gefährdungsbeurteilung nach ArbSchG).

2. Adaptation des klassischen Interventionsmodells im Kontext des Klimawandels

Während im klassischen Dreiebenen-Interventionsmodell Aspekte der Globalisierung zur Ebene der Gesellschaft subsummiert wurden, wird bei der Adaptation auf das Thema Klimawandel die globale Ebene explizit berücksichtigt. Darüber hinaus ist aufgrund der hohen Komplexität beim Thema Klimawandel eine strukturierende Differenzierung im Hinblick auf „Klimaschutz" (vormals „präventiv") und „Klimaanpassung" (vormals „kurativ/korrektiv") hilfreich. Das resultierende Vierebenen-Modell zeigt somit acht Felder (Windemuth, Schmid, Portuné, Nöthen-Garunja, Klesper, Harth und Edelhäuser 2023), von denen einige im folgenden Teil des Artikels durch empirisch ermittelte Inhalte skizziert werden.

3. Anwendungsbeispiel des adaptierten Modells im Kontext des Klimawandels

Praktische Anwendungsmöglichkeiten des Modells reichen vom individuellen Beratungsgespräch über die Nutzung im Rahmen betrieblicher Arbeitsgruppen sowie z. B. auch im schulischen Kontext, Strategie- und Planungsworkshops bis hin zur Anwendung im überbetrieblichen oder gesellschaftlichen Kontext. Im vorliegenden Teil wird nun berichtet über die Anwendung im Rahmen einer großen Tagungsveranstaltung der Berufsgenossenschaft Rohstoffe und Chemische Industrie (BG RCI) im ersten Halbjahr 2023 sowie im Rahmen des Kongressprogramms der Messe für Arbeitsschutz und Arbeitsmedizin (A+A) in Düsseldorf Ende Oktober 2023.

In beiden Veranstaltungen konnten Teilnehmende ihre Einschätzungen abgeben mit Hilfe eines digitalen Befragungstools, das durch das persönliche Smartphone anzusteuern war. Die Teilnehmenden kamen in beiden Fällen aus unterschiedlichen Betrieben. Aus Gründen der Anonymität wurden weder Namen noch Betriebszugehörigkeiten ermittelt. Die Ergebnisse sind somit zu verstehen als Einblicke in die aktuelle Situation der hier beteiligten Betriebe. Da die Teilnehmenden sehr vielen und nicht einem einzigen Betrieb zuzuordnen sind, kann die Anwendungssituation als „überbetrieblich" angesehen werden. Die Anwendung des Modells fand im Rahmen einer Tagungsveranstaltung bzw. eines Vortrages statt – die Befragungssituation hatte somit in erster Linie ein aktivierendes Einbinden des Plenums zum Ziel. Abgefragt wurden jeweils die eingeschätzten Möglichkeiten des Klimaschutzes (im Sinne einer Verhinderung der weiteren Erderwärmung) sowie die Möglichkeiten der Klimaanpassung (im Sinne des Umgangs mit/Schutz vor Klimawandelfolgen) jeweils auf der Ebene der Person, des Betriebes und der Gesellschaft. Die globale Ebene wurde im Vortrag dargestellt, jedoch nicht abgefragt. Als Beispiele des Klimaschutzes auf globaler Ebene wurden im Vortrag die UN Klimakonferenzen genannt, als Beispiel des Umgangs mit Klimawandelfolgen die Treffen der G7 Außenminister, z.B. im IAG in Dresden 2022. In den Diskussionen zeigte sich jedoch, dass z.B. auch Aktivitäten auf der Ebene der Person, wie das Konsum- und Einkaufsverhalten, durchaus auch globale Auswirkungen haben können.

Klima, Umwelt, Nachhaltigkeit | 255

Tab: Handlungsmöglichkeiten auf verschiedenen Ebenen (Häufigste Nennungen der Teilnehmenden wiedergegeben)

	Handlungsmöglichkeiten bezüglich Klimaschutz	Handlungsmöglichkeiten bezüglich Klimaanpassung
Ebene der Person	Fahrradfahren, Vermeiden von Flugreisen, mehr Bahnreisen, ÖPNV nutzen, weniger Auto fahren, Wärmedämmung Haus, neue Fenster einbauen, Wärmepumpe einbauen, Ökostrom, Solarenergie, Photovoltaik, Ernährung, Fleischkonsum reduzieren/vermeiden, vegetarische/vegane Ernährung, regional Produkte einkaufen, Müll vermeiden, Verbrauch reduzieren, Einkaufsverhalten, weniger Klamotten kaufen, Plastik vermeiden, Wasser sparen, kürzer Duschen	Kleidung anpassen, viel trinken, Wassergaben, Sonnenschutz, UV-Schutz, Schatten suchen, Sonne meiden, Verhalten an Hitze anpassen, Waldspaziergang, Rasen nicht mehr wässern, Pool bauen
Ebene des Betriebs	Energie sparen, Strom sparen, Wärmekonzepte, Heiztemperaturen senken, Ökostrom, Solarstrom – grüner Strom, Solarflächen, PV-Anlagen, Beschattung, Innenrollo, ÖPNV, virtuelle Meetings, Homeoffice, Anpassung Arbeitszeit, Anpassung Fuhrpark, preventive maintenance, Dekarbonisierung, Ökobilanz, Wasserspender, Flüssigkeiten, Hygienekonzept, Raumplanung, „nichts"	Flexible Arbeitszeiten, früher Arbeitsbeginn, Pausen-verschiebung, Getränke, Wasser, Mineralwasser – Trinkpausen, Trinkstellen, gesundes Mittagsangebot, BGM/BGF, Sportangebote, Bewegungsangebote, Massage, psychologische Beratung, weniger Dienst-reisen, Homeoffice, UV-Schutz, E-Mobilität, Senkung der Raumtemperatur, vor Gefahrstoffen schützen, Hygienekonzept, Wasserspender, F+E, KI einsetzen, sparen, Webmeeting, weniger Reisen, Recycling, Wasserstoff, Wärmepumpe, nachhaltige Produktion, Mülltrennung, „quasi nichts"
Gesellschaftliche Ebene	Aufklärung, Bildung, informieren und sensibilisieren, Bewusstsein, ÖPNV modernisieren/ausbauen/nutzen, Vermeidung von Verkehr, Verkehrswende, Fahrradnetz stärken, Gesetze + Regulierung, Angebote	Tempolimit/Tempo 130, Hochwasserschutz, CO_2-Ausstoß reduzieren/einsparen, Städte anpassen/begrünen, Fassadenbegrünung, Beschattung/helle Dächer, Gesetze/klare Vorgaben/Regulierung/Klimaschutzverordnung/Schutzgesetze anpassen, klimafreundliche Waren, sukzessive Umstellung auf erneuerbare Energien, Handeln/Prioritäten setzen/Klimaschutz ambitioniert umsetzen/schneller und verbindlich agieren, Information, Aufklärung, finanzielle Anreize/Steuervergünstigungen/Finanzen

4. Implikationen und Fazit

Das Vierebenenmodell dient als Strukturierungshilfe eines komplexen Feldes. Das schwierige und oftmals auch emotional aufgeheizte Thema wird besser handhabbar und die notwendige Versachlichung ermöglicht. Es zeigt auf, dass Maßnahmen auf allen Ebenen möglich und notwendig sind und dass jeder etwas tun kann. Dadurch kann das Erleben von Selbstwirksamkeit gestärkt und Resignation und Hilflosigkeit vorgebeugt werden. Auch insofern ist die weitere Anwendung z. B. im (Hoch-)Schul-Kontext bzw. generell im Dialog mit der jüngeren Generation angezeigt.

Literatur

Portuné, R., Windemuth, D. & Jung, D. (2014): Das Drei-Ebenen-Interventionsmodell. In: Windemuth, D.; Jung, D.; Petermann, O. (Hrsg.): Psychische Erkrankungen im Betrieb, S. 17–43, Wiesbaden: Universum Verlag.

Windemuth, D.; Jung, D. & Petermann, O. (2010): Das Drei-Ebenenmodell psychischer Belastungen im Betrieb. In: Windemuth, D.; Jung, D.; Petermann, O. (Hrsg.): Praxishandbuch psychische Belastungen im Beruf. Vorbeugen. Erkennen. Handeln, S. 13–15, Wiesbaden: Universum Verlag.

Windemuth, D., Schmid, H., Portuné, R., Nöthen-Garunja, I., Klesper, G., Harth, U. & Edelhäuser, S. (2023). „man müsste eigentlich viel mehr tun". Klimawandel und Handlungsoptionen in einem komplexen Feld. DGUV Forum 1–2/ 2023. S. 55–60.

Moritz Bald[1], Maria Klotz[2] & Stefanie Bühn[3]
[1]*Friedrich-Schiller-Universität Jena;* [2]*Institut für Arbeit und Gesundheit (IAG) der DGUV;* [3]*Deutsche Allianz Klimawandel und Gesundheit (KLUG)*

Planetary Health in Organisationen: Kultur und Management

1. Ausgangslage

Der Klimawandel ist die größte Bedrohung für die globale Gesundheit im 21. Jahrhundert (The Lancet, 2009).

Das menschliche Wohlergehen und die Gesundheit unseres Planeten sind eng miteinander verknüpft. Vorfälle und Katastrophen wie die Flut im Ahrtal oder Industrieunfälle gehen häufig mit gleichermaßen schrecklichen Auswirkungen für die Menschen und die Umwelt einher.

Der Klimawandel verändert zahlreiche Herausforderungen, mit denen sich verschiedene Sicherheits- und Gesundheitsprofessionen tagtäglich auseinandersetzen wie etwa Hitzeschutz, Mobilitätsmanagement, oder auch Gefährdungen durch Luftverschmutzung oder im Kontext erneuerbarer Energien (DGUV/BAuA, 2022; Eigenstetter et al., 2023). Gleichzeitig bieten klimabedingte Entwicklungen auch Chancen und mögliche Co-Benefits für Umwelt und Gesundheit wie etwa die Förderung aktiver Mobilität, die Gestaltung klima- und gesundheitsförderlicher Ernährungskonzepte, Ressourcenschonung oder auch die positiven Auswirkungen bewusst naturnah gestalteter Arbeits- und Lebensumgebungen (Malsch, 2021; Voss & Bühn, 2023). In internationalen und nationalen Standards und Ansätzen werden Arbeit, Umwelt und Gesundheit zusammengedacht. Beispiele sind etwa:
- Die UN-Nachhaltigkeitsziele (SDGs) und die Agenda 2030,
- Die Nachhaltigkeitsbewertung von Unternehmen und Geldanlagen (ESG, Environment-Social-Governance),
- die ab 2024 geltende EU-Richtlinie zur Unternehmens-Nachhaltigkeitsberichterstattung (CSRD),
- die Geneva Charter for well-being (WHO, 2021),
- der Ansatz Planetary Health (bzw. One Health & Eco Health).

Durch diese Entwicklungen ergeben sich zahlreiche Überschneidungen und Möglichkeiten, die Themen zusammen zu gestalten.

2. Gestaltungsmöglichkeiten

Komplexe und globale Probleme bedürfen innovativer und erprobter Lösungsansätze und der Zusammenarbeit aller Beteiligten, die in und für Organisationen an den Themen Umwelt, Sicherheit und Gesundheit arbeiten (Bühn & Schulz, 2023). Hieraus ergeben sich auch Möglichkeiten, aus der erfolgreichen Lösung konkreter Probleme in einzelnen der genannten Bereiche für die Lösung ganz anderer, aktueller und zukünftiger Herausforderungen zu lernen (Bartunek, 2022), wodurch zugleich einem «Silodenken bzw. -handeln» entgegengewirkt werden kann.

Bei diesen Themen wird das „Was", also thematische Überschneidungen bereits breit diskutiert. Eine besondere Bedeutung kommt allerdings dem „Wie" zu, also konkreten Möglichkeiten, die Themen Umwelt sowie Sicherheit und Gesundheit integriert zu gestalten und zu managen.

Die Sicherheits- und Gesundheitsforschung hält verschiedene wirksame Ansätze bereit, die diese Diskussion bereichern können. Kernmerkmale eines erfolgreichen Vorgehens sind dabei nach Elke et al. (2015) unter anderem:

1. ein systematisches Vorgehen, dass die drei Kernphasen Diagnose, Intervention und Evaluation beinhaltet (vgl. auch Wieland & Hammes, 2015),
2. die gezielte Analyse und Gestaltung der Organisations- bzw. Sicherheits- und Gesundheitskultur,
3. Nutzung betrieblicher Strukturen und Routinen, wie Managementsystemen,
4. die Aktivierung und Partizipation zentraler Akteure und gegenseitige Unterstützung (vgl. auch Trimpop, 1999),
5. die Bereitschaft zur Veränderung – „Readiness for Change".

Diese übergeordneten Erfolgsfaktoren sind sowohl relevant für sicherheits- und gesundheitsförderliches, wie auch für nachhaltiges, klimagerechtes Verhalten bei der Arbeit (Tab. 1):

Tab. 1: Erfolgsfaktoren für Umwelt- und Gesundheitsmanagement

Erfolgsfaktor	Beispiele und Evidenz für Umwelt & Gesundheit
Systematisches Vorgehen	Kontinuierliche Verbesserungsprozesse (Barnes, 2017; Elke et al., 2015)
Kulturaspekte	Bedeutung geteilter Grundannahmen, Werte und Normen sowie sichtbarer Artefakte (Kampe, 2023; Schein & Schein, 2022)
Betriebliche Strukturen und Routinen	ISO-Managementsysteme; Integration in Strategie, Führungshandeln, Personalauswahl, Leistungskennzahlen und Kundenbeziehungen (Cooper, 2016; Elke et al., 2015; Zacher et al., 2023)
Aktivierung und Partizipation	Einbezug von „Drivers of Change" mit Macht, Fachkompetenzen und Umsetzungskompetenzen (Elke et al., 2015; Zacher et al., 2023)
Bereitschaft zur Veränderung	Vorbedingungen auf Organisations- und Beschäftigtenseite sowie externe Einflüsse, z. B. finanzielle und individuelle Nutzenwahrnehmung und Interesse; soziale Normen; wahrgenommene Dringlichkeit; externe Kontrolle und Unterstützung (Elke et al., 2015; Zacher et al., 2023)

Evidenzbasierte Präventionskultur-Konzepte wie Vision Zero integrieren dabei bereits diese und weitere Erfolgsfaktoren (Cooper, 2016; Zwetsloot et al., 2020). Nicht alle Nachhaltigkeits- oder Umwelt*kultur* bzw. *-klima*-Ansätze werden dem gerecht. Häufig fehlen verhältnisbezogene Arbeits-Organisations- und Situationsaspekte fast gänzlich, so dass die Diskussion durchaus kritisch geführt werden sollte. Die hier vorgestellten

Modelle und Ansätze sind nur einige Beispiele, wie die Erfahrungen verschiedener wissenschaftlicher Disziplinen für gemeinsame Lösungs- und Gestaltungsmöglichkeiten genutzt werden können (vgl. auch Bartunek, 2022; WBGU – Wissenschaftlicher Beirat der Bundesregierung Globale Umweltveränderungen, 2023).

3. Ausblick

Um Planetary Health für Organisationen unterschiedlicher Branchen und Unternehmensgrößen nutzbar zu machen, sollten entsprechende Konzepte (weiter-) entwickelt und evaluiert werden, beispielsweise auch für KMU, die andere Ressourcen und Herausforderungen haben, als größere Betriebe. Auch hier gibt es bereits Erfahrungswerte (Trimpop, 1999; Zimolong & Kohte, 2006). Mögliche erste Schritte, um Co-Benefits und Synergien auf der organisatorisch-prozessbezogenen Ebene zu nutzen wären etwa:

- Sicherheit, Gesundheit und Nachhaltigkeit wirklich zur Chefsache machen – „Leaders create and change culture" (Schein, 1992),
- alle Stakeholder, die in und für Organisationen zu diesen Themen aktiv sind, zusammenbringen und Kompetenzen gezielt entwickeln (Faerron Guzmán & Porter, 2021),
- Sicherheits- und Gesundheitsprozesse (z. B. die Gefährdungsbeurteilung) auf Nachhaltigkeits-, Klima- und Umweltthemen überprüfen,
- Nachhaltigkeitsanalysen und -reportings (z. B. Wesentlichkeitsanalysen) auf Sicherheits- und Gesundheitsthemen überprüfen.

Durch die Verbindung der Themen können möglicherweise auch Organisationen aktiviert werden, die bisher mit einem oder beiden der Bereiche noch wenig Berührpunkte hatten. In jedem Fall sind mit einer integrierten Betrachtung und Gestaltung Chancen für eine langfristig ökonomisch-sozial-ökologisch erfolgreiche Entwicklung von Organisationen verbunden.

Ein gemeinsames Vorgehen und Aktivwerden auf der individuellen, betrieblichen, politischen/gesellschaftlichen sowie globalen Ebene (Schein & Schein, 2022; Windemuth et al., 2023) gibt Anlass zur Hoffnung:

Die Bewältigung des Klimawandels könnte die größte Chance für die globale Gesundheit im 21. Jahrhundert sein! (Watts et al., 2015)

Die **Literatur** kann beim Autor bzw. den Autorinnen angefragt werden.

Vera Seyffert
Friedrich-Schiller-Universität Jena | Helios Arbeitsmedizin

Natur, Arbeit und Gesundheit (NAG) – Eine qualitative Untersuchung von Wirkungszusammenhängen und Gestaltungsmöglichkeiten

1. Einleitung

1.1 Inhalt und Zielsetzung der vorliegenden Arbeit

Dieser Beitrag beschäftigt sich mit der Verankerung von Naturerleben und Gesundheit im betrieblichen Kontext. Ihr Ausgangspunkt ist die Annahme, dass das Erleben von Natur am Arbeitsplatz einen Teil dazu beitragen kann, Arbeit lebendiger, freudvoller – und somit menschengerechter zu gestalten. Zwar existieren bereits eine Vielzahl an Maßnahmen im Rahmen betrieblicher Gesundheitsförderung, um Gesundheit, Wohlbefinden, Kreativität und Leistung von Mitarbeitenden zu fördern. Allerdings sind Maßnahmen, die konkret auf den Einbezug erlebbarer Bestandteile von Natur in den Arbeitskontext abzielen, trotz zahlreich belegter positiver Effekte verschiedensten Naturerlebens auf den Menschen selten.

Ziel dieser Arbeit war es mittels qualitativer Interviews förderliche und hinderliche Faktoren zu explorieren, welche bei der Vereinbarkeit von Natur, Arbeit und Gesundheit (NAG) eine Rolle spielen. Zudem wurden zahlreiche verhaltens-, verhältnis- und werteorientierte Best Practice Beispiele untersucht, welche „Natur" in die Arbeitswelt integrieren können. Aufbauend auf der Datengrundlage wurden Implikationen abgeleitet, welche angelehnt an Ideen aus dem Bereich betrieblicher Gesundheitsförderung, naturbezogene Verhaltens-, Verhältnis- sowie kulturelle Maßnahmen zur Förderung von Naturerleben und Gesundheit am Arbeitsplatz beinhalten.

1.2 Gesundheit und Natur im Kontext der Arbeitswelt

Die Freude und Neugier an der Natur, ihrer Schönheit und ihrer oftmals als wohltuend empfundenen Wirkung ist wahrscheinlich niemandem fremd. Der Aufenthalt in und der Kontakt mit der Natur in ihren verschiedensten Formen bedeutet für viele Menschen Kraft tanken, Abstand zum Alltag gewinnen und hat dabei vielfältige und teilweise lang anhaltendende Effekte auf den Menschen. Immer mehr Forschung wird betrieben, um die Art und das Ausmaß von Naturkontakt als Teil unserer Alltagsumwelt sowie dessen Bezug zur menschlichen Gesundheit zu empirisch festzuhalten (Haluza et al., 2014). Im Kontext von Arbeit hingegen ist mit Ausnahme einiger Untersuchungen nicht eindeutig geklärt, inwiefern bei der Planung und Umsetzung gesundheitsförderlicher Arbeitsumwelten auch Natur oder Vegetation in Form konkret erlebbarer Bestandteile integriert werden kann und wie Arbeitnehmende darauf reagieren. Kaplan wies bereits 1993 daraufhin, dass die Nähe und die Möglichkeit, Natur zu erleben eine vergleichsweise kostengünstige Maßnahme darstellt, um sich für das Wohlbefinden und die Gesundheit der Beschäftigten einzusetzen. Zudem gibt es vermehrt Hinweise darauf, dass Natur am Arbeitsplatz durchaus positive Effekte auf das psychische Empfinden der Beschäftigten haben kann. Dazu zählt zum Beispiel der Blick aus dem Fenster (Sop Shin, 2007), die Anwesenheit von Pflanzen im Büro (Dravigne et al., 2008) oder ein 20-minütiger Spaziergang im „Grünen" (Hunter et al., 2019). Natur als gesundheitsförderliches Element einer menschengerechten Arbeitsgestaltung zu verstehen könnte jedoch bedeutsamer werden, da die Dringlichkeit menschen- und gesundheitsgerechter Arbeit mit ihrem Einfluss auf psychische Gesundheit, Arbeitszufriedenheit und Leistung sowie vor dem Hintergrund des voranschreitenden Fachkräftemangels in einer sich permanent verändernden Arbeitswelt zunehmen wird (Lechleiter, Purbs & Sonntag, 2018). Somit könnte der Einbezug erlebbarer Naturelemente als Attraktivitätsmerkmal und Chance moderner Arbeitswelten gesehen werden und von (Wettbewerbs-)Vorteil für sowohl Unternehmen und ihre Beschäftigten sein.

2. Methodik

2.1 Qualitative Interviews mit Expert:innen-Stichprobe
Die Datenerhebung erfolgte mittels leitfadengestützter Expert:innen-Interviews. Dazu wurde ein umfangreicher und dennoch offener Interviewleitfaden konzipiert, welcher eine an die jeweilige Expert:in orientierte Schwerpunktsetzung zuließ. Es wurden insgesamt 12, davon 8 Personen mit nutzbarem Datenmaterial interviewt. Die Suche erfolgte via Google (z. B. „naturbezogene Arbeitsgestaltung") und entsprechender Kontaktanfrage via E-Mail. Als Expert:innen galten Personen, welche im betrieblichen Kontext agieren und dort konkrete Maßnahmen zur Integration von Natur(-erleben) mitgestalten und Schnittstellen, Beziehungen und Wechselwirkungen zwischen NAG beobachten konnten.

2.2 Auswertungsmethode
Zur Auswertung der Interviews wurde das Vorgehen der qualitativen Inhaltsanalyse nach Mayring (2015) gewählt und die Software MAXQDA in der Standardversion für Studierende verwendet. Ziel hiermit war es, mithilfe einer inhaltlichen Strukturierung Kategorien an förderlichen/ hinderlichen Faktoren für die Vereinbarkeit von NAG sowie Kategorien an verschiedenen Gestaltungsmaßnahmen zu identifizieren. Dabei wurde als Grundlage das „Healthy Organization, Person, Environment Sys-

tem Modell" (Trimpop, 2014) zur Einordnung förderlicher und hinderlicher Faktoren genutzt. Für die Kategorisierung verhalten-, verhältnis-, sowie wertebezogener Maßnahmen wurde das Triadische Modell menschengerechter Arbeit nach Wieland & Hammes (2015) verwendet.

3. Ergebnisse

3.1 Förderliche und hinderliche NAG-Faktoren auf Personen-, Organisations- und Umweltebene

Insgesamt konnten 69 förderliche und hinderliche Faktoren identifiziert und der Personenebene (bspw. *Sinnbezug und Naturverständnis, Verbundenheitsgefühl*), Organisationsebene (bspw. *integrative und ganzheitliche Planung, naturfreundliche Führungskraft, zuständige/prozessbegleitende Person*) und Umweltebene (bspw. *gesellschaftliches Naturverständnis, politische Unterstützung*) zugeordnet werden.

3.2 Verhaltens-, Verhältnis- und wertebezogene NAG-Maßnahmen

Hinsichtlich möglicher Gestaltungsmaßnahmen ergab sich auf organisationaler Verhaltens-, Verhältnis- und Werteebene ein umfangreicher Maßnahmenkatalog, eingeteilt in 12 übergeordnete Kategorien, wie beispielsweise *Naturbezogene raumklimatische und akustische Maßnahmen, Auslagerung verhaltensbezogener Arbeitsaufgaben und –prozesse in die Natur oder Unternehmenskulturelle/ betriebliche Ausrichtung auf NAG*, denen wiederum insgesamt 42 Einzelmaßnahmen, wie beispielsweise *Biophilic Design, Sense of Place Entwicklung, Wissensvermittlung*, oder *NAG-Integration in betriebliches Gesundheitsmanagement* zugeordnet werden konnten.

4. Implikationen für die Praxis

Die Vielzahl an Maßnahmen naturbezogener Arbeitsgestaltung verdeutlicht das Möglichkeitsspektrum zur Vereinbarkeit und Verankerung von NAG in Organisationen. Mit der Grundidee, dass Naturerleben einen Beitrag zur menschengerechten Arbeit und betrieblichen Gesundheit beitragen kann, wurden im Rahmen der Arbeit folgende Implikationen aus den Ergebnissen abgeleitet:
1. Entwicklung NAG-bezogener Werte (Leitbildentwicklung Organisation)
2. Einbettung von NAG als weiteres Themengebiet ins BGM
3. Förderung eines Sinnbezugs und Naturverständnisses sowie Schulung naturbezogene Wahrnehmungskompetenz aller Organisationsbeteiligten
4. Führungsverantwortung als wesentlicher Bestandteil einer nachhaltigen Umsetzung naturbezogener Arbeitsgestaltung
5. Ganzheitlich-integrative Planung sowie Umsetzung durch Kombination von verhältnis-, verhaltens- und wertebezogenen Maßnahmen

6. Gestaltung NAG-freundlicher Arbeits- und Organisationsabläufe unter Berücksichtigung unternehmensspezifischer Ressourcen/ Limitationen
7. Festlegen prozessbegleitender Personen und Verantwortlichkeiten
8. Partizipation/ Beteiligung von Mitarbeitenden bei einer NAG-bezogenen Arbeitsgestaltung
9. Kreieren schöner, anregender und abwechslungsreicher Umgebungen
10. Organisationsinterne wie -übergreifende Vernetzung und Kommunikation von NAG-Angeboten

Literatur

Dravigne, A., Waliczek, T. M., Lineberger, R. D., & Zajicek, J. M. (2008). The effect of live plants and window views of green spaces on employee perceptions of job satisfaction. HortScience, 43(1), 183–187.

Haluza, D., Schönbauer, R., & Cervinka, R. (2014). Green perspectives for public health: A narrative review on the physiological effects of experiencing outdoor nature. International journal of environmental research and public health, 11(5), 5445–5461.

Hunter, M. R., Gillespie, B. W., & Chen, S. Y. P. (2019). Urban nature experiences reduce stress in the context of daily life based on salivary biomarkers. Frontiers in psychology, 10, 722.

Kaplan, R. (1993). The role of nature in the context of the workplace. Landscape and urban planning, 26(1-4), 193–201.

Lechleiter, P., Purbs, A., & Sonntag, K. (2018). HR- und Gesundheitsmanagement in der Arbeit 4.0. Bedarfe in (...). Arbeits- und Organisationspsychologie der Universität Heidelberg, Heidelberg.

Mayring, P. (2015). Qualitative Inhaltsanalyse. Grundlage und Techniken (12. Aufl.). Weinheim/ Basel: Beltz Verlag.

Sop Shin, W. (2007). The influence of forest view through a window on job satisfaction and job stress. Scandinavian Journal of Forest Research, 22(3)

Trimpop, R. M. (2014). Die gesunde Organisation: Konzeption des empiriebasierten Modell HOPES (Health-Organisation-Person-Environment-System). In: Eigenstetter, M., Kunz, T., Portune, R. Trimpop, R. M. (Hrsg.). Psychologie der Arbeitssicherheit und Gesundheit: 18. Workshop (S. 241–244). Heidelberg: Asanger.

Wieland, R. & Hammes, M. (2015). Arbeitspsychologie für den Menschen. In R. Wieland et al. (Hrsg.). Wir müssen uns einmischen: Arbeitspsychologie für den Menschen (S. 101–110). Kröninger: Asanger.

Arbeits-Dialog-Kreis 18
Künstliche Intelligenz

Anja Gerlmaier & Alexander Bendel
Künstliche Intelligenz am Arbeitsplatz gesundheits- und lernförderlich gestalten: Entwicklung und Erprobung des FriendlyTechChecks für betriebliche Praktiker:innen

Larissa Dräger, Vera Rick & Verena Nitsch
Psychische Gesundheit im Kontext digitaler und KI-gestützter Arbeit: Einblick in das Forschungsvorhaben *AKzentE4.0*

Britta Kirchhoff & Lars Adolph
Menschengerechter und inklusionsförderlicher Einsatz von Künstlicher Intelligenz (KI) in der Arbeitswelt: ein wenig betrachtetes Feld

Anja Gerlmaier & Alexander Bendel
Universität Duisburg Essen | Institut Arbeit und Qualifikation (IAQ)

Künstliche Intelligenz am Arbeitsplatz gesundheits- und lernförderlich gestalten: Entwicklung und Erprobung des FriendlyTechChecks für betriebliche Praktiker*innen

1. Einleitung

Durch die rasanten Fortschritte auf den Gebieten der Künstlichen Intelligenz (KI) werden zukünftig mehr Beschäftigte mit digitalen Agenten am Arbeitsplatz konfrontiert sein. Auf KI basierende Systeme wie intelligente Chatbots, Diagnosesysteme oder Serviceroboter können Arbeitende von schwerer oder monotoner Arbeit entlasten, bei Entscheidungen unterstützen oder Lernprozesse anregen. Werden Regeln der soziotechnischen Arbeitsgestaltung zu wenig beachtet, können aber auch unerwünschte Beanspruchungsfolgen wie Monotonie, Sinnentleerung, Stress und Ängste vor Überwachung bzw. Kontrollverluste resultieren (Parker & Grote, 2020). Der Gesetzgeber verpflichtet Arbeitgeber, mögliche Gefährdungen durch Digitaltechnik für Beschäftigte abzuwenden (z. B. im Rahmen anlassbezogener Gefährdungsbeurteilungen).

Es gibt bisher kaum über singuläre Humankriterien (z. B. Technikakzeptanz) hinausgehende Instrumente, die für eine Bewertung insbesondere der psychosozialen Risiken bzw. Potenziale beim Einsatz von KI an Arbeitsplätzen angewendet werden können. Ein Ziel des BMBF-geförderten Projektes „HUMAINE" (FK 02L19C201) ist es, Methoden und Vorgehensmodelle für eine menschzentrierte Gestaltung von KI-unterstützten Arbeitsplätzen zu entwickeln und zu erproben.

In diesem Zusammenhang entwickelte das Teilprojekt des Instituts Arbeit und Qualifikation (IAQ) das Verfahren „FriendlyTechCheck" (FTC), mit dessen Hilfe psychosoziale Risiken und Potenziale von KI am Arbeitsplatz ermittelt werden können. Im Beitrag berichten wir über die anwendungsorientierte Evaluation des FTC an einem Arbeitsplatz mit intelligentem Cobot in einer Werkstatt für Menschen mit Behinderung (WfbM).

2. Ziele und Konzeption des Verfahrens

Mit der Entwicklung des FTC wird das Ziel verfolgt, dass betriebliche Praktiker*innen KI-Systeme in ihren soziotechnischen Nutzungskontexten auf ressourcenstärkende bzw. -schädigende Auswirkungen hin selbstständig untersuchen und Maßnahmen initiieren können. Das Instrument umfasst verschiedene in den Arbeitswissenschaften etablierten Humankriterien für digitale Technologien wie Gesundheits- und Lernförderlichkeit, Autonomie, soziale Interaktionen, Fairness und User-Experience. Die theoretische Grundlage des Testkonzeptes bildet eine Modifikation des Anforderungen-Ressourcen-Modells von Demerouti & Nachreiner (2018). Betrachtet werden dabei zum einen durch den Technikeinsatz neu auftretende Anforderungen an die Handlungsregulation, die zu erhöhten psychischen oder physischen Kosten (Ressourcenschädigungen) führen können (sog. „unfriendly AI"). Daneben werden Ressourcenpotenziale erfasst, die durch die Interaktion mit Technik entstehen können (sog. „friendly AI"). Der FTC ist prospektiv bei der Planung sowie während und nach Technikeinführungsprozessen nutzbar. Eine Besonderheit des Verfahrens ist, dass es auf einen Dialog verschiedener betrieblicher Akteure abzielt, um den jeweiligen Systemperspektiven Rechnung zu tragen. Daher erfolgt die Bewertung eines Arbeitssystems durch mindestens zwei Beurteilende (z.B. Vorgesetzte, Betriebsrat, Nutzende). Items und Skalen finden sich bei Gerlmaier & Bendel (im Druck).

3. Methodisches Vorgehen

Für die Erprobung und Evaluation des FTC nutzten wir Daten aus der wissenschaftlichen Begleitung der Neugestaltung eines Arbeitsplatzes mit einem kollaborativem Roboter (Cobot). Im untersuchten Logistikarbeitsbereich der WfbM sind ca. 50 Beschäftigte mit der Erstellung verschiedener Verpackungsmaterialien betraut. Der Cobot soll Arbeitsplatzinhabende darin unterstützen, Varianten von Kartonvorprodukten zu erkennen und produktspezifische Verklebungsmuster aufzubringen. Diese Tätigkeit wurde vor Einführung des Cobot von den Beschäftigten manuell mit Hilfe einer Heißklebepistole verrichtet, galt aber aufgrund des Verletzungsrisikos und der hohen Präzisionserfordernisse als sehr gestaltungsbedürftig. Im Rahmen der Untersuchung wurden Prinzipien der partizipativen Aktionsforschung angewendet (Coughlan & Coghlan, 2016). Hierzu bildete sich In der Planungsphase ein Projektsteuerungsteam bestehend aus Führungskräften, Werkstattrat und Technikverantwortlichen sowie dem Forschungsteam. Die betrieblichen Akteure erhielten in einem Workshop eine Nutzungsunterweisung für den FTC und probierten ihn an einem Anwendungsbeispiel aus. In der Interventionsphase erfolgte die Neugestaltung des Verklebungsarbeitsplatzes durch ein multidisziplinäres Gestaltungsteam bestehend aus technischer Leitung, Werkstattleitung und einer aus dem Arbeitsbereich stammenden Werkstattmitarbeiterin. Sie entwickelten unter Nutzung des FTC in mehreren Iterationsschritten einen funktionsfähigen Cobot-Arbeitsplatz. Dieser wurde innerhalb der Reflexions- bzw. Evaluationsphase von Werkstattbeschäftigten im Rahmen eines Workshops im Hinblick auf Risiken und Potenziale bewertet. Die

Workshopergebnisse wurden mit den FTC-Beurteilungen aus der Entwicklungsphase des neuen Arbeitsplatzes trianguliert.

4. Evaluationsziele und -kriterien

Für die Bewertung der Qualität des Instrumentes legten wir gemeinsam mit unserem Untersuchungspartner folgende Evaluationskriterien für das Instrument zugrunde:

Analyse- und Gestaltungsbefähigung: Das Instrument soll betriebliche Praktiker*innen befähigen, psychosoziale Risiken und Potenziale durch den neuen Technikeinsatz eigenständig zu ermitteln und bei Bedarf Gestaltungsanforderungen abzuleiten. Als Messgröße hierfür wurde angelegt, ob die Gestaltungsakteure bei der Beurteilung des KI-Arbeitsplatzes mit dem FTC Gestaltungsanforderungen und -lösungen identifizieren können.

Inhaltsangemessenheit: Das Instrument soll sensibel für sämtliche bekannte arbeitsbezogene psychosoziale Risiken und Potenziale durch KI sein. Hierzu wurde analysiert, ob Beschäftigte im Rahmen von Gruppendiskussionen vergleichbare oder andere psychosoziale Risiken und Potenziale kommunizieren. Hierzu wurde ein zweistündiger Beschäftigten-Dialog zu Risiken und Potenzialen des Cobots durchgeführt.

Multi-Stakeholder-Orientierung: Das Instrument soll Gestaltungsperspektiven unterschiedlicher Akteursgruppen und Nutzenden ermöglichen. Zur Bewertung dieses Kriteriums erfolgten Vergleiche der FTC-Einschätzungen der verschiedenen am Umgestaltungsprozess beteiligten Akteure.

5. Evaluationsergebnisse

Analyse- und Gestaltungsbefähigung: Bei der Analyse der dokumentierten FTC-Bewertungen zeigte sich, dass die drei Beurteilenden nach einer Unterweisung in der Lage waren, mit Hilfe des FTC Gestaltungsanforderungen und notwendige Gestaltungsmaßnahmen für den Cobot-Arbeitsplatz eigenständig abzuleiten.

Inhaltsangemessenheit: Der Beschäftigten-Dialog mit zehn Werkstattbeschäftigten ergab, dass die Risiko- und Potenzialbewertungen aus den Workshops hohe Übereinstimmungen mit den FTC-Bewertungen des Gestaltungsteams hatten. Die Beschäftigten nannten keine neuen, über die im FTC abgebildeten Sachverhalte hinausgehenden Risiken und Potenziale, was (für den Anwendungsfall des Cobot) für eine gute Inhaltsangemessenheit spricht.

Multi-Stakeholder-Ansatz: Bei einem Vergleich der FTC-Beurteilungen der drei am Gestaltungsprozess beteiligten Akteure zeigten sich hohe Übereinstimmungen insbesondere bei der Bewertung der Potenziale. So gaben die Beurteilenden einstimmig an, dass durch den Cobot-Einsatz die Verletzungsgefahr gesenkt, Versagensängste abgebaut und das Selbstwertgefühl der Werkstattmitarbeitenden erhöht wurde.

Übereinstimmungen waren auch bei der Bewertung des Lernpotenzials (gute Einarbeitung, Aufbau von digitaler Kompetenz) und der Autonomie (Kontrollierbarkeit des Systems durch die Nutzenden) beobachtbar. Ähnliches galt für die Bewertung der sozialen Interaktionsmöglichkeiten, die durch das Layout als Teamarbeitsplatz erreicht wurde. Unterschiedliche Beurteilungen fanden sich jedoch bei der Einschätzung der Risiken: Im Gegensatz zum Technikverantwortlichen und zum Werkstattleiter ging die Keyuserin von einer Zunahme physischer Belastungen durch den Coboteinsatz aus (weitere Laufwege). Der Werkstattleiter bemängelte wiederum als einziger im Hinblick auf die Gebrauchstauglichkeit, dass keine Höhenverstellbarkeit des Arbeitstisches gegeben sei. Die unterschiedlichen Risikowahrnehmungen der Beurteilenden verdeutlichen, dass die Berücksichtigung verschiedener Akteure am Beurteilungsprozess trotz möglicherweise höherer Aufwände sinnvoll ist.

6. Vorläufiges Fazit

Die Befunde zum Einsatz des FTC in der WfbM deuten darauf hin, dass das Instrument für die betriebliche Ermittlung von psychosozialen Risiken und Potenzialen durch den Einsatz von KI am Arbeitsplatz gut geeignet ist. Im Betriebsfall waren betriebliche Praktiker*innen in der Lage, das Verfahren zur kontextsensitiven und prospektiven Arbeitsplatzgestaltung einzusetzen.

Literatur
Coughlan, P. & Coghlan D. (2016). Action research. In Karlsson C. (Ed.), Research Methods in operations management, pp. 236–264.
Demerouti, E. & Nachreiner, F. (2018). Zum Arbeitsanforderungen-Arbeitsressourcen-Modell von Burnout und Arbeitsengagement – Stand der Forschung. Z.Arb.Wiss. doi:10.1007/s41449-018-0100-4
Gerlmaier, A. & Bendel, A. (im Druck). Humanzentrierte Bewertung und Gestaltung von autonomen Transportsystemen: ein Fallbeispiel aus der Distributionslogistik. Beitrag zum 70. GfA-Frühjahrskongress – „Arbeitswissenschaft in-the-loop:"
Parker, S.K., Grote, G. (2022). Automation, Algorithms, and Beyond: Why Work Design Matters More than Ever in a digital world. Applied Psychology. Volume 71, Issue 4, pp 1169–1653. DOI: 10.1111/apps.12241

Larissa Dräger[1], Vera Rick[2] & Verena Nitsch[2,3]
[1]*Gesellschaft für Consulting, Business und Management mbH;*
[2]*RWTH Aachen University;* [3]*Fraunhofer FKIE*

Psychische Gesundheit im Kontext digitaler und KI-gestützter Arbeit: Einblick in das Forschungsvorhaben AKzentE4.0

1. Einleitung

Seit 2020 fördert das Bundesministerium für Bildung und Forschung (BMBF) mit dem Programm „Zukunft der Wertschöpfung: Forschung zu Produktion, Dienstleistung und Arbeit" deutschlandweit regionale Kompetenzzentren der Arbeitsforschung (ReKodA), um Gestaltungspotenziale neuer Technologien auf die Arbeitswelt zu untersuchen, den digitalen und strukturellen Wandel regional zu begleiten und den Transfer der Forschungsergebnisse in die unternehmerische Praxis zu unterstützen. In diesem Kontext erforscht und fördert das *Arbeitswissenschaftliche Kompetenzzentrum für Erwerbsarbeit in der Industrie 4.0* – kurz „*AkzentE4.0*" – die menschengerechte Einführung und Umsetzung von innovativen Konzepten und Technologien in Industrie und Handwerk in Unternehmen der Region Aachen.

2. Motivation

Im Zuge der voranschreitenden Digitalisierung und dem Aufkommen neuer Arbeitsformen befindet sich die Arbeitswelt seit einiger Zeit in einem tiefgreifenden Wandel. Dieser Wandel der Arbeit führt zu einer Veränderung der Arbeitsanforderungen: psychische Anforderungen rücken immer mehr in den Vordergrund (Hacker & Sachse, 2023). Ob und wie sich die veränderten Arbeitsbedingungen in Industrie und Handwerk auf die psychosozialen Arbeitsbedingungen und die Gesundheit der Beschäftigten auswirken, wird diskutiert, empirische Daten fehlen jedoch weitgehend (Körner et al., 2019). Zwar liegen zahlreiche empirische Erkenntnisse zu den neu aufkommenden Belastungsbereichen der Industriearbeit vor, dieses Wissen ist jedoch hinsichtlich der gesundheitlichen Auswirkungen lückenhaft (Diebig et al., 2017).

Im Rahmen des Forschungsprojektes *AKzentE4.0* liegt ein Schwerpunkt auf der Untersuchung psychischer Belastung, Beanspruchung und Beanspruchungsfolgen im Zusammenhang mit der Einführung und Nutzung digitaler und KI-gestützter Technologien. Übergeordnetes Ziel ist es, langfristig gesunde, produktive und sichere Arbeitsbedingungen mit innovativen Technologien zu gewährleisten.

3. Methode

Im Rahmen des *AKzentE4.0*-Forschungsprojektes wurde eine Methode entwickelt, um die Einführung und Nutzung digitaler und KI-gestützter Technologien in Industrie und Handwerk zu begleiten und arbeitswissenschaftlich zu untersuchen. Dabei sind zwei Schwerpunkte zu benennen. Vor der Einführung digitaler- und KI-gestützter Systeme wird mittels CBM-SiTra4.0 eine Analyse der Unternehmenskultur durchgeführt, welche Aufschluss über Faktoren gibt, die eine erfolgreiche Einführung und Nutzung solcher Technologien untersucht und benennt. Weiterführend wird im Sinne einer formativen Evaluation die Einführung sowie die Nutzung digitaler und KI-gestützter Systeme über drei Jahre begleitet. Im Folgenden werden diese beiden Schwerpunkte tiefergehend erläutert.

3.1 CBM-SiTra4.0 – Sicherheitskulturanalyse als Beratungsgrundlage menschengerechter Transformation

CBM-SiTra4.0 bietet ein Analysemodell, um den aktuellen Stand der (Sicherheits-)Kultur zu erfassen (genannt „Kulturlandkarte"), sowie eine Möglichkeit der Beurteilung einzelner Kulturaspekte, um diese hinsichtlich ihrer Förderung sicherer, menschengerechter und gesundheitsförderlicher Arbeit zu prüfen. Ergebnis dieser Kulturlandkarte ist eine Beurteilung der fünf Kulturindikatoren Werte, Führung, Kommunikation, Einbindung und Regelungen auf drei strukturellen Ebenen: Organisation, Team und Person. Damit wird anhand von 15 Kriterien beurteilt, inwieweit diese vorhanden sind und aktiv genutzt werden (Borg et al., 2021). Dieses Modell soll innerhalb des Projekts *AKzentE4.0* genutzt werden, um alle erhobenen Daten zu konsolidieren und für die Beratung und Unterstützung der kooperierenden Unternehmen aus Industrie und Handwerk entsprechende Erkenntnisse abzuleiten. Die Erhebung der SiTra-Dimensionen erfolgt über drei Analyseschritte: einem arbeitswissenschaftlichen Fragebogen (siehe 3.2), Dokumentenrecherchen und einer Begehung des Unternehmens. Die Erkenntnisse aus Fragebogen und der Dokumentenanalyse werden zuletzt durch eine Begehung der betroffenen Unternehmenseinheiten in ihrer Umsetzung im Arbeitsalltag mittels Begehungsprotokoll und Gesprächen mit den Mitarbeitenden geprüft. Dabei werden nicht nur quantitative Daten erfasst, sondern auch qualitative Informationen erhoben, um ein umfassendes Verständnis der Kultur und späterer Veränderungen zu gewährleisten. Diese Erkenntnisse sollen im Rahmen von AKzentE4.0 als Beratungsgrundlage dienen und so die Transformationsprojekte der kooperierenden Unternehmen unterstützen.

3.2 Formative Evaluation zur Untersuchung der Auswirkungen digitaler und KI-gestützter Technologien in Industrie und Handwerk

Im Kontext von *AKzentE4.0* zielt die formative Evaluation darauf ab, aus arbeitswissenschaftlicher Sicht aufzuzeigen, welche Veränderungen sich für die Mitarbeitenden durch die Implementierung und Nutzung digitaler und KI-gestützter Technologien ergeben. Ziel ist es, Faktoren für eine menschengerechte Implementierung und Nutzung solcher Technologien in Industrie und Handwerk zu identifizieren. Die Untersuchung erstreckt sich über einen Zeitraum von drei Jahren und zielt darauf ab, intra- und interindividuelle Veränderungen im Verlauf dieser Periode zu messen. Dabei wird sowohl die objektive Veränderung berücksichtigt, indem der Ist-Zustand zu verschiedenen Messzeitpunkten erfasst wird, als auch die subjektive Wahrnehmung der Mitarbeitenden hinsichtlich dieser Veränderungen. Während der Ist-Zustand in Anlehnung an den *Copenhagen Psychosocial Questionnaire* (COPSOQ)-Fragebogen erfasst wird (Lincke et al., 2021), wird die subjektiv wahrgenommenen Veränderung in Anlehnung an Zanker et al. (2019) erhoben. Dabei konzentrieren sich die Befragungen hauptsächlich auf vier zentrale Themenbereiche: 1. Sicherheit und (physische wie psychische) Gesundheit, 2. Arbeitszufriedenheit, 3. Weiterbildung und Qualifizierung sowie 4. Produktivität.

Zusätzlich zu den individuellen Veränderungen der Mitarbeitenden im Sinne einer Untersuchung auf der Mikroebene, wird bezogen wird auf die Mesoebene die Veränderung innerhalb der Unternehmen analysiert. Hierbei wird der *Quick Check Arbeit 4.0* (Zukunftszentrum Digitale Arbeit Sachsen-Anhalt) zu jedem Erhebungszeitraum erfasst.

Diese Herangehensweise erlaubt eine ganzheitliche Betrachtung und fundierte Bewertung der Veränderungen und Auswirkungen, die sich in Begleitung einer Einführung und Nutzung digitaler und KI-gestützter Technologien für Mitarbeitende ergeben.

4. Ausblick

Der technologische Wandel und die Implementierung digitaler und KI-gestützter Systeme haben das Potenzial, positive Veränderungen herbeizuführen. Dazu zählt beispielsweise das Empowerment der Mitarbeitenden, Arbeitserleichterungen durch die Übernahme insbesondere von Aufgaben mit hohen Routineanteilen und eine gesteigerte Autonomie und Flexibilität (Baethge & Boberach Kantar, 2018; Rick et al., 2021). Gleichzeitig können diese Veränderungen jedoch auch mit erhöhter psychischer Belastung einhergehen (Hacker & Sachse, 2023). Das Ziel und die Notwendigkeit der Untersuchung dieses Forschungsthemas besteht daher in der Identifikation relevanter (psychischer) Belastungsfaktoren und der Ableitung von konkreten Handlungsempfehlungen und bedarfsgerechten Angeboten für die betriebliche Praxis, zur Gewährleistung einer menschengerechten Einführung und Umsetzung von Industrie-4.0-Technologien und damit verbunden der Förderung attraktiver Arbeitsbedingungen.

Förderung
Dieses Forschungs- und Entwicklungsprojekt wird durch das Bundesministerium für Bildung und Forschung (BMBF) in der Fördermaßnahme „Zukunft der Arbeit: Regionale Kompetenzzentren der Arbeitsforschung. Gestaltung neuer Arbeitsformen durch Künstliche Intelligenz" im Programm „Innovationen für die Produktion, Dienstleistung und Arbeit von morgen" gefördert (Förderkennzeichen: 02L19C400) und vom Projektträger Karlsruhe (PTKA) betreut.

Literatur
Borg, A. et al. (2021). Einfach mal anders gucken?!. In: Bauer, W., Mütze-Niewöhner, S., Stowasser, S., Zanker, C., Müller, N. (Hrsg.) Arbeit in der digitalisierten Welt. Springer Vieweg, Berlin, Heidelberg.
Baethge, C. B. & Boberach Kantar, M. (2018). Zukunft der Arbeit in deutschen KMU. https://doi.org/10.11586/2019059
Diebig, M., Müller, A. & Angerer, P. (2017). Psychische Belastungen in der Industrie 4.0. Eine selektive Literaturübersicht zu (neuartigen) Belastungsbereichen. ASU Arbeitsmed Sozialmed Umweltmed, 52, 832–839.
Hacker, W. & Sachse, P. (2023). Allgemeine Arbeitspsychologie: Psychische Regulation von Arbeitstätigkeiten (4., vollständig überarbeitete Auflage). vdf.
Körner, U., Müller-Thur, K., Lunau, T., Dragano, N., Angerer, P. & Buchner, A. (2019). Perceived stress in human-machine interaction in modern manufacturing environments-Results of a qualitative interview study. In: Stress and health, 35(2), 187–199. https://doi.org/10.1002/smi.2853
Lincke, H.-J., Vomstein, M., Lindner, A., Nolle, I., Häberle, N., Haug, A. & Nübling, M. (2021). COPSOQ III in Germany: validation of a standard instrument to measure psychosocial factors at work. Journal of occupational medicine and toxicology, 16(1), 50. https://doi.org/10.1186/s12995-021-00331-1
Rick, V. B., Distelrath, J. & Nitsch, V. (2021). Digitalisierung und KI in der Wissenschaft: Auswertung der Begleitstudie zum Projekt „Digitale Arbeitswelten in Forschung und Entwicklung": Projektbericht. https://doi.org/10.18154/RWTH-2021-01212
Zanker, C., Roth, I. & Hoppe, M. (2019). ver.di-Innovationsbarometer 2019: Künstliche Intelligenz. Berlin.
Zukunftszentrum Digitale Arbeit Sachsen-Anhalt. Quick Check Arbeit 4.0. https://www.zukunftszentrum-sachsen-anhalt.de/quickcheck-arbeit-digital

Britta Kirchhoff & Lars Adolph
Bundesanstalt für Arbeitsschutz und Arbeitsmedizin (BAuA)

Menschengerechter und inklusionsförderlicher Einsatz von Künstlicher Intelligenz (KI) in der Arbeitswelt: ein wenig betrachtetes Feld

1. Einordnung

In ihrem Arbeitsprogramm der Jahre 2014–2017 bekannte sich die Bundesanstalt für Arbeitsschutz und Arbeitsmedizin (BAuA) für die Bewertung und Gestaltung menschengerechter Arbeit zu den etablierten Kriterien Schädigungslosigkeit, Ausführbarkeit, Beeinträchtigungsfreiheit sowie Gesundheits- und Persönlichkeitsförderlichkeit wie sie von Luczak et al. in einer Kerndefinition der Arbeitswissenschaft 1989 formuliert wurden.

Es ist davon auszugehen, dass die Gestaltungsziele Barrierefreiheit und Inklusionsförderlichkeit für Menschen mit Behinderungen alle genannten Kriterien von der Schädigungslosigkeit und Ausführbarkeit bis hin zur Beeinträchtigungsfreiheit sowie Gesundheits- und Persönlichkeitsförderlichkeit in einem wesentlichen Maße beeinflussen. Dennoch stehen sie selten im Fokus arbeitswissenschaftlicher Forschung und Gestaltung. So wird etwa gemäß den technischen Regeln für Arbeitsstätten die Forderung nach barrierefreier Gestaltung erst relevant, wenn Menschen mit Behinderungen im Unternehmenskontext tätig sind. Dieser Ansatz erweist sich nicht nur als hinderlich für die Einstellung von Menschen mit Behinderungen, sondern kann die Ausführbarkeit von Arbeitsaufgaben beeinträchtigen. Die Problematik erstreckt sich jedoch nicht allein auf physische Arbeitsumgebungen, sondern manifestiert sich vor allem auch in der digitalen Sphäre. Die BAuA (2013) thematisiert, dass der Ausführbarkeit bei der Bewertung neuer Technologien besondere Bedeutung zukomme, beispielsweise wenn neue Assistenztechnologien zu einem Informationsüberangebot führten (BAuA 2013, S. 5). Vernachlässigt wird dabei jedoch häufig, dass mangelnde Barrierefreiheit von Webseiten und Technologien nicht lediglich ein gestalterisches Manko darstellt, das die Gebrauchstauglichkeit verringert und zu negativem Nutzungserleben führen kann – vergleichbar mit mangelnder Individualisierbarkeit und Selbstbeschreibungsfähigkeit. Vielmehr haben Defizite in der Barrierefreiheit beruflich genutzter Technologien schwerwiegende Konsequenzen: Menschen mit Behinderungen können von bestimmten Tätigkeiten ausgeschlossen werden und ihre Rollen nicht vollständig ausfüllen, z.B. ist es Menschen mit Blindheit kaum möglich, Webkonferenzen als Gastgeber:in zu leiten (Haury et al., 2023).

In Hinblick auf eine beeinträchtigungsfrei gestaltete Arbeit werden häufig Themen wie Zeit- und Leistungsdruck, Arbeitsunterbrechungen, ständige Erreichbarkeit und unter anderem im Zuge der Einführung von KI-Technologien, Möglichkeiten der dynamischen Aufgabenallokation sowie angemessene Tätigkeitsspielräume analysiert. Haury et al. (2023) fanden in ihrer Interviewstudie von Menschen mit Blindheit und Sehbehinderung zur Nutzung von Webkonferenztools jedoch heraus, dass allein die Ankündigung von Konferenzen mit diesen, überwiegend nicht barrierefreien, Tools gesundheitliche Auswirkungen nach sich ziehen kann. Dies ist ein deutlicher Hinweis darauf, dass mangelnde Barrierefreiheit digitaler Technologien langfristig negative Auswirkungen auf Gesundheit und Wohlbefinden haben kann und sollte als Appell verstanden werden, Barrierefreiheit bzw. Inklusionsförderlichkeit bei der Gestaltung von Arbeit als relevanten Arbeitsbedingungsfaktor zu verstehen. Es bleibt zu hoffen, dass das Barrierefreiheitsstärkungsgesetz, welches darauf abzielt, die Zugänglichkeit in verschiedenen Bereichen des öffentlichen Lebens zu verbessern, hier tatsächlich wirksam wird. Ein wichtiger Grund, das Thema in die arbeitswissenschaftliche Forschung stärker zu integrieren.

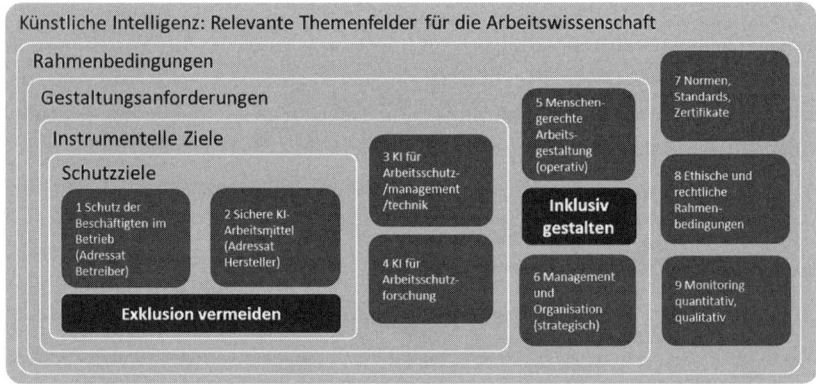

Abb. 1: Relevante KI-Themenfelder für die Arbeitswissenschaft – Einordnung von Exklusion und Inklusion

Die Herausforderung ist zweigeteilt. Es gilt zum einen, KI für die Gestaltung von individualisierten assistiven Technologien bestmöglich zu nutzen und zum anderen, neu entstehende oder derzeitige Barrieren frühzeitig zu erkennen und gestalterisch abzumildern. Daneben ist zu prüfen, ob und wie KI die Barrierefreiheit bestehender Technologien z. B. durch Übersetzung von Webseiten in einfache Sprache oder das automatische Generieren zutreffender Alternativtexte für visuelle Inhalte verbessern kann. Das Vermeiden von Barrieren sowie die inklusive Gestaltung nehmen daher in der KI-Forschung der BAuA eine gewichtige Rolle ein (s. Abbildung 1). Im Folgenden wird dies exemplarisch für ausgewählte Forschungsthemen der Nachwuchsforschungsgruppe „Künstliche Intelligenz in der Arbeitswelt" des Fachbereichs 2 dargestellt.

2. Bedeutung für ausgewählte Forschungsthemen

Die Bestimmung der Zuverlässigkeit von KI-Algorithmen in sicherheitskritischen Systemen ist essentiell. Hierbei stellt sich die Frage nach angemessenen Gestaltungsmethoden und -kriterien, um den Einsatz von KI in spezifischen Anwendungsbereichen zu bewerten. Die BAuA betrachtet diese Herausforderungen aus zwei Perspektiven: der Sicherheitsbewertung von Maschinen mit KI und der Rolle von KI in der Verbesserung der Maschinensicherheit und Risikobeurteilung. Für Menschen mit Behinderungen entstehen bei der Benutzung von Maschinen mit KI besondere Herausforderungen, zum Beispiel hinsichtlich der Erklärbarkeit. Gleichzeitig erlauben Methoden der KI eine individuelle Abschätzung von Gefährdungen, die mit Behinderungen einhergehen und können bei der Ableitung von Maßnahmen unterstützen.

Ein besonderes Augenmerk gilt der ambivalenten Thematik der menschenähnlichen Gestaltung von Mensch-KI-Schnittstellen. Anthropomorphe Gestaltungselemente können bei der Verwendung von z. B. Chatbots vielschichtige Konsequenzen für das Vertrauen in Technologie nach sich ziehen. Es sollen Empfehlungen zur Gestaltung und Auswahl von Mensch-KI-Schnittstellen am Arbeitsplatz abgeleitet werden. In Bezug auf Inklusion ist beispielsweise relevant, welche Gestaltungsaspekte für Menschen mit Blindheit die Menschenähnlichkeit einer Technologie ausmachen oder wie der Grad der Menschenähnlichkeit für Menschen mit kognitiven Behinderungen ausgeprägt sein sollte, um ein Übervertrauen in Technologie zu vermeiden.

Die Nutzung generativer KI im Allgemeinen und großer Sprachmodelle im Speziellen sowie deren künftige Integration in Office-Programme eröffnen viele Möglichkeiten einer inklusionsförderlichen Gestaltung. Menschen mit Schreibschwächen können eigenständig gute Texte produzieren, Texte können in einfache Sprache übersetzt und an Zielgruppen angepasst werden. Es ist jedoch zu berücksichtigen, dass Menschen mit Behinderungen bei der Datenbasis dieser Modelle unterrepräsentiert sind und eine Diskriminierung marginalisierter Gruppen daher verstärkt werden kann.

Generative KI und Programmierumgebungen, die ohne Vorkenntnisse verwendet werden können, so genannten Low-Code/No-Code Programmierumgebungen, ermöglichen es Menschen mit kognitiven Behinderungen Anleitungsvideos zu erstellen und somit ihr Wissen an andere weiterzugeben oder eigenen assistive Technologien (z. Chatbots) abgestimmt auf ihre Bedarfe zu gestalten und somit ihre eigentliche Arbeitsaufgabe zu erweitern und neue Kompetenzen hinzuzugewinnen.

Zusammenfassend lässt sich festhalten, dass Barrierefreiheit und Inklusionsförderlichkeit in der Arbeitswissenschaft, besonders im Kontext von KI, eine entscheidende Rolle spielen sollten. Die mangelnde Zugänglichkeit von Arbeitsumgebungen, insbesondere digitalen, kann nicht nur die Ausführbarkeit von Aufgaben beeinträchtigen, sondern auch Konsequenzen für die Gesundheit und das Wohlbefinden von Beschäftigten mit Behinderungen haben. Nicht inklusiv gestaltete Technologien schränken den Zugang zu Arbeit ein, die unter anderem in Teamkontexten eine wertvolle Ressource für Menschen mit Behinderungen darstellen kann. Eine inklusive Gestaltung von KI-basierten Technologien, kann Chancengleichheit und eine menschengerechte Arbeitswelt fördern. Insgesamt sollte in arbeitswissenschaftlicher Forschung verstärkt darauf geachtet werden, Barrieren zu vermeiden und eine inklusive Gestaltung von Arbeitsumgebungen voranzutreiben, um die individuellen Fähigkeiten aller Arbeitnehmenden zu berücksichtigen.

Literatur
Bundesanstalt für Arbeitsschutz und Arbeitsmedizin (2013). Arbeitsprogramm 2014–2017. Forschung für Arbeit und Gesundheit.
Haury, I., Hamideh Kerdar, S. & Kirchhoff, B. (2023). Barrierefreiheit digitaler Arbeitswelten am Beispiel von Webkonferenztools. Eine Interviewbefragung blinder und sehbehinderter Nutzer*innen von Webkonferenztools am Arbeitsplatz. sicher ist sicher, Volume 74, Nr. 1, S. 26–32
Luczak, H., Volpert, W., Raithel, A., & Schwier, W. (1989). Arbeitswissenschaftliche Kerndefinition-Gegenstandskatalog Forschungsgebiete. 3. Auflage. Eschborn: RKW-Verlag.

Arbeits-Dialog-Kreis 19
Gefährdungsbeurteilung: Weiterentwicklung der Methoden

Betty Willingstorfer & Esin Taşkan
Entwicklung und Evaluation eines Workshopinstrumentes für die Gefährdungsbeurteilung psychischer Belastung

Fabian Fritsch, Oliver Sträter, Kirsten Hollstein & Florian Kramer
Gefährdungsbeurteilung psychischer Belastung in der Praxis – Erhebung und Normwertbetrachtung

Ivon Ames, Christiane Stempel & Jan Dettmers
Die Bedeutung der Arbeitsbedingungen auf Gruppenebene für die Gesundheit

Astrid Rimbach
Die positive Arbeitssituationsanalyse zur Stärkung der psychischen Gesundheit

Benedikt Graf & Jonas Gerstmann
Erfolgreiche Ableitung und Umsetzung von gesundheitsförderlichen Maßnahmen bei einer Gefährdungsbeurteilung psychischer Belastungen

Betty Willingstorfer & Esin Taşkan
Berufsgenossenschaft Rohstoffe und chemische Industrie

Entwicklung und Evaluation eines Workshopinstrumentes für die Gefährdungsbeurteilung psychischer Belastung

1. Hintergrund

Die GDA-Empfehlungen zur Berücksichtigung der psychischen Belastung in der Gefährdungsbeurteilung (2022) geben vor, dass bei der Analyse der Gefährdungen durch psychische Belastung sämtliche Belastungsfaktoren berücksichtigt werden müssen. Dies ist vor allem für kleinere und mittlere Betriebe nach wie vor eine Herausforderung. Im Rahmen des psyBel Beratungs- und Handlungskonzept zur Gefährdungsbeurteilung psychischer Belastung der BG RCI wurde ein Workshop-Instrument entwickelt, das für kleinere und mittlere Betriebe geeignet ist, gleichzeitig eine eigenständige Anwendung durch betriebliche Praktiker ermöglicht.

2. Methodisches Vorgehen

Auf der Grundlage bereits bestehender Workshopkonzepte[1] wurde ein erster Workshopentwurf entwickelt, der eine lösungsorientierte Vorgehensweise bei der Suche nach Maßnahmen ermöglicht, dabei die die GDA-Kriterien in ihrer Vollständigkeit berücksichtigt und eine Risikobewertung beinhaltet.

Die Entwicklung des Instrumentes erfolgte in drei Phasen. Für die Prüfung der Praktikabilität wurde ein Evaluationskonzept entwickelt. Aufgrund der unterschiedlichen Zielstellungen der einzelnen Entwicklungsphasen wurden unterschiedliche Methoden eingesetzt.

Das Instrument besteht aus einem Manual, in dem das Vorgehen der „7 Schritte einer Gefährdungsbeurteilung" der BG RCI und die Nutzung der Materialien beschrieben werden. Für die Gefährdungsermittlung wird eine Checkliste mit Gefährdungen durch psychische Belastung auf der Grundlage der GDA-Empfehlungen und ein Auswertungsplakat eingesetzt, mit deren Hilfe der Handlungsbedarf durch die Beschäftigten festgestellt wird. Für die Suche von Lösungen steht ein Lösungsplakat mit vorgegebenen Fragestellungen zur Verfügung. Die Risikobewertung erfolgt am Ende des Workshops, indem alle Belastungssituationen nochmals nach dem Ampelprinzip eingestuft werden.

---

[1] Arbeitssituationsanalyse (ASiA) und DGUV Ideen-Treffen

Vorgehen bei der Entwicklung und Evaluation:
1. *Durchführung des Konzeptes durch die Entwicklerinnen selbst (Entwicklungsphase)*
   Methode: Erfahrungsbericht der Entwicklerinnen
   Kriterien: Einsatz und Verständlichkeit sämtlicher GDA-Kriterien, Herausarbeiten von Belastungsschwerpunkten, Praktikabilität der Workshopschritte und Workshopmaterialien,
2. *Testung durch Expertinnen für die Durchführung der Gefährdungsbeurteilung psychischer Belastung (Probephase):*
   Methode: Erfahrungsbericht, Erfahrungsworkshop
   Kriterien: Bewertung der Checkliste, des Auswertungsplakates zur Feststellung von Belastungsschwerpunkten, des Vorgehens und der Fragestellungen bei der Sammlung von Lösungsideen
3. *Testung durch 12 betriebliche PraktikerInnen (Praxisphase)*
   Methode: explorativ-fokussierte Interviews (Kirchmair, 2022)
   Kriterien u.a.: Handhabbarkeit und Praktikabilität der eigenständigen Anwendung des Instruments, der Einsatz der Checkliste, der Ableitung von Lösungen und Maßnahmen sowie allgemein die Bewertung der Nützlichkeit der Methode im Betrieb

Nachfolgend dargestellt werden ausgewählte Ergebnisse aus den Interviews mit betrieblichen PraktikerInnen.

3. Beispiele für die Evaluationsergebnisse aus der Praxisphase

Die betrieblichen Praktiker berichten von einer guten bis sehr guten Nutzung des Instrumentes (siehe Abb. 1). Es wird als schlüssig, leicht verständlich und übersichtlich beschrieben. Voraussetzung ist eine Vorbereitung durch die Moderatoren. Die Unterstützung der BG RCI bei der Einführung wird als sehr hilfreich eingestuft. Erfahrungen in der Moderation sind eine wichtige Grundlage für die erfolgreiche Durchführung. Eine homogene Zusammensetzung der Workshopgruppen nach Tätigkeitsbereichen ist ebenfalls eine wichtige Voraussetzung für gute Ergebnisse.

Die Checkliste wurde als verständlich und übersichtlich beschrieben. Auch hier ist eine Einarbeitung in die Belastungsfaktoren wichtig.

Die Praktiker setzten die Checkliste individualisiert ein und ergänzten bei Bedarf eigene Beispiele.

Im Workshop gelang es, gute Lösungen und Maßnahmen zu vereinbaren. Hier spielte die Moderation eine wichtige Rolle. Teilweise war es zu Beginn schwierig, weil die Themen für die Beschäftigten aufwühlend waren.

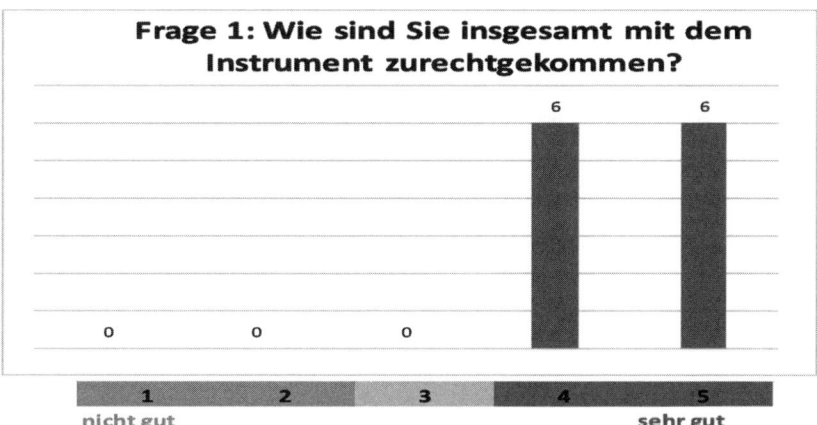

Abb. 1: Antworten der betriebl. Praktiker zur Praktikabilität des Instrumentes

Hinsichtlich der tatsächlichen Veränderbarkeit einzelner Belastungssituationen waren die befragten PraktikerInnen gespalten. Trotz guter Impulse und Ideen bestand eine Ambivalenz bezogen auf die Bereitschaft von Führungskräften und Betriebsleitungen. Vor allem bei Schwierigkeiten, die auf personellen Engpässen beruhen und schon lange bekannt sind, bestand wenig Zuversicht, dass sich die Situation verändern wird.

Fazit: Die Ergebnisse machen deutlich, dass das Instrument selbst nicht ausschlaggebend für den Erfolg einer Gefährdungsbeurteilung psychischer Belastung ist. Die Rahmenbedingungen und die Prozessgestaltung sind wesentlich für gute Ergebnisse.

Dennoch wurde deutlich, dass weitere Hilfsangebote wie z. B. eine Moderatorenschulung, eine gute Einweisung bzw. die videogestützte Anleitung den Betrieben bei der Umsetzung helfen können.

4. Anpassung des Workshopinstrumentes und der Materialien auf der Grundlage der Evaluationsergebnisse

Das Manual zur Beschreibung des Prozesses und der Einsatz der Materialien wurde mit Hilfe der Hinweise hinsichtlich der Zusammensetzung der Workshopgruppen, die Durchführung der Risikobewertung und die Möglichkeiten der individualisierten Nutzung der Materialien weiter verbessert. Zudem sind weitere Hinweise in Form von FAQs auf der Internetseite der BG RCI (www.bgrci.de/psybel) geplant.

Literaturhinweise
BG RCI (2022). Merkblatt A 019. Psychische Belastung erkennen – gesunde Arbeitsbedingungen gestalten.
Gemeinsame Deutsche Arbeitsschutzstrategie (2022). Berücksichtigung psychischer Belastung in der Gefährdungsbeurteilung. Empfehlungen zur Umsetzung in der betrieblichen Praxis.
Kholghi, P. (2023). Unveröffentlichter Evaluationsbericht zum psyBel Team Workshopverfahren der BG RCI.
Kirchmair, R. (2022). Qualitative Forschungsmethoden. Springer Verlag.

Fabian Fritsch[1], Oliver Sträter[1], Kirsten Hollstein[2] & Florian Kramer[2]
[1]*Universität Kassel;* [2]*Lene Health UG*

Gefährdungsbeurteilung psychischer Belastung in der Praxis – Erhebung und Normwertbetrachtung

1. Einleitung

Ein wichtiges Element zur Messung menschengerechter Arbeitsgestaltung ist die Gefährdungsbeurteilung nach dem Arbeitsschutzgesetz §5 inklusive Integration der psychischen Belastung (§5 Abs. 3 ArbSchG). Obwohl diese gleichwertig neben anderen Gefährdungsgruppen aufgeführt sind, berücksichtigen nur 21 % der deutschen Unternehmen psychische Belastung im Rahmen der Gefährdungsbeurteilung (Beck & Lenhardt, 2019). Dabei ist der Zusammenhang zwischen psychischer Belastung im Arbeitskontext und Gesundheit bekannt: Werden Beschäftigte durch psychische Belastung negativ beansprucht, drohen neben Kompetenzverlust und Gesundheitsbeeinträchtigungen auch längerfristige, psychische Erkrankungen (Treier, 2019). Im Jahr 2022 verursachte die Diagnosegruppe „Psychische und Verhaltensstörungen" mit 24,3 Milliarden Euro Ausfall an Bruttowertschöpfung und 14,6 Milliarden Euro Produktionsausfallkosten die zweithöchsten Kosten (Bundesanstalt für Arbeitsschutz und Arbeitsmedizin, 2022).

Während es an wissenschaftlich fundierten Methoden zur Ermittlung der psychischen Belastung nicht mangelt, legt die Erfahrung in der Praxis vielfältige Herausforderungen offen. Zur Unterstützung ziehen einige Organisationen externe Partner hinzu, um von erprobter Handlungskompetenz zu profitieren. Dies kann in den Organisationen zur Steigerung des Stellenwertes der Thematik beitragen. Bei Unternehmen, die sich für eine betriebsinterne Erhebung der psychischen Belastung entscheiden, ergeben sich häufig bereits bei der Planung der zu ermittelnden Daten, aber auch bei der internen Kommunikation und Durchführung der Erhebung, bis hin zur Auswertung und Interpretation der Ergebnisse oft große Unsicherheiten. Was ist „psychische Belastung" eigentlich genau, welche Fragen müssen gestellt werden, um den gesetzlichen Anforderungen gerecht zu werden, bei welcher Ausprägung handelt es sich um eine Gefährdung und welcher Handlungsbedarf ist angemessen? Darüber hinaus kann eine interne Erhebung zu sozial erwünschtem Antwortverhalten führen sowie die Teilnahmebereitschaft reduzieren.

Für den Umgang mit erhobenen Daten gibt es verschiedene Ansätze. Teilweise werden Werte über ein Ampelsystem interpretiert oder dem erhobenen Ist-Wert wird ein Soll-Wert gegenübergestellt. Werden alle erhobenen Datensätze einer Organisation gemeinsam betrachtet, wird nicht das volle Potenzial der Daten genutzt.

2. Methodischer Ansatz

Die „Modulare Analyse der Belastungsfaktoren in Organisationen (MABO)" der Universität Kassel bietet eine valide Messung und Auswertung mittels Normdaten (N > 6000) aus unterschiedlichsten Branchen an. Die aktuelle Version des MABO enthält 63 Items und misst auf einer 6-stufigen Likert-Skala, zusätzliche Module (z. B. mobiles Arbeiten, Sicherheitskultur) ergänzen Befragungen in Organisationen. Im Umgang mit erhobenen Daten zeigt das Heranziehen genereller Normwerte aus einer möglichst großen Vergleichsstichprobe eingeschränkte Befunde. Vielmehr bedarf es für die Auswertung spezifische Datenmuster mit vergleichbarer Demografie, Tätigkeitsart, Anstellungsart, Dauer der Unternehmenszugehörigkeit usw. Diese Art der Normwertbetrachtung ist besonders als automatisiertes Vorgehen sinnvoll um zeitliche Ressourcen zu sparen.

Hat eine Organisation bspw. Schwierigkeiten neue Auszubildende zu rekrutieren, kann man die Daten zur psychischen Belastung heranziehen und mit passenden Daten aus vergleichbaren Stichproben gegenüberstellen. Ggf. finden sich hier Unterschiede zu den Daten der übrigen Beschäftigten, die durch eine Analyse über die gesamte Organisation oder über Abteilungen hinweg nicht salient waren. Um aus einer solchen Detailbetrachtung mögliche Maßnahmen festzulegen und umzusetzen sind über den beschriebenen Prozess hinaus noch fachkundige Personen gefordert, die inhaltliche Bedeutung einzelner Belastungsfaktoren einzuschätzen.

In der Praxis findet der MABO in Kooperation mit Lene Health UG als digitales Produkt Anwendung. Dabei werden Arbeitgeber in einem 360°-Ansatz umfassend betreut und bei der Integration der psychischen Belastung in die Gefährdungsbeurteilung unterstützt.

3. Praktische Umsetzung

Seit 2022 unterstützt die Lene Health UG in kleinen und mittleren Unternehmen (KMU) bei der Ermittlung und Beurteilung der psychischen Belastung am Arbeitsplatz. Die Erhebung erfolgt mittels MABO als digitale Version, den die Beschäftigten wahlweise am Laptop oder einem anderen mobilen Endgerät ausfüllen können. Aus den Gesprächen mit Entscheidungsträgern der Organisationen wird überwiegend deutlich, dass die betriebsinternen Kompetenzen häufig als nicht ausreichend eingeschätzt werden, um die psychische Belastung in der eigenen Organisation fachgerecht und umfassend ermitteln zu können. Daher wird das Thema zunehmend an externe Experten übergeben. Nach Durchführung der Ermittlung erhalten die Organisationen einen differenzierten Ergebnisbericht mit interpretierten Ergebnissen und daran anknüpfende Empfehlungen für zielgerichtete Maßnahmen. Mit Erhalt dieses Berichtes erfüllt die auftraggebende Organisation gleichzeitig die Dokumentationspflicht nach § 6 Abs. 1 ArbSchG. Darüber hinaus empfiehlt die Lene Health UG bei Bedarf passende Kooperationspartner zur gezielten Maßnahmenumsetzung aus ihrem Partnernetzwerk und evaluiert diese.

Die Digitalisierung bietet auch für den betrieblichen Umgang mit psychischer Belastung Chancen und Herausforderungen: Für die Lene Health UG hat sich gezeigt, dass das Angebot durch die digitale Durchführung und Verarbeitung im Gesamtprozess effizienter und somit skalierbarer wird. Auf der anderen Seite führt die Einhaltung der seit 2018 geltenden Datenschutzgrundverordnung (DSGVO) zu Einschränkungen, die eine differenzierte Erhebung und Ergebniskommunikation erschweren. Diese reichen von der Natur der gesammelten Daten bis hin zu den sich ständig ändernden Datenschutzbestimmungen. Entsprechend konservativ verhalten sich gerade größere Kunden häufig und beschränken die Erhebung von Daten zur differenzierten Ergebnisauswertung auf ein gesetzliches Minimum. Dies erschwert bzw. verhindert eine nuancierte Ergebnisbetrachtung und somit eine passgenaue Ableitung von Maßnahmen. Für den Erfolg des Projektes und die Zufriedenheit des Kunden empfiehlt es sich daher bereits während des Onboarding-Prozesses ein gründliches Erwartungsmanagement durchzuführen und sorgfältig über die Entscheidungskonsequenzen aufzuklären.

Grundsätzlich könnte der Ablauf der Prozesse zur ganzheitlichen Integration der psychischen Belastung in die Gefährdungsbeurteilung durch die Lene Health UG zwar weitgehend automatisiert erfolgen, jedoch nicht ohne weitere Informationsverluste akzeptieren zu müssen. Ein standardisiertes Dropdown Menü zur Auswahl der von Abteilungen (z.B. „Personalabteilung", „Vertrieb" oder „Produktion") führt erfahrungsgemäß bereits bei der individuellen Zuordnung zu Unschärfen der Erhebungseinheiten. Die betriebseigenen Abteilungs- und Unterabteilungsbenennungen sind zu individuell. Auch eine rudimentäre Einteilung in „Bildschirmarbeitsplatz" und „Produktion" reicht häufig nicht aus, da nicht zuletzt der Fachkräftemangel zu Hybridaufgaben in den Unternehmen führt, wodurch die Trennschärfe der Arbeitsplätze zunehmend beeinträchtigt ist.

Der persönliche (Erst-) Kontakt zu den Organisationen kann somit bereits vor Erhebung als inoffizieller, aber wesentlicher Bestandteil der Integration der psychischen Belastung in die Gefährdungsbeurteilung verstanden werden, welcher einen ersten Eindruck über die allgemeine Stimmung und Führungspersönlichkeiten im Unternehmen sowie Aufschluss über den individuellen Wissensstand zu psychischer Belastung im Arbeitskontext geben kann. Ein persönliches Gespräch mit den Experten von Lene Health UG führt bei den Ansprechpartnern der Organisationen zu Erleichterung und schafft Vertrauen. Häufig ist das Thema der psychischen Belastung am Arbeitsplatz immer noch stigmatisiert und die Vorsicht innerhalb der Organisationen entsprechend groß. Ob und wenn ja, wie und für welche Zielgruppe eine vollautomatisierte bzw. KI-basierte Lösung zur Durchführung der Gefährdungsbeurteilung vor diesem Hintergrund geeignet ist, sollte in weiterführenden Forschungsarbeiten untersucht und diskutiert werden.

4. Diskussion

Bei der Durchführung der Gefährdungsbeurteilung psychischer Belastung zeigen sich nach wie vor verschiedenartige Herausforderungen. Aus den gesetzlichen Anforderungen ergeben sich hohe Freiheitsgrade an die methodischen Zugänge inklusive entsprechender Vor- und Nachteile. Über die Erfüllung der gesetzlichen Forderung hinaus bieten viele Methoden zusätzliche Potenziale, die Organisationen für eine bessere Ausrichtung am Markt nutzen können. Dies sollte verstärkt angeboten und genutzt werden. Auf der anderen Seite zeigt die Überforderung von Organisationen mit der generellen Ermittlung und Beurteilung der psychischen Belastung, dass hier Fachkompetenzen benötigt werden.

Um optimale Lösungen zur Integration psychischer Belastung in die Gefährdungsbeurteilung generieren zu können, stellt die konstruktive Verzahnung zwischen Forschung und Praxis ein wesentliches Kernelement dar. Nicht zuletzt aus ökonomischen Gründen ist zu beachten, dass die beste Lösung ungenutzt bleibt, wenn die genauen Gründe für die zögerliche Bereitschaft von Organisationen zur Durchführung nicht ausreichend verstanden und bewältigt werden.

Oft ist den Unternehmen der Mehrwert einer Ermittlung und Beurteilung der psychischen Belastung nicht klar, der insbesondere auf ein unzureichendes Verständnis des Themas zurückzuführen ist. Selbst wenn die Relevanz des Themas grundsätzlich verstanden wurde, mangelt es häufig an betriebsinternen Kompetenzen, um eine fachgerechte Ermittlung der psychischen Belastung selbst vorzunehmen, sodass eine Budgetierung zur Konsultation von betriebsfremden Experten stattfinden muss. An dieser Stelle zeigt sich häufig bereits eine besonders große Hürde, da gerade KMU unter der aktuellen Rezession leiden und häufig immer noch Hemmungen haben, sich mit diesem sensiblen Thema an externe Partner zu wenden.

Die gesetzlich vorgeschriebene Integration der psychischen Belastung in die Gefährdungsbeurteilung in allen deutschen Wirtschaftsunternehmen würde einen dringenden Bedarf an professioneller Durchführung bedeuten, der die Grenzen eines qualitativ hochwertigen Angebotes am Markt übersteigen würde. Dies stellt den Gedanken der Automatisierung und Skalierbarkeit wiederum in den Fokus. Als wesentliches Ziel methodischer Weiterentwicklungen sollte somit eine valide, größtmögliche Prozessautomatisierung bei gleichzeitigem Individualisierungsspielraum sein.

Die **Literatur** kann bei den Autor*innen angefragt werden.

Ivon Ames, Christiane Stempel & Jan Dettmers
FernUniversität in Hagen

Die Bedeutung der Arbeitsbedingungen auf Gruppenebene für die Gesundheit

1. Das Forschungsprojekt PROGRESS

Die Einbeziehung psychischer Belastung in die Gefährdungsbeurteilung ist gesetzlich im Arbeitsschutzgesetz (ArbSchG § 5) verankert. Trotzdem stoßen Praktiker in der Umsetzung auf erhebliche Schwierigkeiten (Beck & Schuller, 2020; Lenhardt, 2017). Sogar wenn Gefährdungsbeurteilungen unter Berücksichtigung psychischer Belastungsfaktoren initiiert und erste Analysen durchgeführt werden, entstehen oft Unklarheiten bei der Auslegung der Ergebnisse, insbesondere im Fall von Fragebogenverfahren. Unternehmen erhoffen sich von standardisierten schriftlichen Befragungen in der Regel einen schnellen und präzisen Überblick über arbeitsbezogene Stressoren und Ressourcen. Idealerweise sollten die Befragungsergebnisse helfen, Tätigkeitsgruppen mit kritisch ausgeprägten Gefährdungen zu identifizieren. Diese können dann im weiteren Prozess besondere Aufmerksamkeit, Ressourcen und Unterstützung für die Ableitung von Maßnahmen erhalten.

Im Gegensatz zu physischen oder chemischen Gefährdungsbeurteilungen fehlen bei psychosozialen Risiken oft klare Anhaltspunkte zur Interpretation von Fragebogenergebnissen. Diese liefern häufig nur begrenzte Informationen über die Bedeutung eines spezifischen Ergebnisses in Bezug auf das Gesundheitsrisiko und die Gefährdung (Dettmers & Stempel, 2021). Praktiker benötigen jedoch klare Leitlinien zur Auslegung von Fragebogenergebnissen, um angemessene Schlussfolgerungen zur Dringlichkeit von Maßnahmen in bestimmten Tätigkeitsgruppen ziehen zu können.

2. Das Forschungsprojekt PROGRESS

Das Forschungsprojekt PROGRESS zielt darauf ab, eine empirische Grundlage zur Beurteilung des Risikos von Fehlbeanspruchung aufgrund arbeitsbezogener Belastungsfaktoren zu schaffen und Tätigkeitsbereiche mit erhöhtem Handlungsbedarf in der Praxis zu identifizieren. Während die Zusammenhänge zwischen *individuellen* Ausprägungen von psychischen Belastungsfaktoren und dem Risiko für Fehlbeanspruchungen bereits bestätigt empirisch werden konnten (z. B. Dettmers & Stempel, 2021), ist offen, inwieweit auf Tätigkeitsgruppenebene gemittelte Belastungswerte Vorhersagen zum Gesundheitsrisiko der Beschäftigten erlauben. Dies ist besonders wichtig, da, da im Rahmen von echten Gefährdungsbeurteilungen Belastungsdaten aus Gründen der Anonymität und des Datenschutzes zumeist nur auf Gruppenebene verfügbar sind.

3. Methodik

Im Rahmen des Forschungsprojektes wurden 978 Tätigkeitsgruppen aus 32 Unternehmen (N = 9413) im Rahmen der Gefährdungsbeurteilung psychischer Belastung begleitet. Die Teilnehmenden bewerteten ihre Arbeitsbedingungen anhand des Fragebogens zur Gefährdungsbeurteilung psychischer Belastung (FGBU; Dettmers & Krause, 2020) und beantworteten Fragen zu Burnout und psychosomatischen Beschwerden. Da Individuen in Tätigkeitsgruppen und Unternehmen genestet sind, wurden logistische Regressionsanalysen unter Berücksichtigung der 3-Ebenenstruktur der Daten durchgeführt.

4. Zentrale Ergebnisse

Die Ergebnisse zeigten für die einzelnen Arbeitsbedingungen und dem Gesundheitsindikator Burnout ähnliche Assoziationen wie auch in der Studie von Dettmers und Stempel (2021). Arbeitsressourcen reduzieren das Risiko signifikant, während Arbeitsstressoren das Risiko für Burnout erhöhen. In Bezug auf psychosomatische Beschwerden zeigen sich besonders Rollenunklarheit, soziale Ressourcen und soziale Stressoren als relevante Arbeitsbedingungen für ein reduziertes bzw. erhöhtes Gesundheitsrisiko.

5. Diskussion

Das Forschungsprojekt PROGRESS hatte zum Ziel zu untersuchen, ob die Zusammenfassung der Belastungsfaktoren auf Ebene der Tätigkeitsgruppen Rückschlüsse auf das Gesundheitsrisiko der einzelnen Beschäftigten ermöglicht. Anhand eines großen Forschungsdatensatzes, konnte eine Analyse auf Tätigkeitsebene für die Gesundheitsindikatoren Burnout und psychosomatische Beschwerden bestätigt werden. Dies ist von großer Bedeutung, da in der betrieblichen Praxis strenge Anforderungen an Datenschutz und Anonymität gestellt werden und eine Zusammenfassung der Daten auf Ebene der Tätigkeitsgruppen den wissenschaftlichen Ansprüchen an die Sensitivität der Diagnose genügen muss. Dabei ist es jedoch wichtig zu berücksichtigen, dass die Bildung dieser Tätigkeitsgruppen für die Qualität der Analyse und somit für die Ableitung von Maßnahmen im weiteren Verlauf von essenzieller Bedeutung ist. Es gilt, eine angemessene Balance zwischen der minimal erforderlichen datenschutzkonformen Gruppengröße für eine anonyme Analyse und möglichst vergleichbaren Tätigkeitseinheiten zu finden.

5.1 Limitationen

Die Daten wurden in realen betrieblichen Mitarbeitendenbefragungen im Rahmen der Gefährdungsbeurteilung psychischer Belastung gewonnen. Daher könnte ein Healthy Worker Effekt aufgetreten sein. Der „Healthy Worker – Effekt" beschreibt den Umstand, dass Personen, die akute Gesundheitsbeeinträchtigungen haben, gegebenenfalls nicht mehr arbeitsfähig sind und damit nicht mehr an der Befragung teilnehmen können (Li & Sung, 1999). Auch kann nicht ausgeschlossen werden, dass durch das reale betriebliche Setting sozial erwünscht geantwortet wurde, insbesondere bei sensiblen Arbeitsbedingungsfaktoren, wie Qualifikationsunterforderung oder sozialen Beziehungen. Außerdem ist nicht ausgeschlossen, dass es einen Selbstselektionsprozess gegeben hat, der dazu geführt haben könnte, dass nur sehr engagierte Akteure aus möglicherweise weniger belasteten Betrieben und Branchen teilgenommen haben.

5.2 Implikationen

Die hohe Resonanz bei den betrieblichen Akteuren auf das Forschungsprojekt zeigte, dass in den beteiligten Betrieben und Organisationen ein hoher Bedarf an Beratung und Orientierung besteht. Schwierigkeiten für die Betriebe ergaben sich vor allem bei der Bildung der Tätigkeitsgruppen, welche als Konsequenz oft heterogen waren, beispielsweise in Bezug auf eine Mischung von Mitarbeitenden mit und ohne Führungsverantwortung. Insbesondere für Führungskräfte sollten, wenn möglich, eigene Tätigkeitsgruppen gebildet werden, möglicherweise entlang verschiedener Führungsebenen. Dies ist wichtig, da Führungsaufgaben andere Anforderungen und Ressourcen mit sich bringen als die der Mitarbeitenden, und auch unterschiedliche Zusammenhänge zu Gesundheitsauswirkungen aufweisen können.

Die Bedeutung von heterogenen gegenüber homogenen Tätigkeitsgruppen für die Vorhersage von Beanspruchungsfolgen sollte daher in zukünftigen Forschungsarbeiten intensiver untersucht werden. Für die betriebliche Praxis wird empfohlen, eine arbeitspsychologisch geschulte Person in diesem Prozess zu Rate zu ziehen, um sicherzustellen, dass die Bildung der Tätigkeitsgruppen sowohl datenschutzkonform als auch psychologisch fundiert erfolgt.

Literatur

Beck, D., & Schuller, K. (2020). Gefährdungsbeurteilung psychischer Belastung in der betrieblichen Praxis: Erkenntnisse und Schlussfolgerungen aus einem Feldforschungsprojekt. *Baua: Bericht Kompakt, 1. Auflage*, 1–3. https://doi.org/10.21934/BAUA:BERICHTKOMPAKT20 200115

Demerouti, E., Bakker, A. B., Nachreiner, F., & Schaufeli, W. B. (2001). The job demands-resources model of burnout. *Journal of Applied Psychology, 86*(3), 499–512. https://doi.org/10.1037/0021-9010.86.3.499

Dettmers, J., & Krause, A. (2020). Der Fragebogen zur Gefährdungsbeurteilung psychischer Belastungen (FGBU). *Zeitschrift für Arbeits- und Organisationspsychologie A&O, 64*(2), 99–119. https://doi.org/10.1026/0932-4089/a000318

Dettmers, J., & Stempel, C. R. (2021). How to use questionnaire results in psychosocial risk assessment: Calculating risks for health impairment in psychosocial work risk assessment. *International Journal of Environmental Research and Public Health, 18*(13), 7107. https://doi.org/10.3390/ijerph18137107

Lenhardt, U. (2017). Psychische Belastung in der betrieblichen Praxis: Erfahrungen und Sichtweisen präventionsfachlicher Berater. *Zeitschrift für Arbeitswissenschaft, 71*(1), 6–13. https://doi.org/10.1007/s41449-017-0045-z

Li, C.-Y., & Sung, F.-C. (1999). A review of the healthy worker effect in occupational epidemiology. *Occupational Medicine, 49*(4), 225–229. https://doi.org/10.1093/occmed/49.4.225

Steidelmüller, C., Steinmann, B., B Thomson, & Wittmers, A. (2020). Anforderungen, Ressourcen und Gesundheit von Führungskräften. In *Stressreport Deutschland 2019*.

Zimber, A., Hentrich, S., Bockhoff, K., Wissing, C., & Petermann, F. (2015). Wie stark sind Führungskräfte psychisch gefährdet?: Eine Literaturübersicht zu Gesundheitsrisiken und arbeitsbezogenen Risiko- und Schutzfaktoren. *Zeitschrift für Gesundheitspsychologie, 23*(3), 123–140. https://doi.org/10.1026/0943-8149/a000143

Astrid Rimbach
Universität Luzern, Fakultät für Gesundheitswissenschaften und Medizin

Die positive Arbeitssituationsanalyse zur Stärkung der psychischen Gesundheit

1. Einleitung

Die Arbeitswelt heute verändert sich rasant. Agile Organisation, flexible Arbeitsformen und Digitalisierung, gleichzeitig Fachkräftemangel und demografischer Wandel sowie die damit einhergehende Dynamik und Komplexität von Veränderungsprozessen stellen Arbeitnehmende und Arbeitgeber vor große Herausforderungen. In den Mittelpunkt rückt dabei ein betriebliches Demografie- und Gesundheitsmanagement zur Stärkung der psychischen Gesundheit (Rimbach, 2021a).

2. Beteiligungsorientierte Instrumente für Analyse und Maßnahmenentwicklung

Die meist qualitativen Verfahren bieten Analyse- und Gestaltungsinstrumente für die Belastungsreduktion und Ressourcenstärkung. Gefragt ist dabei jeweils explizit das Erfahrungswissen der Beschäftigten als Expertinnen und Experten für ihre Arbeit (BGW, 2023; Infoline Gesundheitsförderung, 2021). Eine wichtige Rolle spielt deshalb der Einsatz beteiligungsorientierter Verfahren zur Erhebung der jeweiligen Ist-Situation und der Veränderungswünsche. Ihr Vorteil besteht darin, dass Ergebnisse dieser Analysen durch die Vorgehensweise für den Umsetzungsprozess schnell ermittelbar und verfügbar sind. Zum Auftrag des betrieblichen Demografie- und Gesundheitsmanagements gehört es daher, die für die Organisation und ihre spezifischen Bedingungen geeigneten Verfahren für die Erhebung von Belastungen und Ressourcen auszuwählen oder zu entwickeln sowie den Einsatz und die Auswertung zu begleiten. Im Vergleich zu anderen Verfahren sind workshopbasierte Methoden besonders geeignet, um Beschäftigte für das Thema zu gewinnen. Die Ergebnisse können dem Steuerungsgremium zeitnah vorgelegt und die Umsetzung eingeleitet werden (Rimbach, 2021b).

Arbeitswissenschaftliche Konzepte, die außer für die Analyse auch für eine beteiligungsorientierte Gestaltung gesund erhaltender Arbeitsbedingungen entwickelt wurden, zählt die positive Arbeitssituationsanalyse (ASiA). Der Scheinwerfer wird auf das Gelingende gerichtet. Das Ziel ist,

- die Beschäftigten als Expertinnen und Experten ihrer eigenen Arbeit zu würdigen,
- ihnen durch dieses spezifische Analysemodell der Partizipation Gelegenheit zu geben, ihre Kompetenzen für die Analyse ihrer Arbeitssituation einzusetzen,

- ihre subjektiven Wahrnehmungen von Belastungen, Beanspruchungen und Ressourcen herauszuarbeiten und miteinander in Beziehung zu setzen und
- ihre Ideen für die Gestaltung einer die psychische Gesundheit und Motivation fördernden Arbeit sowie für die Verbesserung der Arbeitsbedingungen zu sammeln und sie wenn möglich auch umzusetzen (Rimbach, 2021b).

3. Positive Arbeitssituationsanalyse

Mit der positiven ASiA lassen sich organisationale und individuelle Stärken und Veränderungsbedarfe in der Arbeitssituation analysieren sowie gemeinsam Lösungen entwickeln. Um die Sicht von Führungskräften und Mitarbeitenden auf die eigene Arbeit zu erfassen, liefert die positive ASiA wertvolle Erkenntnisse. Zudem trägt die positive ASiA zum Aufbau einer wertschätzenden Unternehmenskultur bei (Rimbach & Wattendorff, 2011).

Durchgeführt wird die positive ASiA in Form von moderierten Gruppeninterviews. In einem Workshop können zwischen 8 bis 16 hierarchisch gleichrangige Personen aus einem Arbeitsbereich, z. B. Logistik, Produktion, Verwaltung, teilnehmen. Die Teilnahme sollte freiwillig sein. Mitarbeitende eines Betriebes können in der positiven ASiA als Moderierende mitwirken. Die Moderationsrolle ist jedoch neutral. Wichtig ist, dass sie alle Meinungen gelten lassen, und sich mit ihrer eigenen Meinung zurückhalten. Es sollte zwischen den Moderierenden und den Teilnehmenden keine direkte Arbeitsbeziehung bestehen. Die Durchführung der positiven ASiA unterliegt in jedem Falle der Mitbestimmung durch den Betriebs-/Personalrat (Rimbach, 2021b; BGN, o.J.).

Die positive ASiA beleuchtet die Arbeitssituation mit den Ressourcen und Herausforderungen aus der subjektiven Sicht der Mitarbeitenden und Führungskräfte im Betrieb in fünf Dimensionen (BGN, o.J.):

- Arbeitstätigkeit: z. B. Unfallgefahren, Klarheit der Arbeitsaufträge, Monotonie, Über-/ Unterforderung, Entscheidungsspielraum
- Arbeitsumgebung: z. B. Licht, Lärm, Temperatur, Zugluft
- Arbeitsorganisation: z. B. Arbeitsplatzgestaltung, Zusammenarbeit der Abteilungen, Information, Kommunikation, Arbeitsabläufe: Spitzen, Leerläufe, Unterbrechungen
- Gruppen-/Betriebsklima: z. B. soziale Anerkennung, Stimmung im Betrieb, Hilfsbereitschaft, Umgangston
- Vorgesetztenverhalten: z. B. Anerkennung von Leistungen, Unterstützung, Kontrolle, Motivation

Zusammengefasst geht es im Workshop um vier Aspekte (iga, o.J):
1. In welchen Bereichen sind Sie mit den Arbeitsanforderungen äußerst zufrieden?
2. Warum läuft das Ganze an der Stelle gut?
3. Was wünschen Sie sich anders oder mehr?
4. Welche Vorschläge haben Sie für gesundheitliche Angebote in Ihrem Unternehmen?

Im Ergebnis liefert die positive ASiA wichtige Informationen zur Ressourcenstärkung und Belastungsreduktion. Durch die ASA gelingt es, in kurzer Zeit für das Thema Stärkung der psychischen Gesundheit auf allen Ebenen einer Organisation zu sensibilisieren. Auf die Analyse aufbauend werden mit den Beschäftigten situationsspezifische Maßnahmen zur Stärkung der Arbeitsmotivation und psychischen Gesundheit, die auf eine hohe Akzeptanz stoßen, passgenau zu entwickelt. Das Verfahren hat sich sowohl in kleinen Unternehmen als auch in Großunternehmen unterschiedlichster Branchen bewährt und lässt sich zudem bereichsübergreifend einsetzen (Rimbach, 2021c).

Die positive ASiA kann ein Baustein im betrieblichen Demografie- und Gesundheitsmanagement darstellen. Bei der Umsetzung des konkreten Prozesses zur Stärkung der psychischen Gesundheit kann eine Vielzahl von internen und externen Fachpersonen unterstützen. Somit sollten die Steuerung und die Umsetzung interdisziplinär begleitet werden. Hierzu zählen interne Fachpersonen, die auf gesetzlicher Basis tätig werden, sowie Beauftragte, Stabsstellen, Fachkräfte und Fachabteilungen. Zu den externen Fachpersonen zählen Kooperationen mit verschiedenen institutionellen Einrichtungen sowie die Zusammenarbeit mit den Akteuren aufgrund gesetzlicher Verpflichtung (Rimbach & Etzer-Hofer, 2019). Eine positive ASiA sollte nur dann durchgeführt werden, wenn dazu der erklärte Wille der Geschäftsleitung besteht und die Durchführung organisatorisch so eingebettet ist, dass aus den Ergebnissen Maßnahmen abgeleitet und umgesetzt werden können. Des Weiteren ist es wichtig, dass ausreichend zeitliche und auch finanziellen Ressourcen zur Verfügung stehen. Ist dies nicht der Fall, resultiert keine Umsetzung von Maßnahmen. Dies wirkt bei den Beteiligten eher demotivierend (BGN, o.J.).

4. Fazit und Ausblick

Stabilität und Agilität von Organisationen sowie gesunde und leistungsfähige Beschäftigte lassen sich besser mit Belegschaften bewältigen, die mit den Veränderungen offensiv umgehen und in die Gestaltung der Arbeitsbedingungen zur Stärkung der psychischen Gesundheit einbezogen werden (Klippert, 2017; Schröer et al., 2016):

1. Stärken von Ressourcen durch lern-, persönlichkeits- und gesundheitsförderliche Arbeitsgestaltung (Gestaltung personaler und organisationaler Ressourcen).
2. Abbauen von Belastungen durch gute Arbeitsgestaltung mit dem Ziel, Arbeitstätigkeiten mit angemessenen Beanspruchungen zu schaffen (beanspruchungsoptimale Gestaltung).
3. Stärken der Veränderungs- und Gestaltungskompetenz der Mitarbeitenden

Ein Erfolgsfaktor für die Umsetzung und Nachhaltigkeit der demografieorientierten und gesundheitsfördernden Maßnahmen ein Ineinandergreifen unterschiedlicher Ansätze. Zu betonen ist, dass jede Organisation eine andere Ausgangslage hat. Daher sind eine systematische Analyse der betriebsindividuellen Ressourcen sowie Problemlagen und eine Transformationsleistung unerlässlich.

Literatur

Berufsgenossenschaft für Gesundheitsdienst und Wohlfahrtspflege (BGW) (2023). Gefährdungsbeurteilung mit System. Verfügbar unter https://www.bgw-online.de/bgw-online-de/themen/sicher-mit-system/gefaehrdungsbeurteilung/gefaehrdungsbeurteilung-psychischer-belastung-23100 [27.12.2023].

Berufsgenossenschaft Nahrungsmittel und Gastgewerbe (BGN) (o.J.). Die Arbeitssituationsanalyse Arbeit gesund gestalten Mitarbeiter und Führungskräfte einbinden. Mannheim: BGN. Verfügbar unter https://www.bgn.de/?storage=3&identifier=%2F394893&eID=sixomc_filecontent&hmac=c79e004faf615e6419408ca5ccfbf018a63704d3 [27.12.2023].

Initiative Gesundheit und Arbeit (iga) (o.J.). Positive Arbeitssituationsanalyse im BGM-Prozess. Dresden: iga.

Klippert, J. (2017). Gesund und leistungsfähig in die Zukunft – Produktionsarbeit 4.0 mit alternden Belegschaften. In Richter, G., Hecker, C., Hinz, A. (Hrsg.) Produktionsarbeit mit alternden Belegschaften. Berlin: Erich Schmidt, S. 27–41.

Rimbach, A. (2021a). Betriebliches Demografiemanagement. Handlungsfelder, Akteure und Instrumente zur Stärkung der organisationalen Resilienz. In Betriebliche Prävention, 10: 368–375.

Rimbach, A. (2021b). Prävention und Gesundheitsförderung. Betriebliches Gesundheitsmanagement, 2. Auflage. Studienbrief der Hamburger Fern-Hochschule. Hamburg: HFH.

Rimbach, A. (2021c). Entwicklung und Realisierung eines integrierten BGM. Herausforderung für die Organisationsentwicklung. In Management und Qualität, 2021, 7–8: 14–16. Zürich: Galledia Fachmedien, 2021.

Rimbach, A. (2017). Megatrend trifft Megatrend. Arbeiten 4.0. Der Betriebsrat. Seehausen: ifb, 4: 16–19.

Rimbach, A. & Etzer-Hofer, I. (2019). Grundlagen Betriebliches Gesundheitsmanagement. Pflegerecht – Pflege in Politik, Wissenschaft und Ökonomie. Bern: Stämpfli.12: 2–16.

Schröer, A., Richter, G., Rimbach, A. & Schlegel, U. (2016). Kompetenz gewinnt, Wie wir Arbeits-, Wettbewerbs- und Veränderungsfähigkeit fördern können. Berlin. Drittes Memorandum, Initiative Neue Qualität der Arbeit (Hrsg.). Berlin: INQA.

Benedikt Graf[1] & Jonas Gerstmann[2]
[1]*Universität Trier;* [2]*blue walnut GmbH*

Erfolgreiche Ableitung und Umsetzung von gesundheitsförderlichen Maßnahmen bei einer Gefährdungsbeurteilung psychischer Belastungen

1. Projektmanagement

Nur 20 % der Organisationen in Deutschland führen erfolgreich eine *Gefährdungsbeurteilung psychischer Belastungen* durch (Beck & Lenhardt, 2019). Eine zentrale Ursache hierfür ist, dass erforderliche Maßnahmen nicht abgeleitet oder nicht umgesetzt werden (Lenhardt, 2017; Müller, 2016), wofür unter anderem die hohe Komplexität des Projektes einer Gefährdungsbeurteilung psychischer Belastungen verantwortlich ist (Eberz et al., 2022b). Damit eine Gefährdungsbeurteilung psychischer Belastungen erfolgreich umgesetzt wird, rückt neben z. B., validierten Befragungstools, das Projektmanagement vermehrt in den Fokus. Das *salutogene Prozessmodell* von Eberz, Graf, und Antoni (2022a) zeigt neben der Projektorientierung anhand der Ableitung von salutogenen Zielen die Notwendigkeit auf, alle Mitarbeitenden in die Suche nach salutogenen Lösungen für psychische Risiken am Arbeitsplatz einzubeziehen, um einen erfolgreichen Prozess in Gang zu setzen und aufrecht zu erhalten. Im Folgenden stellen wir ein Projekt der blue walnut GmbH auf Basis des salutogenen Prozessmodells vor, in dem eine Gefährdungsbeurteilung psychischer Belastungen in einer großen Organisation umgesetzt wurde und erfolgreich salutogene Ziele und Maßnahmen abgeleitet und umgesetzt wurden.

2. Projektvorstellung und Methode

Untersucht wurde eine Unternehmensgruppe mit ca. 3000 Mitarbeitenden in Deutschland an sieben Standorten. Nachdem ein Steuerungsgremium paritätisch zusammen aus Vertretern der Arbeitgebenden sowie der Arbeitnehmenden Vertretung gegründet wurde, wurden Tätigkeits- und Abteilungsgruppen als Auswerteeinheiten festgelegt, welche viele verschiedene Abteilungen und Aufgabenprofile (Produktion, Logistik, Entwicklung, etc.) abdeckten.

Psychologische Risiken am Arbeitsplatz wurden anhand eines Fragebogens (SSOA; Eberz et al., 2022a) und einer partizipativen Bewertung im Workshop von Mitarbeitenden eingeschätzt. Analysiert wurde die Organisation aus dem Produktionssektor aus dem oben beschriebenen Projekt ($N_O = 1150$). 3 Monate nach der Befragung wurden in allen befragten Abteilungen salutogene Workshops (90 min) durchgeführt, um die Ergebnisse zu reflektieren und gemeinsame Lösungsideen für bestehende Risiken zu identifizieren und festzuhalten. Nach den salutogenen Workshops mit den Mitarbeitenden wurden die gemeinsamen Lösungsideen an die jeweiligen Führungskräfte herangetragen, um aus diesen Ideen salutogene Maßnahmen abzuleiten.

Insgesamt wurden in N_W = 98 Workshops 326 Risikoerwähnungen auf der Grundlage von 56 Abteilungen und zugehörigen Führungskräften diskutiert, und die meisten Risikoarten wurden im Zusammenhang mit quantitativer Überlastung (42), Entwicklungsmöglichkeiten (36), Wertschätzung (30) und Zeitdruck (29) diskutiert. Dies stimmt mit den Gesamtergebnissen der Befragungsergebnisse der Organisation überein, bei der quantitative Überlastung (3,44), Wertschätzung (3,60), Entwicklungsmöglichkeiten (3,46) und Zeitdruck (3,35) als die belastendsten Risikotypen eingestuft wurden, bewertet auf einer Skala von 1 (hohes Risiko) bis 6 (geringes Risiko). Weiter zeigten qualitative Ergebnisse, dass die Gesamtzufriedenheit mit den Workshops hoch war und dass die Ergebnisse der Befragung in allen Abteilungen als passend bewertet wurden.

3. Maßnahmenableitung

Es wurden 198 salutogenetische Maßnahmen formuliert, von denen 48,99 % eine geschätzte kurze Umsetzungsdauer von nur 0–3 Monaten hatten. Nur 9,81 % der Maßnahmen hatten einen geschätzten Umsetzungszeitraum von mehr als neun Monaten. Die absoluten Zahlen sind in Abbildung 1 zu finden. 21,74 % der Maßnahmen waren auf einer rein arbeits-organisatorischen Ebene angesiedelt, 13,83 % auf einer rein per-

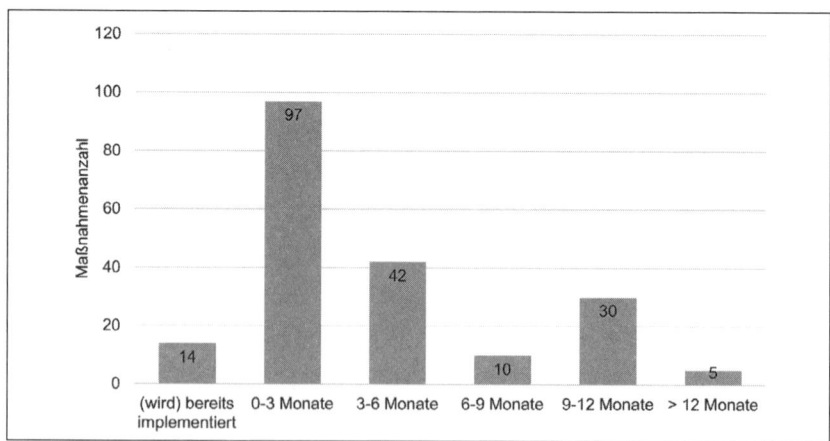

Abb. 1: Maßnahmenverteilung nach Dauer der Implementierung

sonellen Ebene und nur 3,39 % auf einer rein technischen Ebene. Alle weiteren Maßnahmen umfassten mehr als einen Bereich und zeigten somit überschneidende Inhalte. Die absoluten Zahlen sind in Abbildung 2 zu verorten.

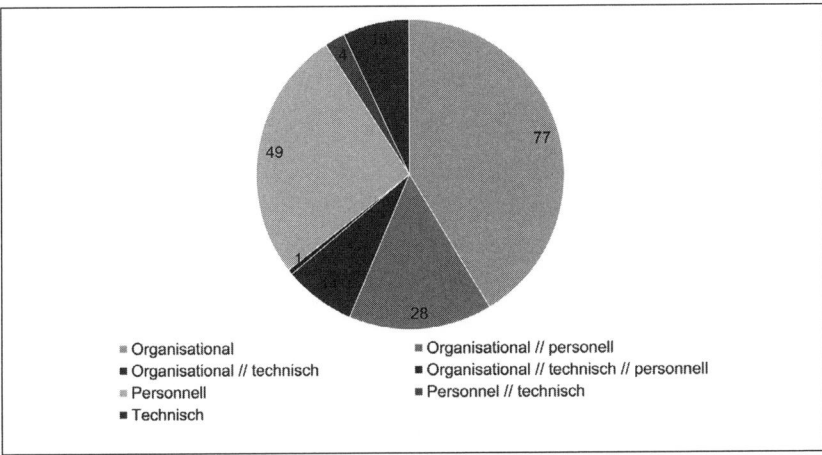

Abb. 2: Maßnahmenverteilung nach Zuordnung zu organisationalem, personellem oder technischem Inhalt

Darüber hinaus zeigte sich, dass ein Großteil der Maßnahmen (44,72 %) auf Team-Ebene zu bearbeiten waren (siehe Abbildung 3), z.B., durch Team-Meetings, Konfliktgespräche oder arbeitsorganisatorische Veränderungen zwischen Teammitgliedern. Viele Maßnahmen zeigten sich als bewältigbar und für Führungskräfte schnell und ökonomisch umsetzbar (sog. „Quick-Wins", siehe Eberz et al, 2022b).

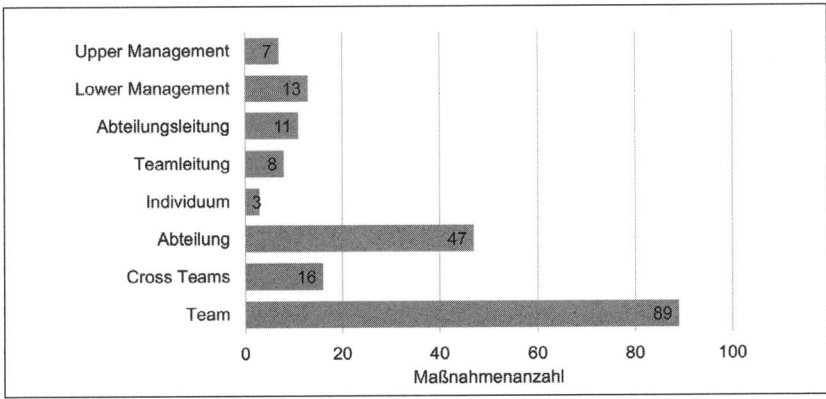

Abb. 3: Maßnahmenverteilung anhand von Umsetzungsebene nach Organisationseinheiten

4. Fazit

Dieser Ansatz erwies sich als hilfreich bei der Bewertung und Evaluation psychologischer Risiken am Arbeitsplatz. Die Befragung und anschließende Workshopumsetzung mit Mitarbeitenden sowie Führungskräften führte zu der Ableitung diverser Maßnahmen. Durch diese Methodik wurde ein Großteil der Mitarbeitenden in den salutogenen Zielprozess einbezogen, und die Verantwortung für gesundheitsfördernde Maßnahmen wurde von der gesamten Organisation getragen. Teils waren die Maßnahmen innerhalb der Abteilung nach dem Führungskräfte-Coaching für die Führungskraft direkt umsetzbar.

Darüber hinaus zeigte diese Untersuchung ein Best-Practice-Beispiel dafür, wie aus einer Befragung in einem großen Unternehmen salutogene Maßnahmen sinnvoll abgeleitet werden können, und wie dies unter Beteiligung der gesamten Belegschaft geschehen kann.

Literatur

Beck, D., & Lenhardt, U. (2019). Consideration of psychosocial factors in workplace risk assessments: Findings from a company survey in Germany. *International Archives of Occupational and Environmental Health, 92* (3), 435–451. https://doi.org/10.1007/s00420-019-01416-5

Eberz, S., Graf, B., & Antoni, C. H. (2022a). A SSIM-Based Approach to Psychosocial Risk Assessment and Interventions. *Zeitschrift für Arbeits-und Organisationspsychologie A&O.*

Eberz, S., Graf, B., & Hünting, M. (2022b). *Game Changing Ideas für Gefährdungsanalysen psychischer Belastungen.* tredition.

Lenhardt, U. (2017). Psychische Belastung in der betrieblichen Praxis [Mental stress in the workplace practice]. *Zeitschrift für Arbeitswissenschaft, 71* (1), 6–13. https://doi.org/10.1007%2Fs41449-017-0045-z

Müller, A. (2016). Die Förderung der psychischen Gesundheit von Beschäftigten: Ein Überblick über die Wirksamkeit und Erfolgsfaktoren partizipativer verhältnisbezogener Interventionen im Betrieb [Promoting the mental health of employees: An overview of the effectiveness and success factors of participatory relationship-based interventions in the workplace]. *Wirtschaftspsychologie, 18,* 40–47.

Arbeits-Dialog-Kreis 20
Psychische Belastung, Beanspruchung und Coping 1

Laura Berkemeyer, Carmen Binnewies,
Micha Hilbert & Despoina Xanthopoulou
**Promotion- und Prevention-Focused Job Crafting:
Eine Tagebuchstudie zu energetischen
und motivationalen Outcomes**

Marina Beck, Johanna Riester & Johannes Keller
**Theorien und Befunde zur Koexistenz
positiver und negativer Erfahrungen bei der Arbeit**

Nell Greven & Nele Wild-Wall
**Die Rolle des Imposter Phänomens im Arbeitskontext
zwischen organisationaler Unterstützung, Commitment und
Organizational Citizenship Behavior**

Katharina Schneider, Miriam Rexroth & Kathrin Reinke
**Flexibles Arbeiten gesund gestalten:
Eine Untersuchung zu unterstützenden Strategien
und Maßnahmen auf individueller,
Führungs- und organisationaler Ebene**

Stefan Roggenkamp
**Prokrastination am Arbeitsplatz
aus sozialpsychologischer Perspektive**

Laura Berkemeyer[1], Carmen Binnewies[1],
Micha Hilbert[1] & Despoina Xanthopoulou[2]
[1]*Universität Münster;* [2]*Aristotle University of Thessaloniki*

Promotion- und Prevention-Focused Job Crafting: Eine Tagebuchstudie zu energetischen und motivationalen Outcomes

1. Promotion und Prevention-Focused Job Crafting

Job Crafting bedeutet, dass Mitarbeitende ihre Arbeit ihren Bedürfnisse, Fähigkeiten und Präferenzen anpassen (Wrzesniewski & Dutton, 2001) um besser und gesünder arbeiten zu können. In bisherigen Studien wurde gezeigt, dass nicht alle Job Crafting Strategien nützlich sind (Bakker & Oerlemans, 2019). Anhand der Regulationsfokustheorie (Higgins, 1997) wurde Job Crafting in Promotion- und Prevention-Focused Job Crafting aufgeteilt (Lichtenthaler & Fischbach, 2019). Promotion-Focused Job Crafting beinhaltet Ressourcensuche, Herausforderungssuche (Tims et al., 2012) und Anforderungsoptimierung (Demerouti & Peeters, 2018) wobei die Mitarbeitenden nach Erfolgen und positiven Endzuständen streben. Beim Prevention-Focused Job Crafting geht es um die Anforderungsreduzierung (Tims et al., 2012) und die Mitarbeitenden konzentrieren sich auf ihr Sicherheitsbedürfnisse und versuchen negativen Endzustände zu vermeiden. Wir vermuten unterschiedliche Zusammenhänge mit Arbeitsengagement und möchten die erklärenden Mechanismen untersuchen. Der Fokus liegt auf dem täglichen Arbeitsengagement, der Energieerschöpfung am Mittag und am Ende des Arbeitstages als Outcomes, sowie die Bedürfnisbefriedigung (Autonomie, Kompetenz, Zugehörigkeit) als Mediatoren. Dabei sind die Hypothesen, dass tägliches Promotion-Focused Job Crafting positiv mit täglichen Arbeitsengagement zusammenhängt, was sich erklären lässt über die Bedürfnisbefriedigung von Autonomie, Kompetenz und Zugehörigkeit (Deci & Ryan, 2000), die als Mediatoren zwischen Job Crafting und Arbeitsengagement fungieren sollen. Zusätzlich vermuten wir, dass Promotion- und Prevention-Focused Job Crafting kurzzeitig Energie kosten, Promotion-Focused Job Crafting allerdings bis zum Feierabend die Energie wieder aufbaut und damit langfristig wieder Energie gibt. Wohingegen, Prevention-Focused Job Crafting negativ mit Energie und täglichen Arbeitsengagement am Feierabend zusammenhängt.

2. Methode

Wir haben 95 Mitarbeitenden (N = 327 Tage) aus verschiedenen Organisationen dreimal täglich über eine Arbeitswoche hinweg befragt. Vor einer Pause wurden sie nach ihrem Job Crafting am Vormittag gefragt, nach der Pause nach Energieerschöpfung und der Bedürfnisbefriedigung (Autonomie, Kompetenz und Zugehörigkeit). Am Feierabend wurden sie nach ihrer Energieerschöpfung und dem Work Engagement befragt. Die Daten wurden mit einem mehrstufigen Modellierungsansatz analysiert und alle Prädiktoren auf Tagesebene wurden um den Personenmittelwert zentriert.

3. Ergebnisse

Wie angenommen, ergab sich ein positiver Zusammenhang zwischen der täglichen Anforderungsoptimierung (nicht Ressourcensuche und Herausforderungssuche) und dem Arbeitsengagement. Die Befriedigung der täglichen Autonomie- und Kompetenzbedürfnisse erwies sich als Mediator in dieser Beziehung. Entgegen den Erwartungen standen tägliche Anforderungsoptimierung und Ressourcensuche in einem negativen Zusammenhang mit der täglichen Energieerschöpfung am Mittag und standen in keinem Zusammenhang mit der Energieerschöpfung am Ende des Arbeitstages. Die tägliche Ressourcensuche hängt positiv mit der Bedürfnisbefriedigung von Zugehörigkeit zusammen. Die tägliche Anforderungsreduzierung stand in einem negativen Zusammenhang mit dem täglichen Arbeitsengagement und der Kompetenz, während Kompetenz diesen Zusammenhang mediierte.

4. Diskussion

In Einklang mit früheren Untersuchen konnten wir einen Unterschied zwischen verschiedenen Arten des Job Craftings messen und Erklärmechanismen finden. Besonders die negativen Zusammenhänge von Anforderungsreduzierung mit motivationalen und energetischen Outcomes zeigt die maladaptive Perspektive von Prevention-Focused Job Crafting, vor allem da das Bedürfnis nach Kompetenz nicht erfüllt wird. Anforderungsoptimierung scheint eine relevante Strategie zu sein, da es tägliche positive Zusammenhänge mit Arbeitsengagement und Energie gibt und diese mit der Bedürfniserfüllung von Autonomie und Kompetenz erklärt werden können.

Diese Studie ist nicht ohne Limitationen. Da es keine experimentelle Manipulation gab, ist die Wirkrichtung unklar. Zusätzlich haben wir nicht für Bedürfnisbefriedigung und Arbeitsengagement am Morgen kontrolliert. Mitarbeitende die morgens mehr Energie haben, könnten auch mehr Job Crafting Verhalten zeigen und somit könne Energie auch ein Prädiktor von Job Crafting sein.

Die Reliabilität der Job Crafting Skalen Ressourcensuche, Herausforderungssuche und Anforderungsreduzierung waren relativ gering, was sich darauf zurückführen lässt, dass es sich um eine formative und nicht reflektive Messmethode handelt.

Insgesamt war die Stichprobe hauptsächlich aus dem Bereich von Büroarbeit. Für zukünftige Studien wäre es spannend weitere Arbeitsbereiche wie den Industrie- und Handwerkssektor zu untersuchen.

5. Handlungsempfehlungen

Die Ergebnisse deuten darauf hin, dass tägliches Promotion- und Prevention-Focused Job Crafting in unterschiedlichem Maße mit der täglichen Energie und Motivation zusammenhängt, was Auswirkungen auf die Praxis hat. Dabei können sowohl Mitarbeitende selbst, Führungskräfte als auch die Organisation diese Ergebnisse für die Praxis nutzen.

- Mitarbeitende sollten sich ihrer Aufgaben und Fähigkeiten bewusstwerden, um Job Crafting betreiben zu können
- Bewusste Überlegung, welche Aufgaben optimiert werden können
- Mitarbeitende sollten überlegen welche Aufgaben ihr Kompetenzbedürfnis befriedigen und wie sie sich Unterstützung holen können
- Organisationen können Job Crafting Trainings anbieten (Demerouti et al., 2021)
- Unterstützung von Führungskräften, um Prevention-Focused Job Crafting der Mitarbeitenden zu reduzieren und Aufgaben zu finden, die Kompetenzbedürfnis befriedigen
- Führungskräfte können die Ressourcensuche unterstützen, indem sie aktiv Feedback anbieten

Literatur

Bakker, A. B., & Oerlemans, W. G. (2019). Daily job crafting and momentary work engagement: A self-determination and self-regulation perspective. *Journal of Vocational Behavior, 112,* 417–430. https://doi.org/10.1016/j.jvb.2018.12.005

Deci, E. L., & Ryan, R. M. (2000). The "what" and "why" of goal pursuits: Human needs and the self-determination of behavior. *Psychological Inquiry, 11*(4), 227–268. https://doi.org/10.1207/S15327965PLI1104_01

Demerouti, E., & Peeters, M. C. W. (2018). Transmission of reduction-oriented crafting among colleagues: A diary study on the moderating role of working conditions. *Journal of Occupational and Organizational Psychology, 91*(2), 209–234. https://doi.org/10.1111/joop.12196

Demerouti, E., Soyer, L. M. A., Vakola, M., & Xanthopoulou, D. (2021). The effects of a job crafting intervention on the success of an organizational change effort in a blue-collar work environment. *Journal of Occupational and Organizational Psychology, 94*(2), 374–399. https://doi.org/10.1111/joop.12330

Higgins, E. T. (1997). Beyond pleasure and pain. *American Psychologist, 52*(12), 1280–1300. https://doi.org/10.1037/0003-066x.52.12.1280

Lichtenthaler, P. W., & Fischbach, A. (2019). A meta-analysis on promotion- and prevention-focused job crafting. *European Journal of Work and Organizational Psychology, 28*(1), 30–50. https://doi.org/10.1080/1359432X.2018.1527767

Tims, M., Bakker, A. B., & Derks, D. (2012). Development and validation of the job crafting scale. *Journal of Vocational Behavior, 80*(1), 173–186. https://doi.org/10.1016/j.jvb.2011.05.009

Wrzesniewski, A., & Dutton, J. E. (2001). Crafting a job: Revisioning employees as active crafters of their work. *Academy of Management Review, 26,* 179–201.

Marina Beck, Johanna Riester & Johannes Keller
Universität Ulm

Theorien und Befunde zur Koexistenz positiver und negativer Erfahrungen bei der Arbeit

1. Theoretischer Hintergrund

1.1 Arbeit als Mischung aus positiven und negativen Erfahrungen
Berichte über Erfahrungen bei der Arbeit zeigen typischerweise eine Mischung aus positiven und negativen Aspekten. Häufig sind positive Zustände (Glück, Freude) kombiniert mit aversiven Zuständen (Erschöpfung, Stress). Episodische Daten, die mit der Experience Sampling Method (ESM) oder der Day Reconstruction Method (DRM) erhoben wurden, zeigen, dass Arbeitsepisoden durch ein mittleres Niveau an positivem Affekt kombiniert mit einem hohen Maß an negativem Affekt charakterisiert sind (Anusic et al., 2017). Ausgehend von dieser Koexistenz positiver und negativer Erfahrungen bei der Arbeit betrachten wir die Anwendung des *Evaluative Space Model of Affect* auf den Arbeitskontext als wertvolle Möglichkeit, um das Erleben bei der Arbeit und die beteiligten Mechanismen möglichst umfassend zu beschreiben und zu erklären.

1.2 Das Evaluative Space Model of Affect (ESMA)
Die Tatsache, dass Erfahrungen im Lebensalltag vielfach eine Mischung aus positiv und negativ bewerteten Elementen enthalten, wurde in der Forschung zu affektivem Erleben im Rahmen der Formu-lierung des ESMA explizit behandelt (Cacioppo & Berntson, 1994). Die Kernaussage des ESMA zu Struktur und Funktionsmerkmalen evaluativer Prozesse lautet, dass (a) negative evaluative Prozesse (Aversion) und (b) positive evaluative Prozesse (Appetenz) in einem reziproken, entkoppelten oder koaktivierenden Stil funktionieren können (Cacioppo et al., 2012). Die Grundidee dieser Perspektive ist folglich, dass evaluative Prozesse recht flexibel sind und nicht auf ein bipolares (positiv-negatives) Aktivierungsmuster reduziert werden können. Eines der wichtigsten Postulate des ESMA, die funktionelle Trennbarkeit, besagt, dass die Aktivierung von Positivität und Negativität teilweise trennbar ist und somit Positivität und Negativität in ihrer Konstitution, Operationen oder Konsequenzen nicht gleichwertig sind. Kurz gesagt, das ESMA geht davon aus, dass Valenz-Erfahrung sich aus der Integration von zwei trennbaren und gleichwertigen Prozessen ergibt. Die Kernaussagen des ESMA konnten in zahlreichen Studien zu Affekterleben empirisch untermauert werden (Norris et al., 2010).

1.3 Meaningful Work Perception und Bullshit Job Perception
Gemäß den Grundaussagen des ESMA lassen sich positive Erfahrungen, z. B. Meaningful Work Perceptions (MWP), und negative Erfahrungen, z. B. Bullshit Job Perceptions (BJP), bei der Arbeit unterscheiden und diese sollten auch separat gemessen werden. Das Konzept der BJP beschreibt das Phänomen, dass ein beträchtlicher Anteil von Beschäftigten ihre Arbeit (oder zumindest Teile davon) als sinnlos, unnötig und/oder schädlich betrachtet und die Existenz des eigenen Jobs nicht rechtfertigen kann (Graeber, 2018). Bisherige Forschung deutet darauf hin, dass BJP einen negativen Einfluss auf die Gesundheit und das Wohlbefinden der Beschäftigten haben. Bislang lag der Fokus in der Forschung auf der Untersuchung positiver Erfahrungen bei der Arbeit. Deshalb adressieren wir explizit die negativen Aspekte und untersuchen, inwiefern BJP mit positiven und negativen Aspekten der subjektiven Lebensqualität, sowie arbeitsbezogenen Verhaltensweisen in Zusammenhang stehen bzw. welche Randbedingungen dafür eine Rolle spielen.

2. Ergebnisse
2.1 Zur Prävalenz von BJP (Repräsentative Daten, GESIS Panel)
Laut repräsentativer Daten aus Deutschland berichtet eine Mehrheit von Berufstätigen (60 %), dass mindestens 10 % ihrer Arbeitsepisoden durch sinnlose oder unnötige Tätigkeiten charakterisiert sind. Darüber hinaus können Millionen Berufstätige (25 % aller Beschäftigten) die Existenz ihres Jobs nicht rechtfertigen. Vor dem Hintergrund dieser alarmierenden Zahlen ist es essenziell, die Determinanten, Randbedingungen und Konsequenzen negativer Erfahrungen bei der Arbeit systematisch zu untersuchen.

2.2 Zusammenhang zwischen BJP, MWP und SWB und die Rolle basaler Persönlichkeitseigenschaften
Eine korrelative Studie mit N = 578 US-amerikanischen Beschäftigten (285 weiblich, 7 divers, M_{Alter} = 41.09, SD_{Alter} = 11.67) zielte darauf, die Zusammenhänge von BJP mit basalen Persönlichkeitseigenschaften (Ashton & Lee, 2007) zu untersuchen. Dabei zeigte sich, dass gewissenhafte und ehrlich-bescheidene Personen weniger BJP berichten, während hohe Ausprägungen auf Disintegration (der Neigung zum Erleben psychoseähnlicher Phänomene; Knežević et al., 2016) mit mehr BJP assoziiert waren (für MWP spielten v.a. Extraversion und Emotionalität eine wichtige Rolle). Darüber hinaus qualifizierten Gewissenhaftigkeit, Ehrlichkeit-Bescheidenheit, Offenheit, Verträglichkeit und Disintegration den Zusammenhang zwischen BJP und Lebenszufriedenheit. Dies zeigt, dass Erfahrungen negativer Aspekte bei der Arbeit (BJP) nicht zwangsläufig mit einer Beeinträchtigung des Wohlbefindens einhergehen müssen.

2.3 Zusammenhang zwischen BJP, MWP und SWB und die Rolle von Protestantischer Arbeitsethik (PWE)

Drei weitere korrelative Studien (gesamt N = 1.400 US-amerikanische Beschäftigte) zeigten, dass der Zusammenhang zwischen BJP und subjektivem Wohlbefinden (SWB) durch Überzeugungen zu Protestantischer Arbeitsethik (PWE; Überzeugung, dass nur harte, schmerzhafte Arbeit gute Arbeit ist; Weber, 1930) moderiert wird. Bei niedrigen PWE-Werten war BJP mit niedrigerem SWB assoziiert, wohingegen dieser Zusammenhang bei Personen mit hohen PWE-Werten leicht positiv war. Diese Ergebnisse legen wiederum nahe, dass die Wahrnehmung der eigenen Beschäftigung als sinnlos, unnötig und/oder schädlich nicht zwangsläufig mit geringem Wohlbefinden einhergeht.

2.4 Zusammenhang zwischen BJP, MWP und negativen Verhaltensindikatoren und die Rolle von PWE

Im Rahmen von drei Studien (gesamt N = 740 deutsche und US-amerikanische Beschäftigte) konnte ein konsistent positiver Zusammenhang zwischen BJP und deviantem Arbeitsverhalten (kontraproduktives Arbeitsverhalten und Cyberloafing) festgestellt werden. Im Einklang mit den Studien zu SWB wurde der Zusammenhang zwischen BJP und deviantem Arbeitsverhalten durch PWE moderiert. Bei Beschäftigten mit höheren PWE-Werten war der Zusammenhang signifikant stärker (im Vergleich zu Personen mit niedrigeren PWE-Werten). Die Ergebnisse waren auch unter Betrachtung von zusätzlichen Kontextfaktoren wie kulturellen, persönlichen oder organisationalen Tightness-Looseness Einstellungen (Gelfand et al., 2006) und organisationalen Werten robust.

3. Implikationen

Unsere Ergebnisse beinhalten Implikationen bzgl. (a) des Konzepts „attraktiver Arbeit" sowie (b) der Arbeitsgestaltung. Aus Perspektive des ESMA sollte das Konzept „attraktive Arbeit" berücksichtigen, dass hohe Appetenz begleitet sein sollte von minimierter Aversion. Denn ein aus-schließlicher Fokus auf Positivität wird der Tatsache nicht gerecht, dass Positivität und Negativität in ihrer Konstitution, ihren Operationen oder Konsequenzen nicht gleichwertig sind. In diesem Sinne sollte auch im Hinblick auf die Arbeitsgestaltung die Bedeutung *negativer* Erfahrungen bei der Arbeit – sowie deren Determinanten und Randbedingungen – explizite Beachtung finden und der Fokus nicht primär oder sogar ausschließlich auf positive Erfahrungen bei der Arbeit gerichtet sein.

Literatur

Anusic, I., Lucas, R. E., & Donnellan, M. B. (2017). The validity of the day reconstruction method in the German socio-economic panel study. *Social Indicators Research, 130*(1), 213-232. https://doi.org/10.1007/s11205-015-1172-6

Ashton, M. C., & Lee, K. (2007). Empirical, theoretical, and practical advantages of the HEXACO model of personality structure. *Personality and Social Psychology Review, 11*(2), 150–166. https://doi.org/10.1177/1088868306294907

Cacioppo, J. T., & Berntson, G. G. (1994). Relationship between attitudes and evaluative space. A critical review, with emphasis on the separability of positive and negative substrates. *Psychological Bulletin, 115*(3), 401–423. https://doi.org/10.1037/0033-2909.115.3.401

Cacioppo, J. T., Berntson, G. G., Norris, C. J. & Gollan, J. K. (2012). The eva-luative space model. In P.A.M. van Lange, A.W. Kruglanski, & E.T. Higgins (Eds.), *Handbook of theories of social psychology, vol. 1* (pp. 50-72). Sage.

Gelfand, M. J., Nishii, L. H., & Raver, J. L. (2006). On the nature and importance of cultural tightness-looseness. *Journal of Applied Psychology, 91*(6), 1225-1244. https://doi.org/10.1037/ 0021-9010.91.6.1225

Graeber, D. (2018). *Bullshit Jobs: A Theory*. Simon and Schuster.

Knežević, G., Lazarević, L. B., Bosnjak, M., Purić, D., Petrović, B., Teovanović, P., ... Bodroža, B. (2016). Towards a personality model encompassing a disintegration factor separate from the Big Five traits: A meta-analysis of the empirical evidence. *Personality and Individual Differences, 95*, 214–222. https://doi.org/10.1016/j.paid.2016.02.044

Norris, C. J., Gollan, J., Berntson, G. G., & Cacioppo, J. T. (2010). The current status of research on the structure of affective space. *Biological Psychology, 84*(3), 422–436. https://doi.org/ 10.1016/j.biopsycho.2010.03.011

Weber, M. (1930). *The Protestant Ethic and the Spirit of Capitalism*. Allen & Unwin.

Nell Greven & Nele Wild-Wall
Hochschule Rhein Waal

Die Rolle des Imposter Phänomens im Arbeitskontext zwischen organisationaler Unterstützung, Commitment und Organizational Citizenship Behavior

1. Einleitung

Arbeitnehmende sind in der heutigen Arbeitswelt mit zunehmender Komplexität konfrontiert (Ashford et al., 2018), was zu steigenden Erwartungen an sich selbst und zur Angst vor dem Versagen führen kann. Das Gefühl, andere täuschen zu müssen, um zu verhindern, dass sich herausstellt, dass man nicht so intelligent ist, wie man vorgibt zu sein, beschreibt das Imposter-Phänomen (IP). Diese ständigen Selbstzweifel und die Sorge, als Betrüger abgestempelt zu werden, können sich auf unterschiedliche Lebensbereiche negativ auswirken (Neureiter & Traut-Mattausch, 2016a; Young, 2011).

Mehrere Studien berichteten über signifikante Zusammenhänge zwischen IP und Organizational Citizenship Behaviour (OCB) (Hudson & González-Gómez, 2021; Neureiter & Traut-Mattausch, 2016a; Vergauwe et al., 2015) sowie IP und organisationalem Commitment (Grubb & McDowell, 2012; McDowell et al., 2007; Vergauwe et al., 2015) – die Ergebnisse sind jedoch nicht einheitlich. Einige Studien deuten darauf hin, dass höhere Imposter-Tendenzen zu einem höheren OCB-Engagement führen (Hudson & González-Gómez, 2021; McDowell et al., 2007), während andere das Gegenteil belegen (Grubb & McDowell, 2012; Neureiter & Traut-Mattausch, 2016a; Vergauwe et al., 2015). Die heutige Arbeitswelt ist jedoch nicht nur von ständigem Wandel geprägt (Glaser et al., 2017; Meyer & Hünefeld, 2018), sondern auch von immer höherer Wettbewerbsorientierung innerhalb des Unternehmens (Jones et al., 2015), was Imposter Gefühle verstärken kann (Neureiter & Traut-Mattausch, 2016b; Vergauwe et al., 2015). Daher ist es wichtig zu untersuchen, welche unterstützende Rolle die Organisation übernehmen kann, um den negativen Folgen von IP entgegenzuwirken. Die wahrgenommene organisatorische Unterstützung (Perceived Organizational Support, POS) kann dazu beitragen, die Ressourcen der Mitarbeitenden zu stärken und damit Imposter-Gefühle zu reduzieren (Crawford et al., 2016; McDowell et al., 2015).

Ziel der vorliegenden Studie ist es daher, die Rolle von IP in der Arbeitswelt zu ermitteln. Da die Ergebnisse bezüglich der Beziehung zwischen IP und OCB sowie IP und organisatorischem Engagement nicht konsistent sind, soll geklärt werden, wie sich IP auf diese beiden Konstrukte auswirkt, insbesondere in Wechselbeziehung mit POS.

2. Methode

Realisiert wurde eine anfallende Stichprobe von N = 198 berufstätigen Personen (42,9 % m, 57,1 % w). Bei einem Durchschnittsalter von 37 Jahren gaben 61,1% an in Vollzeit, 24,7 % in Teilzeit und 14,1 % als Werkstudierende zu arbeiten. Als höchster Bildungsabschluss wurde am häufigsten der Master (36,9 %), gefolgt von dem Bachelor (31,3 %) und von einer abgeschlossenen Berufsausbildung (17,7 %) genannt. Die Berufserfahrung der Teilnehmenden reichte von weniger als einem Jahr bis zu 46 Jahren (M = 15,01, SD = 12,106). Bei ihrem derzeitigen Arbeitgeber gaben die Teilnehmer an im Durchschnitt seit 5,74 Jahren beschäftigt zu sein (SD = 5,546).

Mittels eines Online-Surveys (November 2023) wurde nach informierter Zustimmung anonymisiert soziodemografische Daten (Geschlecht, Alter, Bildungsabschluss, Berufserfahrung), POS (Survey of Perceived Organizational Support, SPOS, Eisenberger et al., 1986), OCB-I and OCB-O (Williams & Anderson, 1991), IP (Imposterism Scale, Leary et al., 2000), organisationales Commitment unterteilt in affektives, kalkulatorisches und normatives Commitment (TCM Employee Commitment Survey, Meyer et al., 1993) erfasst. Um dem Konfundieren vorzubeugen, wurden zusätzlich das Ausmaß von Konkurrenzverhalten am Arbeitsplatz (Competitive Work Environment Scale, CWES, Fletcher & Nusbaum, 2010) und emotionale Erschöpfung (Maslach Burnout Inventory, MBI, Schaufeli et al., 1996) erfasst. Mit SPSS 21 und dem SPSS Markro-Verfahren von Hayes (2013) wurden mehrere serielle Mediationsmodelle durchgeführt.

3. Ergebnisse

In den seriellen Mediationsanalysen wurde OCB als abhängige Variable und POS als unabhängige Variable berücksichtigt. In jedem Modell wurde IP als erster Mediator und eine Komponente des organisatorischen Commitments als zweiter Mediator berücksichtigt. Geschlecht, Dauer der Beschäftigung beim aktuellen Arbeitgeber, Wettbewerbsorientierung des Arbeitsumfeldes und emotionale Erschöpfung wurden als Kovariaten aufgenommen. Die Ergebnisse zeigen einen signifikanten und positiven totalen Effekt von POS auf OCB (b = .089, t = 2.43, p = .016). Die Beziehung von POS und OCB wird nicht vom IP mediiert (b = -.023, SE = .02, 95% CI [-.06; .00), da POS keinen signifikanten Einfluss auf IP nimmt (b = .098, t = 1.67, p = .097). Allerdings zeigt sich, dass POS und OCB vollständig von Affektivem Commitment (b = -.008, t = -.17, p = .868) und Normativem Commitment mediiert werden (b = .111, SE = .06, 95% CI [.00; .22])

Psychische Belastung, Beanspruchung und Coping 1 | 313

	M1 (IP)				M2 (AC)				Y (OCB)			
Antecedent	b	SE	F	p	b	SE	F	p	b	SE	F	p
X (POS)	.098	.059	1.67	.097	.827***	.077	10.68	.000	-.008	.047	-.17	.868
M1 (IP)					.080	.093	.86	.389	-.095*	.038	-2.53	.012
M2 (AC)									.127***	.031	4.03	.000

	M1 (IP)				M2 (CC)				Y (OCB)			
Antecedent	b	SE	F	p	b	SE	F	p	b	SE	F	p
X (POS)	.098	.059	1.67	.097	-.249***	.071	-3.50	.001	.102**	.039	2.60	.010
M1 (IP)					.289***	.084	3.45	.001	-.092*	.043	-2.13	.035
M2 (CC)									.022	.030	.74	.458

	M1 (IP)				M2 (NC)				Y (OCB)			
Antecedent	b	SE	F	p	b	SE	F	p	b	SE	F	p
X (POS)	.098	.059	1.67	.097	.761***	.074	10.25	.000	.052	.046	1.12	.266
M1 (IP)					.293***	.090	3.25	.001	-.103*	.041	-2.51	.013
M2 (NC)									.060*	.030	1.98	.049

Note. N = 198. POS = wahrgenommene organisationale Unterstützung, OCB = Organizational Citizenship Behavior, IP = Imposter Phänomen, AC = Affektives Commitment, CC = Kontinuitätscommitment, NC = Normatives Commitment. Kovariate: Geschlecht, Dauer der derzeitigen Beschäftigung, Wettbewerbsorientierung des Arbeitsumfeldes, Emotionale Erschöpfung.

* $p < .05$

** $p \leq .01$

*** $p \leq .001$

Abb. 1: Pfadkoeffizienten für das erste bis dritte Mediationsmodell.

Um den fehlenden Zusammenhang zwischen POS und IP zu erklären, wurde eine weitere Analyse durchgeführt. Es wurde vermutet, dass POS keinen direkten Effekt auf IP hat, sondern einen indirekten Effekt, der durch emotionale Erschöpfung vermittelt wird.

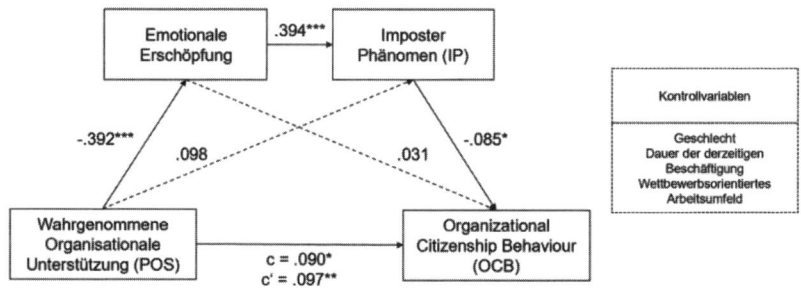

Abb. 2: Mediationsmodell: POS → EE → IP → OCB.

Die Ergebnisse zeigen, dass der Zusammenhang zwischen POS und OCB teilweise durch emotionale Erschöpfung und IP vermittelt wird. Das serielle Model erklärt rund 14% der Gesamtvarianz ($R^2 = .1380$, $F(6, 191) = 4.23$, $p < .001$).

4. Diskussion

Die vorliegende Studie untersuchte IP erstmalig im Zusammenhang mit mehreren organisationalen Konstrukten gleichzeitig. Es wird deutlich, dass Imposter-Gefühle nicht nur negative Auswirkungen auf die/den Betroffene*n, sondern auch einen Einfluss auf wichtige Konstrukte in der Arbeitswelt nehmen. Es konnte gezeigt werden, dass POS die emotionale Erschöpfung einer Person verringert, was wiederum zu geringeren Imposter-Gefühlen und somit zu mehr OCB am Arbeitsplatz führt. Es kann vermutet werden, dass wenn Imposter von dem Unternehmen unterstützt werden, wie es bei POS der Fall ist, diese versuchen das Gleichgewicht wiederherzustellen und ihre Unzulänglichkeiten durch ein erhöhtes OCB-Engagement zu kompensieren (McDowell et al., 2007). POS wirkt sich jedoch nicht direkt auf das IP aus, sondern durch die Verringerung der emotionalen Erschöpfung. Auch frühere Forschungsarbeiten unterstützen die positive Beziehung zwischen POS und emotionaler Erschöpfung (Caesens et al., 2017, Hutchins, 2015; Kurtessis et al., 2017; Xu & Yang, 2018). Emotionale Erschöpfung spiegelt die Erschöpfung der eigenen Ressourcen wider. Folglich kann POS als eine Quelle für die Wiederauffüllung von Ressourcen angesehen werden (Crafword et al., 2016), wodurch die emotionale Erschöpfung und folglich die Imposter-Tendenzen verringert werden, was wiederum zu mehr OCB am Arbeitsplatz führt. Personen mit hohen Imposter-Tendenzen zeichnen sich durch anhaltende Selbstzweifel und eine starke Wahrnehmung von Unzulänglichkeiten aus (Whitman & Shanine, 2012). Eine hohe emotionale Erschöpfung könnte diese Gefühle verstärken und folglich zu höheren Imposter-Gefühlen führen, da es emotional erschöpft schwieriger ist, sich auf die eigenen Fähigkeiten zu verlassen.

Es ist folglich zu betonen, dass sich POS als ein Schlüsselkonstrukt herausgestellt hat, das nicht nur das organisatorische Commitment und OCB erhöht, sondern auch Imposter-Gefühlen durch die Verringerung emotionaler Erschöpfung positiv entgegenwirken kann.

Die **Literatur** kann bei den Autorinnen angefragt werden.

Katharina Schneider[1], Miriam Rexroth[2] & Kathrin Reinke[1]
[1]Hochschule Fresenius Wiesbaden;
[2]Berufsgenossenschaft Rohstoffe und chemische Industrie

Flexibles Arbeiten gesund gestalten: Eine Untersuchung zu unterstützenden Strategien und Maßnahmen auf individueller, Führungs- und organisationaler Ebene

1. Ausgangslage und Motivation

Die Digitalisierung und der Einsatz mobiler Technologien verändern die Arbeitswelt. Durch die Covid19-Pandemie wurde dieser Wandel verschärft und beschleunigt. Viele Beschäftigte wechselten ins Homeoffice – und wünschen sich auch weiterhin diese Möglichkeit (Ahlers et al., 2021). Mit dieser Transformation stehen Betriebe wie auch Beschäftigte vor der Herausforderung, flexibles Arbeiten – d.h. ortsflexibles Arbeiten mit einer flexiblen Zeiteinteilung – so zu gestalten, dass sowohl die Leistungsfähigkeit als auch die Gesundheit der Beschäftigten gesichert werden.

Studien identifizieren Vor- und Nachteile des flexiblen Arbeitens. In früheren Studien wurde die höhere Flexibilität überwiegend als positiv angesehen (Gajendran & Harrison, 2007). Nun folgt die Erkenntnis, dass Flexibilität in einem zu hohen Ausmaß zu Lasten der Beschäftigten gehen kann (Rigotti et al., 2020): Es findet eine verstärkte Entgrenzung der Arbeit statt, die zu psychischen und physischen Beeinträchtigungen der Gesundheit führen kann (z.B. Wepfer et al., 2018). Eine hohe Flexibilität geht zudem mit dem Risiko einher, dass der Umgang mit Entgrenzung in der Eigenverantwortung der Beschäftigten liegt. Natürliche Kontroll- und Regulierungsmechanismen, wie Pausen, fallen im Homeoffice meist weg. Etablierte Strategien für eine gesunde Arbeitsgestaltung müssen damit neu erarbeitet werden. Gelingt das den Beschäftigten nicht, können Überforderung und dysfunktionales Verhalten, wie das Überschreiten eigener gesundheitlicher Grenzen, um Arbeitsanforderungen nachzukommen, die Folge sein.

Qualitative Studien zeigen, dass Beschäftigte sogenannte Strategien der Grenzgestaltung nutzen können, um einer Entgrenzung der Arbeit vorzubeugen und Erholungsphasen zu schützen (z.B. Gravador & Teng-Calleja, 2018).

Die tatsächliche Wirksamkeit dieser Strategien für die Gesundheit ist bisher jedoch kaum untersucht (Rudolph et al., 2021). Zudem darf die gesunde Gestaltung der flexiblen Arbeit nicht nur in der Eigenverantwortung der Mitarbeitenden liegen.

So hängt die individuelle Grenzgestaltung beispielsweise maßgeblich davon ab, welche Erreichbarkeitserwartungen im eigenen Team wahrgenommen werden (z.b. Reinke & Gerlach, 2022). Folglich ist zu erwarten, dass Umgebungsfaktoren, wie die Teamkultur, das Verhalten der Führungskraft und organisationale Regelungen, wie Betriebsvereinbarungen, einen hohen Einfluss darauf haben, inwieweit Entgrenzung der Arbeit eine Folge des flexiblen Arbeitens ist und individuelle Strategien überhaupt eine wirksame Maßnahme darstellen können. Es besteht systematischer Wissensbedarf darüber, welche Strategien und Faktoren auf individueller, Führungs- und organisationaler Ebene der Entgrenzung der Arbeit wirksam vorbeugen können, um eine gesunde Gestaltung der flexiblen Arbeit zu fördern, und wie die Umgebungsfaktoren die Wirksamkeit der Strategien beeinflussen. Dies möchten wir mit einer geplanten quantitativen Längsschnittstudie untersuchen.

2. Hypothesen und geplantes methodisches Vorgehen der Studie
2.1 Hypothesen
Im Hinblick auf das Forschungsziel sollen aus der Forschung bereits bekannte Strategien der Grenzgestaltung zusammengefasst werden. Diese lassen sich in zeitliche (z.B. Arbeitszeit aktiv begrenzen), räumliche (z.B. Büroraum im Homeoffice nutzen), behaviorale (z.B. Unterstützung durch soziales Umfeld einholen) und kommunikative (z.B. Erreichbarkeitszeiten an das Team kommunizieren) Strategien kategorisieren (Allen et al., 2021; Kreiner et al., 2009). Neben diesen sollen auch kognitive Strategien (z.B. bewusste Übergangsrituale, wie Kleidungswechsel, etablieren) identifiziert werden (Reinke et al., 2023). Anschließend soll überprüft werden, wie sich die Nutzung dieser Strategien auf die Entgrenzung der Arbeit und die Gesundheit auswirkt und inwieweit sich die Strategien hinsichtlich ihrer Wirksamkeit unterscheiden. Die entsprechenden, zu überprüfenden Hypothesen lauten daher:

Hypothese 1: Die Anwendung der Strategien der Grenzgestaltung hat (a) einen negativen Einfluss auf die Entgrenzung der Arbeit und (b) einen positiven Einfluss auf die Gesundheit der Beschäftigten.

Hypothese 2: Die angewandten Strategien unterscheiden sich hinsichtlich ihrer Wirksamkeit zur (a) Reduzierung der Entgrenzung der Arbeit und (b) Förderung der Gesundheit.

Neben der Eigenverantwortung seitens der Beschäftigten tragen auch Betriebe die Verantwortung, entsprechende Rahmenbedingungen für eine gesunde Arbeits- und Grenzgestaltung zu schaffen (Reinke et al., 2023). Es ist zu erwarten, dass sowohl Faktoren auf Team- und Führungsebene (z.B. Rollenklarheit, soziale Unterstützung im Team, klare Kommunikation) wie auch auf organisationaler Ebene (z.B. Bereitstellung personeller/zeitlicher Ressourcen, Betriebsvereinbarungen) maßgeblich bestimmen, ob und inwieweit Flexibilität zu negativen Folgen für die Gesundheit der Beschäftigten führt.

Hypothese 3: Die Entgrenzung der Arbeit wird von Faktoren auf (a) Team- und Führungsebene und (b) organisationaler Ebene beeinflusst.

Darüber hinaus ist zu erwarten, dass Faktoren auf diesen Ebenen beeinflussen, inwieweit die Anwendung individueller Strategien der Grenzgestaltung wirksam ist. Wenn Beschäftigte zum Beispiel ihre Arbeitsgeräte nach der Arbeit ausschalten, könnte diese Strategie der Grenzgestaltung dabei helfen, einer Entgrenzung vorzubeugen. Bei gleichzeitig hohen Erreichbarkeitserwartungen seitens der Führungskraft ist jedoch fraglich, inwieweit die Beschäftigten dann auch mental abschalten und sich erholen können.

Hypothese 4: Der positive Effekt von Strategien der Grenzgestaltung auf die Gesundheit wird durch Faktoren auf der (a) Team- und Führungsebene und (b) organisationalen Ebene beeinflusst.

2.2 Geplantes methodisches Vorgehen

Zur Beantwortung der aufgestellten Hypothesen soll eine quantitative Längsschnittstudie mit vier Messzeitpunkten im Zeitraum von sechs Monaten durchgeführt werden. Es sollen mindestens 200 Beschäftigte verschiedener Hierarchiestufen und Tätigkeitsgruppen befragt werden. Die verschiedenen Messzeitpunkte gewährleisten, Rückschlüsse auf kausale Wirkungen von der Anwendung der Strategien auf die Entgrenzung der Arbeit sowie Gesundheit ziehen zu können. In den Online-Fragebögen werden die Teilnehmenden zu ihrer Nutzung von Strategien der Grenzgestaltung, der Entgrenzung der Arbeit, ihrer Leistungsfähigkeit und Gesundheit, sowie zu den Umgebungsfaktoren befragt. Wenn möglich, wird auf validierte Skalen zur Erhebung dieser Studienvariablen zurückgegriffen. Mit Regressions- und Moderationsanalysen werden die aufgestellten Hypothesen überprüft.

Auf Basis der Ergebnisse soll ein Handlungsleitfaden mit evidenzbasierten Empfehlungen für eine gesundheitsgerechte Gestaltung der flexiblen Arbeit auf individueller, Führungs- und organisationaler Ebene erstellt werden.

Literatur

Ahlers, E., Mierich, S., & Zucco, A. (2021). Homeoffice. Was wir aus der Zeit der Pandemie für die zukünftige Gestaltung von Homeoffice lernen können. *WSI Report, 65*, 1-34. https://www.boeckler.de/pdf/p_wsi_report_65_2021.pdf

Allen, T.D., Merlo, K., Lawrence, R.C., Slutsky, J., & Gray, C.E. (2021). Boundary management and work-nonwork balance while working from home. *Applied Psychology, 70*(1), 60–84. https://doi.org/10.1111/apps.12300

Gajendran, R. S., & Harrison, D. A. (2007). The good, the bad, and the unknown about telecommuting: Meta-analysis of psychological mediators and individual consequences. *Journal of Applied Psychology 92*(6), 1524–1541. https://doi.org/10.1037/0021-9010.92.6.1524

Gravador, L. N. & Teng-Calleja, M. (2018). Work-life balance crafting behaviors: An empirical study. *Personnel Review, 47*(4), 786-804. https://doi.org/10.1108/PR-05-2016-0112

Kreiner, G. E., Hollensbe, E. C., & Sheep, M. L. (2009). Balancing borders and bridges: Negotiating the work home interface via boundary work tactics. *Academy of Management Journal, 52*(4), 704-730. https://psycnet.apa.org/doi/10.5465/AMJ.2009.43669916

Reinke, K., & Gerlach, G. I. (2022). Linking availability expectations, bidirectional boundary management behavior and preferences, and employee well-being: An integrative study approach. *Journal of Business and Psychology, 37*(4), 695–715. https://doi.org/10.1007/s10869-021-09768-x

Reinke, K., Schmeink, C., Schmitz, B., & Schneider, K. (2023). Grenzgestaltung und Erholungsförderung in digitalen Arbeitswelten. Herausforderungen und Strategien für Beschäftigte und Unternehmen. *Working Paper Forschungsförderung*, 264. https://www.boeckler.de/de/faust-detail.htm?sync_id=HBS-08509

Rigotti, T., De Cuyper, N., & Sekiguchi, T. (2020). The Corona crisis: What can we learn from earlier studies in applied psychology? *Applied Psycholog, 69*(3), 1–6. https://doi.org/10.1111/apps.12265

Rudolph, C. W., Allan, B., Clark, M., Hertel, G., Hirschi, A., Kunze, F., Shockley, K., Shoss, M., Sonnentag, S., & Zacher, H. (2021). Pandemics: Implications for research and practice in industrial and organizational psychology. *Industrial and Organizational Psychology, 14*(1-2), 1–35. https://doi.org/10.1017/iop.2020.48

Wepfer, A. G., Allen, T. D., Brauchli, R., Jenny, G. J., & Bauer, G. F. (2018). Work-life boundaries and well-being: Does work-to-life integration impair well-being through lack of recovery? *Journal of Business and Psychology, 33*(6), 727–740. https://doi.org/10.1007/s10869-017-9520-y

Stefan Roggenkamp
Hochschule Düsseldorf

Prokrastination am Arbeitsplatz aus sozialpsychologischer Perspektive

1. Theoretischer Hintergrund

Prokrastination beschreibt das freiwillige Aufschieben von wichtigen oder notwendigen Aufgaben, Tätigkeiten oder Entscheidungen, welches mit negativen Begleiterscheinungen wie körperlichen Beschwerden (z.B. Schlafstörungen, Magenschmerzen oder Verspannung) und/oder Beeinträchtigungen des psychischen Wohlbefindens (z.B. Ärger, Stress, innere Unruhe, Unzufriedenheit, Depressivität) einhergeht (Höcker, Engberding & Rist, 2022; Klingsieck, 2013). Diese Konsequenzen können den allgemeinen Gesundheitszustand einer Person ernsthaft beeinträchtigen (Sirois & Pychyl, 2016). Prokrastination kann als eine Lern- und Arbeitsstörung betrachtet werden, die bislang vor allem in Schule und Studium erforscht wurde (Klingsieck, 2013). Auch Prokrastination am Arbeitsplatz wird zunehmend systematisch erforscht und wird nach bisherigem Kenntnisstand durch eine hohe Arbeitsbelastung, unklare Aufgabenstellungen oder einen Mangel an Ressourcen, bzw. Unterstützung mitbedingt. Die Auswirkungen extremen Aufschiebens am Arbeitsplatz umfassen sowohl persönliche Konsequenzen (z.B. eine verminderte Arbeitsqualität, ein erhöhtes Stresserleben oder eine persönliche Unzufriedenheit) als auch betriebliche Konsequenzen (z.B. Umsatzeinbußen; Nguyen, Steel & Ferrari, 2013; Sirois & Pychyl, 2016).

Potenzielle sozialpsychologische Aspekte von Prokrastination sind derzeit weitestgehend unerforscht und stehen nun im Fokus des hier vorgestellten Forschungsprojektes mit der zentralen Fragestellung: Inwiefern bedingen soziale Einflussfaktoren das individuelle Prokrastinationsverhalten am Arbeitsplatz? Hierbei wird zunächst zwischen drei verschiedenen sozialen Einflussquellen unterschieden werden: a) Kolleg:innen, b) das Arbeitsteam und c) Führungskräfte.

2. Methode

2.1 Forschungsdesign

Für das Gesamtprojekt ist ein Mixed-Methods-Design mit zwei qualitativen und einer (späteren) quantitativen Erhebung geplant. Eine erste qualitative Datenerhebung fand im Rahmen einer sog. Fokusgruppe statt. Basierend auf den Erkenntnissen aus dieser ersten Erhebung wurde anschließend die zweite qualitative Datenerhebung in Form einer Interviewstudie mit problemzentrierten Einzelinterviews geplant und durchgeführt. Die Ergebnisse dieser beiden qualitativen Datenerhebungen werden in diesem Beitrag vorgestellt.

2.2 Stichprobe

Die Teilnehmenden konnten per Gelegenheitsstichprobe über eine Ausschreibung einer Volkshochschule gewonnen werden. Die Gesamtstichprobe (n = 15, 80 % w, 20 % m) wies eine Lebensaltersspanne von 20 bis 55 Jahren auf und verfügte über eine Berufserfahrung von mindestens fünf Jahren (Min-Max = 5–40 Jahren). Die Berufskontexte der interviewten Personen sind divers, u. a. Angestellte im öffentlichen Dienst, in Profit-, Non-Profit- und auch Non-Government-Organisationen.

2.3 Durchführung

Die qualitativen Daten wurden im Zeitraum von 2019 bis 2021 erhoben. Die Datenerhebung im Rahmen einer Fokusgruppe am 02.11.2019 erfolgte in Präsenz mit sieben Teilnehmenden während einer themenspezifischen Veranstaltung an einer Volkshochschule einer Großstadt in Nordrhein-Westfalen. Alle Teilnehmenden identifizierten sich selbst als Prokrastinierende. Diese Selbsteinschätzung erfolgte entsprechend den Definitionskriterien von Klingsieck (2013):

Tab. 1: Definitionskriterien Prokrastination

Beginn oder Abschluss einer intendierten Handlung ist verzögert	Verzögerung ist irrational
Handlung ist wichtig/notwendig	Verzögerung ist freiwillig und bewusst
Verzögerung wird trotz Bewusstsein um negative Konsequenzen herbeigeführt	Verzögerung wird begleitet von Unwohlsein oder anderen persönlichen negativen Begleiterscheinungen

An der Interviewstudie (April bis Mai 2021) nahmen weitere acht selbstidentifizierte Prokrastinierende (gemäß den Definitionskriterien von Klingsieck, 2013) teil. Aufgrund der gesetzlichen Bestimmungen während der Corona-Pandemie mussten die Gespräche digital als Videocall oder Telefonat geführt werden.

2.4 Datenanalyse

Die erhobenen qualitativen Daten wurden mit Hilfe von qualitativen Inhaltsanalysen nach Mayring (2022) und induktiver Kategorienbildung unter Berücksichtigung der zuvor unterschiedenen drei sozialen Einflussquellen (Kolleg:in, Team, Führungskraft) ausgewertet.

3. Ergebnisse

Inhaltlich lassen sich basierend auf den erhobenen qualitativen Daten sechs Kategorien bilden, die die subjektiv wahrgenommenen sozialen Einflüsse auf das Prokrastinationsverhalten am Arbeitsplatz abbilden (vgl. Tabelle 2). Drei der hier gebildeten Kategorien (1–3) umfassen manifeste soziale Einflussfaktoren, d.h. solche, die den direkten persönlichen Kontakt mit anderen beinhalten. Drei weitere Kategorien (4–6) beinhalten latente soziale Einflussfaktoren, d.h. kontextbedingte Einflüsse, die das Empfinden am Arbeitsplatz als sozialem Raum umfassen. Bei den manifesten sozialen Einflüssen wird Prokrastination durch konkrete Einstellungen, Normen oder Verhaltensweisen anderer Personen unmittelbar begünstigt oder gehemmt. Bei den latenten sozialen Einflüssen wird Prokrastination mittelbar durch soziale Kontextbedingungen beeinflusst (z.B. eine akzeptierende oder ablehnende Einstellung am Arbeitsplatz, durch eine wahrgenommene Arbeitsatmosphäre oder durch eine bestimmte Arbeitsplatzkonstellation, wie z.B. die Personenkonstellation in einem Großraumbüro).

Tab. 2: Kategorien sozialer Einflussfaktoren auf Prokrastination am Arbeitsplatz

Kategorie	Merkmale
1. Andere Personen	Ablenkung durch andere oder die Einstellung zu anderen wirkt als erlaubnisgebend, Aufgaben aufzuschieben
2. Normen	Soziale Normen, wie gemeinsame Kaffeepausen oder das Vorziehen von Tätigkeiten, um anderen Kolleg:innen zu helfen, statt eigener Aufgabenerledigung nachzugehen
3. Leitung	(un-)günstiger Leitungsstil oder Vorbildfunktion
4. Umgang im Team	akzeptierende oder ablehnende Einstellungen gegenüber Prokrastination als eigene Handlungsorientierung
5. Arbeitsatmosphäre	z.B. die wahrgenommene Stimmung
6. Weitere Kontextbedingungen	z.B. das Arbeiten im Großraumbüro führt zu Ablenkung und Störquellen

4. Diskussion

4.1 Interpretation der Studienergebnisse

Bisherige empirische Erkenntnisse zu Prokrastination am Arbeitsplatz konnten mit Hilfe qualitativer Erhebungen um potenzielle soziale Einflussfaktoren erweitert werden. Die Erweiterung bezieht sich vor allem auf latente soziale Einflussfaktoren wie den „Umgang miteinander im Team" und die empfundene „Arbeitsatmosphäre", die in der vorliegenden Studie von nahezu allen Interviewten thematisiert wurden. Offenbar bestimmen soziale Faktoren unser Arbeitsverhalten bzw. Nicht-Arbeitsverhalten auch ohne physische Anwesenheit anderer Personen (z. B. Führungskraft, Kolleg:innen), so dass eigentlich geplante und wichtige Aufgaben trotz ausreichend vorhandener Arbeitszeit nicht erledigt werden. Basierend auf den hier vorliegenden Erkenntnissen ist anzunehmen, dass auch das subjektiv empfundene Betriebsklima, als Sammelbegriff für die kollektive Wahrnehmung und Bewertung von Arbeits- bzw. Organisationsqualitäten (Kuenzi & Schminke, 2009), einen bedeutsamen Einfluss auf das individuelle Prokrastinationsverhalten nehmen kann.

4.2 Kritische Betrachtung

Die Teilnahme an den Erhebungen erfolgte über die Selbstauskunft und Selbstidentifikation als Prokrastinierende. Objektive Daten über das persönliche Ausmaß des Prokrastinationsverhaltens wurden nicht erhoben. In den Interviews wurde zudem deutlich, dass die Intensität des Prokrastinationsverhaltens sowohl inter-, als auch intraindividuell stark variierte. Diese Einschränkungen verhindern allerdings nicht, dass – ganz im Sinne der qualitativen Forschung – persönliche Erfahrungen und Sichtweisen auf das Phänomen der Prokrastination am Arbeitsplatz erfasst und kategorisiert werden können.

Die Erhebung der Interviewstudie fand während der Corona-Pandemie statt. Es ist anzunehmen, dass die besonderen Arbeitsbedingungen während der Pandemie sowohl die manifesten als auch die latenten sozialen Arbeitsbedingungen beeinflusst haben. In weiteren Studien bleibt deshalb zu prüfen, inwiefern diese Erkenntnisse auch über die Corona-Pandemie hinaus Bestand haben.

4.3 Auftrag für die weitere Forschung

In einem nächsten Schritt sollen aus den vorliegenden Erkenntnissen weiterführende Forschungshypothesen zu manifesten und latenten sozialen Einflussfaktoren auf Prokrastination am Arbeitsplatz (u. a. das subjektiv empfundene Betriebsklima) abgeleitet und im Rahmen von umfangreicheren quantitativen Erhebungen inferenzstatistisch geprüft werden.

Die **Literatur** kann bei dem Autor angefragt werden.

Arbeits-Dialog-Kreis 21
**Workshop
Digitales Führen**

Annika Krick, Jörg Felfe, Lene Fröhlich,
Franziska Münstermann & Christiane Stempel
**Digitales Führen:
Erste Einblicke in die Führungskräfte-Onlineplattform
DigiLAP**

Annika Krick[1], Jörg Felfe[1], Lene Fröhlich[1],
Franziska Münstermann[1] & Christiane Stempel[2]
[1]*Professur für Arbeits-, Organisations- und Wirtschaftspsychologie,
Helmut-Schmidt-Universität Hamburg/Universität der Bundeswehr;*
[2]*Arbeits- und Organisationspsychologie, FernUniversität in Hagen*

Digitales Führen:
Erste Einblicke in die Führungskräfte-Onlineplattform DigiLAP

1. Relevanz

Viele Führungskräfte sind unsicher, wie sie ihre Mitarbeitenden im digitalen Kontext bzw. in hybriden Arbeitsformen am besten führen. Außerdem berichten viele Führungskräfte, dass es schwieriger ist mitzubekommen, wie die Arbeit vorangeht und wie es den Mitarbeitenden geht, wenn man sich nicht mehr täglich im Büro begegnet (Krick, Felfe & Schübbe, 2023; Krick, Felfe, Klebe & Tautz, 2023). Um Führungskräfte dabei zu unterstützen, mit den Herausforderungen des digitalen und hybriden Führens umzugehen, wurde im dtec.bw-Forschungsprojekt „Digital Leadership and Health" an der Helmut-Schmidt-Universität Hamburg eine Onlineplattform für Führungskräfte („Digital Leadership Assistance Platform"; kurz: DigiLAP) entwickelt.

2. Digital Leadership Assistance Platform (DigiLAP)

2.1 Zielsetzung und Funktionen

DigiLAP wurde entwickelt, um Führungskräfte bei den neuen Herausforderungen digitaler Führung zu unterstützen. DigiLAP erfüllt zwei Funktionen. Zum einen ist DigiLAP eine Lernplattform, die Informationen und Empfehlungen zu den Themen Digitale Führung, hybrides Arbeiten, Gesundheit und Teamaspekten bereitstellt. Zum anderen bietet DigiLAP als Befragungs- und Feedbackplattform die Möglichkeit, mithilfe von Selbstchecks ihre eigene Situation zu analysieren und direktes Feedback von den Mitarbeitenden zu verschiedenen Themen und Fragestellungen zu erhalten. Nach Abschluss der Selbst- und Fremdchecks erhalten Führungskräfte automatisch ihre persönlichen Auswertungen. Anhand eines Ampelsystems erfahren sie, ob und wo genau Handlungsbedarf in verschiedenen Bereichen der digitalen Führung und Gesundheit besteht. Dadurch können sie Stimmung, Zufriedenheit und gesundheitliche Risiken besser erkennen und erfahren mehr über die Perspektive ihres Teams. In einem „Cockpit" (s. Abb. 1) können Führungskräfte alle Ergebnisse der eigenen Einschätzungen und die der Teammitglieder auf einen Blick einsehen. Hier haben sie zudem die Möglichkeiten ihre Selbstsicht mit der Perspektive ihres Teams direkt abzugleichen. Basierend auf den Auswertungen erhalten die Führungskräfte Handlungsempfehlungen für konkrete Maßnahmen und Übungen, um vor allem in gefährdeten Bereichen tätig werden zu können und für Optimierung zu sorgen. Diese Empfehlungen beziehen sich zum Beispiel auf den effektiven Einsatz digitaler Arbeitsformen, wie beispielsweise Regeln für Webkonferenzen, Online-Mitarbeitergespräche und Arbeitsorganisation, um Leistung, Motivation, Zusammenhalt und Gesundheit zu fördern.

DigiLAP kann als Führungsinstrument in verschiedenen Bereichen wie Entscheidungsfindung, Motivation, Gesundheit, Selbstbewertung und Evaluation genutzt werden. Unternehmen und Führungskräfte können mit DigiLAP schnell und einfach die konkrete Umsetzung von Homeoffice und hybriden Arbeitsformen bewerten und Maßnahmen zur Optimierung ergreifen.

2.2 Aufbau und Inhalte

DigiLAP ist in mehrere Themenbereiche mit jeweiligen Modulen eingeteilt, so dass unterschiedliche Themenbereiche ausgewählt werden können. Jedes Modul folgt dabei dem gleichen Aufbau und adressiert die folgenden Fragen: 1) Welche Themen sind für mich als Führungskraft und mein Team im digitalen bzw. hybriden Arbeitskontext relevant? (Wissensvermittlung) 2) Wie ist die Lage bei mir und meinem Team? (Selbst- und Team-Diagnose durch eigene Selbstchecks und Team Selbstchecks bzw. bei Führungsthemen Team Fremdchecks) und 3) Was kann ich konkret tun, um mein Potential auszuschöpfen? (Handlungsempfehlungen und Übungen).

Im Themenbereich 1 „Besonderheiten der Arbeit im Homeoffice verstehen" geht es vor allem um Arbeitsbedingungen und Auswirkungen von Homeoffice und hybriden Arbeitsformen. Zudem werden grundlegende führungsspezifische Herausforderungen thematisiert. In den Modulen „Belastungen und Risiken erkennen" und „Chancen und Ressourcen nutzen" erfahren Führungskräfte mehr über Risiken und Belastungen sowie Chancen und Ressourcen, die ihnen selbst aber auch ihren Mitarbeitenden im Homeoffice begegnen können und was sie tun können, um Risiken zu reduzieren und Chancen besser zu nutzen. In den Modulen „Gesundheit checken" und „Motivation und Leistung checken" haben sie die Möglichkeit, die physische und mentale Gesundheit unter die Lupe zu nehmen und herauszufinden, wie sich Homeoffice auf Gesundheit, Leistung, Motivation, Arbeitszufriedenheit und Commitment bei sich selbst und den Mitarbeitenden auswirkt. Im letzten Modul dieses Bereichs „Herausforderungen von Führungskräften angehen" geht es konkret um Herausforderungen und Schwierigkeiten, die Führungskräften bei der Führung auf Distanz begegnen können, und was sie tun können, um diesen zu begegnen.

Im Themenbereich 2 „Effektives Führen im Homeoffice fördern" wird vor allem auf Transformationales Führungsverhalten fokussiert. Im Modul „Transformationales Führungsverhalten entwickeln" lernen Führungskräfte das Konzept der Transformationalen Führung kennen und erfahren, wie sie diesen Führungsstil effektiv im Homeoffice und im hybriden Arbeitskontext umsetzen können.

Themenbereich 3 („Gesundheitsorientiertes Führen im Homeoffice fördern") beschäftigt sich mit gesundheitsspezifischer Führung. Im Modul „Einflusswege erkennen" erfahren die Führungskräfte, welchen Einfluss ihr Führungsverhalten auf die Gesundheit ihrer Mitarbeitenden im Büro aber auch Homeoffice haben kann und lernen das Konzept der Gesundheitsorientierten Führung (Health-oriented Leadership) kennen. Zwei weitere Module beschäftigen sich konkret mit den beiden Kernaspekten „Gesundheitsorientierte Selbstführung (SelfCare)" und „Gesundheitsorientierte Mitarbeiterführung (StaffCare)". In diesen Modulen erfahren die Führungskräfte, wie sie sich und ihr Team im Homeoffice gesundheitsorientiert führen können und wie sie (noch) besser auf ihre eigene Gesundheit und die des Teams achten können.

Im Themenbereich 4 „Individuelle Unterschiede bei der Arbeit im Homeoffice berücksichtigen" erfahren die Führungskräfte, welche individuellen Voraussetzungen und Unterschiede sich auf das Arbeiten im Homeoffice auswirken (Modul „Wer profitiert von der Arbeit im Homeoffice?").

Im Themenbereich 5 „Effektive Zusammenarbeit im Homeoffice fördern" werden Teamaspekte thematisiert. Im Modul „Meetings effektiv gestalten" geht es um die Herausforderungen, die mit Videokonferenzen einhergehen können und wie man diesen begegnen kann. Im Modul „Kooperation, Klima und Zusammenhalt im Team fördern" erfahren die Führungskräfte, welche Herausforderungen das Arbeiten im Homeoffice und hybride Arbeitskonstellationen für die Zusammenarbeit und den Zusammenhalt im Team mit sich bringen und was sie tun können, um hier für Optimierung zu sorgen.

Im letzten Themenbereich geht es um „Unterstützende Rahmenbedingungen". Im Modul „Was kann das Unternehmen tun?" werden Unternehmensaspekte berücksichtigt und wie Unternehmen auch auf Distanz durch Maßnahmen Einfluss auf die Leistung, Motivation und Wohlbefinden ihrer Mitarbeitenden nehmen können.

3. Ausblick

Die Lern- und Wissensvermittlungsfunktion von DigiLAP schließt die Informationslücke bezüglich typischer Risiken und Chancen im digitalen und hybriden Kontext und bietet Empfehlungen für den angemessenen Umgang mit spezifischen Führungsherausforderungen. Die Feedbackfunktion gleicht die begrenzten Kommunikationsmöglichkeiten aus und stellt Instrumente für systematisches und spontanes Feedback aus dem Team zu den Bereichen Motivation, Gesundheit, Leistung, Zusammenhalt und Zusammenarbeit zur Verfügung.

DigiLAP befindet sich derzeit in der Testphase und wird zukünftig stetig weiterentwickelt, um technische Neuerungen und aktuelle Erfahrungen mit hybriden Arbeitsformen zu berücksichtigen.

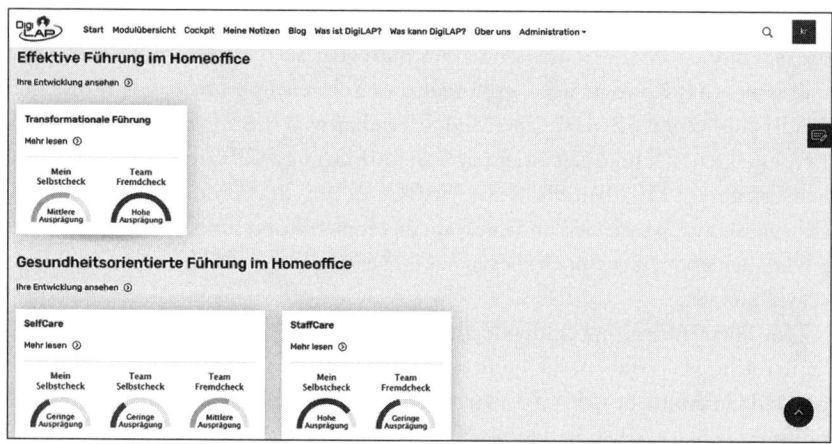

Abb. 1: Einblick in das Cockpit von DigiLAP

Literatur

Krick, A., Felfe, J., Klebe, L. & Tautz, D. (2023). Hybrides Führen: Führen in Zeiten von Homeoffice. In B. Badura, A. Ducki, M. Meyer, J. Baumgardt & H. Schröder (Hrsg.), *Fehlzeiten-Report 2023. Zeitenwende gesund und nachhaltig gestalten* (Fehlzeiten-Report, 1. Auflage 2024, Bd. 2023, S. 271–286). Berlin: Springer. https://doi.org/10.1007/978-3-662-67514-4_17

Krick, A., Felfe, J. & Schübbe, K. (2023). Führung im Homeoffice – Herausforderungen und wichtige Kompetenzen. In J. Felfe & R. van Dick (Hrsg.), *Handbuch Mitarbeiterführung: Wirtschaftspsychologisches Praxiswissen für Fach- und Führungskräfte*. Berlin, Heidelberg: Springer. https://doi.org/10.1007/978-3-642-55213-7_51-1

Arbeits-Dialog-Kreis 22
**Workshop
Arbeitssystemgestaltung**

Sylvia Ebner, Barbara Huber,
Sabrina Schatzinger & Christian Schenk,
Arbeitssystemgestaltung mit Safety-II

Sylvia Ebner[1], Barbara Huber[1], Sabrina Schatzinger[1], Christian Schenk[1], Thomas Mühlbradt[2] & Helga Unger[2]
[1]*Allgemeine Unfallversicherungsanstalt (AUVA), Wien;*
[2]*FOM Hochschule für Oekonomie und Management, Aachen*

Arbeitssystemgestaltung mit Safety-II

1. Einführung in Safety-II

Die Theorie des Resilience Engineerings (Hollnagel, Woods & Leveson, 2006) postuliert, dass es Menschen im Normalfall gelingt, ihr Verhalten an die aktuellen Umstände anzupassen, und dass solche Verhaltensanpassungen unverzichtbar für das sichere Funktionieren komplexer soziotechnischer Systeme sind. Der Fokus liegt nicht auf seltenen Ereignissen sondern auf dem Alltagshandeln und der Frage, wie es gelingt, dass im Normalfall Sicherheit vorliegt. Damit ist es unabdingbar, Licht auf das Alltagshandeln zu werfen und sich mit den tatsächlichen Arbeitsabläufen („work-as-done") in Abgrenzung zu vorgestellten, geplanten („work-as-imagined") oder vorgeschriebenen („work-as-prescribed") Arbeitsabläufen zu befassen. Diese Perspektive wird als Safety-II bezeichnet.

Wird Sicherheit dem gegenüber als Abwesenheit unerwünschter Ereignisse aufgrund von technischem Versagen, Fehlern, Fahrlässigkeit etc. definiert, wird diese Sicht als Safety-I bezeichnet. Ausgehend von einem Schadensereignis kann die jeweilige Ursache identifiziert und abgestellt werden („find and fix"). Die Zunahme an Sicherheit ist somit wesentlich der Aufklärung von Fehlerursachen und der Compliance mit Vorschriften geschuldet.

Die Perspektive auf Sicherheit ist somit bei Safety-II: „Möglichst viel läuft richtig" statt „möglichst wenig läuft falsch" (s. Tab. 1). Safety-II ist als Ergänzung zu den etablierten Zugängen zu verstehen.

Tab. 1: Übersichtsdarstellung

Element	Grundlage	Safety-I	Safety-II
WAP – work-as-prescribed: (Gesetzlich) vorgeschrieben	Gesetz, Verordnung, Bescheid, Standard Operating Procedure	Zentrale Grundlage	Ausgangspunkt für WAD
WAI – work-as-imagined: (Theoretische)	Vorstellung, die ein Externer vom Arbeitsablauf hat, Dokument		
WAD – work-as-done: Tatsächliche Ausführung	Tatsächlicher Arbeitsablauf in der Realität	Analyse nach Unfällen	Zentrale Grundlage

2. FRAM

Die Funktionale Resonanzanalyse („Functional Resonance Analysis Method", kurz „FRAM") ist eine Methode zur Beschreibung, Modellierung, Analyse und Bewertung von Prozessen. Im Fokus steht das Aufzeigen von Variabilität und ihrer Folgen innerhalb von Prozessen (Hollnagel, 2012). Ein Prozess besteht dabei aus „Funktionen" (unterscheidbare Arbeitsschritte). Zunächst erfolgt die Abgrenzung eines Prozesses und die Identifikation der Funktionen, die ihn konstituieren. Mittels Expertengespräch, Dokumentenanalyse oder Begehung werden Information gewonnen, auf deren Basis eine „Soll-FRAM" modelliert wird. In leitfadengestützten Interviews mit Personen, die diese Arbeit ausführen, werden die Funktionen anschließend systematisch in sechs verschiedenen Aspekten beschrieben: Input (Eingabe), Output (Ausgabe), Time (Zeit), Control (Steuerung), Precondition (Vorbedingung), Resource (Mittel). Kopplungen ergeben sich, wenn der Output einer Funktion mit Aspekten einer anderen Funktion verbunden ist. Auf Basis dieser Beschreibungen kann die „Ist-FRAM" erstellt werden.

3. Fallbeispiel aus der Medizin

Die FRAM wurde in einer Zentralen Notaufnahme (ZNA) in einem Krankenhaus in NRW eingesetzt. Gegenstand war der Prozess des „10-Minuten-EKGs" in der ZNA. In einer Standard Operating Procedure (SOP) ist schriftlich festgelegt, wie dieser Prozess zu verlaufen hat. Zentrale Anforderung ist, dass bei dem Leitsymptom „Brustschmerz" in maximal 10 Minuten ein EKG zu schreiben und zu befunden ist. Die Fragestellung war, ob die Vorgaben dieser SOP eingehalten werden und wie sich der Prozess im Alltag darstellt.

Für die Analyse des Prozesses mittels FRAM wurde ein Projektteam gebildet. Der Prozess „10-Minuten-EKG" wurde als Soll- und Ist-FRAM modelliert. Mithilfe von Gesprächen, Dokumentenanalysen und einer Begehung wurden 13 Funktionen identifiziert. Anschließend wurden vor Ort 23 leitfadengestützte Interviews geführt. Auf dieser Basis konnten die Prozessmodelle erzeugt werden. Parallel wurde eine stichprobenweise quantitative Auswertung der Fälle von Brustschmerz vorgenommen. Die Ergebnisse wurden im Projektteam und in einer Belegschaftsversammlung vorgestellt und diskutiert.

Die Ist-FRAM zeigt, dass es in Zeiten hoher Auslastung der ZNA und unter bestimmten Umständen zu Variabilität kommt, die nicht mehr kompensierbar ist. In diesen Fällen wird die Frist überschritten. Dazu tragen auch zusätzliche, nicht in der Soll-FRAM erfasste Funktionen bei, die nur bei hoher Auslastung existieren. Obwohl die Behandlungsplätze in der ZNA in der Regel ausreichen, kann es in Spitzenzeiten trotzdem zu Engpässen kommen. Da die digitale Belegungsinformation nicht immer zuverlässig ist, wird in solchen Momenten persönlich nach einem freien Platz gesucht. Für fußläufige und transportierte Patienten und Patientinnen ergeben sich deutlich verschiedene Prozesspfade. Dies korrespondiert mit der quantitativen Analyse, die nur eine einzige Zeitüberschreitung bei den Einlieferungen durch Transportdienste zeigt. Zu deutlichen Abweichungen zwischen Soll und Ist kam es auch bei der Zuordnung von Funktionsträgern zu Funktionen. Hier stellte sich die Praxis als variabel dar, indem die Zuweisung von Aufgaben auf Zuruf (ad hoc) erfolgt. Eine ursprünglich geplante zentrale Aufgabenzuweisung wurde dafür aufgegeben. Ebenfalls zeigte sich, dass zwischen Rezeption und ZNA-Koordination ein zusätzlicher Informationskanal genutzt wird, der in der Planung nicht vorgesehen war.

4. Fallbeispiel aus der Industrie

Für das AUVA-Projekt „Einsteigen in Behälter mit Safety-II: Learning from Success" konnten zwei Betriebe aus Wien für die praktische Erprobung der FRAM gewonnen werden. Bei den Unternehmen handelt es sich um einen Lebensmittelproduzenten, der über eine externe Fachfirma diverse in Verwendung stehende, bis zu 16 m hohe Silos am Betriebsgelände reinigen lässt.

Die Tätigkeit erfordert vor Beginn die Klärung sicherheitsrelevanter Punkte. Hierzu zählt vor allem die Abstimmung zwischen den beiden Unternehmen und allen Beteiligten vor Ort, sowie auch die Sicherstellung der Einhaltung aller gesetzlichen Vorgaben in Bezug auf das Einsteigen in Behälter.

Für das Projekt wurden als Analysegegenstand daher genau jene Systemausschnitte bestimmt: Die konkrete Tätigkeit der Reinigung eines Behälters durch die externe Firma sowie die dazu notwendige Abstimmung. Ausgehend von der erstellten Soll-FRAM wurde in Interviews mit den Mitarbeitenden mögliche Variabilität im Output beleuchtet, die in der Ist-FRAM abgebildet wurde.

„Wodurch ist das System die meiste Zeit sicher? Welche Momente sind essenziell für das Funktionieren des Systems?" – diese Fragen brachten in der Analyse der WAD Themenbereiche abseits des klassischen ArbeitnehmerInnenschutzes zum Vorschein. So zeigte sich in den geführten Interviews beispielsweise: Dass der Mensch in Arbeitssystemen auch als Ressource gesehen werden kann, die nötig für Flexibilität und Resilienz des Systems ist. Die Lukenwache – ein Kollege der einsteigenden Person – beschreibt, er sei das 3. Auge und die 3. Hand der Person im Behälter, die er stets beobachtet. Er schreitet nicht nur „im Notfall" ein: Proaktiv assistieren, Perspektive übernehmend mitdenken als Anspruch – ein Wert in der KollegInnenschaft und im Rollengefüge. Weiters seien seine Ausbildung als Kletterer und bisherige Erfahrungen für eine erfolgreiche Unterstützung der einsteigenden Person entscheidend – über den „Dienst nach Vorschrift" hinaus.

Added Value von Safety-II als Ergänzung zu Safety-I im Projekt:
- Schwerpunkt qualitative Analyse: „Warum funktioniert das Arbeitssystem?" und peer-reviewte Validierung
- Konzentration auf Aspekte, die im positiven Sinne beibehalten werden sollen – auf die Resilienz des Systems achtend
- Das Gutgestaltete erhält explizit einen Stellenwert: Learning from Success.

5. Fazit

Die FRAM erweist sich als passend, wie Pilotierungen in Gesundheitswesen und Industrie zeigen. Die Akzeptanz der Methodik ist gut. Dies gilt sowohl für die qualitative Vorgehensweise als auch für den Ansatz insgesamt. Der Aufwand für eine FRAM ist nicht trivial, kann aber als angemessen bezeichnet werden. Im Verlauf der bisher vier Pilotierungen im Autorenkreis schält sich eine Vorgehensweise heraus, die einen guten Mittelweg zwischen Präzision und Vollständigkeit einerseits und Aufwandsoptimierung andererseits darstellt.

Das Aufzeigen des Alltagshandelns (work-as-done) macht vielfache Abweichungen sichtbar. Die Interviews geben Einblicke in die Gründe für derartige Abweichungen. Die Kopplung von Funktionen innerhalb eines Prozesses ermöglichen es, systemische Effekte als emergente Phänomene aus der Vielfalt der Interaktionen zu erklären. Darüber hinaus lassen sich Ansatzpunkte für ein Resilience Engineering finden, also solchen Aktivitäten, die dazu beitragen, die erfolgreiche Anpassungsfähigkeit an erwartete und unerwartete Veränderungen stärken. Eine Strategie zur Steigerung von Sicherheit jenseits von Compliance kann somit unterstützt werden.

Abschließend ist darauf hinzuweisen, dass Safety-II seine Vorteile nur dann wirklich zeigen kann, wenn es auf hinreichend komplexe soziotechnische Systeme angewendet wird. Natürlich ist es auch auf einfache Systeme anwendbar – allerdings wird die Kosten-Nutzen-Relation im Vergleich zu klassischen Methoden ungünstiger sein.

Literatur
Hollnagel, E. (2012). FRAM: the Functional Resonance Analysis Method. Farnham, Surrey, UK: Ashgate.
Hollnagel, E., Woods, D. D. & Leveson, N. G. (Eds.), (2006). Resilience engineering: Concepts and precepts. Aldershot, UK: Ashgate.
www.sicherearbeit.at Fachzeitschrift der Allgemeine Unfallversicherungsanstalt (AUVA) Ausgaben 03/2023, S. 28–31; 04/2023, S. 38–41; 05/2023, S. 26–29.
Humanisticsystems.com Blog von Steven Shorrock

Arbeits-Dialog-Kreis 23
Sicherheit und Gesundheit als Personalentwicklungsinstrument

Ilona Kryl & Rüdiger Trimpop
Evaluation von wissenschaftlicher Karriereförderung in der Hochschulmedizin: Eine Doppelbelastungssituation

Iris Seliger & Rüdiger Trimpop
Gesunder Wandel – Gesunde Kirche

Jana Kampe & Rüdiger Trimpop
Universitäres Gesundheitsmanagement: Aufbau, Aktivitäten und Entwicklung zum Halten und Gewinnen von Personal

Nele Plitt, Moritz Bald, Rüdiger Trimpop, Christof Barth, Clarissa Eickholt & Werner Hamacher
Sicherheit und Gesundheit in KMU fördern – Erprobung und Evaluation des Modells „Alternative Betreuung plus"

Julia Hoppe, Moritz Bald & Rüdiger Trimpop
Gesunde Führung im universitären Kontext – Chancen und Hindernisse in der Umsetzung von Sicherheit und Gesundheit

Ilona Kryl & Rüdiger Trimpop
Friedrich-Schiller University Jena

Evaluation von wissenschaftlicher Karriereförderung in der Hochschulmedizin: Eine Doppelbelastungssituation

1. Einleitung

Ärztinnen und Ärzte, die neben ihrer klinischen Tätigkeit und Ausbildung eine Karriere in der Forschung verfolgen, stehen vielen Herausforderungen gegenüber. Eine Vollzeitbeschäftigung in der Klinik lässt kaum Freiraum für ein Engagement in der Forschung. Diese muss unter solchen Bedingungen in der Freizeit durchgeführt werden. Um die Vereinbarkeit von klinischer und wissenschaftlicher Tätigkeit zu fördern, wurden am Universitätsklinikum Jena (UKJ) und an der Medizinischen Fakultät strukturierte Nachwuchsförderprogramme unter dem Dach des Interdisziplinären Zentrums für Klinische Forschung (IZKF) mit Unterstützung der DFG, etabliert. Mithilfe dieser Programme soll die Karriere klinischer Wissenschaftler und Wissenschaftlerinnen (Clinician Scientists) von der medizinischen Promotion bis zur Habilitation und Berufung gefördert, sowie die Balance zwischen Kliniktätigkeit, Forschungsarbeit und dem Familien- und Privatleben unterstützt werden. Die Programme enthalten neben der geschützten Forschungszeit ein umfangreiches Angebot an qualifizierenden Maßnahmen. Die Evaluation dieser Programme soll zu einheitlichen Qualitätsstandards führen und ihren langfristigen Erfolg gewährleisten, sowie Ansätze zur Reduktion von Fehlbeanspruchungen aufzeigen.

2. Methode

Die individuelle Förderung erstreckt sich über drei Jahre. Ein zentraler Aspekt der Förderprogramme ist es, über diesen Zeitraum eine geschützte Forschungszeit von 50% der Arbeitszeit anzubieten. Die Aufteilung der Arbeitszeit auf Klinik und Forschung nehmen die Geförderten in Absprache mit ihren Vorgesetzten vor. Die individuellen Zeitaufteilungen reichen von täglichen bis zu monatelangen Wechseln zwischen Klinik und Forschung. Konflikte entstehen oftmals durch die Anforderungen aus der klinischen und der Forschungstätigkeit. Im Förderzeitraum werden die Geförderten aus drei Kohorten dreimal befragt: zu Beginn und am Ende mittels Interviews und in der Mitte der Förderperiode mit Fragebogen.

Interviewleitfäden und Fragebogen basieren auf dem HOPES-Modell (Trimpop, 2014; Abb. 1) und erfassen die für den Erfolg förderlichen und hinderlichen Faktoren, wie Arbeitsorganisation und -gestaltung, WLB.

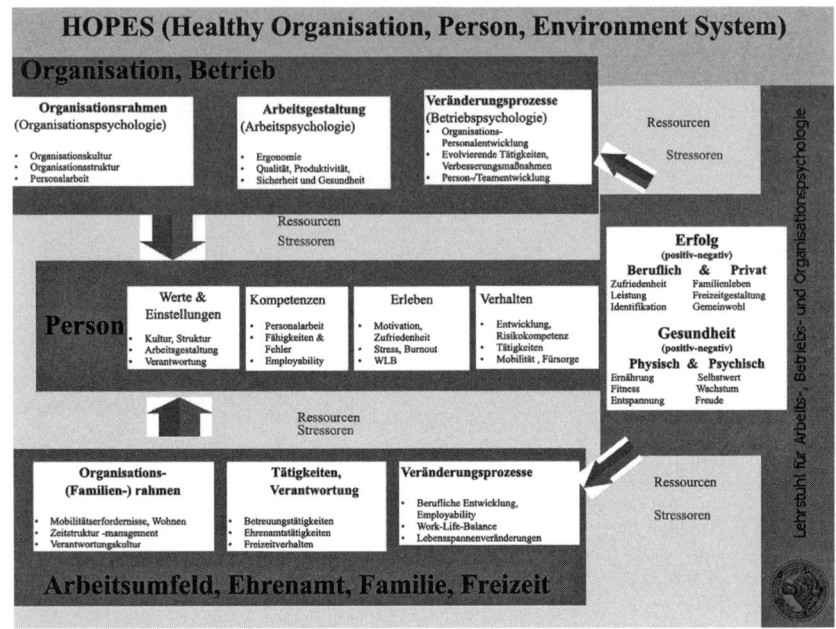

Abb. 1: Das HOPES (Health-Organisation-Person-Environment System) Modell, (Trimpop, 2014)

Das Hopes-Modell hat vier Hauptkategorien: Organisation, Person, Umfeld sowie als vierte Kategorie psycho-physische Gesundheit und beruflicher und privater Erfolg. In einem dynamischen Feedbackmodell werden die Komponenten innerhalb der Hauptkategorien aufgeführt, die in der Forschung einen signifikanten Zusammenhang mit Erfolg und Gesundheit aufweisen (z. B. Organisationaler Rahmen, Kompetenzen). Jede der Hauptkategorien kann als Ressource oder als Stressor auf die anderen einwirken.

3. Ergebnisse

Der Artikel basiert auf Ergebnissen der ersten beiden Kohorten. Die Evaluation und Einbeziehung der dritten Kohorte erfolgen bis Ende 2024.

Alle Stipendiaten und Stipendiatinnen zeigen eine hohe Wertschätzung für die Bereitstellung der geschützten Forschungszeit, die ihnen eine Struktur bietet und eine legitimierte Abgrenzung von der klinischen Arbeit ermöglicht. Forschung sei für viele sonst nur in der Freizeit, an Abenden und Wochenenden möglich. Sie erhoffen sich die Gewährleistung der geschützten Forschungszeit, vor allem in Hinblick auf das Schreiben von Publikationen und auf gute Vernetzungsmöglichkeiten.

Die meisten Geförderten sind zufrieden mit dem Verlauf ihres Förderprojektes und bewerten das Förderprogramm als wesentlich für ihren Erfolg. Positiv an der geschützten Forschungszeit wird vor allem die bessere Planbarkeit und Selbstbestimmtheit gesehen, die eine größere Vereinbarkeit der Forschungstätigkeit mit dem Familienleben zulässt als die Tätigkeit in der Klinik. Die am häufigsten genannten Ressourcen für den beruflichen Erfolg sind die Familie, die geschützte Forschungszeit und die Unterstützung von Chef oder Mentorin.

Da die geschützte Forschungszeit jedoch von den meisten Geförderten nicht eingehalten werden kann und sie mehr als die Hälfte ihrer Arbeitszeit in der Klinik verbringen, werden Dienste und Abrufungen in die Klinik und die Vereinbarkeit von Familie und Beruf am häufigsten als Stressoren beschrieben. Die Forschenden berichten, dass sich ihre Arbeit sehr negativ auf ihr Privatleben auswirke und sie sich eher unausgeruht und sehr beansprucht fühlen.

Ein Vergleich zwischen den Tätigkeitsbereichen Klinik und Forschung zeigt teils deutliche Unterschiede für motivationale Aspekte, Arbeitsbedingungen und Beanspruchungserleben. So wird die Bedeutsamkeit der Arbeit in der klinischen Arbeit signifikant stärker erlebt als in der Forschungstätigkeit. Die Gestaltungsmöglichkeiten, die Ganzheitlichkeit einer Arbeit, die Möglichkeit eine angefangene Tätigkeit zu beenden werden hingegen in der Forschung höher eingeschätzt als in der Klinik. Auch das Verhalten der Führungskräfte wird in der Forschung positiver eingeschätzt als in der Klinik.

Die Hälfte der Geförderten ist mit den Arbeitsbedingungen unzufrieden, wie dem Angebot an Räumen oder der technischen Ausstattung. Die Betroffenen fühlen sich dadurch technisch und zeitlich in ihrer Forschungsarbeit behindert.

Beanspruchung erleben die Geförderten in der klinischen Tätigkeit anders als in der Forschungstätigkeit. So überwiegt der Spaß in der klinischen Arbeit, aber man fühlt sich deutlich ausgeruhter während der Forschungstätigkeit. In der Forschung fürchten sie sich mehr, ihre Ziele nicht erreichen zu können als in der Klinik.

4. Diskussion und Ausblick

Die geschützte Forschungszeit steht im Zentrum der Förderprogramme und wird von den Geförderten sehr geschätzt. In der Realität wird sie jedoch nicht vollends wirksam. Ihre Einhaltung findet häufig nicht statt. Das geht für viele mit einem sehr hohen Druck in der Forschung, einem höheren Beanspruchungserleben und negativen Auswirkungen auf das Privatleben einher. Verschärfend wirkte sich die Corona-Pandemie auf die Zeiteinteilung aus.

Eine erfolgreichere Umsetzung der geschützten Forschungszeit steht im Zentrum erster Maßnahmenansätze. So sollten die Klinikleitungen, deren Einfluss wesentlich für das Funktionieren der Programme ist, verstärkt auf die Umsetzung achten und Anreize setzen. Im Austausch mit der mittleren Führungsebene bzw. mit denen, die in der Klinik für die Planung verantwortlich zeichnen, können gemeinsam zeitliche Lösungen entwickelt und eine höhere Akzeptanz für die Forschung in den Kliniken erwirkt werden. Es könnten Best Practice Beispiele zusammengestellt werden, die die unterschiedlichen Bedingungen berücksichtigen, z. B. Laborforschung oder klinische Forschung, Neurologie oder Chirurgie. Perspektiven für die Zeit nach der Förderung sollen vermehrt aufgezeigt werden.

Die motivationalen Vorteile der Forschungstätigkeit sollten deutlicher aufgezeigt sowie ein umfassender Gesundheitsmanagementansatz zur Gesundheitsförderung, Unfallvermeidung und Reduktion von Präsentismus entwickelt werden.

Weitere Einblicke und Optimierungsmöglichkeiten werden Ergebnisse aus den Befragungen der Klinikleitungen und der dritten Kohorte bieten. Zur dauerhaften Evaluation und Optimierung der Förderprogramme wird die Online-Befragung angepasst und eingesetzt.

Literatur

Trimpop, R. (2014) Die gesunde Organisation: Konzeption des empiriebasierten Modell HOPES (Health-Organisation-Person-Environment-System) In: Eigenstetter, M., Kunz, T., Portune, R. Trimpop, R. (Hrsg. (2014). Psychologie der Arbeitssicherheit und Gesundheit: 18. Workshop. Heidelberg: Asanger. S. 241–244.

Iris Seliger & Rüdiger Trimpop
Friedrich-Schiller-Universität Jena

Gesunder Wandel – Gesunde Kirche[1]

1. Ausgangslage

In Reaktion auf personelle, ökonomische und inhaltliche Veränderungen unterliegen die kirchlichen Strukturen einem ständigen Wandel. Die Herausforderungen für die Kirche der Gegenwart sind z.b. Verlust von Mitarbeitenden, sinkende Mitgliederzahlen und ausbleibende Partizipation. Die zunehmende organisationale Unsicherheit setzt die Kirchenkreise und Landeskirchen unter Druck und erzeugen Diskussionen um Reformen, Strukturveränderungen und Management des organisationalen Wandels. Wie jedoch müssen Veränderungsprozesse gestaltet werden, damit Kirche *gesunde* arbeits- und zukunftsfähige Strukturen herausbilden kann? Wie kann die evangelische Kirche ein attraktiver und gesunder Arbeitgeber sein?

Bisherige Untersuchungen zeigen, dass es auch vor dem Hintergrund der Gesundheitsförderung und zum Schutz der Mitarbeitenden äußerst relevant ist Veränderungen voranzutreiben und dabei sowohl die individuelle als auch die strukturellen (organisationalen) Determinanten von psychischen Belastungen im Blick zu behalten. Vor dem Hintergrund der religionssoziologischen Säkularisierungsdebatte, steht die Frage im Raum wie religiöse Organisationen selbst mit den organisationalen Auswirkungen des Bedeutungsverlustes umgehen. Wie können Bewältigungsmöglichkeiten und -fähigkeiten aus- bzw. aufgebaut werden? Welche Konsequenzen erwachsen daraus für die Gestaltung von Personal- und Organisationsentwicklungsmaßnahmen?

Hierfür sind praktisch-theologische Antworten nötig, vor allem aber braucht es auch eine organisationswissenschaftliche Perspektive und Antwort darauf, wie Transformationsprozesse gestaltet und begleitet werden können unter der Berücksichtigung der spezifischen Merkmale und Herausforderungen der Organisation Kirche.

Ziel der vorliegenden Untersuchung(en) ist die umfassende Darstellung von Einflussfaktoren und Ermöglichungsparametern von gelingendem organisationalem Wandel in der Organisation Kirche.

2 Fragestellungen und Daten

Die Entwicklung von Modellen zur Transformation funktioniert nur mit einer interdisziplinären Perspektive. Die vorliegende Untersuchung hat zum Ziel verschie-

---

[1] Kirche bezieht sich in dieser Untersuchung auf eine von Landeskirchen in der Evangelischen Kirche in Deutschland

dene Facetten der Transformation zu beleuchten, Erkenntnisse im Transformationsprozess zu generieren und ein Modell zur Umsetzung optimaler Transformation in der Non-Profit-Organisation Kirche zu entwickeln.

Im Sinne der Grounded Theory verdichten sich die Fragestellungen in iterativen Schleifen immer stärker und sind somit nicht rein deduktiv entstanden, sondern Ergebnis eines umfassenden Abduktionsprozesses.

2.1 Fragestellungen (Auswahl)
- Wie müssen Prozesse eines gesunden organisationalen Wandelns in der Non-Profit-Organisation Kirche gestaltet sein?
- Welche Einflussfaktoren auf den organisationalen Transformationsprozess lassen sich finden?
- Welche Parameter ermöglichen gelingenden organisationalen Wandel in der Organisation Kirche?
- Welche Ansatzpunkte für Interventionen erscheinen hilfreich und welche weniger erfolgversprechend?
- Welche gesellschaftlich-organisationalen-personenbezogenen Gründe befördern oder behindern einen solchen Veränderungsprozess?
- Wie sollte ein organisationaler Prozess des Wandels in der Evangelischen Kirche strukturell, interventionel und personell in Zukunft gestaltet werden?

2.2 Datengrundlage
Die Auswahl der Stichprobe erfolgte theoriegeleitet und jeweils auf der Grundlage bereits ausgewerteter Daten, um im Sinne des theoretical samplings (Strauss & Corbin, 1998) eine informationsreiche/perspektivreiche Stichprobe zu gewinnen. Grundlage für die Analysen und Modell-Entwicklungen bilden vielfältige qualitative Daten.

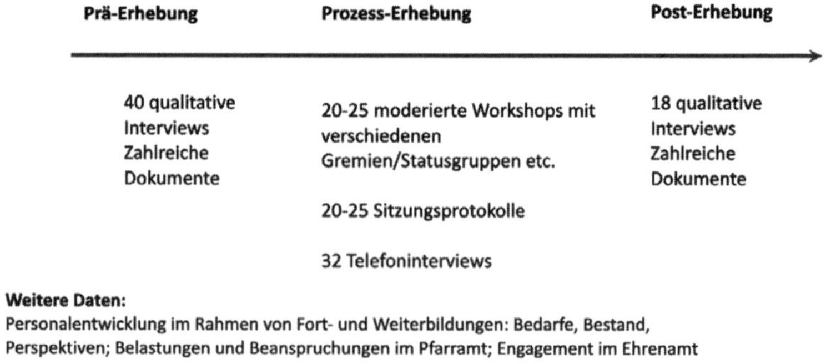

Prä-Erhebung	Prozess-Erhebung	Post-Erhebung
40 qualitative Interviews Zahlreiche Dokumente	20-25 moderierte Workshops mit verschiedenen Gremien/Statusgruppen etc. 20-25 Sitzungsprotokolle 32 Telefoninterviews	18 qualitative Interviews Zahlreiche Dokumente

Weitere Daten:
Personalentwicklung im Rahmen von Fort- und Weiterbildungen: Bedarfe, Bestand, Perspektiven; Belastungen und Beanspruchungen im Pfarramt; Engagement im Ehrenamt

Abb. 1: Datengrundlage

2.3 Methoden
Die Zielstellung des beschriebenen Projektes legt ein polyperspektivisches Vorgehen nahe. Die vorliegende Untersuchung beinhaltet sowohl organisationsanalytische als auch organisationsdiagnostische Vorgehensaspekte, da sowohl strukturelle und bedingungsbezogene Aspekte als auch das Verhalten und Erleben der Organisationsmitglieder von Interesse ist. Der explorativen Annäherung an die Frage- und Zielstellung wird ein qualitatives Forschungsdesign zugrunde gelegt. Durch die qualitative Erhebungsmethode ist es möglich, einen Zugang zum subjektiven Erleben der strukturellen Gegebenheit zu gewinnen und die mit diesem Erleben verknüpften Bedeutungen zu erfragen. Im qualitativen Forschungsprozess rückt die statistische Sicherung und Überprüfung von Ergebnissen in den Hintergrund. Vielmehr geht es um die Frage der Generierung neuer und besserer Theorien.

Die Auswertung der vorliegenden Daten erfolgt in Abhängigkeit von Fragestellungen und Daten mit den Werkzeugen der Grounded Theory (Glaser & Strauss, 1998) und mit Hilfe der qualitativen Inhaltsanalyse nach Kuckartzt (2018).

3. Ergebnisse (Auswahl)
Für die Erarbeitung eines allgemeingültigen Modells und spezifischen Interventionsmöglichkeiten wurden sowohl der Veränderungs- und Optimierungsbedarf als auch die Bereitschaft zu Veränderung und Optimierung identifiziert. Die nicht planbaren überfachlichen Erfolgsfaktoren von Veränderungen (Stolzenberg und Herberle, 2009) im Rahmen von Change Management Prozessen konnten bei der Umsetzung weitestgehend berücksichtigt werden.

Die Kategorisierungen zeigen starke emotionale Verbindungen zur Organisation Kirche („das ist mein Zuhause" „Herzensbindung"). Die organisationalen Veränderungsprozesse werden als von „oben aufoktroyiert" und bedrohlich erlebt. Die damit verbundenen Verlusterfahrungen und das Fehlen von Bewältigungsfähigkeiten und -möglichkeiten führt zu massivem Stresserleben und einer fehlenden Veränderungsbereitschaft.

344 | Sicherheit und Gesundheit als Personalentwicklungsinstrument

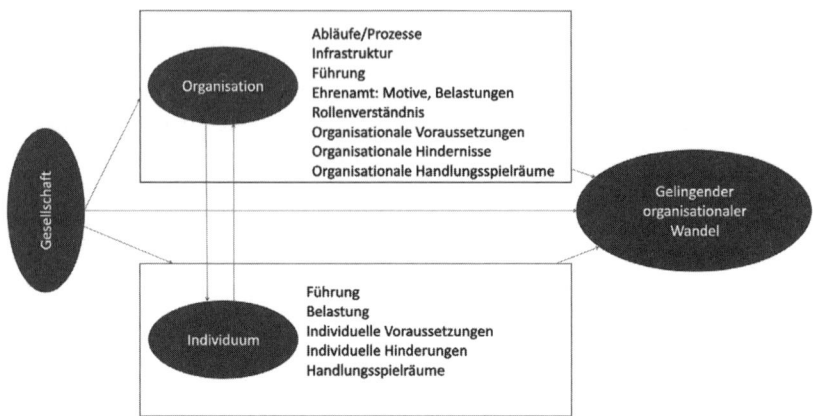

Abb. 2: Wichtige Einflussfaktoren (erste Zusammenstellung)

4. Fazit und Diskussion

Die Ergebnisse der qualitativen Analysen sind vielfältig und legen an vielen Stellen Ansatzpunkte und Implikationen für konkrete Interventionen in der Organisation nahe.

Der begleitete organisationale Wandel soll als Musterbeispiel im Rahmen der Personal- und Organisationsentwicklung dienen und zeigen, wie organisationaler Wandel in der Organisation Kirche vor dem Hintergrund der aktuellen Herausforderungen und Aufgaben stattfinden kann und sollte.

Die **Literatur** kann bei der Autorin oder dem Autor angefragt werden.

Jana Kampe & Rüdiger Trimpop
Friedrich-Schiller-Universität Jena

Universitäres Gesundheitsmanagement: Aufbau, Aktivitäten und Entwicklung zum Halten und Gewinnen von Personal

1. Universitäres Gesundheitsmanagement

1.1 Überblick: Aufbau und Strukturen

Die Genese des Gesundheitsmanagements an der Universität Jena begann 2010 mit einem gemeinschaftlichen Aufbau des betrieblichen Gesundheitsmanagement (BGM) durch viele Akteure in der Verwaltung und einige Vertreter der Forschung und Lehre. Es erhielt einen finanziellen Schub 2016 mit einer AOK PLUS-Förderung zur Weiterentwicklung des BGM. 2020 wurde das Projekt erfolgreich beendet und das BGM dauerhaft strukturell an der Uni verankert. Zeitgleich startete ein Folgeprojekt, um ein Studentisches Gesundheitsmanagement (SGM) zu etablieren (2020–2025, AOK PLUS-Förderung). Ebenfalls wurde ab 2020 ein Stellenanteil für das Universitäre Gesundheitsmanagement (UGM) etabliert, welcher die Schnittstellenkoordination sowie Konzeptentwurf und -umsetzung einer effektiven Gesundheitsmanagement-Struktur an der Uni Jena zum Ziel hat. Abbildung 1 illustriert die Strukturen überblicksartig.

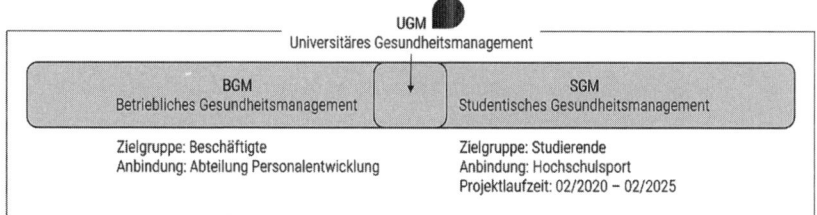

Abb. 1: Gesundheitsmanagement an der Uni Jena (Stand 11/2023)

Relevante theoretische und konzeptionelle Orientierungspunkte bei Aufbau und Umsetzung bilden u.a. das EFQM-Modell, der PDCA-Zyklus (vgl. Neuner & Neuner, 2019), das Job Demands Resources Model (Bakker & Demerouti, 2007), Gesundheitsorientierte Führung (HoL; Franke et al., 2014) sowie das CIPP-Evaluationsmodell (Stufflebeam, 2000). Gesundheit wird, begleitet durch systematische Managementprozesse, ganzheitlich betrachtet und gestaltet. Handlungsfelder im SGM und BGM werden zielgruppenspezifisch beschrieben, umschließen stets sowohl verhältnis- als auch verhaltensbezogene Gestaltung sowie inhaltlich Bewegung, Ernährung und psychische Gesundheit. Zeitgleich wurde ab 2019 das Projekt „Gesunde Uni Jena" initiiert, das alle relevanten Akteure, vom Arbeitsschutz bis zu Forschungsabteilungen, bündelte und basierend auf dem HOPES-Modell von Trimpop (2014) die erste Gesundheitsbefragung und Gefährdungsbeurteilung psychischer Belastungen an der Universität durchgeführt, mit der Hilfe von studentischen Projektseminaren unter der Leitung von Prof. Trimpop (Trimpop, 2021).

Durch die Befragungsergebnisse wurden Defizite deutlich und es entstanden Ansatzpunkte mit Maßnahmen. Ein wesentlicher Aspekt für die neue Universitätsleitung waren dabei auch die Personalgewinnung und -bindung, wenn die Uni glaubwürdig den Wert der Gesundheit vertritt. Sicherheit und Gesundheit werden deshalb in einem ganzheitlichen Ansatz von Personalabteilung, administrativen Einheiten, Arbeitsschutz, Betriebsmedizin, Personalrat, Hochschulsport sowie einigen themenverbundenen Professuren konsequent weiterverfolgt. Bei Fachkräftemangel sind Gesundheitsschutz und -förderung wirksame Werbeinstrumente.

1.2 Fokus: Gefährdungsbeurteilung und Gesundheitswoche
Aus den Steuerkreisen des Gesundheitsmanagements wurde das Ziel definiert, eine Gesundheitswoche umzusetzen. Die Argumente hierfür lauteten:
- Erste Aktion für viele Zielgruppen (Studierende, Beschäftigte, internationale Gäste, Externe)
- Synergiemöglichkeit mit dem internationalen EC2U-Forum (internationale europäische Hochschulallianz, https://ec2u.eu/de/ueber-ec2u/) (Kooperation von Gesundheitswoche und Forum)
- Mehr Optionen für viele Formate, Themen, Sprachen und Zeitslots
- Integration der Ergebnisrückmeldung zur Gesundheitsbefragung (Posterausstellung mit Dialogformat)

Basierend auf Daten der Gesundheitsbefragungen fokussierten BGM und SGM die jeweiligen Angebote einerseits besonders die stärksten Belastungsfaktoren (u.a. mentale Gesundheit, Work-Life-Balance, Führung und Kommunikation, Infrastruktur), andererseits auf identifizierte Ressourcen (u.a. soziale Beziehungen, Gesundheitsmotivation). Etliche Akteure waren an Planung, Umsetzung und Evaluation der Woche beteiligt, darunter UGM, BGM, SGM, Hochschulsport, internationales Büro, Psychologie-Masterstudierende, AMD, Diversitätsbüro, Arbeitssicherheit, AOK PLUS sowie weitere Projekt- und Arbeitsgruppen. Inhaltlich deckte die Woche eine große Bandreite deutsch- und englischsprachiger Formate und Inhalte ab. Darüber hinaus wurde hier in Kooperation mit einem Europaprojekt (EC2U), in dem der Fokus einer Summer School auf dem Thema „Healthy Campus" lag, eine internationale Dimension eröffnet, die dem Gedanken einer ganzheitlichen universitären Gesundheitsförderung einen weiteren Vorschub gab.

2. Evaluation der Gesundheitswoche

Neben der Überprüfung der Einführung verhältnispräventiver Strukturen war auch die Auswertung der Gesundheitswoche relevant. Dieser Beitrag greift zwei inhaltliche Bereiche der Evaluation heraus:

2.1 Wie effektiv war die Kommunikation der Gesundheitswoche?
Zur Beantwortung dieser Evaluationsfrage erfolgt eine quantitative und eine qualitative Auswertung basierend auf Zahlen der Kommunikationskanäle sowie Angaben zu Arten der Kanäle sowie aus der Feedback-Befragung der Gesundheitswoche (n= 87).

2.2 Wie wurden die Angebote der Gesundheitswoche angenommen?
Zur Beantwortung dieser Frage werden die Anmelde- und Teilnahmezahlen ausgewertet und Antworten aus der Feedbackumfrage analysiert. Zur Analyse der verbalen und schriftliche Äußerungen werden induktiv Kategorien gebildet (Mayring, 2010).

3. Ergebnisse zu Kommunikation und Angeboten

Vor, während und (teils) nach der Gesundheitswoche wurden insgesamt 12 verschiedenen Kommunikationskanäle (u.a. Print, Social Media, E-Mail, Newsletter, Presse) genutzt. In den digitalen Kanälen konnten hohe Klick- und Interaktionszahlen erfasst werden (z.B. über 1.300 Klicks auf der Website, bis zu 500 Likes für Social Media-Content). 76% der Befragten gaben an, über die Rundmail von der Gesundheitswoche erfahren zu haben, gefolgt von der Website (ca. 20%). Von den Merchandiseartikeln wurden in Summe über tausend Flaschen, Becher, Saatentüten, etc. verteilt. Qualitative Aussagen umfassten sowohl positive Nennungen („Ich fand die Werbung sehr gut und die Informationen zu den einzelnen Veranstaltungen wurden gut verteilt.") als auch konstruktive („Noch bessere Bewerbung unter den Mitarbeitern im Bereich Technik/Verwaltung"). Es lagen 552 Anmeldungen und 3000 Teilnahmen an Angeboten vor. 93% der Befragten beurteilten die Gesundheitswoche auf einer 5-stufigen Skala mit gut bis sehr gut (MW= 4,33).

4. Implikationen für die Zukunft

Die erste Gesundheitswoche der Uni Jena war erfolgreich und erreichte viele Personen. Die Ganzheitlichkeit des Konzepts ist an der Uni bisher einmalig. Relativiert an der Gesamtpersonenzahl ist die Beteiligungsquote ausbaufähig. Empfehlungen für die Zukunft lauten:
1. Ein vergleichbar groß angelegtes Projekt erfordert personelle Ressourcen sowie Commitment der Leitung
2. Eine erfolgreiche Kommunikation bedarf zielgruppenspezifischer Kanäle und -inhalte, optimalerweise auch einer separaten Personalstelle und/oder Unterstützung durch die Hochschulkommunikation.
3. Es bedarf passgenauerer Ansprachen und Angebote für die männliche Zielgruppe bzw. spezifischer Fachbereiche.
4. Sofern keine Drittmittelförderung vorhanden ist, müssen andere finanzielle Quellen erschlossen werden.

Neben Gesundheitsaktionen muss das universitäre Gesundheitsmanagement derart strukturell verankert und wirksam werden, dass alle Universitätsangehörigen nachhaltig davon profitieren. Daher sollen im kommenden Jahr sowohl studentische als auch fakultäts- und institutsbezogene Schritte eingeführt werden, um die Gesundheit dauerhaft und verlässlich zu verankern.

Literatur

Bakker, A. B., & Demerouti, E. (2007). The job demands-resources model: State of the art. Journal of managerial psychology, 22(3), 309–328.

Franke, F., Felfe, J., & Pundt, A. (2014). The impact of health-oriented leadership on follower health: Development and test of a new instrument measuring health-promoting leadership. Zeitschrift für Personalforschung, 28(1–2), 139–161.

Mayring, P. (2010). Qualitative Inhaltsanalyse (11.überarb. Auflage). Weinheim: Beltz.

Neuner, R., & Neuner, R. (2019). Betriebliches Gesundheitsmanagement. Psychische Gesundheit bei der Arbeit: Gefährdungsbeurteilung und Betriebliches Gesundheitsmanagement, 103–140.

Stufflebeam, D. L. (2000). The CIPP model for evaluation. In Evaluation models: Viewpoints on educational and human services evaluation (pp. 279-317). Dordrecht: Springer Netherlands.

Trimpop, R. (2021). Präventions- und Gesundheitskultur an der Hochschule. In: Trimpop et al. (hrsg) 21. Workshop Psychologie der Arbeitssicherheit und Gesundheit. Asanger Kröning. S. 5–12.

Nele Plitt[1], Moritz Bald[1], Rüdiger Trimpop[1], Christof Barth[2],
Clarissa Eickholt[2] & Werner Hamacher[2]
[1]*Friedrich-Schiller-Universität Jena;* [2]*systemkonzept GmbH*

Sicherheit und Gesundheit in KMU fördern – Erprobung und Evaluation des Modells „Alternative Betreuung plus"

1. Herausforderungen in der KMU-Betreuung

In kleinen und mittleren Betrieben ist es oft schwierig, systematisch und bedarfsgerecht Sicherheit und Gesundheit im Alltag umzusetzen. Die ASiG-Betreuung von KMU stellt hinsichtlich Qualität und erzielter Effekte eine Herausforderung dar. Die alternative Betreuung nach Anlage 3, DGUV Vorschrift 2 ist unter bestimmten Qualitätskriterien ein wirksames Betreuungsmodell (Sommer, Schröder 2019). Allerdings ist dieses auf Betriebe bis 30 bzw. 50 Beschäftigte beschränkt und bezieht nur die mitarbeitenden Unternehmensleitungen ein. Weitere Qualitätskriterien werden nicht bei allen alternativen Betreuungsmodellen in gleicher Weise realisiert, was zu deutlichen Unterschieden in Qualität und Wirksamkeit der Anwendung des Modells führt (Barth, Hamacher, Wittmann 2006). Ziel eines erweiterten Modells „Alternative Betreuung plus" (aB+), welches im Rahmen der Forschungsförderung der Deutschen Gesetzlichen Unfallversicherung (DGUV) entwickelt, erprobt und evaluiert wurde, ist es, das Modell der alternativen Betreuung unter Einbeziehung der Führungskräfte qualitätsgesichert zu erweitern und eine effiziente bedarfsorientierte ASiG-Betreuung zur kontinuierlichen Verbesserung des Arbeitsschutzes und des Arbeitsschutzhandelns im Betrieb zu ermöglichen und so die positiven Effekte aus erfolgreichen Konzepten der alternativen Betreuung (DGUV Vorschrift 2, Anlagen 3 und 4) allgemein nutzbar zu machen und weiterzuentwickeln.

2. Modell „Alternative Betreuung plus"

2.1 Modellvorhaben und -ziele

Das Modellvorhaben aB+ setzt sich aus vier Kernbestandteilen zusammen: 1. Zugang zum Modell, 2. Betreuungsmanagement, 3. Führungskräftequalifizierung, sowie 4. Bedarfsermittlung, Zielvereinbarung und Monitoring. Die Kernbestandteile bilden die für eine hohe Wirksamkeit wichtigen Elemente von alternativen Betreuungsmodellen ab (Riebe, Barth & Hamacher 2021). Das Modell aB+ soll neben der Unternehmensleitung stärker die Führungskräfte adressieren, die Unterstützung der Betriebe durch den Unfallversicherungsträger verbessern, durch ein von der Aufsicht unabhängiges Betreuungsmanagement neue Impulse für Beratung der Betriebe geben und Erfahrungen mit einer wirksamen Einbindung weiterer Professionen (z.B. Arbeitspsychologie, Arbeitshygiene, Arbeitswissenschaft, Ergonomie) in ein Expertennetzwerk sammeln und evaluieren. Ziel des Projekts war es, Erkenntnisse und Praxiserfahrungen zur Realisierbarkeit und Wirksamkeit des Modells und der einzelnen Modellelemente zu gewinnen.

2.2 Modelldurchführung und Evaluation

Die entwickelten Instrumente und Vorgehensweisen wurden zwischen 2019 und 2022 von den beteiligten Trägern erprobt, von der Begleitforschung unterstützt und einer multimodalen formativen und summativen Evaluation unterzogen (vgl. Nagel, Bald, Trimpop & Hamacher, 2020). Dazu erfolgte ein regelmäßiger trägerübergreifender Austausch zwischen den Projektpartnern.

Zunächst wurden trägerspezifische Instrumente und Vorgehensweisen ausgearbeitet und ausgewählte Präventionsbeschäftigte für die Akquise und das Betreuungsmanagement der Betriebe qualifiziert. Insgesamt konnten 19 Betriebe für die Teilnahme an der Erprobung des Modells gewonnen werden. Im Rahmen einer corona-bedingten Projektverlängerung konnte das Modell sowohl spezifisch auf die Bedingungen des öffentlichen Dienstes angepasst werden und die online-basierte Umsetzung mehrerer Modellelemente evaluiert werden.

Führungskräfte und/oder Unternehmensleitungen der Betriebe nahmen an einer neu entwickelten Qualifizierung zur Förderung erfolgreichen Führungshandelns – auch für Sicherheit und Gesundheit – in einem Blended-Learning-Konzept mit 6 Lern- und Praxisphasen teil (vgl. Hamacher, Eickholt, Plitt & Bald, 2022). Aufgrund der Corona-Pandemie wurde das Konzept zu einem hybriden und einem reinen online-Konzept erweitert. Insgesamt nahmen an 5 Kursen 56 Führungskräfte teil, von denen 27 die Qualifizierung vollständig durchlaufen konnten.

Parallel oder anschließend wurden gemeinsam mit dem Betreuungsmanagement die betrieblichen Bedarfe ermittelt und Ziele vereinbart sowie bei Bedarf gezielt Expertinnen und Experten hinzugezogen (vgl. Barth, Bald & Plitt, 2022). Im Fortschrittsmonitoring beobachtete und unterstützte das Betreuungsmanagement die Zielerreichung. In 8 Betrieben erfolgten Bedarfsermittlungen, Zielvereinbarungen und die Umsetzung von Maßnahmen, in 4 Betrieben wurden sogar alle Ziele während des Projektverlaufs erreicht.

3. Ergebnisse der Evaluation

Die Evaluationsergebnisse zeigen hohe Wirksamkeit des Modells für die ASiG-Betreuung von KMU, wobei die folgenden Wirkungen beobachtet wurden:

- erfolgreiche unmittelbare Einbindung der Unternehmensleitungen und Führungskräfte
- verbesserte Führungsqualität mit arbeitsschutzintegriertem Führungshandeln
- konkrete Effekte zur Verbesserung sicherer und gesundheitsgerechter Arbeitsbedingungen erkennbar, Verstetigung von Prozessen innerhalb der Betriebe;
- Wunsch nach kontinuierlichem Betreuungsmanagements durch Unfallversicherungsträger
- Bedarfsermittlung, Zielvereinbarung und Monitoring initiiert durch das Betreuungsmanagement und von den Betrieben begrüßt; kontinuierliche Weiterführung erwünscht
- bedarfsgerechte, effiziente und wirksame ASiG-Unterstützung von KMU
- bedarfsgerechte Vermittlung weitere Professionen und wirksame Unterstützung des Sicherheits- und Gesundheitshandelns

Wirkungen bei den Unfallversicherungsträgern:
- deutlich verbesserte Kooperation und Zusammenarbeit 1. innerhalb und zwischen den teilnehmenden Unfallversicherungsträgern sowie 2. mit den Mitgliedsbetrieben. Besonders förderlich: Betreuungsmanagement (teilweise integriert in die reguläre Aufsichtstätigkeit)
- Qualitätssicherung der ASiG-Betreuung von KMU auf hohem Niveau durch das Modell

Zielerreichung der Projektziele:
- aB+-Modell ermöglicht mit seinen Elementen die qualitätsgesicherte Ausweitung der alternativen Betreuung auf KMU bis 70 Beschäftigte; modifiziertes aB+-Modell ermöglicht die Ausweitung auf Verwaltungsbetriebe bis 250 Beschäftigte, auch für die Regelbetreuung
- persönlicher Zugang zum Betrieb und eine Vertrauensbasis des Betriebs gegenüber dem Träger entscheidend
- teilnehmende Betriebe bewerten aB+-Modell positiv und ihrer früheren ASiG-Betreuung überlegen; Betriebe, die Erfahrungen mit dem aB+-Modell gemacht haben, würde das Modell gerne weiterführen.
- Die entwickelten Instrumente für die Umsetzung des aB+-Modells sind geeignet und praxistauglich.
- FK-Qualifizierung als reines online-Angebot einsetzbar; Elemente des Betreuungsmanagements auch online umsetzbar (z. B. Durchführung der Bedarfsermittlung); für den Vertrauensaufbau Austausch in Präsenz überlegen; Kombination von Präsenz und online von beiden Seiten bevorzugt

4. Chancen durch das Modell für die Aufsichtstätigkeit der Unfallversicherungsträger, für die ASiG Betreuung und die Weiterentwicklung des Arbeitsschutzes in KMU

Die evaluierte Erprobung des Modells hat gezeigt, dass mit dem Modell eine bedarfsgerechte und erweiterte Betreuung von KMU umgesetzt werden und die erwünschten Wirkungen erzielt werden können. Im Rahmen der Evaluation wurde verschiedene Hemmnisse und Erfolgsfaktoren identifiziert, die bei der Weiterentwicklung der Präventionsstrategien der Unfallversicherungsträger beachtet werden sollten. Beispielsweise konnten durch das Zusammenwirken der einzelnen Modellelemente eine höhere systemische Wirkung in den Betrieben und beim Aufsichtshandeln erzielt werden. Je nach Kontext ist auch eine angepasste oder schrittweise Einführung der Modellelemente möglich, wobei beispielsweise mit der Qualifizierung oder dem Betreuungsmanagement gestartet werden kann. Auch bereits die Umsetzung einzelner Modellelement im Rahmen der bestehenden rechtlichen Bedingungen (DGUV Vorschrift 2) ist ein gangbarer und erfolgversprechender Weg die Vorteile von aB+ zu nutzen, da auch in Betrieben, die nur einzelne Elemente durchlaufen konnten, eine Verbesserung von Sicherheit und Gesundheit beobachtet wurde. Die volle Wirksamkeit entfaltet das Modell aber in der Kombination aller Elemente.

Zentrale Erfolgsfaktoren für die Unfallversicherungsträger sind die erfolgreiche Implementierung eines Betreuungsmanagements, die interne Einbindung und das Commitment der zentralen Stakeholder und eine wirkliche Zusammenarbeit aller Beteiligten für das gemeinsame Ziel, die Arbeit in KMU nachhaltig sicher und gesund zu gestalten. Dieses lohnende und erreichbare Ziel erfordert sowohl Überzeugungsarbeit und die Einbettung in die trägerspezifische Präventionsstrategie.

Die **Literatur** kann bei den Autorinnen und Autoren angefragt werden.

Julia Hoppe, Moritz Bald & Rüdiger Trimpop
Friedrich-Schiller-Universität Jena

Gesunde Führung im universitären Kontext – Chancen und Hindernisse in der Umsetzung von Sicherheit und Gesundheit

1. Ausgangslage

Führungskräfte (FK) tragen neben arbeitsorganisatorischen und fachlichen Aufgaben eine hohe Verantwortung dafür, mit ihrem Verhalten auch einen präventiven und motivierenden Einfluss auf ihre Beschäftigten zu nehmen. Arbeitsbedingungen und individuelle Merkmale von Führungskräften wirken sich auf ihre eigene Gesundheit und Leistungsfähigkeit ebenso aus, wie auf ihr Führungsverhalten – im Guten wie im Schlechten (Inceoglu et al., 2021). Gleichzeitig erscheint es wichtig, Führungskräfte nicht nur als ‚Change Agents' für die Gesundheit der Beschäftigten in den Fokus zu nehmen, sondern auch als eigenständig schützenswerte und förderungswürdige Zielgruppe (Barling & Cloutier, 2017; Bald, Ashton & Trimpop, 2020). Trotz der großen Bedeutung von Führungskräften für alle Beteiligten und die Unternehmen stehen wenige empirische Erkenntnisse zu Stressoren und Ressourcen bei Führungstätigkeiten zur Verfügung, insbesondere im Kontext der Beurteilung der Arbeitsbedingungen nach § 5 ArbSchG (Bald & Trimpop, 2022; Wittmers et al., 2023).

Der Stressreport 2019 und andere Erhebungen zeigen, dass Führungskräfte tendenziell höhere Arbeitsanforderungen, aber gleichzeitig auch eine bessere Ressourcenlage haben, als Beschäftigte (Steidelmüller et al., 2020; Ribbat, Weber & Tisch, 2022). Dementsprechend sind die gesundheits- und motivationsförderlichen Arbeitsressourcen und persönliche Ressourcen gerade für Führungskräfte ein besonders wichtiges Gestaltungsziel (für einen Überblick s. Bald, in diesem Band). Die gesundheitsförderliche Selbstführung (self-care), Mitarbeiterführung (staff-care) bzw. Zusammenarbeit stellt eine zunehmend bedeutsame Kompetenz für Führungskräfte dar (Pundt & Felfe, 2017). Dabei sind, neben des wahrgenommenen Stellenwerts von Gesundheit, auch die Aufmerksamkeit oder Achtsamkeit dem Thema gegenüber und schließlich das tatsächlich gezeigte Verhalten wichtige Kenngrößen (Matyssek, 2020).

Führung und Selbstführung im Kontext von Universitäten und Hochschulen stellen aus Sicherheits- und Gesundheitsperspektive ein besonderes Feld dar, da die spezifischen Arbeitsbelastungen und das Stresserleben in den Beschäftigungsfeldern Forschung, Lehre und Verwaltung mit ihren 17 Tätigkeitsgruppen z. B. hinsichtlich der Anstellungsverhältnisse, Hierarchien, Arbeitsplätze und Arbeitsinhalte sehr dynamisch und divers sind (Trimpop, 2021; Hoppe et al., 2022).

2. Gesunde Führung an der Universität Jena

Methode: Im Rahmen der „Gesunden Uni Jena" wurde 2021 eine umfangreiche psychische Gefährdungsbeurteilung inkl. Gesundheitsbefragung über alle Beschäftigten und gesondert für Studierende erhoben. Die Befragung war adaptiv und enthielt, bei Notwendigkeit, gesonderte Gefährdungsfaktoren für nicht-wissenschaftliche (Verwaltung, kurz: NiWi) und wissenschaftliche (Forschung und Lehre, kurz WiMi) Beschäftigte. Im Rahmen der quantitativen Online-Befragung antworteten insgesamt ca. 1000 Beschäftigte (51 % NiWi und 45 % WiMi). Davon sind 278 Personen selbst Führungskraft (FK) und haben Angaben zu den Faktoren aus ihrer Tätigkeit heraus gemacht (nNiwi = 110 und nWimi = 194; Mehrfachzuordnung möglich). 203 Personen davon haben außerdem selbst direkte Vorgesetzte (nNiwi = 90, nWimi = 136). 61 % der FK haben einen unbefristeten Vertrag (80 % NiWi und 51,5 % WiMi). Die Skalen wurden alle auf die Werte 1 = „schlecht" bis 5 = „gut" gepolt.

Ergebnisse: Im Sinne der klassischen GBU und nach qualitativer Beurteilung lassen sich den Ergebnissen die drei Gefährdungsbereiche „Akzeptanz" (3,7 – 5), „Besorgnis" (2,3 – 3,7) und „Gefahren" (1 – 2,3) zuordnen. Die Beurteilung für alle FK ist in Tab. 1 dargestellt.

Tab. 1: Beurteilung der Gefährdungsfaktoren als Überblick über alle FK (kursiv: besonders relevante Einzelaspekte der Faktoren)

Akzeptanz +	Arbeitsmittel, Arbeitsinhalt, Führung (Selbstsicht), Kundenkontakt, soziales Klima, Commitment, Zufriedenheit, Qualifizierung, Physische Beschwerden *Flexibilität d. Arbeitszeit*
Besorgnis -	Arbeitsablauf, Kommunikationskultur, Sicherheits-Gesundheits-Kultur, Gesunde Führung, *Wissen um Sicherheit und Gesundheit*, Stressempfinden (v.a. *durch Termindruck und Personalmangel*), Mobilitätsbeanspruchungen (v.a. *Zeitdruck auf Arbeitsweg*), Tätigkeitssinn, WLB, Gesundheitseinstellung, Coping, psychische Beschwerden (v.a. *Erschöpfung*), *Rückenschmerzen + Schlafstörungen(WiMi), Nacken- + Augenbeschwerden (NiWi)*
Gefahren --	*Arbeitszeitlänge, Länge d. Bildschirmarbeitszeit, Gesundheitskommunikation und -motivierung*

Unterschiede zwischen den Gruppen der NiWi- und WiMi-FK zeigen sich zumeist in einzelnen Aspekten statt auf Faktorenebene: So sind FK an sich gut qualifiziert, während WiMi-FK insbesondere in Verwaltungs- und Bürokratiethemen deutliche Defizite angeben. Die Betrachtung der Gesundheitsindikatoren zeigt, dass WiMi-FK eher unter Rückenschmerzen und Schlafstörungen leiden, wohingegen NiWi-FK mehr Nacken- und Augenbeschwerden berichten.

Über alle FK der Universität hinweg zeigen sich aus Modellen zu erwartende Ressourcen, wie hohe Freiheitsgrade (Autonomie, Arbeitszeitflexibilität) oder Ganzheitlichkeit, Bedeutsamkeit etc.; und zu erwartende Fehlbelastungen, wie Arbeitsmenge, Arbeitszeitlänge, Zeitdruck, Emotionsarbeit, Arbeitsunterbrechungen. Es wurden darüber hinaus außerdem Probleme mit der Kommunikations- und Sicherheits-/Gesundheitskultur berichtet, wobei bei zweiterem vor allem die Vorbildfunktion der FK und der Universitätsleitung und die Kommunikation und Motivation zur Gesundheitsförderung schlecht bewertet wurden. Die Daten zeigen dazu auch, dass die Antwortenden wenig Vorschläge zur Verbesserung der Arbeitsbedingungen hin zur Gesunden Arbeit machen. Bezüglich der Gesunden Führung fällt die Selbstsicht auf die Führung besser aus als die Sicht der Geführten auf ihre FK. Es besteht aus Sicht beider FK-Gruppen ein erhöhter Wunsch nach Wissen und Strategien zur Umsetzung Gesunder Führung.

Bezüglich des individuellen Gesundheitsverhaltens zeigt sich, dass die Bedeutsamkeit durchaus klar, es aber unter Stress und Zeitdruck und trotz Wissen weniger umgesetzt wird. Es bestehen signifikante (korrelative & regressive) Zusammenhänge zwischen Ressourcen der FK (v. a. Anforderungsvielfalt, Bedeutsamkeit und Ganzheitlichkeit der Arbeit) sowieso physischer und psychischer Gesundheit (Winges, 2023). Das hohe Commitment muss mit den erhöhten Anforderungen an die FK hinsichtlich möglicher Selbstausbeutungstendenzen betrachtet werde.

3. Ausblick

Die Arbeitsbedingungen und die eigenen individuellen Voraussetzungen der Führungskräfte sollten gemeinsam mit den Aspekten der Selbstführung und Führung der Beschäftigten mit Fokus auf Sicherheit und Gesundheit betrachtet werden. Wichtige Folgerungen sind:
- die Ressourcen- und Fehlbelastungsdynamiken an der Universität Jena sind vergleichbar mit den Erkenntnissen aus anderen Studien. Unterschiede zeigen sich jedoch bei einer genaueren tätigkeits- und bereichsspezifischen Betrachtung, was wichtig für eine zielgerichtete Maßnahmengestaltung ist.
- Aus dem hohen Commitment könnte sich in Verbindung mit den beschriebenen erhöhten Anforderungen an die Führungskräfte die Gefahr für Selbstausbeutung ergeben (Snir & Harpaz, 2012).

- Führungskräfte stellen nicht nur Vorbild und Anker für die Gesundheit der Beschäftigten dar, sondern bewegen sich mit eigenen Ressourcen und Fehlbelastungen im organisationalen Kontext. Sie tragen somit eine höhere Verantwortung, was eine entsprechende Personalentwicklung und Unterstützung besonders wichtig macht.
- Es ist relevant, zwischen Fähigkeiten und Möglichkeiten der Führungskräfte zu unterscheiden und sie entsprechend mit Wissen und Strategien zu befähigen bzw. Möglichkeiten für Informierung und Motivierung zu schaffen (Lazarus & Folkman, 1984) – sowohl für Selbstführung als auch Führung.

Chancen können somit u. A. in der Weiterentwicklung und Verankerung der Führungsrolle und insbesondere einer Sicherheits- und Gesundheitskultur mit dem zentralen Gestaltungselement Führung gesehen werden. Ein zentrales Hindernis ist die Dysbalance von Wissen, Ressourcen und Strategien zum Thema Gesunde Führung.

Um dieses Thema zu fördern, wurden einige Maßnahmen im Zuge des Projekts „Gesunde Uni Jena" eingeführt oder werden aktuell optimiert: „Gesunde Führung" wurde eine der vier Themen des BGM. Die Führungskräftetrainings werden um neue und optimierte Inhalte ergänzt und sollen Führungskräfte für die Anforderungen ihrer Tätigkeiten befähigen, inklusive der Selbstführung und Führung der Beschäftigten. Trainings sollen direkt im Onboarding-Prozess integriert werden und somit zukünftig standardmäßig stattfinden. Es wird ein vereinendes und übergeordnetes universitäres Gesundheitsmanagement konzipiert und aufgebaut, um gemeinsame Interessen aller Organisationszugehörigen auch unter dem Gesichtspunkt der Führung als zentraler Anker integrativ und nachhaltig zu betrachten.

Das Handeln der Leitungs- und Führungskräfte an der Universität ist für die Beschäftigten und die Leistungs- und Funktionsfähigkeit der Hochschule ebenso wichtig wie für die Studierenden, was die Bedeutung einer gezielten Förderung ihrer Führungs- und Selbstführungskompetenzen unterstreicht.

Die **Literatur** kann bei der Autorin bzw. den Autoren angefragt werden.

Arbeits-Dialog-Kreis 24
Workshop
Soziotechnische Systemgestaltung (STS)

Wolfgang Kötter
Was kann Soziotechnische Systemgestaltung (STS) zu Prävention, Gesundheitsförderung und Attraktivität der Arbeit beitragen?

Wolfgang Kötter
GITTA mbH, Berlin

Was kann Soziotechnische Systemgestaltung (STS) zu Prävention, Gesundheitsförderung und Attraktivität der Arbeit beitragen?

1. Zur Aktualität des Themas

1.1 „Uns fehlen die Leute ..."
Während allenthalben die Knappheit an Arbeits- und Fachkräften als ein maßgeblicher Grund für die Wachstumsschwäche der deutschen Wirtschaft bezeichnet wird, nimmt der Anteil von psychischen und psychosomatischen Erkrankungen als Ursache für Arbeitsunfähigkeit und Ausscheiden aus dem Berufsleben immer weiter zu. Es fehlen also auch deshalb immer mehr erfahrene Fachkräfte, weil es nicht gelingt, gesundheitsgefährdende psychische Belastungen zu verringern und deren negative Auswirkungen durch altersgerechte Arbeitsgestaltung und eine systematische Stärkung von Gesundheitsressourcen einzudämmen.

1.2 Was hat das mit Soziotechnischer Systemgestaltung (STS) zu tun?
Die oben genannten personalwirtschaftlichen Herausforderungen treffen zusammen mit einer technologischen Entwicklungsdynamik (Big Data, Internet of Everything, Industrie 4.0 bzw. Arbeit 4.0, künstliche Intelligenz), die spätestens seit Mitte der 2010er Jahren anhält und sich eher beschleunigt als verlangsamt. .

In diesem Beitrag wird zunächst anhand von aktuellen Praxisbeispielen gezeigt, welche konkreten Folgen in Sachen Mitarbeitenden-Gesundheit und Mitarbeitenden-Bindung/Arbeitgeber-Attraktivität die fehlende Beachtung von soziotechnischen Prinzipien bei der Systemgestaltung haben kann. Dann wird skizziert, wie ein soziotechnisches Vorgehen bei der Technologieentwicklung und -anwendung neue Chancen einer präventiven, prospektiven Arbeitsgestaltung eröffnet.

2. Praxisbeispiele

2.1 Negative Gesundheitsfolgen von fehlendem STS-Herangehen
In Zeiten von Arbeits- und Fachkräfteknappheit sind Zusatzaufwände beim „Austricksen" und Umgehen von nicht aufgaben- und situationsangemessen gestalteten IT-Anwendungen mitunter „der Tropfen, der das (Stress-)Fass zum Überlaufen bringt".

Zwei Praxisbeispiele aus aktuellen Projekten zur GB Psych:
Bei einem *Unternehmen der Branche Transport und Verkehr:* gelingt es zurzeit nicht, die durch Fluktuation und Verrentung fehlenden Kolleginnen zügig zu ersetzen. Die Folge: Schichten mit halber Besetzung, fehlende Pausenvertretung, kaum Zeit für Schichtübergaben und andere Abstimmungsrunden, für das Dokumentieren und Abstellen von Prozessmängeln. Umso bedeutsamer wäre eine optimale IT-Unterstützung z. B. an den Leitwarten, in der Prozesssteuerung und zur Störungsdokumentation. Doch in den Beobachtungsinterviews zur GB Psych zeigt sich stattdessen, dass noch nicht einmal soziale Mindeststandards wie Information und Partizipation bei Systemveränderungen oder technische Mindeststandards bzgl. Arbeitsumgebung, Ergonomie und Gebrauchstauglichkeit der IT-Systeme zur Anwendung kommen. Die erwartbaren Folgen: hoher Krankenstand (>10%), hohe Fluktuation, lange Rekrutierungszeiten; Personalknappheit und Zeitdruck nehmen weiter zu (GB Psych., Herbst 2023).

Die auch 8 Monate nach Inkrafttreten des Bürgergeld-Gesetzes noch nicht erfolgte Anpassung des für die Ermittlung und Berechnung von Leistungsansprüchen genutzten Programms an die neue Gesetzeslage erwies sich in der „Leistungsgewährung" eines Jobcenters als Ursache von' gesundheitsgefährdenden Belastungen durch Zeitdruck und zugleich, bei zunehmendem Arbeitsvolumen u.a. durch Flüchtlinge aus der Ukraine und anderen Krisengebieten, als Motivations-Killer, zumal die wegen unbesetzter Stellen immer häufigeren Krankheitsvertretungen kaum Zeitspielräume zur Einarbeitung in die neue Gesetzeslage übrig ließen (GB Psych., Sommer 2023)

Ein soziotechnisches Vorgehen zur Entwicklung von Maßnahmen zur Prävention gem. §§ 3 und 4 ArbSchG erscheint in beiden Fällen dringend geboten!

2.2 Präventive, zukunftsorientierte Gestaltung von Arbeitssystemen unter Anwendung von STS-Prinzipien

Präventive Anwendung von STS-Prinzipien im Zuge der vom Konzern verordneten Einführung eines mächtigen ERP-Systems in einem Prozess der komplexen Anlagen- und Maschineninstandhaltung

Im BMBF-geförderten Verbundvorhaben APRODI führte die soziotechnische Bestandsaufnahme in einem der als Betriebspartner beteiligten *Produktionsunternehmen* im Hinblick auf das dort etablierte, accessbasierte Instandhaltungs-Assistenzsystem zu der Erkenntnis, dass dasSystem bei den am Instandhaltungsprozess und am gesamten Wertschöpfungsprozess beteiligten Fachfunktionen breit akzeptiert ist („das, was der Instandhalter braucht"). Einschränkungen beim Niveau der Verfügbarkeit von Maschinen und Anlagen und aus Unterbrechungen (wegen eingeschränkter Systemverfügbarkeit), Wartezeiten (z. B. auf Ersatzteile) und anschließendem Zeitdruck (angesichts der hohen Stillstandskosten für die ungeplant ausgefallenen Anlagen) für die Instandhalter resultierende gesundheitsgefährdende psychische Belastungen ergaben sich nicht etwa aus einer unzureichenden Gebrauchstauglichkeit dieses „kleinen Systems", sondern vielmehr aus der Tatsache, dass die Forderungen der „Operativen" nach einem systematischen Erweiterung der Personalkapazitäten und -kompetenzen im Hinblick auf Wartung, Aktualisierung/Umsetzung von Updates und kontinuierliche Weiterentwicklung des Systems bei den höheren Führungsebenen am Standort über Jahre hinweg ungehört verhallt waren.

Auslöser der hier beschriebenen arbeitswissenschaftlichen Bestandaufnahme waren nicht etwa diese alten Forderungen der operativen Basis, sondern vielmehr der Auftrag zu einer soziotechnischen Anforderungsermittlung für die bereits fest geplante und in Realisierung befindliche Umstellung auf ein weit verbreitetes ERP-basiertes Manufacturing Execution System (MES) – zum Zeitpunkt der Untersuchung eine echte Existenzbedrohung für die von den Praktikern als anforderungsgerecht und gebrauchstauglich empfundene dezentrale IT-Anwendung (Kötter, 2020).

Die Lösung: Die Funktionalität des bestehenden, nutzerorientiert-prozessnah gewachsenen „kleinen Systems" wurde in ein soziotechnisches Lastenheft übersetzt, und zusammen mit dem Entwickler-Team des „alten" Systems wurden daraus Anforderungen nicht nur an die Nahtstelle zum neuen, ERP-basierten MES, sondern auch an eine nächste Generation von Apps für mobile, werkstatttaugliche Endgeräte entwickelt. Die erste auf dieser Basis entwickelte App ist mittlerweile am Standort erfolgreich im Einsatz!

Präventive, soziotechnische System- und Prozessgestaltung für ein kollaboratives Prüfsystem mit flexibler Mensch-Roboter-Arbeitsteilung
Im BMBF-geförderten Verbundvorhaben 3D-KOSYMA sollte durch Entwicklung und Einsatz eines 3D-Prüfsystem mit Mensch-Roboter-Kollaboration bei einem mittelständischen Herstellers von Buchbindemaschinen das Risiko von durch schwer erkennbare Geometrieabweichungen der Rohteile verursachten Kollisionen, Schäden und Stillstandszeiten in den CNC-Bearbeitungszentren reduziert und im Idealfall ausgeschlossen werden.

Die Anwendung soziotechnischer Prinzipien, konkret die Erarbeitung und Anwendung eines soziotechnischen Pflichtenhefts sowie die Durchführung einer soziotechnischen Prozess-FMEA (Fehler-Möglichkeits- und Einfluss-Analyse) unter Einbeziehung der Arbeitenden als prozessnahe Vor-Ort-Experten führte zu einer ganzheitlichen Neugestaltung der Abläufe (Gießerei, Schweißerei, externe und interne Logistik und Materialwirtschaft, Qualitätsmanagement) vor den Bearbeitungszentren, bei der, zusätzlich zu den ursprünglichen Projektzielen, bestehende Unfallrisiken beseitigt, durch fehlende Arbeitsinformationen, widersprüchliche Anforderungen, ungeplante Stillstände und anschließenden Zeitdruck verursachte gesundheitsgefährdende psychische Belastungen reduziert und Gesundheitsressourcen durch teamorientierte, partizipative, lern- und kompetenzförderliche Umgestaltung der Arbeitssysteme nachhaltig gestärkt werden konnten.

3. Fazit

Die Praxisbeispiele zeigen, dass ein Teil der Zunahme gesundheitsgefährdender psychischer Belastungen auf eine fehlende oder unzureichende Anwendung der bewährten STS-Prinzipien zurückgeht und dass eine konsequente Berücksichtigung dieser Prinzipien zum Erhalt und zur Förderung von Gesundheit und Beschäftigungsfähigkeit der derzeit Arbeitenden beitragen kann. Es besteht also die begründete Hoffnung, dass das (u. a. von VDI, GfA und DIN/DKE in aktuellen Stellungnahmen zur Anwendung von Industrie 4.0 und KI) postulierte) soziotechnische Herangehen dazu beitragen kann, dass Arbeit weniger berufsbedingte Erkrankungen nach sich zieht und von mehr Arbeitenden als sinnvoll, erstrebenswert und befriedigend erlebt wird. Das wiederum könnte und sollte dazu beitragen, dass die Nachfrage nach (hoffentlich in ausreichender Zahl angebotenen) Ausbildungsplätzen steigt, dass Rekrutierungsprozesse für offene und freiwerdende Stellen sich beschleunigen lassen, dass also der Teufelskreis aus Personalknappheit, Fehlbelastung und -beanspruchung, Sinnkrise und innerer Kündigung des „psychologischen Arbeitsvertrags" (Argyris, 1960; Sattelberger, 2003) gestoppt wird.

Die **Literatur** kann beim Autor angefragt werden.

Arbeits-Dialog-Kreis 25
Herausforderungen und Lösungen zur Verbesserung der Umsetzung sowie Durchführung der Gefährdungsbeurteilung psychischer Belastungen

Louisa Scheepers, Peter Angerer, Nico Dragano & PragmatiKK-Konsortium
Web-basierte Stressprävention: Ein Lösungsansatz zur Aktivierung von Kleinst- und Kleinunternehmen

Mathias Diebig & Peter Angerer
Prozessevaluation einer Gefährdungsbeurteilung psychischer Belastungen: Eine Fallstudie

Roman Pauli & Jessica Lang
Methodeneffekte bei der Belastungserhebung im Rahmen der Gefährdungsbeurteilung

Yacine Taibi, Andreas Müller & Yannick Metzler
Evaluation psychosozialer Gefährdungen – Verknüpfung von Häufigkeit und Schadensschwere mithilfe von Risikomatrizen

Louisa Scheepers[1,2], Peter Angerer[1], Nico Dragano[2], PragmatiKK-Konsortium[3]
[1]*Heinrich-Heine-Universität Düsseldorf;* [2]*Institut für Medizinische Soziologie, Heinrich-Heine-Universität Düsseldorf;* [3]*pragmatikk.de*

Web-basierte Stressprävention: Ein Lösungsansatz zur Aktivierung von Kleinst- und Kleinunternehmen

1. Hintergrund

1.1 Stressprävention in Kleinst- und Kleinunternehmen

Im Jahr 2021 arbeiteten rund 40 % der Beschäftigten in Deutschland in Kleinst- und Kleinunternehmen (KKU) (DESTATIS 2023). KKU werden aufgrund ihrer Innovationskraft und Beitrag zu volkswirtschaftlichem Wachstum auch als das Rückgrat der deutschen Wirtschaft bezeichnet (Schwens et al. 2011). Für den langfristigen Erfolg von KKU, ist die Gesundheit der Beschäftigten von elementarer Bedeutung, denn krankheitsbedingte Ausfälle können gerade in kleinen Teams zu nachhaltigen Produktivitätseinbußen führen, da diese nicht abgefangen werden können. Ein zentraler Ansatzpunkt, um die Gesundheit der Beschäftigten zu erhalten und zu verbessern, ist die Reduktion vermeidbarer gesundheitsbezogener Arbeitsbelastungen, wozu auch die Prävention psychischer Belastungen (kurz: Stressprävention) zählt (Hassard et al. 2018).

Zur Reduktion von arbeitsbezogenem Stress sind in der Vergangenheit zahlreiche, prinzipiell wirksame Interventionen (Verhaltens- und Verhältnisprävention) entwickelt worden (Bartlett et al. 2019; Fox et al. 2022). Dennoch werden solche Maßnahmen in KKU nur selten eingesetzt (Beck & Lenhardt 2019), etwa weil sie als zu komplex wahrgenommen werden, Ressourcen fehlen (finanziell, personell) oder das Bewusstsein und Wissen über die Folgen langfristiger Gesundheitsrisiken fehlt (Benning et al. 2022).

Unklar ist, wie darauf reagiert werden kann, denn es fehlt Forschung zu verschiedenen Aspekten der Implementation bzw. der Nicht-Implementation von Stressprävention in KKU. Ebenso effektive Aktivierungs- bzw. Kommunikationsstrategien, die geeignet sind, bei Unternehmen einen Handlungsimpuls auszulösen.

Ziel der Studie war es daher, mittels verschiedener Aktivierungs- bzw. Kommunikationsstrategien die Übernahme einer niederschwelligen webbasierten Stresspräventionsplattform (System P) in KKU zu evaluieren.

1.2 System P

System P stellt eine einfache, digitale und kostenlose Online-Plattform für eine vollständige Stressprävention im Betrieb dar, welche speziell auf die Bedürfnisse von

KKU zugeschnitten ist. System P soll es ermöglichen, sich mit dem Thema Stressprävention auseinander zu setzen, egal, welche Vorerfahrungen vorhanden sind. System P bietet KKU zum einen die Möglichkeit der Unterstützung zur selbstständigen Durchführung der verpflichtenden Gefährdungsbeurteilung psychischer Belastungen („Modul 1 – Arbeitsplatzcheck" – Befragung, Belastungsanalyse, Evaluation), aber auch individuelle Stressprävention für alle Beschäftigten („Modul 2 – Stresspräventionstraining (SPT) „Fit im Stress") sowie den Rahmen zur Vertiefung mit der Thematik („Modul 3 – Stress-Lexikon" und „Modul 4 – Austausch rund um das Thema Stress").

2. Methodik: Lösungsansätze zur Aktivierung

Auf Grundlage der Ergebnisse einer Literatur- und Medienanalyse sowie von 27 qualitativen leitfadengestützten Interviews, wurden Zugangs- und Kommunikationsstrategien abgeleitet, die KKU motivieren sollen, System P einzuführen. Zwei Ansprachestrategien wurden evaluiert. Die erste war eine strukturierte Ansprache via standardisierter E-Mails mit einer Einladung zur Nutzung des System P (an 5413 Betriebe), die durch überbetriebliche Akteure (z. B. Berufsgenossenschaften oder Krankenkassen) an deren Beschäftigte versendet wurde. Die zweite Ansprache erfolgte unstrukturiert, z. B. via Magazinbeiträge oder Social-Media Posts (Grundgesamtheit nicht bekannt).

Der Erfolg der beiden Aktivierungsstrategien wurde auf Grundlage der Nutzungsdaten des System P, Befragungsdaten (zum Zeitpunkt der Registrierung und nach 6-monatiger Nutzung) und einer Open-Source-Webanalytik ausgewertet sowie für die strukturierte Ansprache eine Response Rate berechnet wurde.

3. Ergebnisse

Die Interviews bekräftigen eine geringe Vertrautheit mit dem Thema Stressprävention bei KKU-Leitungen. Dennoch existieren Bemühungen, das Wohlbefinden der Beschäftigten zu fördern (Teamausflüge). Unternehmensleitungen stellen demnach einen Schlüssel zur Aktivierung von Stressprävention in KKU dar und wurden daher als Zielgruppe für die Ansprachestrategien gewählt.

Im Rekrutierungszeitraum zwischen Dezember 2021 und September 2022 konnten insgesamt 5915 Webseitenaufrufe (System P) verzeichnet werden. Während des Webseitenbesuches sahen sich 12,32 % der Webseitenbesucher/-innen das Kurzvideo zur Beschreibung und Funktionen des System P (Länge: 2,14 Minuten) und 9,01 % die Einführungsveranstaltung zum System P (Länge: 34 Minuten) an. Insgesamt registrierten sich im Zeitraum der Rekrutierungsphase lediglich 40 KKU im System P. Sieben der 40 KKU-Registrierungen konnten der strukturierten Ansprache mittels standardisierter E-Mails zugeordnet werden, was einer Response Rate von 0,13 % entspricht. Die restlichen 33 KKU konnten der unstrukturierten Ansprache zugeordnet werden (durch die unbekannte Grundgesamtheit ist die Ermittlung einer Response Rate nicht möglich). Dabei erwies sich die Aktivierung der KKU vor allem über Netzwerkempfehlungen und Magazinbeiträge als erfolgreich, wobei auch das Web eine wesentliche Quelle darstellte. Von den 40 registrierten KKU übernahmen 24 KKU das System P (d. h., dass das System P aktiv genutzt wurde). Zwei der aktiven KKU lassen sich auf die strukturierte und 22 KKU auf die unstrukturierte Ansprache zurückführen.

Generell wurde das System P akzeptiert und dessen Benutzbarkeit als zufriedenstellend bewertet. Elf KKU starteten eine Befragung im Arbeitsplatzcheck. Ein KKU nahm eine Belastungsanalyse vor. Zur Evaluation kam es bisher nicht. Das SPT wurde von 25 Nutzern gestartet, wovon acht Nutzer das Training abgeschlossen haben.

4. Schlussfolgerung

Trotz gezielter und vielschichtiger Ansprache konnte nur ein Bruchteil der Zielgruppe erreicht werden. Es zeigt sich, dass auch eine große Anzahl von Webseitenaufrufen nicht automatisch zur Registrierung und Übernahme des System P führt. Gemessen an der hohen Zahl an Website-Aufrufen, scheinen die Aktivierungsstrategien durchaus erfolgreich Interesse erzeugt zu haben. Allerdings muss eine Übernahme dann an verschiedenen Hürden gescheitert sein. Denkbar ist, dass das System P inhaltlich nicht überzeugen konnte, nicht den persönlichen Erwartungen entsprach (z. B. vorhandenen Ressourcen, Ziel der Nutzung, Benutzerfreundlichkeit) oder es insgesamt nur eine sehr geringe Handlungsmotivation bezüglich Stressprävention in KKU gibt, die auch durch technische Unterstützungssysteme nicht gesteigert werden kann.

Literatur

Bartlett, Larissa; Martin, Angela; Neil, Amanda L.; Memish, Kate; Otahal, Petr; Kilpatrick, Michelle; Sanderson, Kristy (2019). A systematic review and meta-analysis of workplace mindfulness training randomized controlled trials. In: *Journal of Occupational Health Psychology 24* (1), S. 108–126. DOI: 10.1037/ocp0000146.

Beck, David; Lenhardt, Uwe (2019). Consideration of psychosocial factors in workplace risk assessments: findings from a company survey in Germany. In: *International archives of occupational and environmental health 92* (3), S. 435–451. DOI: 10.1007/s00420-019-01416-5.

Benning, Friederike E.; van Oostrom, Sandra H.; van Nassau, Femke; Schaap, Rosanne; Anema, Johannes R.; Proper, Karin I. (2022). The Implementation of Preventive Health Measures in Small- and Medium-Sized Enterprises-A Combined Quantitative/Qualitative Study of Its Determinants from the Perspective of Enterprise Representatives. In: *International journal of environmental research and public health 19* (7). DOI: 10.3390/ijerph19073904.

DESTATIS (2023). Kleine und mittlere Unternehmen. Hg. v. Statistisches Bundesamt. Online verfügbar unter https://www.destatis.de/DE/Themen/Branchen-Unternehmen/Unternehmen/Kleine-Unternehmen-Mittlere-Unternehmen/aktuell-beschaeftigte.html, zuletzt geprüft am 24.10.2023.

Fox, Kimberley E.; Johnsona, Sydney T.; Berkmana, Lisa F.; Sianojad, Marjaana; Soh, Yenee; Kubzanskyc, Laura D.; Kellyd, Erin L. (2022). Organisational- and group-level workplace interventions and their effect on multiple omains of worker well-being: A systematic review. In: *Work & Stress* (36, 1), S. 30–59. DOI: 10.1080/02678373.2021.1969476.

Hassard, Juliet; Teoh, Kevin R. H.; Visockaite, Gintare; Dewe, Philip; Cox, Tom (2018). The cost of work-related stress to society: A systematic review. In: *Journal of Occupational Health Psychology 23* (1), S. 1–17. DOI: 10.1037/ocp0000069.

Schwens, Christian; Eiche, Julia; Kabst, Ruediger (2011). The Moderating Impact of Informal Institutional Distance and Formal Institutional Risk on SME Entry Mode Choice. In: *Journal of Management Studies 48* (2), S. 330–351

Mathias Diebig & Peter Angerer
*Institut für Arbeits-, Sozial- und Umweltmedizin der
Heinrich-Heine-Universität Düsseldorf*

Prozessevaluation einer Gefährdungsbeurteilung psychischer Belastungen: Eine Fallstudie

1. Hintergrund

Der Zusammenhang zwischen gut gestalteten Arbeitsbedingungen und dem Wohlbefinden sowie der Gesundheit der Beschäftigten ist empirisch gut erforscht (Niedhammer, Bertrais & Witt, 2021). Ein Ansatz zur Verbesserung der Arbeitsbedingungen ist die Gefährdungsbeurteilung psychischer Belastungen (GBP). Ziel der GBP ist die Analyse arbeitsbedingter psychischer Belastungen sowie die Ableitung, Umsetzung und Evaluation von Maßnahmen zur Vermeidung kritischer Belastungen (GDA-Arbeitsprogramm Psyche, 2022). Bisher fehlen jedoch Evaluationsstudien, die die Prozessgestaltung wie auch die Wirksamkeit der GBP überprüfen. Bisherige Studien zeigen, dass eine hohe Anzahl evaluierter Messinstrumente zur Umsetzung der Analyse im Rahmen der GBP vorliegen (u.a. Dettmers & Krause, 2020; Diebig et al., 2020). Studien im deutschsprachigen Raum, die das Ziel haben, den gesamten Prozess der GBP zu evaluieren, fokussieren zumeist nur auf Teilbereiche der GBP, wie u.a. die Ergebnisse im Rahmen der Analysephase (Sonntag & Feldmann, 2018) oder die inhaltliche Beschreibung der umgesetzten Maßnahmen (Metzler, Neuhaus, Taibi, Bellingrath & Müller, 2022). Eine Ausnahme ist die Studie von Eberz, Graf & Antoni (2022), in der ein ganzheitlicher Ansatz zur Entwicklung gesundheitsförderlicher Interaktionsdynamiken dargestellt und evaluiert wird. Im Ergebnis zeigt sich, dass die Ableitung und Implementation von Maßnahmen mit dem dort beschriebenen Ansatz erfolgreich gelingen kann.

Trotzdem bleibt das bisherige Wissen zur Durchführung der GBP weiter begrenzt. Aus diesem Grund soll im Rahmen dieses Beitrages die Durchführung eines vollständigen Zyklus der GBP in einem Dienstleistungsunternehmen von der Analyse bis hin zur Maßnahmenumsetzung sowie -evaluation dargestellt und der gesamte Prozess evaluiert werden. Der Fokus der Evaluation soll auf zwei Bereiche gelegt werden: (1) die umgesetzten Maßnahmen werden hinsichtlich der erwarteten Verbesserung der Arbeitssituation bewertet und (2) wird die Zufriedenheit mit dem gesamten Prozess der GBP durch die Beschäftigten bewertet.

2. Vorgehen

Die Fallstudie wurde in einem Dienstleistungsunternehmen im Kommunikationsbereich durchgeführt. In dem Unternehmen arbeiten insgesamt 450 Mitarbeitende in neun Abteilungen (u.a. Verwaltung, Telefonservice, Beratung zu Versicherungen). Zur Analyse der psychischen Belastungen wurde ein Online-Fragebogen von N = 186 Beschäftigten ausgefüllt. Der Fragebogen bestand aus drei Fragetypen: (1) Problemfrage, in der die Beschäftigten einschätzen, ob eine bestimmte Belastung (1 = stimme nicht zu bis 5 = stimme voll zu) in kritischem Maße vorhanden ist; (2) mittels Ursachenfrage wird detailliert die Ursache für das Auftreten dieser Belastung exploriert; (3) anschließend wird über eine Lösungsfrage nach passenden Maßnahmen zur Reduktion der kritischen Belastung gefragt (Diebig, Gritzka, Dragano & Angerer, 2021). Ursachen- und Lösungsfragen waren Freitextantworten.

Auf Basis der Analyseergebnisse wurden anschließend Maßnahmen erarbeitet und umgesetzt. Mit einem zeitlichen Abstand von 1,5 Jahren wurde abschließend eine Evaluationsbefragung durchgeführt (N = 127 Beschäftigte), um die erwartete Verbesserung der Arbeitssituation durch die Maßnahmen sowie den Prozess der GBP zu bewerten. Den Beschäftigten wurden dazu die erarbeiteten Maßnahmen präsentiert. Auf einer fünfstufigen Skala (1 = stimme nicht zu bis 5 = stimme voll zu) wurde folgende Frage beantwortet: Hat sich die Situation durch die Maßnahme verbessert? Zur vereinfachten Darstellung werden die Ergebnisse auf einer Prozentskala dargestellt. Begleitend zur direkten Bewertung der Maßnahmen wurden Fragen zur Prozessevaluation gestellt. Diese umfassten den Grad der vorhandenen Informationen zur GBP, die Motivation zur Teilnahme und mögliche Bedenken bei der Teilnahme.

3. Ergebnisse der Belastungsanalyse

Die Ergebnisse der Analysebefragen zeigen die zentralen Belastungsbereiche über alle Arbeitsbereiche hinweg. Die kritischsten Belastungsbereiche waren hohe Konzentrationsanforderungen (M = 4.18; SD = 1.00), geringer Handlungsspielraum bezogen auf Arbeitsinhalt (M = 3.71; SD = 1.27), hoher Zeitdruck (M = 3.68; SD = 1.12), geringer Handlungsspielraum bezogen auf Mitspracherecht (M = 3.39; SD = 1.24) sowie geringe Bezahlung (M = 3.38; SD = 1.24).

Ursachen für die genannten Belastungen ergaben sich insb. aus intensiven Kundengesprächen am Telefon, die den Beschäftigten ohne Wahlmöglichkeiten automatisch zugeteilt werden und ohne zwischenliegende Pausen direkt aufeinander folgen.

4. Ergebnisse der Maßnahmenevaluation

Insgesamt gaben die Beschäftigten 166 Vorschläge für Maßnahmen ab. Die Maßnahmenvorschläge umfassten die Themen Anpassung der Zeitvorgaben für einzelne Tätigkeiten, Aktualisierung der Schichtpläne, Anerkennung der Arbeitsleistung und Gestaltung mobiler Arbeitsmöglichkeiten. Aus den Vorschlägen wurden insgesamt 60 Maßnahmen erarbeitet. Inhaltlich umfassen die umgesetzten Maßnahmen folgende Themenschwerpunkte: Zielvereinbarungen auf Teamebene, Einführung eines Pausenmanagements und Überarbeitung des Schichtzulagensystems. Insgesamt wurden 24 Maßnahmen umgesetzt und evaluiert. Die verbliebenen Maßnahmen wurden durch die Vorgesetztenebene abgelehnt oder befanden sich auch nach mehreren Monaten noch in Umsetzung bzw. in Planung.

Es gab eine hohe Streuung zwischen den einzelnen Bereichen. So haben einzelne Bereiche gar keine Maßnahmen umgesetzt, während andere Bereiche mehrere Maßnahmen umsetzten (vgl. Tabelle 1).

Tab. 1: Übersicht der Maßnahmen für jeden Arbeitsbereich

Bereich	erarbeitet	abgelehnt	in Umsetzung	umgesetzt	evaluiert	Ø Evaluationsergebnis
01	4	1	1	2	3	92 %
02	2	1	0	0	0	0 %
03	8	1	0	6	6	54 %
04	4	3	0	1	1	87 %
05	0	10	0	0	0	0 %
06	12	2	0	2	2	63 %
07	14	2	2	10	12	60 %
08	12	2	5	1	6	73 %
09	4	2	0	2	2	60 %
Total	60	24	8	24	32	54 %

Anmerkungen. Die Tabelle zeigt wie viele Maßnahmen im jeweiligen Bereich erarbeitet wurden, abgelehnt wurden, sich noch in Umsetzung befinden oder bereits umgesetzt worden sind. Es wurden sowohl umgesetzte als auch sich in Umsetzung befindende Maßnahmen evaluiert.

Hat sich die Situation durch die Maßnahme verbessert? Im Mittel stimmen 54 % der Befragten dieser Aussage zu. Auch hier zeigt sich eine hohe Streuung der Werte, die beschreibt, dass einige Bereiche die Maßnahmen insgesamt positiv bewertet haben, wohingegen andere Bereiche noch Nachbesserungsbedarf bei den Maßnahmen sehen.

5. Ergebnisse der Prozessevaluation

In den zusätzlichen Fragen zur Prozessevaluation zeigt sich, wie die Beschäftigten den Prozess der GBP wahrgenommen haben (vgl. Abb. 1).

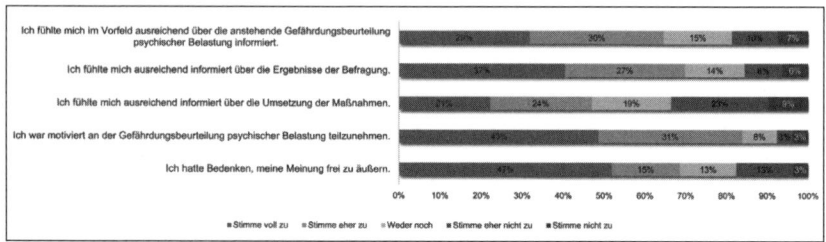

Abb. 1: Ergebnisse der Prozessevaluation der GBP

6. Zusammenfassung

Die Fallstudie ermöglicht ein realistisches Bild auf die Praxis der GBP im Betrieb und zeigt, wie Betriebe Arbeitsbedingungen analysieren sowie darauf aufbauend Maßnahmen ableiten und evaluieren können.

Es zeigt sich, dass nicht zu allen kritischen Belastungsbereichen Maßnahmen entwickelt werden und einzelne Abteilungen sehr heterogen das Thema GBP umsetzen. Es besteht zudem eine Diskrepanz zwischen den durch die Beschäftigten initial vorgeschlagenen Maßnahmen und den tatsächlich umgesetzten Maßnahmen. Ebenso bedarf es eines langen Zeitraums von der ersten Analyse bis hin zur Evaluation der Maßnahmen. Die Beschäftigten geben an, dass die umgesetzten Maßnahmen zur Verbesserung der Arbeitssituation beitragen können. Die Mitarbeitenden fühlten sich gut informiert, hatten nur wenige Bedenken und waren motiviert, sich zu beteiligen. Der Fokus des Beitrages liegt vor allem auf der Evaluation des Prozesses der GBP und der direkten Bewertung der umgesetzten Maßnahmen. Zukünftige Studien sollten mittels randomisiert-kontrollierter Studien auch die Effektivität der Methode GBP stärker in den Fokus rücken.

Die **Literatur** kann bei den Autoren angefragt werden.

Roman Pauli & Jessica Lang
*Institut für Arbeits-, Sozial- und Umweltmedizin,
Uniklinik RWTH Aachen*

Methodeneffekte bei der Belastungserhebung im Rahmen der Gefährdungsbeurteilung

1. Problemstellung

Psychische Belastung wird im Rahmen der Gefährdungsbeurteilung häufig über Selbstauskünfte von Beschäftigten erhoben. Eine gängige Kritik ist, dass diese Art von Belastungsangaben anfällig für Antwortverzerrungen sind und das tatsächliche Ausmaß der Belastung falsch darstellen. Antwortverzerrungen entstehen, wenn eine Variable, die weder die Ursache noch die Wirkung eines bestimmten Konstrukts ist, die Beurteilung dieses Konstruktes beeinflusst (Spector und Brannick 1995). Aus Untersuchungen zum sogenannten Negativitätsbias weiß man beispielsweise, dass Personen mit ausgeprägtem Neurotizismus oder negativer Affektivität dazu neigen, höhere Belastungen anzugeben, selbst wenn diese objektiv auf vergleichbarem Niveau mit den Anforderungen anderer Beschäftigter liegen (Watson et al. 1987).

In diesem Beitrag berichten wir die Ergebnisse einer experimentellen Studie, in der wir untersuchten, wie verschiedene Frageformulierungen und Antwortvorgaben den Einfluss von Persönlichkeitseigenschaften auf die Belastungsangaben im Rahmen der Gefährdungsbeurteilung verändern (Pauli und Lang, in print).

2. Methode

Dazu konzipierten wir ein online Split-Ballot Experiment. Dabei wird eine Stichprobe nach dem Zufallsprinzip in mehrere Substichproben aufgeteilt, denen jeweils verschiedene Varianten einer Befragung präsentiert werden. Auf Amazon Mechanical rekrutierten wir 1660 Beschäftigte aus den USA, die einer von vier Versuchsbedingungen zugeordnet wurden: In Bedingung 1 charakterisierten die Beschäftigten ihre Arbeitsbelastung unter Verwendung tätigkeitsbezogener Frageformulierungen mit Häufigkeitsangaben, wie bspw. *„Bei der Tätigkeit kann beeinflusst werden, welchen Inhalt und Umfang Aufgaben haben"*, wobei das Antwortformat von *„nie bzw. selten"* bis *„meistens bzw. immer"* reichte (33 Items; Kuczynski et al. 2020). Für Bedingung 2 wurden die Fragen mit Personenbezug umformuliert, z.B. *„Bei meiner Tätigkeit kann ich beeinflussen, welchen Inhalt und Umfang Aufgaben haben"*, wobei das Antwortformat mit Häufigkeitsangaben beibehalten blieb. Probanden in der Bedingung 3 beurteilten ihre Arbeitsbelastung erneut mit tätigkeitsbezogenen Frageformulierungen, jedoch auf einer Zustimmungsskala von *„Ich stimme voll und ganz* zu" bis „Ich stimme überhaupt nicht zu". Bedingung 4 kombinierte personenbezogene Frageformulierungen mit einer Zustimmungsskala.

Neben soziodemografischen Angaben wurden anschließend die Persönlichkeitseigenschaften Neurotizismus (8 Items; John und Srivastava 1999) und negative Affektivität (10 Items; Watson et al. 1988) gemessen. Zusätzlich überprüften wir die Gewissenhaftigkeit der Teilnehmenden per Selbstauskunft und mit Aufmerksamkeitschecks. Daraufhin wurden 151 Beschäftigte von der Analyse ausgeschlossen. Damit bestand der finale Datensatz aus 1509 Beschäftigten. Das Durchschnittsalter betrug 40,9 Jahre (SD = 11,0), 51,1 % waren weiblich, 62,5 % arbeiteten im privaten, 27,9 % im öffentlichen und 9,2 % im gemeinnützigen Sektor. Die durchschnittliche Wochenarbeitszeit lag bei 39,6 Stunden (SD = 8,26), 88,9 % waren in Vollzeit- und 9,1 % Teilzeitbeschäftigt.

3. Ergebnisse

Im ersten Schritt verglichen wird die Frageformulierungen: In Bedingung 1 lag die Korrelation zwischen den Belastungsangaben und Neurotizismus bei r = .28, p < .001, in Bedingung 2 bei r = .41, p < .001. Dieser Unterschied ist statistisch signifikant (z = 2.03, p = .02). Das gleiche Muster zeigte sich bei der Korrelation der Belastungsangaben mit negativer Affektivität (z = 3.39, p < .001). Darüber hinaus ließ sich bei personenbezogenen Frageformulierungen mehr Varianz in den Belastungsangaben erklären (ΔR^2 = .09 für Neurotizismus; ΔR^2 = .17 für negative Affektivität). Simple Slope-Analysen zeigten, dass die Frageformulierung den Zusammenhang der Belastungsangaben mit den Persönlichkeitseigenschaften signifikant veränderte: Bei tätigkeitsbezogener Frageformulierung stiegen die Belastungsangaben um 0,096 Einheiten, wenn der Neurotizismuswert um eine Einheit anstieg (b = 0,096, 95% CI [0,060, 0,132]). Bei personenbezogener Frageformulierung stiegen die Belastungsangaben um 0,157 Einheiten, wenn der Neurotizismuswert um eine Einheit anstieg (b = 0,157, 95% CI [0,124, 0,190]). In anderen Worten beeinflusste Neurotizismus die Belastungsangaben der Beschäftigten vor allem dann, wenn diese mit Bezug zur Person des Befragten assoziiert wurden, statt wenn tätigkeitsbezogene Frageformulierungen verwendet wurden (Differenz = 0,061, p = .02); Das gleiche Muster zeigte sich bei negativer Affektivität (Differenz = 0,113, p = .01).

Im zweiten Schritt betrachteten wir die verschiedenen Antwortvorgaben: Dazu zogen wir erneut die Korrelation zwischen den Belastungsangaben und Neurotizismus aus Bedingung 1 heran (r = .28, p < .001), in der Beschäftigten mit Häufigkeitsangaben antworteten. In Bedingung 3, in der lediglich die Antwortvorgaben auf ein Zustimmungsformat verändert wurden, fiel die gleiche Korrelation höher aus (r = .32, p < .001). Dieser Unterschied ist statistisch jedoch nicht signifikant. Entsprechend nimmt die Varianzaufklärung in den Belastungsangaben durch Verwendung von Zustimmungs- anstatt Häufigkeitsangaben auch nur marginal zu ($\Delta R^2 = 0.02$ für Neurotizismus; $\Delta R^2 = 0.01$ für negative Affektivität). Schließlich zeigte sich lediglich für den Effekt von Neurotizismus ein signifikanter Unterschied auf die Belastungsangaben unter Verwendung verschiedener Antwortformate. Beschäftigte mit hohen Neurotizismuswerten berichteten höhere Belastungen, wenn sie mit Zustimmungs- statt mit Häufigkeitsangaben antworteten (Differenz = -0.045, p = .10). Zudem berichteten Beschäftigte in der Bedingung 3 (Zustimmungsangaben) insgesamt – also unabhängig von den jeweiligen Persönlichkeitsmerkmalen – höhere Belastungen als Teilnehmende in Bedingung 1 (Häufigkeitsangaben).

4. Diskussion und Implikationen

Die Ergebnisse verdeutlichen, wie Methodeneffekte von Untersuchungsinstrumenten die Ergebnisse einer Belastungserhebung im Rahmen der Gefährdungsbeurteilung verzerren können. Selbst geringfügige Änderungen beispielsweise von Artikeln in Personal- oder Possessivpronomen – „*Die* Tätigkeit erfordert, ..." versus „*Meine* Tätigkeit erfordert, dass *ich* ..." – führen zu erheblichen Unterschieden in den Messeigenschaften des Erhebungsinstrumentes. Vergleichbare Ergebnisse einer Pilotstudie bei einer deutschsprachigen Stichprobe zeigten in dieselbe Richtung (Lang et al. 2020). Die hier berichteten Effekte scheinen demnach sprachinvariant zu sein. Beide Studien verdeutlichen, dass Persönlichkeitseigenschaften dann an Relevanz gewinnen, wenn Belastungserhebungen mit personen- statt tätigkeitsbezogenen Frageformulierungen durchgeführt werden. Wir interpretieren die Ergebnisse dahingehend, dass personenbezogene Schlüsselworte wie *ich* und *mein* subjektive Varianzkomponenten in die Charakterisierung objektiver Arbeitsbedingungen einbringen. Beschäftigte werden dadurch sowohl zu Aussagen über ihre Arbeitsbedingungen als auch zu Aussagen über sich selbst angeregt, was letztlich zur Vermengung von Belastungs- und Beanspruchungsangaben führt.

Zustimmungsangaben gelten als anfällig extreme Antwortmuster (Weijters et al. 2010) und scheinen besser zur Bewertung subjektiver Einstellungen und Affekte geeignet, während Häufigkeitsangaben besser zur Beurteilung spezifischer Situationen passen (Marfeo et al. 2014). In der vorliegenden Studie fanden wir diesbezüglich lediglich geringfügige Unterschiede.

Es mag Situationen geben, in denen speziell die subjektive Interpretation der Beschäftigten von Interesse ist. Häufiger werden Selbstberichte über Arbeitsbelastungen jedoch für den Rückschluss auf die tatsächlichen Arbeitsbedingungen herangezogen, beispielsweise im Rahmen der Gefährdungsbeurteilung psychischer Belastung. Für diesen Anlass gilt es, die Arbeitsbedingungen so objektiv wie möglich zu charakterisieren. Wie hier gezeigt, sind tätigkeitsbezogene Frageformulierungen und Häufigkeitsangaben vorzuziehen, um subjektive Verzerrungen in der Beurteilung von Arbeitsbedingungen zu reduzieren.

Literatur

John, Oliver P.; Srivastava, Sanjay (1999). The Big Five trait taxonomy: History, measurement, and theoretical perspectives. In: Lawrence A. Pervin und John, Oliver P. (Hg.): Handbook of personality: Theory and research. 2nd ed. New York: The Guilford Press, S. 102–138.

Kuczynski, Isabell; Mädler, Martin; Taibi, Yacine; Lang, Jessica (2020). The Assessment of Psychosocial Work Conditions and Their Relationship to Well-Being: A Multi-Study Report. In: *INT J ENV RES PUB HE 17* (5): 1654.

Lang, Jessica; Pauli, Roman; Lazic, Anja; Kuczynski, Isabell (2020). Der Einfluss von Neurotizismus auf zwei Formulierungsvarianten einer psychischen Belastungsmessung: ein randomisiertes Split-Ballot-Experiment. In: Deutsche Gesellschaft für Arbeitsmedizin und Umweltmedizin (Hg.): 60. wissenschaftliche Jahrestagung der DGAUM. München, S. 71–72.

Marfeo, Elizabeth E.; Ni, Pengsheng; Chan, Leighton; Rasch, Elizabeth K.; Jette, Alan M. (2014). Combining agreement and frequency rating scales to optimize psychometrics in measuring behavioral health functioning. In: *J CLIN EPIDEMIOL 67* (7), S. 781–784.

Pauli, Roman; Lang, Jessica (in print): Survey Design Moderates Negativity Bias but Not Positivity Bias in Self-Reported Job Stress. Results From a Randomized Split Ballot Experiment. *EUR J PSYCHOL ASSESS*.

Spector, Paul E.; Brannick, M. (1995). The nature and effects of method variance in organizational research. In: Cary L. Cooper und Ivan T. Robertson (Hg.): International review of industrial and organizational psychology. New York: Wiley (10), 249–274.

Watson, David; Clark, Lee Anna; Tellegen, Auke (1988). Development and validation of brief measures of positive and negative affect: The PANAS scales. In: *J PERS SOC PSYCHOL 54* (6), S. 1063–1070.

Watson, David; Pennebaker, James W.; Folger, Robert (1987). Beyond Negative Affectivity. In: *J ORGAN BEHAV MANAGE 8* (2), S. 141–158.

Weijters, Bert; Geuens, Maggie; Schillewaert, Niels (2010). The Individual Consistency of Acquiescence and Extreme Response Style in Self-Report Questionnaires. In: *APPL PSYCH MEAS 34* (2), S. 105–121.

Yacine Taibi[1], Andreas Müller[1] & Yannick Metzler[2]
[1] *Universität Duisburg-Essen, Institut für Arbeits- und Organisationspsychologie;*
[2] *IfADo, Leibniz-Institut für Arbeitsforschung der TU Dortmund*

Evaluation psychosozialer Gefährdungen – Verknüpfung von Häufigkeit und Schadensschwere mithilfe von Risikomatrizen

1. Einleitung

Die negativen Auswirkungen psychischer Belastung auf die psychische und körperliche Gesundheit von Beschäftigen wurde in zahlreichen Studien nachweislich belegt (z. B. Niedhammer, Bertrais, & Witt, 2021; Theorell et al., 2015). Zur Erhaltung der Gesundheit und Arbeitsfähigkeit ist die Berücksichtigung psychischer Belastung in der Gefährdungsbeurteilung notwendig und gefordert. Obwohl europäische Richtlinien einen Mindeststandard an gesetzlichen Bestimmungen vorschreiben, wird die Gefährdungsbeurteilung psychischer Belastung auf nationaler und internationaler Ebene oft unzureichend umgesetzt (Beck, 2019). Die Gefährdungsbeurteilung ist ein mehrstufiger Prozess und umfasst die systematische Beurteilung und Bewertung der identifizierten Belastung in Bezug auf ein potenzielles Gesundheitsrisiko. Die Beurteilung erfolgt durch geeignete Screening-Methoden (z. B. Mitarbeiterumfragen oder Beobachtungsinterviews). Basierend auf den vorhandenen Ergebnissen muss bewertet werden, ob die Ausprägung einer bestimmten Belastung ein Gesundheitsrisiko darstellt. Es ist jedoch nicht die Beurteilung (d. h. ist eine potenzielle Belastung vorhanden), welche Organisationen und Wissenschaftler vor Herausforderungen stellt, sondern die Bewertung der identifizierten Belastung (d. h. wie wahrscheinlich ist ein Gesundheitsrisiko für Beschäftigte und wie schwerwiegend ist es).

1.1 Risikoevaluation

Bekannte Verfahren zur Bewertung psychischer Belastung (z. B. Häufigkeitsvergleiche, Grenzwertverfahren, referenzwertbasierte Methode) könnten die Risikowirkungen möglicherweise unterschätzen. Zum einen werden die Zusammenhänge zwischen Belastung und Gesundheit oft nicht in der spezifischen Arbeitssituation berücksichtigt sondern auf Basis von Studien angenommen. Grenzwertverfahren (z. B. Dettmers & Stempel, 2021; Diebig & Angerer, 2020; Mustapaha & Rau, 2019) sind bisher nur in Bezug zu einzelnen gesundheitsbezogenen Outcomes ermittelt worden. Damit wird ignoriert, dass die psychische Belastung unterschiedliche Risikowirkungen auf gesundheitliche Auswirkungen verschiedener Schweregrade haben kann.

Eine Möglichkeit zur Weiterentwicklung bietet die Adaption etablierter Ansätze der Gefährdungsbeurteilung nicht-psychischer Faktoren (z. B. mechanische oder chemische Gefährdungen). Dazu untersucht der folgende Beitrag, inwieweit sich der Risikomatrix-Ansatz auf die Beurteilung psychischer Belastung übertragen lässt. Der Risikomatrix-Ansatz berechnet das Risiko als Kombination der Eintrittswahrscheinlichkeit einer Belastung und der assoziierten Schadensschwere (Duijm, 2015; s. Abbildung 1). Aufgrund postulierter Unterschiede zwischen psychischer und nicht-psychischer Belastung (z. B. Rick & Briner, 2000) findet der Risikomatrix-Ansatz bisher keine Anwendung in der psychischen Gefährdungsbeurteilung. Die DGUV hat im Jahr 2019 in einer Fachinformation einen kurzen konzeptuellen Vorschlag zur Nutzung des Risikomatrix-Ansatz für die Gefährdungsbeurteilung psychischer Belastungen veröffentlicht (DGUV, 2019). Abgesehen davon sind in der deutschsprachigen und internationalen Literatur keine Arbeiten bekannt, welche eine Anwendung der Methodik für die Beurteilung psychischer Belastung untersuchen. Der folgende Beitrag dient daher zum einen zur Skizzierung der methodischen Schritte, die zur Übertragung des Ansatzes notwendig sind. Des Weiteren soll anhand einer ersten empirischen Überprüfung die Validität des Ansatzes und mögliche Fallstricke bei der Implementierung überprüft werden.

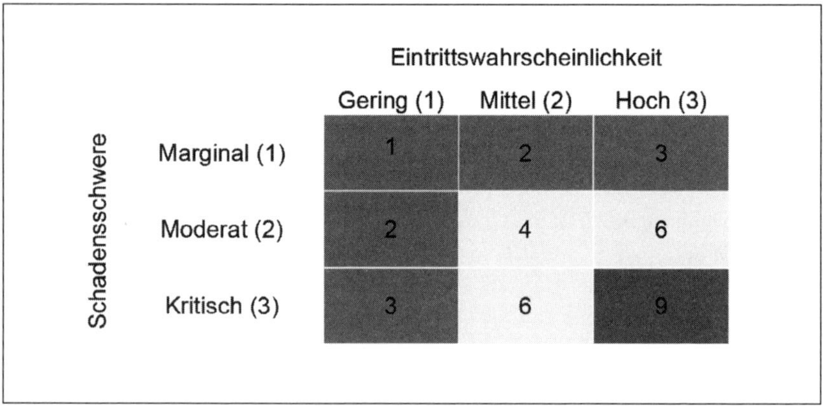

		Eintrittswahrscheinlichkeit		
		Gering (1)	Mittel (2)	Hoch (3)
Schadensschwere	Marginal (1)	1	2	3
	Moderat (2)	2	4	6
	Kritisch (3)	3	6	9

Abb. 1: Beispielhafte Darstellung einer Risikomatrix

2. Methode

In der Studie wird anhand einer Stichprobe von Beschäftigten eines großen deutschen Stahlunternehmens (N = 7.242) untersucht, inwieweit sich eine Risikomatrix zur Beurteilung psychischer Belastung adaptieren lässt. Die Einschätzung der Eintrittswahrscheinlichkeit erfolgt anhand der Skalenstufen des Copenhagen Psychosocial Questionnaire (COPSOQ; Nübling, Stößel, Hasselhorn, Michaelis, & Hofmann, 2006). Die Schadensschwere wird auf Grundlage gängiger psychologischer Theorien in verschiedene Kategorien eingeteilt. Mit logistischen Regressionsanalysen werden die Zusammenhänge zwischen psychischer Belastung und unmittelbaren psychischen Beanspruchungen (kognitive Stresssymptome) sowie mittelbaren Beanspruchungsfolgen (Burnout Symptome) und dem allgemeinen Gesundheitszustand untersucht. Signifikante Ergebnisse werden in eine 4x3- Risikomatrix übertragen.

3. Ergebnisse

Die Ergebnisse zeigen, dass für die meisten Arten psychischer Belastung das Risiko für negative gesundheitliche Folgen mit zunehmender Eintrittswahrscheinlichkeit ansteigt. Aufgrund der Übereinstimmung mit bestehenden Forschungsergebnissen, liefert die Studie einen ersten Hinweis auf eine zufriedenstellende Validität des Ansatzes. Die Studie zeigt weiterhin, dass sich die Risikowirkung der untersuchten Belastung unterscheidet und der Risikomatrix-Ansatz damit eine Priorisierung bei der Risikobewertung ermöglicht. Insgesamt zeigt der Beitrag abschließend, dass sich der Risikomatrix-Ansatz zur Bewertung psychischer Belastung nutzen lässt und methodische Herausforderungen etablierter Ansätze überwinden kann.

4. Diskussion

Die untersuchte methodische Konzeption und empirische Analyse der Risikomatrix dient als Modellstudie, um die Anwendbarkeit der Methodik zu untersuchen und eine Grundlage für weitere Forschung zur Entwicklung von Risikomatrizen zu legen. Limitationen ergeben sich aus dem komplexen Design der Risikomatrix. Um die Berechnungen durchzuführen, ist umfangreiches Datenmaterial erforderlich, was die Entwicklung von Risiko-Matrizen insbesondere in der betrieblichen Praxis erschwert. Das querschnittliche Design der Studie lässt weiterhin keine kausale Interpretation der Ergebnisse zu. Es sollte jedoch beachtet werden, dass der Beitrag nicht die spezifischen Risikoeffekte psychischer Belastung hervorhebt, sondern den Transfer der Methodik überprüfen soll. Darin unterscheidet sich der Ansatz auch hinsichtlich bereits existierender Studien zum Zusammenhang zwischen Arbeit und Gesundheit. Dennoch sollten zur weiteren Validierung zukünftig z.B. Längsschnittstudien oder Erprobungen im Hinblick auf spezifische Berufsgruppen und verschiedene Stichprobengrößen durchgeführt werden.

Literatur

Beck, D. (2019). Psychische Belastung als Gegenstand des Arbeitsschutzes. *Arbeit, 28*(2), 125–147. Doi: 10.1515/arbeit-2019-0009

Dettmers, J., & Stempel, C. R. (2021). How to Use Questionnaire Results in Psychosocial Risk Assessment: Calculating Risks for Health Impairment in Psychosocial Work Risk Assessment. *International Journal of Environmental Research and Public Health, 18*(13), 7107. Doi: 10.3390/ijerph18137107

DGUV (2019). Psychische Belastung – der Schritt der Risikobeurteilung. Fachinformation für die Prävention.

Diebig, M., & Angerer, P. (2020). Description and application of a method to quantify criterion-related cut-off values for questionnaire-based psychosocial risk assessment. *International Archives of Occupational and Environmental Health, 94*(3), 475–485. Doi: 10.1007/s00420-020-01597-4

Duijm, N. J. (2015). Recommendations on the use and design of risk matrices. *Safety Science, 76,* 21–31. Doi: 10.1016/j.ssci.2015.02.014

Mustapha, V., & Rau, R. (2019). Kriteriumsbezogene Cut-Off-Werte für Tätigkeitsspielraum und Arbeitsintensität. *Diagnostica, 65*(3), 179–190. Doi: 10.1026/0012-1924/a000226

Niedhammer, I., Bertrais, S., & Witt, K. (2021). Psychosocial work exposures and health outcomes: a meta-review of 72 literature reviews with meta-analysis. *Scandinavian Journal of Work, Environment & Health, 47*(7), 489–508. Doi: 10.5271/sjweh.3968

Nübling, M., Stößel, U., Hasselhorn, H.-M., Michaelis, M., & Hofmann, F. (2006). Measuring psychological stress and strain at work: Evaluation of the COPSOQ Questionnaire in Germany. *GMS Psychosoc Med, 3.*

Rick, J., & Briner, R. B. (2000). Psychosocial risk assessment: problems and prospects. Occupational Medicine (Oxford, England), 50(5), 310–314. Doi: 10.1093/occmed/50.5.310

Theorell, T., Hammarström, A., Aronsson, G., Träskman Bendz, L., Grape, T., Hogstedt, C., … Hall, C. (2015). A systematic review including meta-analysis of work environment and depressive symptoms. *BMC Public Health, 15,* 738. Doi: 10.1186/s12889-015-1954-4

Arbeits-Dialog-Kreis 26
Psychische Belastung, Beanspruchung und Coping 2

Nathalie Hopp, Rainer Oberkötter & Hannah Schiemann
**Was belastet Mitarbeitende im SPNV?
Branchenbefragung an über 1.500 Mitarbeitenden**

Caroline Müller-Kirschbaum, Susanne Wolf & Antje Hunger
Zusammenhänge zwischen psychosozialen Arbeitsfaktoren und Burnout-Symptomatik: Eine quantitative Querschnittstudie zur Identifizierung von (potentiellen) Risiko- und Schutzfaktoren in sozialen Berufen

Berith Gromus, Katharina Klug & Vera Hagemann
Coronabedingte Einschnitte im Erwerbsleben, ökonomische Stressoren und Folgen für die psychische Gesundheit: Vorstellung und erste Ergebnisse des Projekts CovStress

Franziska Grellert, Saskia Rauh, Marlen Cosmar & Sabine Rehmer
Psychische Belastung und Beanspruchungsfolgen bei Desk Sharing – Gestaltungsfaktoren

Marlen Rahnfeld & Marlen Cosmar
Erkennen und Bewältigen von Einsamkeit im betrieblichen Kontext

Nathalie Hopp, Rainer Oberkötter & Hannah Schiemann
Institut für Wirksamkeitsanalyse

Was belastet Mitarbeitende im SPNV? Branchenbefragung an über 1.500 Mitarbeitenden

Im Jahr 2020 erreichte Deutschland sein Klimaziel in Hinblick auf die Reduktion der jährlichen Treibhausgasemissionen, jedoch konnten diese Entwicklung nicht im Verkehrssektor verzeichnet werden. Die Differenz zwischen den gesetzlich vorgeschriebenen und den tatsächlich ausgestoßenen Treibhausgasemissionen war auch im Jahr 2022 so groß wie in keinem anderen Sektor (Agora Energiewende, 2020). Es braucht für das Erreichen der Klimaziele für 2030 demnach eine Veränderung in der Mobilität, allerdings stehen dem notwendigen Ausbau des Schienenpersonennahverkehrs (SPNV) eine Vielzahl an Herausforderungen gegenüber: Der Personalmangel, der hohe Krankenstand in Verkehrsberufen (BKK Gesundheitsreport, 2021) und die älter werdende Belegschaft (Deutsche Bahn AG, 2010, zitiert nach Gravert, 2011) sowie der Sanierungsstau bei der Schieneninfrastruktur, daraus resultierend die Masse an Baustellen und die Unzuverlässigkeit des Netzes (Böttger, 2022) verhindern die Ausschöpfung des Potenzials der Branche.

Zudem wirkt sich die beschriebene Situation erheblich auf das Personal im SPNV aus. Dieses erlebt ohnehin ein hohes Maß berufsbedingter Belastungen wie den Schichtdienst, die große Verantwortung für Fahrgäste sowie den Zeitdruck durch das Einhalten des Fahrplans (Gravert, 2011). Insbesondere vor dem Hintergrund akuter Krisen (Corona, Klimawandel, Kriege, Inflation...) sowie darüber hinaus branchenspezifischen Herausforderungen (z. B. 49 €-Ticket) wird die dringende Notwendigkeit, die Belastung der Mitarbeitenden im SPNV zu reduzieren, deutlich.

Das Programm Fokus Bahn NRW widmet sich seit 2019 den Herausforderungen des SPNV in NRW und zielt auf eine Steigerung der Qualität, Kapazität und Zuverlässigkeit des Schienenverkehrs in der Region ab. In Zusammenarbeit des Landes NRW, der elf Eisenbahnverkehrsunternehmen (EVU) und der drei Aufgabenträger (go.Rheinland GgmbH, VRR, NWL) werden Maßnahmen ergriffen, um den SPNV als attraktive Alternative zum Individualverkehr zu fördern (Fokus Bahn NRW, 2023b).

Im Auftrag der Initiative Fokus Bahn hat das Institut für Wirksamkeitsanalyse (IfW) im März 2023 Mitarbeitende aus elf EVU zu ihrer persönlichen Belastung befragt und damit die erste uns bekannte branchenweite Mitarbeitendenbefragung in der Bahnbranche durchgeführt. Die EVU haben die Beschäftigten über die Befragung informiert. Im dreiwöchigen Erhebungszeitraum haben an der Online-Befragung 1.557 Mitarbeitende, überwiegend Triebfahrzeugführer*innen (46,50 %) und Zugbegleiter*innen (21,71 %), aber auch Mitarbeitende des Managements (8,73 %), der Werkstatt (3,73 %) und des Servicebereichs (1,16 %) sowie Disponent*innen (4,75 %), Betriebsplaner*innen (3,28 %) und IT-Spezialist*innen (1,03 %) teilgenommen. Ziel der Befragung war es, den Mitarbeitenden zu signalisieren, dass ihre Belastung bei Verantwortlichen der Unternehmen und der Branche als bedeutsam erkannt worden ist und darüber hinaus die wichtigsten Belastungsfaktoren herauszuarbeiten sowie Vorschläge zur nachhaltigen Verbesserung der Gesamtsituation zu generieren.

Der Fokus der Befragung lag auf den Auswirkungen aktueller Krisen und Projekte, welche in einer intensiven Zusammenarbeit des IfW mit der Leitung von Fokus Bahn sowie Fachexpert*innen aus den verschiedenen EVU herausgearbeitet und in ein Befragungsinstrument überführt wurden. Aktuelle gesellschaftliche sowie branchenspezifische Themen haben hierbei Berücksichtigung gefunden. Die quantitativen Ergebnisse setzen sich aus der Auswertung von 26 Items (zzgl. 14 tätigkeitsspezifischer Fragen) auf einer fünfstufigen Likert-Skala auseinander, wobei einige Items umgepolt wurden, sodass niedrige Werte (Minimum 1) eine geringe Belastung und hohe Werte (Maximum 5) eine hohe Belastung zeigen. Die Auswertung erfolgte sowohl auf Ebene einzelner Items als auch auf Ebene der Faktoren (Abb. 1). Zusätzlich sind den Teilnehmenden sieben offene Fragen gestellt worden, zu denen insgesamt über 5.000 Freitextantworten formuliert wurden. Die gemeinsame Betrachtung der quantitativen und qualitativen Daten ermöglichte es, verschiedene zentrale Auslöser für die empfundene Belastung des Bahnpersonals sowie Lösungsvorschläge zu identifizieren, die im Folgenden zusammenfassend dargestellt werden.

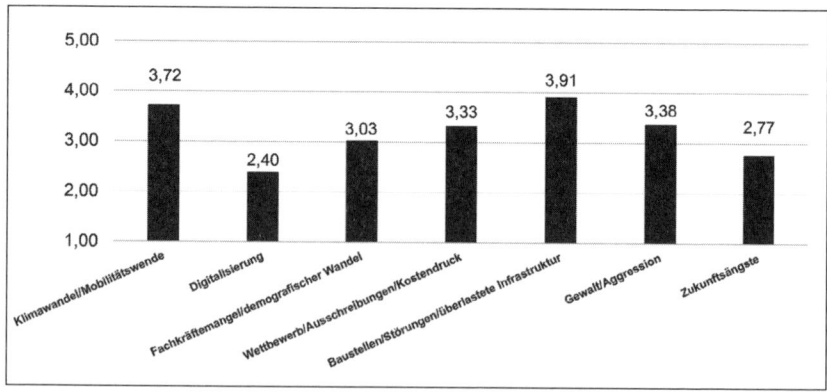

Abb. 1: Mittelwerte der Faktoren aller befragten Tätigkeitsgruppen

Baustellen und Störungen bzw. die überlastete Infrastruktur konnte als einer der bedeutendsten Faktoren herausgestellt werden. Ein Großteil der Ausfälle im SPNV lässt sich auf infrastrukturelle Gründe zurückführen (mobil.nrw, 2023). Als wichtige Maßnahme wird nicht nur auf Seiten der Initiative Fokus Bahn (2023a), sondern auch durch das Bahnpersonal selbst die Verbesserung der Kund*inneninformation über Baustellen und Störungen angeführt. Weiterhin zeigen die Freitexte, dass eine Verbesserung der Baustellenplanung und -koordination (z. B. Vorbereitungszeit) und des Fahrplans (z. B. geringere Taktung, längere Wendezeiten) Möglichkeiten darstellen könnten, um mit den Problemen im Netz sowie den Auswirkungen für die Mitarbeitenden besser umzugehen.

Über alle Berufsgruppen hinweg ist die Einschätzung, dass die Branche den Anforderungen der Mobilitätswende aufgrund der Infrastruktur (Mittelwert = 4,5) und der Personalknappheit (Mittelwert = 4,26) nicht gewachsen ist. Die Personalverfügbarkeit inklusive des hohen Krankenstands gehört zu den größten Herausforderungen bei der Attraktivitätssteigerung des ÖPNV. Nach Sommer et al. (2023) spielen für die Erhöhung der Personalverfügbarkeit vor allem die Bezahlung und die Arbeitsbedingungen wie bspw. die Schichtpläne und Urlaubstage eine bedeutende Rolle. Von den 1212 Freitextnennungen zu der Frage nach Ideen zur Fachkräftegewinnung bezog sich über ein Drittel auf eine Anpassung des Gehalts. Neben der Organisation des Dienstplans (z. B. häufige und kurzfristige Dienstplanänderungen) stellen auch die Arbeitszeiten per se einen Belastungsfaktor dar. Mitarbeitende der Bahnbranche empfinden die Länge der Schichten und die Fahrtanteile innerhalb der Schichten, das Ausmaß der Wochenendarbeit sowie die Lagen der Schichten und Kürze der Schichtübergänge als belastend und betonen die Unvereinbarkeit von Beruf und Privatem sowie die Folgen für die eigene Gesundheit. Die von den Mitarbeitenden vorgeschlagenen Anpassungen der Dienstpläne bzw. Arbeitszeiten enthalten einige Aspekte, die von der Bundesanstalt für Arbeitsschutz und Arbeitsmedizin für die Gestaltung von Nacht- und Schichtarbeit vorgeschlagen werden: Ausdehnung der Arbeitszeit über 8-Stunden-Tag vermeiden (v. a. bei Tätigkeiten mit hohem Risiko bei Fehlverhalten), ausreichende Ruhezeiten (v. a. nach Nachtschichten) und zwei zusammenhängende freie Tage am Wochenende (Beermann, 2005). Trotz der genannten Gestaltungsempfehlungen existiert keine „Universallösung für die Arbeitszeitgestaltung" und die Interessen der Mitarbeitenden sollten Berücksichtigung finden (Beermann, 2005, S. 6). Auch in den Freitexten der Branchenbefragung äußern einige Mitarbeitende den Wunsch nach einer stärkeren Mitgestaltung des Dienstplans (z. B. Abfrage von Wunscharbeitszeiten, Tauschen von Schichten untereinander, ...).

Die Belastung durch Gewalt und Aggression zeigt sich erwartbar am deutlichsten bei den Berufsgruppen, die im direkten Kundenkontakt stehen. Erfahrungen von Gewalt in Form von Beleidigungen, Bedrohungen und körperlicher Gewalt gegenüber dem Personal des ÖPNV hat in den letzten Jahren zugenommen und geht bei vielen der Opfer mit einem unguten Gefühl bei der Arbeit, psychischen Problemen und in einigen Fällen sogar Krankmeldungen einher (Kuche et al., 2023). In den ca. 1.700 Freitexten zu dem Thema werden als Verbesserungsmaßnahmen vor allem die Einstellung zusätzlichen Sicherheitspersonals, die Doppelbesetzung von Zügen (v. a. abends und nachts), die Ausstattung mit Bodycams sowie die Verfolgung von Straftaten genannt. Weiterhin schätzen die Bahnmitarbeitenden, könnten Zugangskontrollen an den Bahnsteigen, wie es sie beispielsweise in den Niederlanden gibt, eine Möglichkeit darstellen, von Fahrgästen ausgehende Gewalt zu reduzieren.

Die Dringlichkeit der Situation zeichnet sich deutlich in den Ergebnissen der Befragung ab, die eine enorme psychische Belastung des Bahnpersonals durch multiple Belastungsfaktoren erkennen lassen. Aufgrund der Stichprobengröße und Breite der inkludierten Tätigkeitsbereiche kann die Repräsentativität der Befragung für Mitarbeitende der Bahnbranche angenommen werden. Die Ergebnisse sollten nun als Ausgangspunkt für Veränderungsprozesse auf Seiten der Branche (z. B. Attraktivierung der Berufsbilder, Gewaltpräventionsmaßnahmen), des Landes (z. B. Ausbau der Beschäftigungsoffensive), der Aufgabenträger (z. B. Überarbeitung der Verkehrsverträge) und der EVU (z. B. verlässliche Dienstpläne, gerechtere Bezahlung) genutzt werden. Die ersten Umsetzungen von Maßnahmen durch Fokus Bahn deuten darauf hin, dass die Ergebnisse der Studie ernst genommen wurden.

Literatur

Agora Energiewende (2023). Die Energiewende in Deutschland: Stand der Dinge 2022. Rückblick auf die wesentlichen Entwicklungen sowie Ausblick auf 2023. https://www.agora-energiewende.de/

Beermann, B. (2005). Leitfaden zur Einführung und Gestaltung von Nacht- und Schichtarbeit. Bundesanstalt für Arbeitsschutz und Arbeitsmedizin, Dortmund.

BKK (2021). BKK Gesundheitsreport. https://www.bkk-dachverband.de/publikationen/bkk-gesundheitsreport/bkk-gesundheitsreport-2021

Fokus Bahn NRW (2023a). Die Bahnen in NRW müssen wieder zuverlässig werden. https://www.fokus-bahn.nrw/aktuelles/detail/die-bahnen-in-nrw-muessen-wieder-zuverlaessig-werdenhtml.html

Fokus Bahn NRW (2023b). Von Wettbewerb zu Partnerschaft. https://www.fokus-bahn.nrw/programm.html#c248

Gravert, C. (2011). Führung wahrnehmen – Gesundheit als Aspekt werteorientierter Führung bei der Deutschen Bahn. In: Badura, B., Ducki, A., Schröder, H., Klose, J., Macco, K. (Hrsg.) Fehlzeiten-Report 2011 (S. 191–198). Springer. https://doi.org/10.1007/978-3-642-21655-8_19

Kuche, C., Piesker, A., Steffens, B., Steffens, C., Uhlig, F., & Ziekow, J. (2023). Gewalt gegen Beschäftigte im öffentlichen Personenverkehr: Ausmaß, Folgen, Präventions- und Nachsorgemaßnahmen. Deutsches Forschungsinstitut für öffentliche Verwaltung.

Mobil.nrw (2023). SPNV-Qualität: Faktenblatt. https://infoportal.mobil.nrw/information-service/spnv-qualitaet-faktenblatt.html

Sommer, C., Ebert, T., Herget, M., Briegel, R., & Milbradt, J. (2023). ÖPNV Sofortprogramm. Das Maßnahmenpaket für die Verkehrswende bis 2025. Eine Studie der Multi-MOBIL GmbH im Auftrag von Greenpeace.

Caroline Müller-Kirschbaum, Susanne Wolf & Antje Hunger
Hochschule Düsseldorf

Zusammenhänge zwischen psychosozialen Arbeitsfaktoren und Burnout-Symptomatik: Eine quantitative Querschnittstudie zur Identifizierung von (potentiellen) Risiko- und Schutzfaktoren in sozialen Berufen

1. Theoretischer Hintergrund

Burnout ist ein „Syndrom, dass aus chronischem Stress am Arbeitsplatz resultiert, welcher nicht erfolgreich bewältigt wurde" (Weltgesundheitsorganisation, WHO, 2019, zitiert nach Kohlmann et.al., 2021, S. 27). Dieses Syndrom umfasst in der Definition der WHO drei Faktoren: (1) Gefühle von Antriebsverlust oder Erschöpfung, (2) erhöhte mentale Distanz zu der Arbeit, negative Einstellung oder Zynismus hinsichtlich der Arbeit und (3) verminderte berufliche Effizienz (ebd.).

Tab. 1: Burnout-Symptome nach Burisch (2014)

- Gefühle der Sinnlosigkeit/Hoffnungslosigkeit
- Launenhaftigkeit
- Schlafstörungen
- Psychosomatische Reaktionen
- Ruhelosigkeit
- Verspannungen, Herzklopfen, Atembeschwerden
- Einsamkeit
- Abbau kognitiver Leistungsfähigkeit

Die Anzahl an Arbeitsunfähigkeitstagen durch eine Burnout-Erkrankung stieg in den letzten Jahren stetig an (Meyer et al., 2022). Moderne Entstehungsmodelle sehen psychische Störungen im Allgemeinen als ein Zusammenspiel ungünstiger biologischer, psychologischer und sozialer Einflussfaktoren. Doch obwohl psychosoziale Arbeitsbedingungen in theoretischen Modellen gleichermaßen benannt werden (Burisch, 2014), ist ihr Einfluss auf eine Burnout-Symptomatik immer noch unzureichend empirisch untersucht.

Aus der Vielzahl an theoretischen Überlegungen zur Entstehung von Burnout gibt es einige Arbeitsbedingungen, die vor allem in sozialen Berufen bedeutsam sein könnten. Darüber hinaus erscheint eine empirische Identifizierung potentieller Risiko- und Schutzfaktoren bzgl. psychosozialer Arbeitsbedingungen in sozialen

Berufen besonders wichtig, da sich in diesem Berufsfeld hohe Prävalenzzahlen von Burnout-Symptomatik zeigten (Meyer et al., 2020).

Unsere Studie verfolgt deshalb folgende allgemeine Fragestellung: Welche Zusammenhänge mit einer Burnout-Symptomatik zeigen psychosoziale Arbeitsbedingungen in sozialen Berufen?

2. Methode

2.1 Stichprobe

Unsere Stichprobe bestand aus 160 Teilnehmer*innen aus sozialen Berufen. Diese setzte sich aus 33,8% Sozialpädagog*innen/Sozialarbeiter*innen, 29,0% Lehrer*innen und 18,8% Erzieher*innen zusammen. Unsere Stichprobe war zu 79,7% weiblich. Das Durchschnittsalter lag bei M=39,9 Jahren (SD=12,4; Min-Max: 20-64).

2.2 Material

Zur Selbstbeurteilung von Beschwerden und Belastungen, die auf Burnout hinweisen setzen wir die Burnout-Screening-Skalen Teil I (BOSS I) von Geuenich & Hagemann (2014) ein. Diese Skala umfasst 30 Items verteilt auf die vier Subskalen „Beruf", „eigene Person", „Familie" und „Freunde", die jeweils auf einer 6-stufigen Antwortskala von 0 „trifft nicht zu" bis 5 „trifft stark zu" beurteilt werden.

Zur Selbstbeurteilung der psychosozialen Arbeitsbelastung nutzen wir Copenhagen Psychosocial Questionnaire (COPSOQ) von Kristensen & Borg, in der deutschen Fassung von Nübling et al. (2005). Dieser Fragebogen besteht insgesamt aus 52 Items, aus denen 20 Skalen für diese Studie ausgewählt wurden (vgl. Abb. 1). Die Items sind jeweils auf einer 5-stufigen Likert-Skala von 0 (niedrige Ausprägung) bis 100 (hohe Ausprägung) einzuschätzen.

2.3 Durchführung

In einem Querschnittdesign erhoben wir Daten im April 2022 in einer Online-Umfrage via „soscisurvey.de". Wir erhielten eine sog. Gelegenheitsstichprobe, da die Verbreitung des Umfragelinks im Schneeballverfahren über E-Mail-Verteiler verschiedener sozialer Arbeitgeber und Schulen im Großraum Solingen erfolgte.

2.4 Statistische Auswertung

Unseren Datensatz werteten wir mit dem Statistikprogramm IBM SPSS Statistics 26 aus. Dabei verwendeten wir den Kolmogorov-Smirnov-Test zur Überprüfung auf Normalverteilung, den Mann-Whitney U-Test zur Überprüfung auf Gruppenunterschiede sowie das Korrelationsverfahren nach Spearman zur Überprüfung linearer Zusammenhänge.

3. Ergebnisse

In der deskriptiven Auswertung erzielten 6,9 % unserer Stichprobe überdurchschnittliche BOSS-I Global-Gesamtwerte (T<60), während die überwiegende Mehrheit unserer Stichprobe durchschnittliche (40 ≤T ≤60; 47,0 %) oder unterdurchschnittliche (T<40; 46,3%) Gesamtskalenwerte zeigten. Der Verdacht auf eine berufsbezogene Burnout-Problematik wird aus der BOSS I-Subskala „Beruf" abgeleitet und besteht bei 6,3% unserer Stichprobe. Es konnte kein signifikanter Geschlechterunterschied in der Ausprägung der Burnout-Symptomatik festgestellt werden. Frauen und Männer erreichten beide im Durchschnitt einen Burnout-Wert von T = 45.

In der inferenzstatistischen Auswertung zeigten sich vielfältige lineare Zusammenhänge zwischen der subjektiven Einschätzung psychosozialer Arbeitsbedingungen einerseits und der subjektiven Einschätzung zum Ausmaß der Burnout-Symptomatik andererseits. Dabei zeigte zum einen die subjektive Arbeitszufriedenheit und zum anderen das subjektive Arbeitsengagement einen starken (negativen) Zusammenhang mit der Burnout-Symptomatik (r>.5). Die weiteren erfassten psychosoziale Arbeitsbedingungen zeigen mittelgroße (.3<r<.5) oder kleine (r<.3) Zusammenhänge mit der Burnout-Symptomatik (vgl. Abb. 1).

Psychosoziale Arbeitsbedingungen mit positivem Zusammenhang zur Burnout-Symptomatik (Potentielle Risikofaktoren)	Psychosoziale Arbeitsbedingungen mit negativem Zusammenhang zur Burnout-Symptomatik (Potentielle Schutzfaktoren)
Unfaire Behandlung (r=.34)	Arbeitszufriedenheit (r=-.54)
Hoher Arbeitsumfang (r=.32)	Arbeitsengagement (r=-.51)
Emotionale Anforderungen (r=.27)	Vertrauen und Gerechtigkeit (r=-.44)
Hohe Arbeitsplatzunsicherheit (r=.27)	Gemeinschaftsgefühl (r=-.35)
	Wertschätzung (r=-.34)
	Führungsqualität (r=-.31)
	Regelmäßiges Feedback (r=-.15)
	Viel Berufserfahrung (r=-.15)
	Rollenklarheit (r=-.09)

Abb. 1: Korrelationen der subjektiven Ausprägung erfasster psychosozialer Arbeitsbedingungen und Burnout-Werte

4. Diskussion

4.1 Interpretation der Studienergebnisse

Im Vergleich zu den in der Literatur berichteten Beobachtungen und Erwartungen in sozialen Berufen (Meyer et al., 2020) ist der Anteil mit Verdacht auf eine Burnout-Problematik (gemessen mit der BOSS I-Skala „Beruf") in unserer Stichprobe mit

6,3 % eher gering ausgeprägt. Als potentielle Risiko- und Schutzfaktoren für eine Burnout-Symptomatik ließen sich mehrere psychosoziale Arbeitsbedingungen in sozialen Berufen identifizieren. Zusammenhänge mit einer großen Effektstärke könnten in der Präventionsarbeit besonders bedeutsam sein.

4.2 Limitationen
Aufgrund unseres Studiendesigns bleibt unklar, ob die gefundenen Korrelationen auf kausale Zusammenhänge hinweisen und ob sich ggf. psychosoziale Arbeitsbedingungen auf eine Burnout-Symptomatik auswirken und/oder umgekehrt die Burnout-Symptomatik verschiedene (günstige/ungünstige) psychosoziale Arbeitsbedingungen hervorruft.

4.3 Schlussfolgerungen für die Praxis
Einzelne psychosoziale Arbeitsbedingungen könnten das Risiko für eine Burnout-Problematik erhöhen, während andere Bedingungen evtl. präventiv wirken können. Arbeitgeber*innen und Arbeitsteams können gemeinsam daran arbeiten, potentielle psychosoziale Risikofaktoren zu reduzieren. Zusätzlich könnte, u. a. in (kollegialer) Supervision, bewusst daran gearbeitet werden, psychosoziale Schutzfaktoren auszubauen.

4.4 Auftrag für die weitere Forschung
In einem nächsten Schritt sollten mit Hilfe von Längsschnitt- und experimentellen Studien potentielle psychosoziale Ursachenfaktoren für eine Burnout-Symptomatik identifiziert werden, um die Entwicklung effektiver Präventionsmaßnahmen auf der Ebene psychosozialer Arbeitsbedingungen zu ermöglichen.

Literatur
Burisch, M. (2014). Das Burnout-Syndrom. Theorie der inneren Erschöpfung – Zahlreiche Fallbeispiele – Hilfen zur Selbsthilfe (5., überarbeitete Auflage). Berlin: Springer.
Geuenich, K. & Hagemann, W. (2014). Burnout-Screening-Skalen. Manual (2., überarbeitete und erweiterte Aufl.,). Göttingen: Hogrefe.
Kohlmann, C. W., Eschenbeck, H., Jerusalem, M. & Lohaus, A. (2021). Diagnostik von Stress und Stressbewältigung. Hogrefe.
Meyer, M., Wiegand, S. & Schenkel, A. (2020). Krankheitsbedingte Fehlzeiten in der deutschen Wirtschaft im Jahr 2019. In B. Badura, A. Ducki, H. Schröder, J. Klose & M. Meyer (Hrsg.), Fehlzeiten-Report 2020. Berlin: Springer.
Meyer, M., Wing, L. & Schenkel, A. (2022). Krankheitsbedingte Fehlzeiten in der deutschen Wirtschaft im Jahr 2021. In B. Badura, A. Ducki, M. Meyer & H. Schröder (Hrsg.) Fehlzeiten-Report 2022. Berlin: Springer.
Nübling, M., Stößel, H., Hasselhorn, H.-M., Michaelis, M. & Hofman, F. (2005). Methoden zur Erfassung psychischer Belastungen – Erprobung eines Messinstrumentes (COPSOQ)(3.,korrigierte Auflage). Bremerhaven: Wirtschaftsverlag NW.

Berith Gromus, Katharina Klug & Vera Hagemann
Universität Bremen

Coronabedingte Einschnitte im Erwerbsleben, ökonomische Stressoren und Folgen für die psychische Gesundheit: Vorstellung und erste Ergebnisse des Projekts CovStress

1. Einleitung

Während der Corona-Pandemie erlebten viele Beschäftigte unerwartete Einschnitte im Arbeitsleben. Diese Einschnitte zeigten sich z.b. in Form von Arbeitslosigkeit, Kurzarbeit, Freistellungen und Verdienstausfällen (Bundesagentur für Arbeit, 2021; Hövermann & Kohlrausch, 2020). Solche Karriereschocks, d.h. disruptive und wenig kontrollierbare Einschnitte im Arbeitsleben (Akkermans et al., 2018), bringen für die Betroffenen und ihre Familien ökonomischen Stress im Sinne von Beschäftigungs- und finanzieller Unsicherheit mit sich, mit negativen Folgen für Gesundheit und Lebensqualität (Probst, 2004).

2. Ziel des Forschungsprojekts

Ziel des vom BMBF geförderten Projekts *CovStress* ist die Erforschung psychologischer Langzeitfolgen coronabedingter Karriereschocks im Hinblick auf wirtschaftliche Unsicherheit und psychische Gesundheit. Der Fokus liegt auf der Gastronomie- und Veranstaltungsbranche, der verarbeitenden Industrie und Logistik sowie Beschäftigten in prekären Arbeitsmarktpositionen. Hierfür arbeiten wir mit Praxispartnern aus Bremen, Bremerhaven und Cuxhaven zusammen.

Erste Untersuchungen belegen die unmittelbaren Stressreaktionen in der Frühphase der Pandemie in Bezug auf unterschiedlichste Einschränkungen (Ferry et al., 2021; Klebe et al., 2021; Rieth & Hagemann, 2021). Die langfristigen Folgen sind jedoch noch unklar. Vor dem Hintergrund der Pandemie als Auslöser unfreiwilliger Arbeitsausfälle und -reduzierungen soll daher erforscht werden, wie sich solche Karriereschocks während der Krise auf späteren ökonomischen Stress und die psychische Gesundheit auswirken und von welchen Ressourcen und Risikofaktoren Chronifizierung bzw. Erholung von ökonomischem Stress abhängen.

Ziel des Forschungsprojekts ist die Beantwortung der folgenden Forschungsfragen:
1) Was sind die psychologischen Langzeitfolgen coronabedingter Karriereschocks?
2) Welche Faktoren bedingen die Erholung von Karriereschocks?
3) Wie entwickeln sich ökonomischer Stress, Gesundheit und Lebensqualität weiter?

3. Methodik

Das Projekt kombiniert Sekundäranalysen des Beziehungs- und Familienpanels *pairfam* (https://www.pairfam.de/) mit einer eigenen Datenerhebung für quantitative Analysen. Aufbauend auf einer qualitativen Pilotstudie analysieren wir die Entwicklung ökonomischer Stressoren im Zusammenhang mit psychischer Gesundheit im Längsschnitt. Geplant sind fünf Befragungszeitpunkte über einen Zeitraum von ca. einem Jahr.

Sekundäranalysen pairfam. Zunächst werden mit pairfam-Daten die grundlegenden Zusammenhänge zwischen Karriereschocks, späterem ökonomischem Stress und psychischem Befinden untersucht. Analyseschwerpunkte sind der Vergleich von Beschäftigungssituation und Stress vor, während und nach der Pandemie und die Rolle von Belastungen und Ressourcen im familiären Kontext (Fragestellungen 1 und 2). Mit der 14. Erhebungswelle (2021/22) stehen Daten bis einschließlich zwei Jahre nach Ausbruch der Pandemie zur Verfügung. Im Mai 2020 wurde an einer Teilstichprobe (N = 3.160) eine Corona-Zusatzbefragung durchgeführt, in der u.a. erlebte Karriereschocks abgefragt wurden (Kantar, 2020).

Interviewstudie. Als Pilotstudie zur Vorbereitung der quantitativen Datenerhebung werden halbstandardisierte Interviews mit Betroffenen (N ≈ 20) geführt, die in der Akutphase der Corona-Krise 2020/21 ihre Erwerbstätigkeit einschränken oder vorübergehend aufgeben mussten. Der Fokus liegt hierbei auf dem subjektiven Erleben der Karriereschocks sowie dem damit verbundenen (finanziellen) Stress.

Quantitative Datenerhebung. Die Fragebogenstudie (N ≈ 280, angestrebt) wird durchgeführt, um die zeitliche Dynamik zwischen ökonomischen Stressoren und psychischem Befinden im weiteren Verlauf und über kürzere Intervalle zu untersuchen (Fragestellungen 2 und 3). Die Zielgruppen entsprechen den oben genannten. Teilnehmende für die Datenerhebung werden mit Hilfe der Kooperationspartner sowohl durch direkte Ansprache akquiriert als auch über Beschäftigtenbefragungen in Unternehmen. Die Erhebung ist ab Anfang 2024 über einen Zeitraum von 10 Monaten mit ca. zwei Monaten Abstand zwischen den Befragungen geplant.

4. Ausblick

Die Interviewstudie des Projekts wurde im September/Oktober 2023 ausgewertet. Es wurden insgesamt 20 Interviews mit Personen geführt, die während der Pandemie einen Karriereschock erlebten. Die Ergebnisse der Interviewstudie sollen bei der PASIG 2024 vor Ort vorgestellt werden.

Aktuell wird der Fragebogen für die quantitative Erhebung erstellt, bei der der Fokus auf der Wahrnehmung des aktuellen Arbeitsplatzes sowie auf der Gesundheit und den ökonomischen Stressoren der Beschäftigten liegt. Der erste Erhebungszeitpunkt startet zu Beginn des Jahres 2024.

Zu den angestrebten Ergebnissen des Forschungsprojektes zählt unter anderem, neue Daten und Erkenntnisse über Auswirkungen der Pandemie auf wirtschaftliche Unsicherheit und Gesundheit zu generieren. Außerdem sollen neue Zielgruppen sowie Ansatzpunkte für Interventionen identifiziert werden, um psychosoziale Folgen abzufedern. Darüber hinaus erfolgt eine Einschätzung der psychologischen Wirkung arbeitsmarktpolitischer Instrumente wie Kurzarbeit oder Überbrückungshilfen. Die Erkenntnisse und Ergebnisse sollen an regionale arbeitsmarktpolitische Akteure und die Öffentlichkeit durch öffentliche Veranstaltungen und in den sozialen Medien kommuniziert.

Für die Praxis sollen Ansatzpunkte für Interventionen identifiziert und arbeitsmarktpolitische Instrumente zur Abfederung der Krise wie Kurzarbeit und Überbrückungshilfen in ihrer mittelfristigen Wirkung auf individuelle Lebensqualität beurteilt werden.

Literatur

Akkermans, J., Seibert, S. E., & Mol, S. T. (2018). Tales of the unexpected: shocks in the contemporary careers literature. SA Journal of Industrial Psychology, 44, 1–10.

Bundesagentur für Arbeit. (2021). Auswirkungen der Corona-Krise auf den Arbeits- und Ausbildungsmarkt.

Ferry, F., Bunting, B., Rosato, M., Curran, E., & Leavey, G. (2021). The impact of reduced working on mental health in the early months of the COVID-19 pandemic: Results from the understanding society COVID-19 study. Journal of Affective Disorders, 287, 308–315.

Hövermann, A., & Kohlrausch, B. (2020). Soziale Ungleichheit und Einkommenseinbußen in der Corona-Krise – Befunde einer Erwerbstätigenbefragung. WSI-Mitteilungen, 73(6), 485–492.

Kantar GmbH. (2020). Corona-Zusatzbefragung. Methodenbericht.

Klebe, L., Klug, K., & Felfe, J. (2021). The Show Must Go On: The Effects of Crisis on Health Oriented Leadership and Follower Exhaustion during the COVID-19 Pandemic. Zeitschrift für Arbeits- und Organisationspsychologie, 65(4), 231–243.

Mathieu, J. E., Aguinis, H., Culpepper, S. A., & Chen, G. (2012). Understanding and estimating the power to detect cross-level interaction effects in multilevel modeling. Journal of Applied Psychology, 97(5), 951–966.

Probst, T. M. (2004). Economic stressors. In J. Barling, E. K. Kelloway, & M. Frone (Eds.), Handbook of Work Stress (pp. 267–297). SAGE.

Rieth, M., & Hagemann, V. (2021). The Impact of Covid-19 Measures on Working People – A Resource Gain for Some, a Resource Loss for Others, German Journal of Work and Organizational Psychology. Zeitschrift Fur Arbeits- Und Organisationspsychologie, 65(4), 202–214.

Franziska Grellert[1], Saskia Rauh[2], Marlen Cosmar[1] & Sabine Rehmer[3]
[1] *Institut für Arbeit und Gesundheit der Deutschen Gesetzlichen Unfallversicherung (IAG)*, [2] *IFBG – Institut für Betriebliche Gesundheitsberatung* [3] *SRH Hochschule für Gesundheit*

Psychische Belastung und Beanspruchungsfolgen bei Desk Sharing – Gestaltungsfaktoren

1. Hintergrund

Nachdem sich die Arbeit im Homeoffice in vielen Unternehmen besonders seit der Corona-Pandemie etabliert hat, führen auch immer mehr Desk Sharing ein. Mit Desk Sharing wird das Teilen eines Büro- oder Bildschirmarbeitsplatzes mit einem oder mehreren anderen Mitarbeitenden bezeichnet (Petendra, 2015). Eine Befragung des Frauenhofer IAO 2021 hat ergeben, dass bei über 25 % der befragten Betriebe die meisten Büro-Beschäftigten keinen festen Arbeitsplatz mehr haben und über 40 % der Betriebe dies für die kommenden Jahre planen (Hofmann et al., 2021).

In der bisherigen Forschung wurde Desk Sharing überwiegend im Kontext von Großraumbüros oder Open Space Konzepten untersucht. Diese Studien betrachten zudem überwiegend die physischen Auswirkungen (Herbig et al., 2016). Die psychische Belastung und Beanspruchung sowie deren Folgen wurden meist nicht berücksichtigt (Becker et al., 2019).

In der vorliegenden Studie war daher das Ziel, Gestaltungsfaktoren bei Desk Sharing zu ermitteln, die relevante Zusammenhänge mit der Zufriedenheit, Gesundheit und Leistungsfähigkeit der Beschäftigten haben. Dabei sollten verschiedene Büroraumkonzepte berücksichtigt werden.

2. Methodisches Vorgehen

2.1 Fragebogenentwicklung und Stichprobe

Es wurde ein Fragebogen mit 92 offenen und geschlossenen Items entwickelt. Sieben Items stammten aus dem SFG-WORK-KFB-2 (Rehmer, 2022), sechs waren angelehnt an den MOLA-Fragebogen (Unfallversicherung Bund und Bahn, 2021). Die übrigen wurden selbst entwickelt. Der Fragebogen erfasste neben soziodemografischen Aspekten, Belastungsfaktoren bei Desk Sharing, Beanspruchungserleben, Beanspruchungsfolgen sowie das vorhandene Bürokonzept.

Die Gesamtstichprobe betrug N = 1.996. Die Datenerhebung erfolgte per Onlinebefragung in Form einer Querschnittsuntersuchung. Zielgruppe waren Beschäftigte, Führungskräfte und Unternehmensleitungen, die an mindestens einem Tag pro

Woche im Büro unter Desk Sharing Bedingungen arbeiten und einen Gesamtarbeitsumfang von mindestens 20 Stunden pro Woche an mindestens drei Tagen haben.

2.2 Datenauswertung

Es wurden deskriptive Analysen sowie inferenzstatistische Verfahren, wie Varianzanalysen und multiple Regressionen, durchgeführt, um Unterschiede und Zusammenhänge in den Daten zu untersuchen. Darüber hinaus erfolgte eine qualitative Analyse.

3. Ausgewählte Ergebnisse

Die Stichprobe setzt sich aus 53 % Männern und 47 % Frauen zusammen, die überwiegend (59 %) in Betrieben mit mehr als 1000 Personen arbeiten. 85 % sind Beschäftigte, 14 % Führungskräfte und weniger als 1 % Leitungen. Die Befragten stammen aus unterschiedlichen Branchen, wobei knapp die Hälfte in der Verwaltung oder im Öffentlichen Dienst arbeitet.

Insgesamt zeigen die Ergebnisse, dass Desk Sharing-Arbeitsplätze in den verschiedensten Büroraumkonzepten angewendet werden und je nach Gestaltung mit positiven sowie negativen Beanspruchungsfolgen bei Beschäftigten in Zusammenhang stehen.

3.1 Arbeitsorganisation – Organisation von Desk Sharing

Beteiligung bei der Einführung von Desk Sharing

Etwas mehr als die Hälfte der Befragten hatte keine Möglichkeit sich bei der Einführung zu beteiligen. Diese zeigen geringere Werte in der Zufriedenheit mit Desk Sharing, Arbeitszufriedenheit, Leistung und Gesundheit.

Partielle Umsetzung von Desk Sharing

Knapp 50 % der Befragten gibt an, dass sowohl andere Beschäftigte als auch Führungskräfte nicht am Desk Sharing teilnehmen. Bei weiteren knapp 30 % sind vor allem Führungskräfte davon ausgenommen. In diesen Fällen geben die Befragten geringere Werte in Bezug auf Zufriedenheit mit Desk Sharing, Arbeitszufriedenheit, Leistung und Gesundheit an.

Aufwand für Reservierung/Buchung von Arbeitsplätzen

Die Hälfte der Befragten benötigt maximal 1 Minute pro Tag für das Suchen/Reservieren, ca. 20 % benötigen 4 Minuten oder länger. Je mehr Zeit pro Tag dafür aufgewendet werden muss, desto negativer sind die Werte in allen untersuchten Beanspruchungsfolgen, besonders der Zufriedenheit mit Desk Sharing.

Störungen, Unterbrechungen, Ablenkung
Über 50 % der Befragten werden zumindest teilweise häufig gestört oder unterbrochen und durch vorbeilaufende Personen abgelenkt. Ablenkung durch vorbeilaufende Personen zeigt sich als wichtiger Einflussfaktor auf die Produktivität, Gesundheit und Zufriedenheit mit Desk Sharing.

3.2 Arbeitsumgebung

Rückzugsmöglichkeiten
Geeignete Rückzugsmöglichkeiten für ungestörtes Arbeiten sind bei knapp der Hälfte der Befragten verfügbar, signifikant häufiger in Einzelbüros, gefolgt von Open Space Landschaften. In Büros für mehr als 30 Personen gibt es diese am wenigsten. Rückzugsmöglichkeiten sind mit höherer Zufriedenheit mit Desk Sharing verbunden.

Besprechungsräume
90 % der Befragten können einen Besprechungsraum nutzen. Die Mehrheit muss diesen vorab buchen. Sind Besprechungsräume (spontan) nutzbar, sind die Produktivität und Zufriedenheit mit Desk Sharing höher und soziale Beziehungen werden mehr gefördert.

3.3 Arbeitsmittel

Arbeitsmittel: Ergonomie, Verfügbarkeit, Geeignetheit
Die Mehrheit der Befragten (über 75 %) hat alle benötigten Arbeitsmittel, empfindet diese als geeignet und kann an den Arbeitsplätzen ergonomisch arbeiten. Ergonomisch eingerichtete Arbeitsplätze gehen mit besserer selbstberichteter Gesundheit einher, die Verfügbarkeit mit von Arbeitsmitteln mit besserer selbstberichteter Produktivität.

Aufbewahrungsmöglichkeiten
Über 80 % empfinden den Stauraum der Aufbewahrungsmöglichkeiten für persönliche Sachen und Arbeitsmittel als ausreichend. Die Zufriedenheit damit steht mit Gesundheit, Produktivität, Zufriedenheit mit Desk Sharing und Arbeitszufriedenheit in Zusammenhang.

3.4 Soziale Beziehungen

Über 25 % geben an, dass die Zusammenarbeit mit anderen durch Desk Sharing erleichtert wird. Diese Variable hat den größten Zusammenhang mit Produktivität und einen relevanten Zusammenhang mit Gesundheit sowie dem Verhalten gegenüber anderen.

4. Stärken und Limitationen

Mit der Untersuchung ist erstmals ein Fragebogen zur Beurteilung von Desk Sharing-Arbeitsplätzen unter Berücksichtigung des Belastungs-Beanspruchungs-Modells und der GDA-Leitlinie (GDA-Arbeitsprogramm Psyche, 2022) für den deutschsprachigen Raum entwickelt worden. Eine Güteprüfung des Fragebogens steht noch aus und die durch die Online-Rekrutierung entstandene Gelegenheitsstichprobe ist nicht repräsentativ. Auf Basis der Ergebnisse entwickelt das IAG nun Gestaltungsempfehlungen für Betriebe in Form von Praxishilfen.

Literatur

Becker, C., Kratzer, N. & Lanfer, S. S. L. (2019). Neue Arbeitswelten. Arbeit, 28(3), 263–284. https://doi.org/10.1515/arbeit-2019-0017

GDA-Arbeitsprogramm Psyche. (2022). Berücksichtigung psychischer Belastung in der Gefährdungsbeurteilung: Empfehlungen zur Umsetzung in der betrieblichen Praxis. Berlin.

Herbig, B., Schneider, A. & Nowak, D. (2016). Gesundheit, Kommunikation und Leistung in Großraumbüros: Zusammenhänge mit Personenzahl, spezifischen Umgebungsbedingungen und allgemeinen Tätigkeitsmerkmalen. Wirtschaftspsychologie, 71–81.

Hofmann, J., Piele, A. & Piele, C. (2021). Arbeiten in der Corona-Pandemie: Folgeergebnisse – Ausgestaltung des "New Normal". https://www.iao.fraunhofer.de/con-tent/dam/iao/images/iao-news/arbeiten-in-der-corona-pandemie-folgeergebnisse-aus-gestaltung.pdf

Petendra, B. (2015). Räumliche Dimensionen der Büroarbeit. Springer Fachmedien Wiesbaden.

Rehmer, S. (2022). SFG-Work-Kurzfragebogen-2: Screening förderlicher und einschränkender Faktoren der psychischen Gesundheit im Arbeitskontext. SFG-WORK-KFB-2. 2. Version.

Unfallversicherung Bund und Bahn. (2021). MOLA. Menschen. Organisationskultur. Leistung. Arbeitsgestaltung.: Handlungsmanual zum MOLA-Fragebogen für sichere und gesunde Arbeit. https://www.uv-bund-bahn.de/fileadmin/Dokumente/Kampag-nen_und_Projekte/Gesundheit_im_Betrieb/220929_MAN_MOLA_neu.pdf

Marlen Rahnfeld & Marlen Cosmar
*Institut für Arbeit und Gesundheit (IAG)
der Deutschen Gesetzlichen Unfallversicherung*

Erkennen und Bewältigen von Einsamkeit im betrieblichen Kontext

1. Definition von Einsamkeit und betriebliche Relevanz

Einsamkeit ist kein neues Phänomen, aber das Bewusstsein für das Thema ist durch die Covid-19-Pandemie gestiegen. Nach Peplau und Perlman (1981) erleben Menschen Einsamkeit, wenn sie ihre sozialen Beziehungen als qualitativ oder quantitativ unzureichend empfinden. Dies betrifft sowohl die Beziehungen im privaten als auch im beruflichen Bereich und ist nicht allein durch das Vorliegen von objektiver Isolation erklärbar.

Dauerhafte Einsamkeit wird mit gesundheitlichen Problemen und erhöhter Mortalität assoziiert (z. B. Holt-Lunstad et al., 2015). Die Folgen von Einsamkeit wirken sich damit auch auf das berufliche Umfeld aus, u. a. durch verringerte Leistung oder Fehlzeiten (z. B. Ozcelik & Barsade, 2011). Der Rückzug von Kolleginnen und Kollegen beeinflusst zudem das soziale Gefüge im Team und kann sich wiederum negativ auf das Wohlbefinden und die Leistung anderer Teammitglieder auswirken (Cacioppo et al., 2009). Das Setting am Arbeitsplatz bietet aber auch ideale Voraussetzungen für das frühzeitige Erkennen von Einsamkeit sowie Möglichkeiten zu Prävention und Intervention.

2. Vorgehen und Fragestellungen der Literaturrecherche

Anhand einer systematischen Literaturrecherche wurden sowohl wissenschaftliche als auch praxisorientierte Veröffentlichungen, nationale und ggf. internationale Publikationen ab dem Jahr 2000 sowie klassische Werke vor 2000 zum Umgang mit Einsamkeit im betrieblichen Kontext gesucht, die sich um eine oder mehrere der folgenden Fragestellungen drehte:
1. Hat sich die Prävalenz von Einsamkeit in den vergangenen Jahren in Deutschland verändert? Welche Effekte zeigen sich speziell durch die Pandemie?
2. Ist das Problem Einsamkeit in Betrieben oder öffentlichen Einrichtungen bekannt?
3. Welche Präventions- und Früherkennungsmaßnahmen sind in Betrieben installiert? Welche Tools zur Erkennung von Einsamkeit stehen zur Verfügung?
4. Welche Strukturen und Hilfsangebote können im Betrieb genutzt werden, um betroffene Beschäftigte am Arbeitsplatz zu identifizieren und zu unterstützen?

3. Einsamkeit im betrieblichen Kontext
3.1 Prävalenz von Einsamkeit – wer ist betroffen?
Im European Loneliness Survey 2022, einer Erhebung der Einsamkeit in den Ländern der EU, liegt Deutschland im mittleren Bereich: Demnach fühlten sich 55 % der Befragten manchmal und 13 % dauerhaft einsam. In den Jahren 2008 bis 2017 gaben nur 8 bis 9 % an, langfristig einsam zu sein. Einsamkeitsgefühle haben also seit der Covid-19-Pandemie zugenommen. Das Thema Einsamkeit ist dadurch in den letzten Jahren stark in den Fokus politischer Aktivitäten auf diversen Ebenen gerückt.

Zu den Faktoren, die das Auftreten von Einsamkeit beeinflussen, gehören persönliche und demografische Faktoren, wie das Alter, Geschlecht, der Beziehungsstatus oder eine Migrationserfahrung. Zudem werden gesundheitliche sowie sozio-umweltbezogene Risikofaktoren wie die Gestaltung von Arbeit und Freizeit mit Einsamkeit in Zusammenhang gebracht (Lim et al., 2020).

3.2 Umgang mit Einsamkeit im betrieblichen Kontext
Einige aktuelle Veränderungen in der Arbeitswelt führen zu Bedingungen, die Alleinsein und Einsamkeit verstärken können, z. B. durch weniger Zusammenarbeit aufgrund technischer Entwicklungen, häufigere Wechsel des Arbeitgebers, neue Arbeitsformen oder die vermehrte Arbeit im Homeoffice. Derzeit scheint die Thematik in deutschen Betrieben allerdings noch wenig bekannt, auch wenn gesicherte Studien dazu fehlen. Nicht von der Hand zu weisen, ist hingegen eine starke Tabuisierung des Themas durch Stigmatisierung und Schamgefühle der Betroffenen (Kerr & Stanley, 2021).

Handlungsmöglichkeiten für Betriebe
Unternehmen und Führungskräfte haben eine Verantwortung, durch gezielte Maßnahmen Beschäftigte zu schützen, damit diese nicht vereinsamen, sowie bereits Betroffene mit Hilfsangeboten zu unterstützen. Wie bei anderen Themen auch sollte Einsamkeit nicht nur als Einzelthema betrachtet, sondern bestenfalls in eine Strategie, auch in Kombination mit anderen Themen, eingebunden werden. Wollen Betriebe sich mit dem Thema Einsamkeit befassen, sollten zunächst Führungskräfte und die Leitungsebene sensibilisiert werden. Um der Entstehung von Einsamkeit bei Beschäftigten vorzubeugen, braucht es Maßnahmen für Einzelne, Teams, Abteilungen sowie den gesamten Betrieb. Geeignete Maßnahmen sollten zur Aufklärung und Enttabuisierung, Prävention, Früherkennung sowie Intervention beitragen. Momentan gibt es noch keine speziellen Tools für Betriebe, so dass zum aktuellen Zeitpunkt jeder Betrieb selbst entscheiden und erproben muss, welche Maßnahmen pas-

sen könnten. Mit begleitenden Evaluationsstudien sollte dann die Wirksamkeit im Einzelnen und als Gesamtkonzept überprüft werden.

Betriebliche Maßnahmen zur Prävention von Einsamkeit
Um einer Vereinsamung von Beschäftigten entgegenzuwirken, ist es Aufgabe der Führungskräfte und des gesamten Teams jeden Einzelnen nicht aus dem Blick zu verlieren und die sozialen Beziehungen im Team aufrechtzuerhalten. Das kann zunächst über die Gestaltung guter Arbeitsbedingungen erreicht werden. Dazu gehört auch, Aufgaben so zu verteilen, dass sie regelmäßige Abstimmungen und soziale Kontakt erfordern. Das legt bereits wichtige Grundlagen, mit dem Kollegenkreis verbunden zu bleiben Cigna, 2020). Unterstützen können Unternehmen, indem sie sowohl Zeiten als auch Räume für offizielle sowie inoffizielle Meetings und Zusammenkünfte zur Verfügung stellen. Insbesondere für Beschäftigte im Homeoffice können Arbeitgebende die erforderliche Hard- und Software für soziale Interaktionen bereitstellen sowie deren Nutzung aktiv fördern.

Spezielle Angebote für von Einsamkeit Betroffene
Für bereits Betroffene gilt es, niedrigschwellige betriebliche Hilfsangebote verfügbar zu machen, z. B. durch professionelle interne oder externe Gesprächs- oder Coachingangebote (Bücker & Beckers, 2023). Hier können bestehende genutzt und ausgebaut, ggf. müssen aber auch neue geschaffen werden. Für Personen, die schon lange einsam sind, braucht es anfangs viel Hilfestellung, in einem geschützten Rahmen wieder Vertrauen in die Mitmenschen zu erhalten, kommunikatives und soziales Verhalten (wieder) zu erlernen und die eigene Selbstwirksamkeitserwartung beim Aufbau und Halten von sozialen Beziehungen zu stärken (Masi et al., 2010).

4. Schlussfolgerungen und Ausblick

Einsamkeit muss als gemeinschaftliche Aufgabe verstanden werden, die alle betrifft und für die alle gemeinsam die Verantwortung übernehmen müssen. Organisationen können hier von einem verstärkten Fokus auf das Thema seit der Pandemie profitieren. Einsamkeit darf nicht länger ein Tabuthema sein und nicht nur im öffentlichen Bewusstsein, sondern auch in der Arbeitswelt stärkere Beachtung finden. Es gilt, einerseits den Betrieb als sozialen Ort zu etablieren, der als Ressource dient, um hier soziale Beziehungen zu finden und zu stärken. Andererseits scheint der Betrieb für eine bestimmte Gruppe von Menschen der einzige Ort zu sein, um sie für Prävention und Interventionen in diesem Zusammenhang überhaupt erreichen zu können. Auf Grundlage der vorhandenen Literatur sollen zukünftig konkrete Praxisempfehlungen formuliert und Handlungshilfen zur Verfügung gestellt werden.

Literatur

Bücker, S. & Beckers, A. (2023). *Evaluation von Interventionen gegen Einsamkeit. KNE Expertise 12/2023*. Institut für Sozialarbeit und Sozialpädagogik e.V. Kompetenznetz Einsamkeit.

Cacioppo, J. T., Fowler, J. H., & Christakis, N. A. (2009). Alone in the crowd: The structure and spread of loneliness in a large social network. *Journal of Personality and Social Psychology, 97*(6), 977–991.

Cigna (2020). *Loneliness and the Workplace*. U.S. Report 2020.

Holt-Lunstad, J., Smith, T. B., Baker, M., Harris, T., & Stephenson, D. (2015). Loneliness and social isolation as risk factors for mortality: A meta-analytic review. *Perspectives on Psychological Science, 10*(2), 227-237.

Kerr, N. A., & Stanley, T. B. (2021). Revisiting the social stigma of loneliness. *Personality and Individual Differences, 171*, 110482.

Lim, M. H., Eres, R. & Vasan, S. (2020). Understanding loneliness in the twenty-first century: an update on correlates, risk factors, and potential solutions. *Social Psychiatry and Psychiatric Epidemiology, 55*, 793–810.

Masi, C. M., Chen, H.-Y., Hawkley, L. C., & Cacioppo, J. T. (2011). A meta-analysis of interventions to reduce loneliness. *Personality and Social Psychology Review, 15*(3), 219-266.

Ozcelik, H., & Barsade, S. (2011). Work loneliness and employee performance. *Academy of Management Proceedings, 2011*(1), 1–6.

Perlman, D., & Peplau, L. A. (1981). Toward a social psychology of loneliness. In R. Gilmour & S. Duck (Eds.), *Personal relationships* (Vol. 3, pp. 31–56). Academic Press.

Arbeits-Dialog-Kreis 27
Zugangswege für den Arbeits- und Gesundheitsschutz zu Unternehmensleitungen und Führungskräften

Andreas Zimber
Entwicklung und Evaluation eines Ansprachekonzepts für Kleinunternehmen

Andreas Zimber
Hochschule der Wirtschaft für Management (HdWM), Mannheim

Entwicklung und Evaluation eines Ansprachekonzepts für Kleinunternehmen

1. Kleinunternehmen als Zielgruppe

Zu den Pflichten von Unternehmer/-innen gehört es, die Arbeitsbedingungen auf körperliche und psychische Gefährdungen hin zu beurteilen, die Beschäftigten zu unterweisen, Betriebsärzt/-innen und Fachkräfte für Arbeitssicherheit zu bestellen, Betriebsbegehungen sowie Betriebliches Eingliederungsmanagement (BEM) durchzuführen. Diese Vorgaben gelten i.d.R. unabhängig von der Größe der Unternehmen.

In der Praxis stößt die Umsetzung der Arbeitsschutzregelungen häufig an Grenzen. Dies gilt in besonderem Maß für Kleinunternehmen. Die Umsetzungsquoten bewegen sich dort auf einem niedrigen Niveau (vgl. Amler et al., 2019; Lösch et al., 2022). Auch freiwillige Angebote zur betrieblichen Gesundheitsförderung werden eher selten betrieben.

Für den Rückstand werden unterschiedliche Ursachen verantwortlich gemacht: Kleinunternehmen verfügen oft nicht über entsprechend qualifiziertes Personal; die Unternehmer/innen sind mit einer Fülle strategischer und operativer Aufgaben konfrontiert, bei der Arbeitsschutz eine nachgeordnete Rolle spielt (s. Hasle & Limborg 2006). Die Erhaltung der Gesundheit und Arbeitsfähigkeit wird zwar grundsätzlich als ein wichtiges Thema, jedoch häufig nicht als Aufgabe des Managements angesehen (Echterhoff 2011; Sczesny et al. 2014). In der Regel fehlen Fachkenntnisse (Amler et al. 2019; Sczesny et al. 2014). Auch Vorbehalte gegenüber behördlichen Auflagen sind stark verbreitet (Echterhoff 2011; Sczesny et al. 2014). Es besteht somit großer Bedarf nach effektiven Methoden zur Ansprache dieser Zielgruppe.

2. Ansprachekonzept „Arbeitsschutz im Huckepack"

2.1 Entwicklung des Konzeptes

Zur Ansprache wurde ein kognitions- und lernpsychologisch fundiertes Konzept, das sog. „Huckepack-Verfahren", entwickelt (siehe Zimber et al., 2023). Konkret geht es um die Verarbeitung so genannter „persuasiver" Botschaften, hier motivierende Informationen, etwas für die Sicherheit und Gesundheit der Beschäftigten zu tun. Nach dem „Elaboration Likelihood-Modell" von Petty und Cacioppo (1986) hängt die Verarbeitung nicht nur von der Botschaft selbst, sondern auch von Voraussetzungen beim Adressaten sowie von der Situation ab. Bei der sog. „peripheren" Verarbeitung sind inhaltliche Aspekte eher nebensächlich. Stattdessen werden nicht mit dem Thema zusammenhängende Kontextreize, z. B. die Attraktivität und Bekanntheit des Senders, herangezogen. Diese Art der Verarbeitung ist dem Adressaten meist nicht bewusst, geschieht aber im Alltag häufig, weil damit kognitiver Aufwand eingespart werden kann. Sind keine ausreichenden Fähigkeiten zur Beurteilung vorhanden und wird das Thema als persönlich wenig relevant bewertet, ist eine periphere Verarbeitung wahrscheinlich. Erst wenn die Ansprache positiv ausgefallen ist, kann diese Motivation für eine tiefere (zentrale) Auseinandersetzung genutzt werden. Bei Kleinunternehmer/innen sind die Bedingungen für eine zentrale Verarbeitung häufig nicht gegeben, so dass peripheren Kontextreizen eine wichtige Rolle zukommt. Nach Erkenntnisse aus der Konsumentenpsychologie kann eine Botschaft durch das Hinzufügen eines Kontextreizes aufgewertet werden. Das Lernprinzip, das dieser Werbestrategie zugrunde liegt, wird als „evaluatives Konditionieren" (Felser, 2015, S. 52f.) bezeichnet. Ein neutraler Reiz, der bisher keine Reaktion auslöst, wird mit einem konditionierten Reiz, der die gewünschte Reaktion bereits hervorgerufen hat, gekoppelt. Nach mehreren Darbietungen kann mit dem neuen Reiz allein die gewünschte Reaktion ausgelöst werden.

3. Umsetzung in Kleinunternehmen

Um die Motivation zur Umsetzung der o.g. Maßnahmen zu fördern, wurde ein alternatives Ansprachekonzept entwickelt. Als Kontextreiz eignen sich u.a. Themen, die ökonomischen Nutzen versprechen (Sczesny et al., 2014). Die Themen sollten möglichst praxisnah vermittelt werden. Bei der Aufbereitung der Botschaft sollte auch der inhaltliche Zusammenhang zwischen dem Kontextreiz und dem Arbeitsschutz herausgearbeitet werden (Felser, 2015). Die Information sollte auf wenige Kernbotschaften reduziert, visuell ansprechend aufbereitet und in einem interaktiven Format vermittelt werden.

Als Anspracheweg wurden Arbeitgeber- und Berufsverbände, Kammern und Innungen gewählt, da sich diese als geeignete Distributoren erwiesen haben (Pröll et al., 2012). Als Kommunikationsmittel wurden interaktive Veranstaltungen gewählt. Aktivierende Elemente und eine praxisnahe Vermittlung sollten dabei stärker gewichtet werden als reine Wissensvermittlung (Pröll et al. 2012; Sczesny et al. 2014). Die am Projekt beteiligten Kammern wählten zwei Themen als Kontextreize für ihre Mitgliedsbetriebe aus: (1) Fachkräftemangel und demographischer Wandel sowie (2) gesundheitliche Selbstfürsorge. Als Format wurden einstündige, interaktiv gestaltete online-Veranstaltungen präferiert.

3.1 Evaluation

Jeweils 20 Personen nahmen an den Veranstaltungen teil. An deren Ende wurde eine online-Befragung mit 15 Fragen durchgeführt, davon zehn zur Bewertung. 30 Personen beantworteten den Fragebogen vollständig. 26 Personen (87%) hatten eine Führungsposition inne. Dabei handelte es sich überwiegend um Geschäftsleitungen. 16 Personen (53%) kamen aus Klein- und Kleinstunternehmen. Die Teilnehmenden waren insgesamt zufrieden bis sehr zufrieden (siehe Abb. 1). Die erlebte Themenrelevanz der Kontextreize wie auch der Zielreize wurde als gleich hoch erlebt.

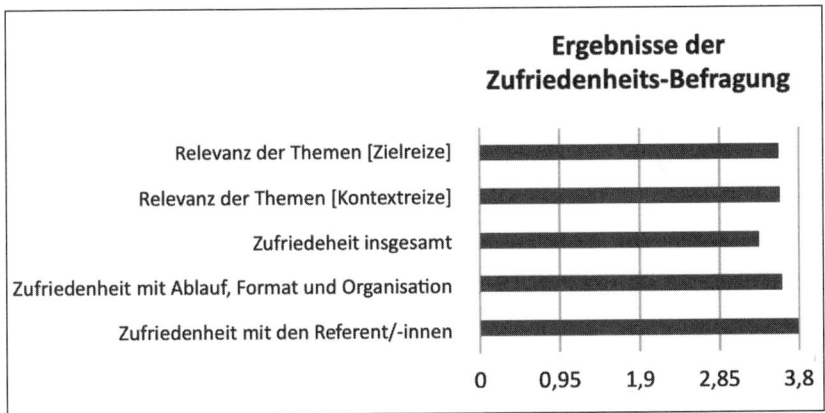

Abb. 1: Ergebnisse der Veranstaltungsbewertung

4. Diskussion

Da ein erheblicher Teil der Erwerbstätigen in Kleinunternehmen beschäftigt ist, besteht ein großer Bedarf, auch dort für sichere und gesunde Arbeitsbedingungen zu sorgen. Vor allem bisher wenig motivierte Unternehmer/innen müssen für Arbeitsschutzziele gewonnen werden. Das hier vorgestellte Ansprachekonzept ist zum Teil konsistent mit früheren Ansätzen (Dulon et al., 2011; Pröll et al., 2012). Auch dort wurde eine indirekte Ansprache über attraktive Kontextreize gewählt. Neu hingegen ist, dass Wissen aus der Kognitions- und Lernpsychologie zugrunde legt wurde (siehe Felser, 2015; Petty & Cacioppo, 1986). Dadurch können die Wirkmechanismen noch besser verstanden, empirisch überprüft und das Vorgehen entsprechend angepasst werden. Diese erste Erprobung spricht für die inhaltliche Validität des Ansprachekonzepts. Allerdings sind weitere Erprobungen erforderlich.

Literatur

Amler, N, Voss, A, Wischlitzki, E, Quittkat, C, Sedlaczek, S, Nesseler, T, Letzel S, Drexler, H (2019). Umsetzung der gesetzlichen Vorgaben im betrieblichen Arbeits- und Gesundheitsschutz – Status quo, Kenntnisstand und Unterstützungsbedarf in KMU. Arbeitsmed, Sozialmed, Umweltmed, 54: 36–46.

Dulon, M, Kähler, B, Kirvel, S, Schlanstedt, G, Schöning, S. (2011). Neues Ansprachekonzept zur Primärprävention beruflicher Hauterkrankungen für die Friseurbranche. Arbeitsmed, Sozialmed, Umweltmed, 46: 618–623.

Echterhoff, M. (2011). Führungskräfte tragen Verantwortung – auch für die Gesundheit der Beschäftigten?! Eine empirische Untersuchung zur Selbsteinschätzung von Führungskräften hinsichtlich ihrer gesundheitsrelevanten Einflussmöglichkeiten im Betrieb. In: Badura B, Ducki A, Schröder H, Klose J, Macco, K (Hrsg.): Fehlzeiten-Report 2011. Führung und Gesundheit (S. 89–95). Berlin, Heidelberg: Springer.

Felser, G. (2015). Werbe- und Konsumentenpsychologie. Heidelberg: Springer

Hasle, P, Limborg, HJ (2006). A review of the literature on preventive occupational health and safety activities in small enterprises. Industrial Health, 44: 6–12.

Lösch, R, Amler N, Drexler, H (2022). Arbeits- und Gesundheitsschutz und Betriebliches Eingliederungsmanagement in Deutschland – Ein systematisches Review zum Umsetzungsstand gesetzlicher Vorgaben. Gesundheitswesen 84: 422–437.

Petty, R, Cacioppo, J (1986). The Elaboration Likelihood Model of Persuasion. In: Berkowitz L (Ed): Advances in experimental social psychology (pp 123-205). New York: Academic Press.

Pröll, U, Ammon, U, Maylandt (2012). Gesundheit bei der Arbeit als Thema von Kammern: Kleinbetriebliches Gesundheitsmanagement auf der Agenda beruflicher und wirtschaftlicher Selbstverwaltung. Wiesbaden: VS Verlag.

Sczesny, C, Keindorf, S, Droß, PJ, Jasper, G (2014). Kenntnisstand von Unternehmen und Beschäftigten auf dem Gebiet des Arbeits- und Gesundheitsschutzes in KMU. Forschung Projekt F 913. Dortmund, Berlin, Dresden: Bundesanstalt für Arbeitsschutz und Arbeitsmedizin (BAuA).

Zimber, A., Horchler, J., Weiser, I., Gregersen, S., Prüße, M., Schmitt-Howe, B. & Pietrzyk, U. (2023). Arbeitsschutz „im Huckepack" – ein alternatives Konzept zur Ansprache von Unternehmen auf Sicherheit und Gesundheit bei der Arbeit. Teil I: Theoretische Fundierung. ASU – Arbeitsmedizin, Sozialmedizin, Umweltmedizin, 58 (6), 390–395.

Expert*innenkreis 3
Aus- und Weiterbildung

Sabine Schreiber-Costa & Clarissa Eickholt
Entwickeln von Gesundheitskompetenz und gesundheitsförderlicher Haltung = Gesundes Handeln

Sabine Schreiber-Costa[1] & Clarissa Eickholt[2]
[1] *Progress-us – Institut für nachhaltige Personalentwicklung*
[2] *systemkonzept – Gesellschaft für Systemforschung und Konzeptentwicklung mbH*

Entwickeln von Gesundheitskompetenz und gesundheitsförderlicher Haltung = Gesundes Handeln

1. Wie gesundes Handeln entsteht

Unter Gesundheitskompetenz wird verstanden, Gesundheits-informationen zu finden, zu verstehen, zu beurteilen und auf die eigene Lebenssituation anzuwenden, um im Alltag angemessene Entscheidungen zur Gesundheit treffen zu können (Sørensen, 2015). Damit geht der Begriff über die wörtliche Übersetzung des englischen Begriffs „Health literacy" = „Gesundheitsalphabetisierung" hinaus.

Eine hohe Gesundheitskompetenz ermöglicht Lebensqualität während des ganzen Lebens zu erhalten und zu verbessern. Daher ist sie eine wesentliche Grundlage von Krankheitsbewältigung, Prävention und Gesundheitsförderung, sowohl für sich selbst als auch für Menschen, für die man die Verantwortung trägt.

Gesundheitskompetenz führt erst dann zu beobachtbarem gesunden Handeln, wenn die Person ihre Kompetenzen einsetzen will. Zugrunde liegen folglich motivationale Prozesse und Willensbildung (Heckhausen, 1989; Kuhl, 1987). Einstellung bzw. Haltung, Werte, soziale Normen und die Selbstwirksamkeitsüberzeugung sind grundlegend für die Handlungsbereitschaft bzw. Absichtsbildung gesund zu handeln (Ajzen & Madden,1986). Die Haltung gesund zu handeln und sich z. B. gesund zu ernähren, wird aus der persönlichen Überzeugung und deren Bewertung gebildet, dass dieses Verhalten ein positives Ergebnis hat (Ajzen & Fishbein,1980). Die dafür grundlegenden Überzeugungen, Werte und Normen können vielfältig beeinflusst werden (s. Abb. 1).

Sowohl die Prozesse zur Entwicklung der Gesundheitskompetenz als auch die zur Entwicklung der entsprechenden Handlungsbereitschaft werden nicht nur durch das Individuum selbst bestimmt, sondern hängen maßgeblich auch von seiner Umgebung wie Familie, Freunde, Bildungssystem, Arbeitsplatz, Gesellschaft ab.

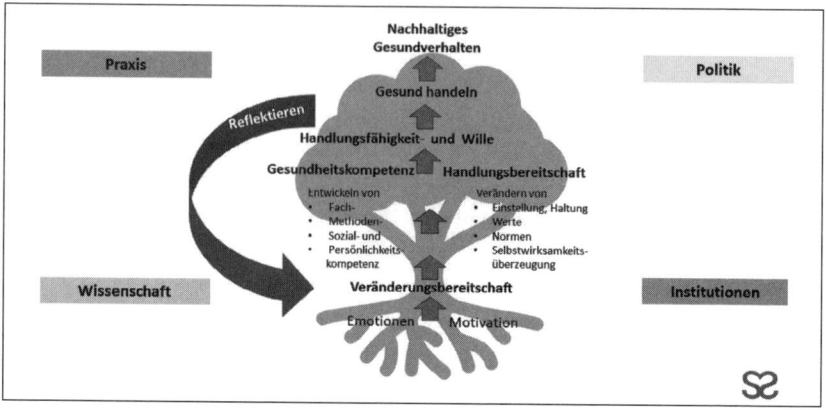

Abb. 1: Von der Gesundheitskompetenz zu gesundem Handeln [Schreiber-Costa, 2023]

2. Wie Gesundheitskompetenz entwickeln

Der Kompetenzerwerb ist nach Erpenbeck & Sauer (2000, S. 319) ein Prozess „... in dem fachliche, methodische und soziale Handlungsfähigkeit sowie die Selbstorganisationsfähigkeit (bzw. Teile dieser Facetten) erweitert, umstrukturiert und aktualisiert werden". Die somit entwickelte Handlungskompetenz und damit einhergehend die Gesundheits-kompetenz, wird nach Hacker (1998) als die Fähigkeit verstanden, aufgabengemäß, zielgerichtet, situationsbedingt und verantwortungsbewusst Aufgaben zu erfüllen und Probleme zu lösen. Kompetenzen umfassen innerpsychische Voraussetzungen, die sich in der Qualität der sichtbaren Handlungen niederschlagen, diese regulieren und somit als Persönlichkeitsmerkmale erscheinen. Kompetenzen werden im Laufe der Sozialisation durch Anpassungsprozesse, Übung und praktische Anwendung automatisiert. Dadurch entstehen Gewohnheiten, die selbsttätig und weitgehend unbewusst ablaufen und das Denken entlasten (Hacker, ebd.). Kompetenzen können nicht gelehrt werden, sondern ihre Entwicklung ist ein aktiver, selbstgesteuerter Prozess. Dieser Prozess der Aneignung von neuem Wissen und anderen Kompetenzen kann durch formelle und informelle Kontexte unterstützt werden. Insbesondere können in formellen Kontexten wie z. B. in betrieblichen und institutionellen Weiterbildungen durch lernförderliche didaktische Prinzipien und eine Pluralität an Lernmethoden sowie Medien die Aneignung von Kompetenzen systematisch gefördert werden.

3. Wie Gesundheitskompetenz strategisch fördern

Im Januar 2021 wurde der zweite Health Literacy Survey Germany (HLS-GER 2) zur Gesundheitskompetenz der Bevölkerung in Deutschland präsentiert (Schaeffer &

Berens, 2021). Demnach hat mehr als die Hälfte der Bevölkerung in Deutschland eine eingeschränkte Gesundheitskompetenz. Als beeinflussende Faktoren werden bestimmte sozio-demografische Faktoren wie geringer Bildungsstand und niedriger sozialer Status, ein Migrationshintergrund, ein höheres Lebensalter und das Vorliegen chronischer Erkrankungen aufgeführt.

Um die Gesundheitskompetenz gezielt und nachhaltig zu fördern, werden daher im „Nationalen Aktionsplan Gesundheitskompetenz" die vier Handlungsfelder (Lebenswelten, Gesundheitssystem, Forschung und chronische Erkrankungen) beschrieben und dafür 15 konkrete Empfehlungen gegeben (vgl. Tabelle 1).

Tab. 1: Empfehlungen zur Stärkung der Gesundheitskompetenz

Handlungsfeld	Empfehlung, die Entwicklung von Gesundheitskompetenz ...
Gesundheitskompetenz in allen Lebenswelten fördern	1. so früh wie möglich im Lebenslauf durch Erziehungs- und Bildungssystem zu beginnen 2. im Beruf und Arbeitsplatz zu fördern 3. Im Umgang mit Konsum- und Ernährungsangeboten zu stärken 4. durch Umgang mit Gesundheitsinformationen in den Medien erleichtern 5. durch Befähigung der Kommunen, in den Wohnumfeldern ihrer Bewohner zu stärken
Gesundheitssystem nutzerfreundlich und gesundheitskompetent zu gestalten	6. als Standard auf allen Ebenen im Gesundheitssystem verankern 7. durch Erleichterung der Navigation im Gesundheitssystem die Transparenz erhöhen und administrative Hürden abbauen 8. durch Kommunikation zwischen den Gesundheitsprofessionen und Nutzern verständlich und wirksam gestalten 9. durch nutzerfreundlichere Gestaltung der Gesundheitsinformation fördern 10. durch die Partizipation der Patienten erleichtern und stärken
Gesundheitskompetent mit chronischer Erkrankung leben	11. in die Versorgung von Menschen mit chronischer Erkrankung integrieren 12. durch gesundheitskompetenten Umgang mit dem Krankheitsgeschehen und seinen Folgen ermöglichen und unterstützen 13. durch die Fähigkeit zum Selbstmanagement von Menschen mit chronischer Erkrankung und ihrer Familien stärken 14. zur Bewältigung des Alltags mit chronischer Erkrankung fördern
Gesundheitskompetenz systematisch erforschen	15. durch Ausbauen der Forschung zur Gesundheitskompetenz

Der Nationale Aktionsplans (Schaeffer u. a. 2018) empfiehlt bei der Förderung von Gesundheitskompetenz folgende Umsetzungsprinzipien:
- soziale und gesundheitliche Ungleichheit verringern
- individuelle und strukturelle Bedingungen verändern
- Teilhabe ermöglichen

- Chancen zur Digitalisierung nutzen
- Kooperation aller Akteure herstellen

Die Förderung der Gesundheitskompetenz ist eine wichtige Aufgabe, die alle Bereiche des gesellschaftlichen Lebens berührt und das Engagement vieler Akteure fordert. Daher ist es an der Zeit, Expert:innen aus Wissenschaft, Institutionen, Politik und Praxis zu einem „Quadrilog" mit dem Ziel einzuladen, über wirksame Lösungen zur nachhaltigen Entwicklung der Gesundheitskompetenz zu diskutieren.

Literatur

Sørensen, K., Pelikan J.M. u. a.. für das European Health Literacy Consortium (2015). comparative results of the European health literacy survey (HLS-EU). Oxford. Eur J Public Health.

Heckhausen, H. (1989). Motivation und Handeln. Berlin: Springer.

Kuhl, J. (1987). Motivation und Handlungskontrolle: Ohne guten Willen geht es nicht. In H. Heckhausen, P.M. Gollwitzer & F.E. Weinert (Hrsg.): Der Wille in den Humanwissenschaften. Berlin: Springer.

Ajzen, I. & Madden, J.T. (1986). Prediction of goal-directed behavior. Attitudes, intentions and perceived behavioral control. Journal of Experimental Social Psychology 2, 453–474.

Ajzen, I.& Fishbein, M.(1980). Understandig attitudes and predicting behavior. Englewood Cliffs, NJ : Prentice-Hall.

Erpenbeck, J. & Sauer, J. (2000). Das Forschungs- und Entwicklungsprogramm „Lernkultur Kompetenzentwicklung. In G. Bosch u.a. (Hrsg.), Kompetenzentwicklung 2000. New York, München, Berlin: Arbeitsgemeinschaft Qualifikations- Entwicklungs-Management.

Eickholt, C., Hamacher, W., Lenartz, N. (2015). Gesundheitskompetenz im Betrieb fördern – aber wie? BGBl 9/2015 - 58:976-982

Hacker, W. (1998). Allgemeine Arbeitspsychologie. Psychische Regulation von Arbeitstätigkeiten. Bern: Huber.

Weinberg, J. (1996). Kompetenzlernen. QUEM-Bulletin, 1, 3–6.

Schaeffer, D., Berens, E.-M., Gille u. a. (2021): Gesundheitskompetenz der Bevölkerung in Deutschland – vor und während der Corona Pandemie: Ergebnisse des HLS-GER 2. Bielefeld: Interdisziplinäres Zentrum für Gesundheitskompetenzforschung (IZGK), Universität Bielefeld. DOI: https://doi.org/10.4119/unibi/2950305. Schaeffer, D., Hurrelmann, K., & Kolpatzik, K. (Hrsg.) (2018). Nationaler Aktionsplan Gesundheitskompetenz. Die Gesundheitskompetenz in Deutschland stärken. Berlin: KomPart.

Arbeits-Dialog-Kreis 28
Orientierung bei der Gefährdungsbeurteilung psychischer Belastungen

Tanja Wirth, Elisabeth Rohwer, Joelle Flöther, Leonie Jaß,
Julia Christine Lengen, Niklas Kiepe, Volker Harth & Stefanie Mache
**GB-Psych Kompass: Online-Tool zur Suche und Auswahl
von Instrumenten zur Erhebung der psychischen Belastung
in der Gefährdungsbeurteilung**

Ulf Krummreich & Miriam Rexroth
**Gefährdungsbeurteilung psychischer Belastung
mit den Produkten der BG RCI und der VBG –
Erfahrungen aus der Praxis**

Melanie Göllner & Romy Krug
**Gefährdungsbeurteilung psychischer Belastung
in Unternehmen der beruflichen Bildung:
Branchenspezifische Konkretisierungen und Handlungsansätze –
eine Praxishilfe**

Nicole Deci, Julia Clasen, Yanina Mallok, Benjamin Sklarek,
Birgit Vitense & Dennis Wagner
**Implementierung eines systematischen Prozesses
der Gefährdungsbeurteilung psychischer Belastung
bei der Polizei Hamburg**

Tanja Wirth, Elisabeth Rohwer, Joelle Flöther, Leonie Jaß, Julia Christine Lengen,
Niklas Kiepe, Volker Harth & Stefanie Mache
*Zentralinstitut für Arbeitsmedizin und Maritime Medizin (ZfAM),
Universitätsklinikum Hamburg-Eppendorf (UKE)*

GB-Psych Kompass: Online-Tool zur Suche und Auswahl von Instrumenten zur Erhebung der psychischen Belastung in der Gefährdungsbeurteilung

1. Hintergrund

1.1 Gefährdungen durch psychische Belastung bei der Arbeit
Psychische Belastungsfaktoren bei der Arbeit (z. B. hohe quantitative Anforderungen, geringe Handlungsspielräume, überlange Arbeitszeiten) stehen im Zusammenhang mit gesundheitlichen Beeinträchtigungen bei Beschäftigten wie psychischen Störungen und Herz-Kreislauf-Erkrankungen (Niedhammer et al., 2021). Arbeitgebende sind gesetzlich dazu verpflichtet, Gefährdungen durch die Arbeit für die physische und psychische Gesundheit ihrer Mitarbeitenden möglichst zu vermeiden oder gering zu halten (§ 4 ArbSchG). Entsprechend haben sie die tätigkeitsspezifischen Gefährdungen, auch durch psychische Belastung, zu ermitteln und erforderliche Maßnahmen zum Arbeitsschutz zu treffen (§§ 3, 5 ArbSchG).

Trotz dieser gesetzlichen Vorgaben führten laut einer Studie mit repräsentativen Stichprobendaten in Deutschland (N = 6.500) lediglich 54 % der Unternehmen eine Gefährdungsbeurteilung durch. Davon bezogen wiederum nur 42 % Gefährdungen durch psychische Belastung ein (Beck & Lenhardt, 2019). Eine Ursache kann in der Unsicherheit bezüglich der Ermittlung der psychischen Belastungsfaktoren gesehen werden. Hierbei gestaltet sich insbesondere die Auswahl von Analyseinstrumenten, die passend für die spezifischen Gegebenheiten im Unternehmen sind, aufgrund der Vielfalt an Methoden und Instrumenten anspruchsvoll (Zwingmann et al., 2015).

1.2 Projektziel
Vor diesem Hintergrund war das Ziel des vorliegenden Projekts, ein Online-Tool zu entwickeln, das Verantwortliche bei der Suche und Auswahl passender Instrumente für die Ermittlung der psychischen Belastung in der Gefährdungsbeurteilung unterstützt.

2. Methoden

Im ersten Schritt erfolgte eine umfassende Literaturrecherche nach verfügbaren Instrumenten zur Ermittlung von Gefährdungen durch psychische Belastung. Als

Grundlage diente die Toolbox der Bundesanstalt für Arbeitsschutz und Arbeitsmedizin (BAuA) von Richter (2010). Zudem wurde in der Datenbank PSYNDEX, mittels Google Scholar und auf Seiten von Unfallversicherungsträgern und Verlagen nach Instrumenten recherchiert.

Im zweiten Schritt wurden Einschluss- und Bewertungskriterien für die Prüfung identifizierter Instrumente entwickelt. Als Basis für die Entwicklung dienten vorrangig die Qualitätsgrundsätze der Gemeinsamen Deutschen Arbeitsschutzstrategie (GDA) (Beck et al., 2017) sowie die DIN EN ISO 10075-3 (2004). Zunächst erfolgte die Prüfung anhand der Einschlusskriterien. Alle eingeschlossenen Instrumente durchliefen anschließend eine Bewertung anhand der Bewertungskriterien. Für alle eingeschlossenen Instrumente wurden Informationen zu Kontaktdaten, Voraussetzungen für die Nutzung, der Methodik, dem Zeit- und Ressourcenaufwand, Inhalten, Kosten und der Anwendung in Form von Steckbriefen zusammengestellt.

Im letzten Schritt erfolgte die Überführung dieser Informationen in ein Online-Tool. Dieses wurde mittels qualitativer Interviews mit Fachleuten aus dem Arbeits- und Gesundheitsschutz evaluiert. Themen im Interview umfassten das Design, die Usability, die Inhalte und den subjektiven Nutzen des Online-Tools.

3. Ergebnisse

3.1 Instrumentenrecherche und -prüfung

Insgesamt wurden bis heute 182 deutschsprachige Instrumente identifiziert. Die entwickelten Einschluss- und Bewertungskriterien zur Prüfung dieser Instrumente sind in *Tabelle 1* dargestellt. Von den identifizierten Instrumenten erfüllten 61 die sechs dargestellten Einschlusskriterien. Darunter sind Verfahren, die Fragebögen, Einzelinterviews, Beobachtungsinterviews oder Workshops bzw. Gruppendiskussionen nutzen. Diese Instrumente wurden anhand der weiteren Kriterien bewertet und in das Online-Tool aufgenommen.

3.2 Funktionen des Online-Tools

Im Online-Tool GB-Psych Kompass werden detaillierte Informationen zu den 61 eingeschlossenen Instrumenten bereitgestellt. Eine Möglichkeit der Eingrenzung der Instrumentenauswahl besteht in der Anwendung von Filtern nach der Methodik und den Kosten von Instrumenten, der Branche des Unternehmens und der Teilnehmendenzahl für die Gefährdungsbeurteilung. Zudem verfügt das Tool über eine Freitextsuche sowie eine Merk- und Vergleichsfunktion.

Tab. 1: Einschluss- und Bewertungskriterien für die Instrumentenprüfung

Kriterien	Erläuterung
Einschlusskriterien	
Zielorientierung	Erhebung von Gefährdungen durch psychische Belastung bei der Arbeit
Anwendbarkeit	Verständliche Informationen/Instruktionen zur Anwendung (z. B. durch ein Manual)
Beurteilung von Gefährdungen	Hilfestellung zur Auswertung und Beurteilung von Gefährdungen
Partizipation	Einbezug von Beschäftigten bei der Beurteilung von Gefährdungen
Verständlichkeit	Verständliche Instruktionen und Fragebögen/ Items für Befragte (bei Fragebogenverfahren)
Methodische Güte	Geprüfte Validität und Reliabilität (bei Fragebogenverfahren)
Bewertungskriterien	
Angaben zum Einsatzbereich	Zu geeigneten Betriebsgrößen, Branchen, Tätigkeitsklassen, weniger geeigneten Einsatzbereichen, Anpassungsmöglichkeiten
Berücksichtigung von Belastungsfaktoren nach der GDA	In den Bereichen: Arbeitsinhalt/-aufgabe, Arbeitsorganisation, soziale Beziehungen, Arbeitsumgebung, neue Arbeitsformen
Maßnahmenableitung	Informationen/Hilfestellung für die Maßnahmenableitung

3.3 Evaluationsergebnisse

An den Interviews zur Testung des Online-Tools im Rahmen einer Prozessevaluation nahmen zehn Fachleute aus dem Arbeits- und Gesundheitsschutz teil. Diese kamen aus dem Bereich der Unfallversicherung, aus Fach- und Bundesbehörden, aus dem betrieblichen Gesundheitsmanagement oder hatten eine anderweitige beratende Funktion für Betriebe zu dem Thema.

Insgesamt wurde das Design als klar und übersichtlich, die Usability als intuitiv, die Inhalte als verständlich und hilfreich sowie der Nutzen als sehr hoch von den Teilnehmenden wahrgenommen. Änderungsvorschläge wurden unter anderem zur Hervorhebung von Funktionen und zusätzlicher Filtermöglichkeiten eingebracht.

4. Fazit und Ausblick

Das kostenfreie Online-Tool GB-Psych Kompass soll Verantwortliche für die Gefährdungsbeurteilung bei der Auswahl passender Instrumente für die Ermittlung von Gefährdungen durch psychische Belastung bei der Arbeit unterstützen. Aus diesem Grund kam bei der Entwicklung des Online-Tools ein komplexes methodisches Vorgehen zum Einsatz, das sowohl wissenschaftliche Qualitätsstandards als auch eine praxisorientierte Umsetzung verfolgte. Nach bisheriger Kenntnis gibt es kein vergleichbares Tool, das diese Instrumente systematisch sammelt und darstellt. Der GB-Psych Kompass wird regelmäßig aktualisiert.

Literatur
Beck, D., Berger, S., Breutmann, N., Fergen, A., Gregersen, S., Morschhäuser, M., Reddehase, B., Ruck, Y. R., Sandrock, S., Splittgerber, B., & Theiler, A. (2017). *Empfehlungen zur Umsetzung der Gefährdungsbeurteilung psychischer Belastung* (3., überarbeitete Aufl.). Berlin: Leitung des GDA-Arbeitsprogramms Psyche, Bundesministerium für Arbeit und Soziales.
Beck, D., & Lenhardt, U. (2019). Consideration of psychosocial factors in workplace risk assessments: findings from a company survey in Germany. *Int Arch Occup Environ Health, 92*(3), 435–451. DOI:10.1007/s00420-019-01416-5
DIN EN ISO 10075. (2004). *Ergonomische Grundlagen bezüglich psychischer Arbeitsbelastung – Teil 3: Grundsätze und Anforderungen an Verfahren zur Messung und Erfassung psychischer Arbeitsbelastung (DIN EN ISO 10075-3:2004)*. Berlin: Beuth.
Niedhammer, I., Bertrais, S., & Witt, K. (2021). Psychosocial work exposures and health outcomes: a meta-review of 72 literature reviews with meta-analysis. *Scand J Work Environ Health, 47*(7), 489-508. DOI:10.5271/sjweh.3968
Richter, G. (2010). *Toolbox Version 1.2 – Instrumente zur Erfassung psychischer Belastungen. Projekt F 1965* (1. Aufl.). Dortmund: Bundesanstalt für Arbeitsschutz und Arbeitsmedizin (BAuA).
Zwingmann, I., Wolf, S., Nebel-Töpfer, C., & Richter, P. (2015). Gefährdungsbeurteilung psychischer Belastung – Wissenschaftliche und praktische Erfahrungen in der Erfassung, Prävention und Intervention psychischer Belastung im Rahmen von Gefährdungsuntersuchungen. *report psychologie, 40*(11/12), 444–455.

Ulf Krummreich[1] & Miriam Rexroth[2]
[1] VBG; [2] BG RCI

Gefährdungsbeurteilung psychischer Belastung mit den Produkten der BG RCI und der VBG – Erfahrungen aus der Praxis

1. Ausgangslage

Trotz 10 Jahren expliziter Nennung der psychischen Belastungsfaktoren im Arbeitsschutzgesetz zeigt die Realität vieler Betriebe, dass hier immer noch eine große Handlungsunsicherheit besteht (Beck & Lenhardt, 2019). Unternehmen wissen nicht, wie sie den Prozess gestalten sollen, wie sie passende Instrumente auswählen können und geeignete Maßnahmen ableiten und umsetzen können. Die Unfallversicherungsträger leisten bei diesen Fragen seit jeher Unterstützung. Um diese Angebote systematisch an den Gesamtprozess der Gefährdungsbeurteilung anzupassen wurden von der VBG und der BG RCI weitere Angebote entwickelt. Diese sollen im Folgenden dargestellt werden sowie deren Umsetzung in der Praxis beschrieben werden.

2. Entwickelte Angebote

Die entwickelten Angebote lassen sich in drei große Kategorien einteilen. Erstens wurden Erhebungsinstrumente entwickelt. Zum zweiten wurden Unterstützungsmaterialien zur Durchführung des Gesamtprozesses erstellt und drittens wurden diverse neue Beratungsformate und Heranführungen an die Thematik entwickelt.

2.1 Erhebungsinstrumente

In einer Kooperation zwischen VBG, BG RCI und BG ETEM wurde ein webbasiertes Fragebogeninstrument entwickelt. Die Grundlage im Befragungsinstrument stellt der Fragebogen FGBU von Dettmers & Krause (2020) dar. Dieser wissenschaftlich validierte Fragebogen wurde basierend auf den Gestaltungsbereichen und Belastungsfaktoren der Gemeinsamen Deutschen Arbeitsschutzstrategie entwickelt und beinhaltet zudem Orientierungswerte zur Einschätzung des Gesundheitsrisikos (Dettmers & Stempel, 2021). Diese Werte wurden in einem großen gemeinsamen Forschungsprojekt (PROGRESS) an knapp 10.000 Mitarbeitenden aus den betreuten Branchen erneut validiert (Vgl. Ames & Stempel & Dettmers, 2023).

Das Onlinetool hat zum Ziel, die wichtigsten Fragestellungen der Betriebe bei dem Einsatz eines Fragebogenverfahrens zu beantworten. Das Instrument ist so gestaltet, dass die Unternehmen selbstständig einen Account und ihre Befragungen anlegen können. Hierbei erhalten sie durch Hinweise und Erklärvideos Unterstützung.

Die webbasierte Durchführung der Befragung und die automatisierte Auswertung lösen für die Betriebe die Herausforderungen der Anonymitätssicherung und der Auswertung. Durch das webbasierte Tool gibt es hier eine Qualitätssicherung. Für die weiteren Schritte bekommen die Unternehmen eine Orientierung, in welchem Abteilungen und Themenbereichen, die Arbeitsbedingungen weiter geprüft und gestaltet werden müssen.

Das strukturierte aber kompakte Angebot und Vorgehen senkt erheblich die Hemmschwelle der Unternehmen überhaupt in die Gefährdungsbeurteilung der psychischen Belastung einzusteigen.. Darüber hinaus ist das Angebot für die Mitgliedsbetriebe der beteiligten Unfallversicherungsträger kostenfrei, dies ermöglicht insbesondere Klein- und Mittelständischen Unternehmen einen guten Einstieg in das Gesamtvorhaben.

Da Fragebogenverfahren erst ab einer bestimmten Betriebsgröße einzusetzen sind, somit nicht für alle Unternehmen das passende Instrument darstellen, wurden auch Workshopverfahren entwickelt. Bei der VBG wurde das moderierte Verfahren KIT (Kurzanalyse im Team) entwickelt und evaluiert. Es stellt ein klassisches Workshopverfahren zur Ermittlung der psychischen Belastung dar und orientiert sich an der Handlungsempfehlung der GDA. Es beinhaltet neben der Analyse von Gefährdungen zusätzlich den wichtigen Schritt der Maßnahmenableitung und ermöglicht den direkten Einbezug der Beschäftigten. Beschäftigte, die die gleiche Tätigkeit ausführen, analysieren und beurteilen die Gefährdungen der Tätigkeit. Unterstützt werden sie dabei von einer Moderatorin oder von einem Moderator. Ergänzt wird das Angebot mit Schulungen und Seminaren zu KIT, sowie den vorgefertigten Materialien für den Workshop.

Bei der BG RCI wurde basierend auf den Gestaltungsbereichen und Belastungsfaktoren der GDA ein strukturiertes Verfahren entwickelt, welches in einem ca. dreistündigen Workshop durch die Erhebung der Belastungsfaktoren, deren Risikobewertung sowie die Generierung von Lösungsideen leitet. (Für weitere Informationen Vergleiche den Beitrag von Willingstorfer et al, hier im Buch).

Darüber hinaus wird aktuell ein Beobachtungsverfahren entwickelt.

2.2 Unterstützungsmaterialien

Ein wesentlicher Faktor für den erfolgreichen Einstieg in die Gefährdungsbeurteilung der psychischen Belastung ist die Heranführung der überwiegend fachfremden betrieblichen Akteure an die Thematik. Hierzu haben die VBG und BGRCI in den vergangenen Jahren vielfältige Ansätze entwickelt. Dies geht von den jeweiligen Homepages zum Thema, als zentralen Ausgangspunkt für eine Orientierung, über neu gestaltete Webauftritte, bis hin zu den klassischen Medien wie Fachbroschüren und Merkblättern.

Die VBG hat in den letzten Jahren versucht über neue Ansätze wie das KPZ-Portal, den VBG-Praxischeck, den Pflichtenkompass, die Homepage „Esgehtumdein-Team", die über 1.600.000 Mitgliedsbetriebe mit Ihren völlig heterogenen Ausgangsvoraussetzungen gezielter an die Thematik heranzuführen. Als Resultat hat sich das Portfolio wegentwickelt von umfangreichen Fachbroschüren, hin zu einer zielgruppengerechteren und digitaleren Ansprache. Dies trägt dem Umstand Rechnung, dass insbesondere die KMU, welche einen Großteil der versicherten Unternehmen der VBG ausmachen, nicht die Zeit und Energie aufwenden, sich in fachliche Broschüren vertieft einzulesen.

Die BGRCI hat eine eigenen Webauftritt zum Thema gestaltet, der für jedes der entwickelten Instrumente für jeden Schritt der Gefährdungsbeurteilung Informationen und Handlungshinweise zur Verfügung stellt. Weiterhin wurde ein praxisnahes Merkblatt entwickelt, welches neben der Beschreibung der einzelne Schritte der Gefährdungsbeurteilung und Tipps zur Umsetzung auch viele praktische Maßnahmenbeispiele enthält. Weiterhin gibt es ein Seminar das die Themen vertiefend aufgreift.

2.3 Beratungsangebote

Einem ähnlichen Tenor folgend wie bei den Unterstützungsmaterialien und befördert durch die Entwicklungen während der Corona-Pandemie sind auch die Beratungsangebote zum Thema Gefährdungsbeurteilung psychischer Belastung vielfältiger und digitaler geworden. Neben der klassischen Beratung vor Ort durch Aufsichtspersonen und Arbeitsmediziner hat bspw. die VBG mittlerweile an allen 11 Bezirksverwaltungen Arbeitspsychologen eingestellt die für vertiefende Beratungen der Betriebe zur Verfügung stehen. Während der Pandemie wurde darüber hinaus das Beratungsangebot „WIRtuell" bei der VBG ins Leben gerufen. Ein Online-Veranstaltungs-Format welches regelmäßig den Austausch mit den Betrieben in Form von Vorträgen und Veranstaltungen zu den Themen der Arbeitspsychologie und der Gefährdungsbeurteilung psychischer Belastung sowie den Produkten dazu anbietet. Die BG RCI bietet über die klassische Beratung vor Ort auch Online-Beratungen an, in welchen sich die Betriebe nach Bedarf zum Gesamtprozess der Gefährdungsbeurteilung psychischer Belastung oder zu konkreten Fragestellungen der einzelnen Instrumente beraten lassen können.

3. Erfahrungen aus der Praxis

Die praktischen Erfahrungen haben gezeigt, dass die Ausgangslagen der Betriebe extrem heterogen sind. Größere Konzerne, welche eigene Abteilungen, Experten und teilweise auch eigens für den Konzern entwickelte Verfahren nutzen können sind oftmals gut aufgestellt. Bei den klein- und mittelständischen Unternehmen wird weiterhin viel Hilfestellung notwendig und sinnvoll investiert sein, um zu validen Ergebnissen zu gelangen. Dies beginnt oft schon bei der Planung des Gesamtprozesses: Wer ist wann zu beteiligen? Wie sollen die Führungskräfte eingebunden werden? Wer erhält wann, in welcher detailtiefe, die Ergebnisse und Rückmeldungen.

Ein zentraler Punkt, welcher auch immer die Güte der Messergebnisse beeinflusst, ist die Bildung der Auswertungseinheiten. Welche Tätigkeiten, Personen, Abteilungen werden sinnvollerweise zu Auswertungseinheiten zusammengezogen. Hier benötigen die Betriebe oft Unterstützung, um am Ende der Belastungsermittlung auch Ergebnisse generiert zu haben welche eine sinnvolle Beurteilung und Maßnahmenableitung erlauben. Die gesetzliche Grundidee des ArbSchG: Einen KVP-Prozess zu etablieren und somit zu einem Regelkreis aus Planung, Analyse, Beurteilung, Maßnahmenableitung, Prüfung und ggf. erneuter Analyse zu gelangen, ist für viele Unternehmen ein sehr weiter Weg. Es gilt daher nicht nur in der Analyse „stecken" zu bleiben, sondern den Gesamtprozess von Anfang an als Ziel vor Augen zu behalten. Nur auf diesem Wege können Arbeitsbedingungen langfristig menschengerecht, gesund und erfolgreich gestaltet werden.

Literatur

Ames, I. & Stempel, C & Dettmers, J. (2023). PROGRESS – Projekt gesundheitsrelevanter Schutz- und Schwellenwerte Empirische Fundierung von risikobasierten Schwellenwerten der Skalen des Fragebogens zur Gefährdungsbeurteilung psychischer Belastungen (FGBU) zur Vorhersage von psychischen Fehlbeanspruchungen

Beck, D., Lenhardt, U. Consideration of psychosocial factors in workplace risk assessments: findings from a company survey in Germany. Int Arch Occup Environ Health 92, 435–451 (2019). https://doi.org/10.1007/s00420-019-01416-5

Dettmers, J., & Krause, A. (2020). Der Fragebogen zur Gefährdungsbeurteilung psychischer Belastungen (FGBU). Zeitschrift für Arbeits- und Organisationspsychologie A&O, 64(2), 99–119. https://doi.org/10.1026/0932-4089/a000318

Dettmers, J., & Stempel, C. R. (2021). How to Use Questionnaire Results in Psychosocial Risk Assessment: Calculating Risks for Health Impairment in Psychosocial Work Risk Assessment. *International Journal of Environmental Research and Public Health, 18*(13), 7107. https://doi.org/10.3390/ijerph18137107

Gemeinsam Deutsche Arbeitsschutzstrategie (2022). Berücksichtigung psychischer Belastung in der Gefährdungsbeurteilung – Empfehlungen zur Umsetzung in der betrieblichen Praxis

Melanie Göllner & Romy Krug
Verwaltungs-Berufsgenossenschaft (VBG)

Gefährdungsbeurteilung psychischer Belastung in Unternehmen der beruflichen Bildung: Branchenspezifische Konkretisierungen und Handlungsansätze – eine Praxishilfe

1. Psychische Belastung in der beruflichen Bildung

Unternehmen der beruflichen Bildung führen eine Vielzahl an Bildungsmaßnahmen durch. Diese sind sehr heterogen unter anderem bzgl. der Dauer, Art der Maßnahme (z.B. Berufsorientierung, Berufsvorbereitung, Ausbildung in überbetrieblichen Zentren, Fort- und Weiterbildungen, Umschulungen sowie arbeitsmarktpolitische Maßnahmen) und hinsichtlich der Lernenden (z.B. in Bezug auf Alter, Herkunft, Motivation, berufliche Vorbildung). Während in Bezug auf psychische Belastung (vgl. DIN EN ISO 10075-1, 2018) im Bereich der allgemeinbildenden Schulen zahlreiche Studien existieren, wurden Unternehmen, die Maßnahmen der beruflichen Bildung durchführen, bisher wenig wissenschaftlich betrachtet.

Daher hat die Verwaltungs-Berufsgenossenschaft (VBG) als zuständiger Unfallversicherungsträger für den Großteil der Unternehmen der beruflichen Bildung zusammen mit dem Institut für Arbeit und Gesundheit (IAG) der DGUV im Jahr 2019 und 2020 eine qualitative Studie durchgeführt. Ziel war es, branchenspezifische Beispiele für die Merkmale der Arbeitsanforderungen, durch die von einer Gefährdung durch psychische Belastung auszugehen ist, zu bekommen (vgl. Göllner, Krug, Klotz & Keller, 2021). Auf Grundlage dieser Ergebnisse sollte eine Praxishilfe entwickelt werden, welche bei den Prozessschritten der Analyse, Beurteilung und bei der Ableitung passgenauer Maßnahmen im Rahmen der Gefährdungsbeurteilung psychischer Belastung eine Unterstützung für die Unternehmen dieser Branche darstellt.

Die VBG bietet ihren Mitgliedsunternehmen aktuell branchenübergreifende Verfahren zur Erhebung und Beurteilung psychischer Belastung an. Dazu gehören der Fragebogen zur Gefährdungsbeurteilung (FGBU) (Dettmers & Krause, 2020) als Instrument für eine Beschäftigtenbefragung sowie die Kurzanalyse im Team (KiT) (VBG, 2023) als Workshopverfahren. Dieses Angebot wird flankiert vom Angebot einer Prozessberatung und einer bedarfsbezogenen Durchführungsunterstützung durch Arbeitspsychologinnen und -psychologen der VBG. Da der FBGU ein branchenübergreifendes Verfahren ist, können Branchenspezifika wie bspw. die Interaktion mit den Lernenden nicht explizit abgebildet werden. Daher war es das Ziel, diese Lücke mit einer Praxishilfe zu schließen.

2. Methode

Grundlage der Praxishilfe ist eine qualitative Erhebung bei Beschäftigten in Unternehmen der beruflichen Bildung (Klotz et al., 2022). Die Erhebung fand in zwei Schritten statt. Für die Erfassung der Merkmale der Arbeitsanforderungen, durch die von einer Gefährdung durch psychische Belastung auszugehen ist, wurden zunächst insgesamt 105 Lehrkräfte und andere Beschäftigte (psychologisches oder sozialpädagogisches Personal) beruflicher Bildungseinrichtungen im Rahmen einer qualitativen Erhebung befragt. Sie waren alle Seminarteilnehmende branchenspezifischer Seminare bei der VBG. Der verwendete halbstrukturierte Fragebogen erfasst unter anderem die drei größten Belastungsfaktoren (Belastung hier umgangssprachlich verwendet). Das offene Antwortformat ermöglichte ein exploratives Vorgehen (Döring & Borzt, 2016). Die Auswertung erfolgte mittels der qualitativen Inhaltsanalyse nach Mayring (2015). Die Antworten wurden geclustert und sofern möglich, den Gestaltungsbereichen entsprechend der Leitlinie der Gemeinsamen Deutschen Arbeitsschutzstrategie (GDA; Beck et al., 2017) zugeordnet.

Quantitativ zeigte sich, dass kritisch ausgeprägte Merkmale vor allem im Gestaltungsbereich der Arbeitsorganisation genannt wurden (44 % der Antworten entfielen auf diesen Bereich), gefolgt von Arbeitsinhalt (16 %), soziale Beziehungen (14 %), Arbeitsumgebung (12 %), externe Rahmenbedingungen (12 %) und Sonstige (2 %). Die Kategorie externe Rahmenbedingungen umfasst alle Anforderungen, die sich aus der Zusammenarbeit mit externen Auftraggebern ergeben wie z. B. Dauer der jeweiligen Maßnahme und der zur Verfügung stehende finanzielle Rahmen (Göllner, Krug, Klotz & Keller, 2021). Qualitativ konnten durch die Befragung verschiedene kritische Ausprägungen der Merkmale der Gestaltungsbereiche für die Branche erfasst werden. Für die Praxishilfe wurden den jeweiligen Merkmalen der Gestaltungsbereiche (vgl. GDA; Beck et al., 2022) die sich auch im FGBU wiederfinden, die branchenspezifischen kritischen Ausprägungen zugeordnet.

Der zweite Untersuchungsschritt der Studie bestand aus einem Workshop mit elf Führungskräften, Unternehmerinnen und Unternehmern und wurde gemeinsam mit dem Bundesverband der Träger beruflicher Bildung e.V. organisiert. Die teilnehmenden Personen befassten sich ebenfalls mit relevanten kritischen Merkmalen der Arbeit sowie mit Gestaltungsmaßnahmen, die sie zur Optimierung der psychischen Belastung bereits umsetzen (Göllner et al., 2021).

Die so gewonnen kritischen Ausprägungen und spezifischen Maßnahmenbeispiele wurden in die Praxishilfe zur Gefährdungsbeurteilung psychischen Belastung in Unternehmen der beruflichen Bildung integriert und ergänzt um Einschätzungen von Expertinnen und Experten, die in dieser Branche in Hinblick auf psychische Belastung beratend aktiv sind.

Orientierung bei der Gefährdungsbeurteilung psychischer Belastungen

3. Ergebnis

Das Ergebnis des Entwicklungsprozesses ist eine Online-Praxishilfe für Unternehmen der beruflichen Bildung, die entweder eine Gefährdungsbeurteilung psychischer Belastung mithilfe des FGBU der VBG durchgeführt haben und ihre Ergebnisse branchenspezifisch interpretieren möchten und/oder Ideen zu branchenspezifischen Maßnahmen zur Optimierung der psychischen Belastung suchen – unabhängig von der eingesetzten Methode zur Ermittlung der psychischen Belastung.

Abbildung 1 zeigt am Beispiel des Merkmals Kompetenzen und Verantwortlichkeiten bzw. Zuständigkeiten des Gestaltungsbereichs Arbeitsorganisation den Aufbau der Online-Praxishilfe.

Die Nutzerinnen und Nutzer erhalten:
- Erläuterungen und weitere Informationen zu den Merkmalen der Gestaltungbereiche (z. B. Handlungsspielraum, Emotionsarbeit, soziale Unterstützung) nach GDA-Leitlinie,
- konkrete Beispiele für die Branche der Bildungseinrichtungen, wann von einer Gefährdung auszugehen ist,
- Handlungsansätze der Verhältnis- und Verhaltensprävention, die ihnen helfen, eigene unternehmensspezifische gesundheitsförderliche Maßnahmen abzuleiten,
- weiterführende Links zum jeweiligen Thema.

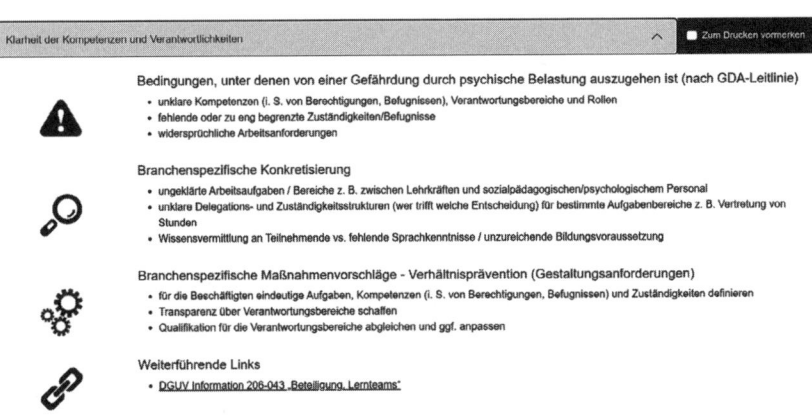

Abb. 1: Bespiel der Online-Praxishilfe für das Merkmal Kompetenzen und Verantwortlichkeiten des Gestaltungsbereichs Arbeitsorganisation

4. Fazit

Die Online-Praxishilfe unterstützt Bildungseinrichtungen bei der branchenspezifischen Konkretisierung ihrer Ergebnisse, die im Rahmen der Ermittlung der psychischen Belastung erfasst wurden (z. B. mit dem FGBU der VBG). Die Konkretisierung wurde durch eine im Vorfeld durchgeführte qualitative Studie der VBG in Zusammenarbeit mit dem IAG der DGUV erfasst.

Die Praxishilfe enthält Erläuterungen und weitere Informationen zu jedem Merkmal der Gestaltungsbereiche (z. B. Handlungsspielraum, Emotionsarbeit) nach GDA-Leitlinie und konkrete Beispiele für die Branche der Bildungseinrichtungen, wann von einer Gefährdung durch psychische Belastung auszugehen ist. Darüber hinaus werden Handlungsansätze der Verhältnis- und Verhaltensprävention, die den Unternehmen helfen sollen, eigene unternehmensspezifische gesundheitsförderliche Maßnahmen abzuleiten, aufgezeigt. Über weiterführende Links können sich die Nutzer und Nutzerinnen tiefgehender mit dem jeweiligen Arbeitsmerkmal und mit passenden VBG- bzw. DGUV-Präventionsprodukten auseinandersetzen (z. B. zum Thema ständige Erreichbarkeit).

Mit der Online-Praxishilfe strebt die VBG an, Unternehmen der beruflichen Bildung für die Durchführung der Gefährdungsbeurteilung psychischer Belastung ein praxisnahes und niedrigschwelliges Präventionsprodukt zur Seite zu stellen.

Literatur

Beck, D. et al. (2017). Empfehlungen zur Umsetzung der Gefährdungsbeurteilung psychischer Belastung. Berlin: Leitung des GDA-Arbeitsprogramms Psyche, c/o Bundesministerium für Arbeit und Soziales.

Beck, D. et al. (2022). Empfehlungen zur Umsetzung der Gefährdungsbeurteilung psychischer Belastung. Berlin: Leitung des GDA-Arbeitsprogramms Psyche, c/o Bundesministerium für Arbeit und Soziales.

Dettmers, J. & Krause, A. (2020). Der Fragebogen zur Gefährdungsbeurteilung psychischer Belastungen (FGBU). Zeitschrift für Arbeits- und Organisationspsychologie (S. 99–119), 64(2).

Döring, N. & Bortz, J. (2016). Forschungsmethoden und Evaluation in den Sozial- und Humanwissenschaften (Springer-Lehrbuch, 5. Auflage). Berlin: Springer.

Göllner, M., Krug, K., Klotz, M. & Keller, M. (2021). Psychische Belastung von Beschäftigten in Unternehmen der beruflichen Bildung Stressoren, Ressourcen und Unterstützungsangebote, berufsbildung (S. 38–40), 191.

Klotz, M., Henning, K., Göllner, M., Krug, R. & Keller, M. (2022) Psychische Belastung von Beschäftigten in Unternehmen der beruflichen Bildung. Eine qualitative Studie zur Stressoren und Ressourcensituation dieser Beschäftigtengruppe. Berlin: Deutsche Gesetzliche Unfallversicherung e.V. (DGUV).

Mayring, P. (2015). Qualitative Inhaltsanalyse. Grundlagen und Techniken (Beltz Pädagogik, 12., überarb. Aufl.). Weinheim: Beltz.

Norm, DIN EN ISO 10075-1 (2018). Ergonomische Grundlagen bezüglich psychischer Arbeitsbelastung – Teil 1: Allgemeine Aspekte und Konzepte und Begriffe (ISO 10075-1:2017): Deutsche Fassung EN ISO 10075-1:2017.

Verwaltungs-Berufsgenossenschaft (2023). Kurzanalyse im Team (KiT). Version 2.0 Download unter: VBG KiT Broschuere

Nicole Deci, Julia Clasen, Yanina Mallok, Benjamin Sklarek,
Birgit Vitense & Dennis Wagner
Polizei Hamburg, Hochschule der Akademie der Polizei Hamburg

Implementierung eines systematischen Prozesses der Gefährdungsbeurteilung psychischer Belastung bei der Polizei Hamburg

1. Gefährdungsbeurteilung psychischer Belastung bei der Polizei Hamburg

Die Leistungsfähigkeit der Polizei ist unweigerlich mit der Gestaltung guter Arbeitsbedingungen verbunden. Um die Bediensteten der Polizei Hamburg gesund zu erhalten, wurde 2020 innerhalb der Personalabteilung der Polizei Hamburg Abteilung „Betriebliches Gesundheitsmanagement" (BGM) gegründet. Eine zentrale Säule des BGM der Polizei Hamburg ist die Gefährdungsbeurteilung psychischer Belastung. Zur Durchführung der Gefährdungsbeurteilung psychischer Belastung wurde gemeinsam mit der Hochschule der Polizei Hamburg das Forschungsprojekt „PolAR" (Analyse polizeilicher Arbeitsbelastungen und Ressourcen) umgesetzt.

In enger Zusammenarbeit wurde entsprechend der Prozessschritte der Gefährdungsbeurteilung (Kittelmann et al., 2023) ein systematischer Umsetzungsprozess zur Gefährdungsbeurteilung Psyche entwickelt und implementiert. Der reguläre Prozess der Gefährdungsbeurteilung psychischer Belastungen wurde innerhalb des Projekts „PolAR" kontinuierlich an die Bedarfe der Polizei Hamburg angepasst. Die Gefährdungsbeurteilung wurde innerhalb des Projekts (Laufzeit von 01/2020 bis 12/2023) in vier Dienststellen der Polizei Hamburg im Innendienst mit etablierten Analyseinstrumenten für Bürotätigkeiten pilotiert und in drei Polizeikommissariaten auf Basis eines neu entwickelten Fragebogens ($N=236$) getestet. Im Folgenden werden die Lerneffekte der ersten Durchgänge beschrieben.

1.1 Erste Beobachtungen/Ergebnisse

Die Entwicklung geeigneter Befragungsinstrumente
Eine erste Sichtung vorhandener Instrumente zur Gefährdungsbeurteilung psychischer Belastung ergab, dass diese Verfahren 1.) die Arbeitssituation der Polizistinnen und Polizisten der Schutzpolizei und des Landeskriminalamtes nicht hinreichend abdecken und 2.) die Item-Formulierungen nicht zielgruppengerecht sind. Aus diesem Grund wurden in einem ersten Schritt von der Hochschule der Akademie der Polizei Hamburg zwei Fragebogenverfahren entwickelt. Die Bögen bauen

auf Theorien zu Arbeit und Gesundheit – insbesondere auf der Handlungsregulationstheorie (Frese & Zapf, 1994; Hacker, 2005) sowie dem Job-Demands Resources Model (Bakker & Demerouti, 2017; Demerouti et al., 2001) – auf. Die Entwicklung der Instrumente erfolgte auf Basis von Literaturrecherchen, existierenden Fragen und Checklisten zu Belastungen und Ressourcen in der Polizeiarbeit sowie auf der Grundlage von Expertengesprächen und halbstrukturierten Interviews mit Bediensteten. Erste Fragebogenentwürfe wurden in Form von kognitiven Interviews mit Stelleninhaber*innen überprüft und angepasst. Im weiteren Prozess werden die Fragebögen validiert und hinsichtlich ihrer psycho-metrischen Eigenschaften überprüft.

*Die fachgerechte Ansprache der Polizeibeamt*innen und Aufbau von Vertrauen*
Um das Vertrauen in die Gefährdungsbeurteilung Psyche und die Umsetzungsrate zu erhöhen, entschied sich das BGM dafür, die Gefährdungsbeurteilung schrittweise pro Dienststelle vorzunehmen. Dadurch sollte sichergestellt werden, dass im Anschluss an jede Analyse – unabhängig von den Ergebnissen – zeitnah nicht nur eine Ergebnisrückmeldung, sondern auch ein Maßnahmenworkshop erfolgt. Es zeigte sich, dass eine erste Kontaktaufnahme zu den Dienststellenleitungen durch eine:n BGM-Mitarbeiter*in mit polizeilichem Hintergrund erfolgen sollte. Die Ähnlichkeit der Berufsbiografie sowie die Verbundenheit unter Polizeibeamt*innen steigert die Akzeptanz und den Vertrauensaufbau. Aus demselben Grund wurden auch die Informationsveranstaltungen mit Bediensteten jeweils von polizeilichen Mitarbeitenden des BGM vorgenommen, teilweise unter Begleitung einer Arbeitspsychologin.

Anpassung an die spezifische Alltagssituation
Der Dienstalltag der Schutzpolizei ist von vielen Unterbrechungen, hoher Arbeitsdichte und unvorhersehbaren (Einsatz-)Situationen geprägt (vgl. Reinecke et al., 2007). Die Umsetzung der Befragung musste sich daher an den Dienstalltag anpassen. Das BGM entschied sich für einen Onlinesurvey. Damit die Polizeibeamt*innen im Dienst mit dem Fragebogen erreicht werden können, wurde u.a. eine digitale Lösung mittels mobiler Endgeräte der Polizeibeamt*innen („MobiPol") gefunden. So konnte die Befragung auf dem dienstlich gelieferten Smartphone durchgeführt werden. Zudem erhöhte sich die Beteiligung an der Befragung deutlich, wenn sie in bestehende zeitliche Strukturen, z.B. in Dienstunterrichten, eingebunden wurde.

Ableitung passgenauer Maßnahmen
Um passgenaue Maßnahmen zu finden, wurden pro Kommissariat zwei Workshops mit den Bediensteten des Innen- und des Außendienstes umgesetzt. Im Vorfeld wurde ein Workshop-Konzept entworfen, dass zu einer Maßnahmenableitung führt. Die

Moderation des Workshops wurde jeweils im Tandem von Polizeibeamt*innen des BGM und einer Arbeitspsychologin durchgeführt. Dazu wurden Beamt*innen der Hamburger Polizei als Moderator*innen ausgebildet.

Die Einbindung der relevanten Akteure innerhalb der Polizei und Umgang mit Parallelprozessen
Um alle relevanten Stakeholder für Entscheidungsfindungen und Ressourcenbereitstellung mit einzubinden, wurde 2021 ein Strategiekreis Gesundheit etabliert. Hierin befinden sich die wichtigsten Leitungsfunktionen der Landespolizei, inkl. des Polizeipräsidenten und der Personalvertretung. An den Strategiekreis Gesundheit werden auch Ergebnisse aus Gefährdungsbeurteilungen zurückgemeldet, die sich in mehreren Polizeikommissariaten feststellen lassen und auf strukturelle Problematiken hindeuten, die nicht an den Dienststellen selbst bearbeitet werden können. Auch haben die obersten Führungsebenen Einblick in parallel stattfindende Prozesse innerhalb der Polizei, sodass diese zusammengedacht und zusammengeführt werden können. Dies setzt jedoch bei allen Beteiligten ein umfassendes Verständnis der Ziele und Prozessschritte der Gefährdungsbeurteilung voraus. Ein weiteres vom BGM etabliertes Gremium ist der BGM-Expertenkreis. Der BGM-Expertenkreis führt die Fachkompetenzen zu Gesundheit innerhalb der Organisation zusammen. Das Gremium tagt in regelmäßigen Abständen. Gemeinsam werden Präventionsmaßnahmen vorbereitet und durchgeführt – in Anlehnung an die Ergebnisse der Gefährdungsbeurteilung psychischer Belastungen.

Nachhaltige Umsetzungsbegleitung und Transfer in die verschiedenen Organisationseinheiten
Die Umsetzung der im Workshop festgelegten Maßnahmen erfolgt in den Dienststellen. Verantwortlich ist die Dienststellenleitung. Es hat sich gezeigt, dass aufgrund des hohen Belastungsgeschehens in den Dienststellen eine enge Begleitung der Maßnahmenumsetzung durch das BGM notwendig ist. Dieses berät und unterstützt die Dienststelleninhaber*innen, benötigt hierfür jedoch selbst eine entsprechende Ausstattung mit qualifiziertem Personal. Das Vorgehen dieser Unterstützung wurde kontinuierlich optimiert. Das neue Vorgehen sieht Interviews und Begehungen vor.

1.2 Handlungsempfehlungen

Es empfiehlt sich, die Gefährdungsbeurteilung psychischer Belastungen an das Alltagsgeschehen einer Großstadtpolizei anzupassen. Dazu zählen inhaltliche, technische, zeitliche und personelle Aspekte. Zum Beispiel ist von der Nutzung regulärer

Standard-Fragebögen zur Gefährdungsbeurteilung psychischer Belastung aufgrund einer zu geringen inhaltlichen und sprachlichen Passung abzusehen. Die Befragung sollte mit Technologien durchgeführt werden, die während des Dienstalltages häufig im Gebrauch sind und den hohen Anforderungen an die Datensicherheit und den Datenschutz in Sicherheitsbehörden genügen (wie MobiPol und entsprechende Umfrage-Tools). Zudem sollten für die Befragung bereits bestehende Strukturen (Zeitfenster) genutzt werden, wie Dienstunterrichte. Die dyadische Begleitung des GBU-Gesamtprozesses durch polizeiliche und arbeitspsychologische Akteure hat sich als wichtig erwiesen. Weiterhin zeigen sich deutliche Unterschiede im Ver-ständnis des Prozesses und der erfolgreichen Umsetzung von Maßnahmen, wenn von Beginn an alle betroffenen Hierarchieebenen involviert werden und eine kontinuierliche Kommunikation in alle Ebenen stattfindet. Die Umsetzung von Maßnahmenempfehlungen erfordert zeitliche und personelle Ressourcen in den Dienststellen und im BGM, die im Voraus bereitgestellt werden müssen. Um relevante Parallelprozesse, die mit der Gefährdungsbeurteilung konfligieren könnten, frühzeitig erkennen und einfangen zu können, bedarf es eines breiten Konsenses' hinsichtlich des Charakters der Gefährdungsbeurteilung als Maßnahme der menschengerechten Arbeitsgestaltung und Organisationsentwicklung. Nur wenn es gelingt, dass alle Beteiligten die Gefährdungsbeurteilung psychischer Belastung so begreifen, kann das gesamte Potenzial dieses Instruments ausgeschöpft werden. Weitere Empfehlungen werden diskutiert.

Literatur
Bakker, A. B., Demerouti, E. (2017). Job demands-resources theory: Taking stock and looking forward. *J Occup Health Psychol.* 22(3), 273–285. doi: 10.1037/ocp0000056.
Demerouti, E., Bakker, A. B., Nachreiner, F. & Schaufeli, W. B. (2001). The job demands-resources model of burnout. *Journal of Applied Psychology, 86*(3), 499–512. https://doi.org/10.1037/0021-9010.86.3.499
Frese, M., & Zapf, D. (1994). Action as the core of work psychology: A German approach. In H. C. Triandis, M. D. Dunnette, & L. M. Hough (Hrsg.), *Handbook of industrial and organizational psychology* (2. Aufl., Bd. 4, S. 271–340). Palo Alto, CA: Consulting Psychologists Press.
Hacker, W. (2005). *Allgemeine Arbeitspsychologie. Psychische Regulation von Wissens-, Denk- und körperlicher Arbeit* (2. Aufl.). Bern: Huber.
Kittelmann, M., Adolph, L., Michel, A., Packroff, R., Schütte, M. & Sommer, S. (Hrsg.) (2023). *Handbuch Gefährdungsbeurteilung Dortmund: Bundesanstalt für Arbeitsschutz und Arbeitsmedizin* [8.11.2023] Verfügbar unter: www.baua.de/gefaehrdungsbeurteilung
Reinecke, S., Runde, B., Bastians, F., Weiss, U., Heuft, G. & Bär, O. (2007). Klassifikation psychischer Belastungen innerhalb der Polizei – Entwicklung einer Taxonomie der Belastungsqualitäten. *ZPsychosomMedPsychother 53*, 42–52.

Arbeits-Dialog-Kreis 29
Intercultural Health and Safety

Olga Morozova, Rüdiger Trimpop & Volodymyr Chernobrovkin
Stress and resilience of Ukrainian employees during the Russian-Ukrainian war

Ratri Atmoko Benedictus, Monika Eigenstetter & Rüdiger Trimpop
The Role of Religion for Occupational Health and Safety in Indonesian Organizations

Yohana Reda, Juliana Murniati, Rüdiger Trimpop & Lena Schmitz
Pro-environmental behaviours of the textile industry employees in Indonesia

Lena Schmitz, Cornelia Mairean & Rüdiger Trimpop
Health and Safety in European Universities

Olga Morozova[1], Rüdiger Trimpop[2], Volodymyr Chernobrovkin[1]
[1]National University of "Kyiv-Mohyla Academy"; [2]Friedrich-Schiller-University Jena

Stress and resilience of Ukrainian employees during the Russian-Ukrainian war

1. Introduction

Resilience, the ability to bounce back from adversity and maintain psychological well-being in the face of challenging circumstances, has become a topic of growing importance in the context of prolonged conflicts and crises. The Russian-Ukrainian war has inflicted a multitude of internal and external predicaments upon the Ukrainian population, including the nation's workforce. In such an environment, understanding the resilience level of Ukrainian employees and their coping mechanisms is not only academically significant but also holds practical implications for the well-being and productivity of Ukrainian population. In this context, the well-established Connor-Davidson Resilience Scale (CD-RISC), developed by Connor and Davidson (2003), becomes a corresponding instrument for assessing individual resilience, offering potential insights into the resilience level of Ukrainian employees during the ongoing conflict.

The impact of war extends beyond the battlefield, profoundly influencing working conditions and the broader work environment. Scholars such as Hobfoll (2001) have emphasized the importance of considering the ecological context when studying the effects of stressors, particularly in times of conflict. Therefore, a comprehensive examination of the working environment is essential in understanding how war circumstances have affected Ukrainian employees.

Moreover, the influence of the ongoing conflict on individuals' well-being and the workplace cannot be fully assessed without evaluating the support mechanisms provided by organizations. Masten (2014) has stressed the significance of social support in fostering resilience. Therefore, an evaluation of organizations' financial assistance, psychological support initiatives, and special programs aimed at mitigating the stressors resulting from the war becomes integral to this inquiry.

This study aims to contribute systematically by assessing resilience level, exploring the war's impact on the working environment, evaluating organizational support, and analyzing coping mechanisms, fostering resilience for both individuals and the nation's recovery.

2. Study sample

In order to study stress and resilience of Ukrainian employees we conducted an online survey between April and October 2023. The total number of respondents was 512, with 361 of them being employed. 25% of the respondents were male, 75% female and most of the respondents were between 36–45 years of age (43%). Predominant occupational areas were science, education, IT, sales, marketing, HR, medicine, finance.

3. Resilience level of employees by companies' sizes

We have examined resilience level of employees across organizations of various sizes using CD-RISC, developed by Connor and Davidson (2003). The data indicates average resilience level among all employees at 69%. It is consistent at approximately 69% for organizations with fewer than 20 employees and 21–80 employees as well as for organizations with more than 1500 employees. However, in mid-sized organizations with 81–200 employees, resilience level dip slightly to 66%. In contrast, resilience level appears to be relatively higher in larger organizations. Organizations with 200–800 employees report a resilience level of 71%, while organizations with 800–1500 employees show the highest resilience level at 72%.

Based on our analysis of employee resilience across organizations of varying sizes, it appears that the size of an organization is correlated to the resilience level of its employees. Resilience level is generally steady for small and very large organizations, with a slight decline in mid-sized organizations and an upswing in larger organizations. These findings may have implications for understanding the dynamics of employee resilience in different organizational contexts. It is our assumption that the working environment, in conjunction with organizational support, could potentially play a significant role in shaping employee resilience.

4. Working Environment

The majority of respondents (69%) expressed strong agreement with their ability to use knowledge and skills, and notable agreement (38%) was observed for the comprehensive organization of work processes.

Regarding remote work, 51% were "completely satisfied" working from home, while 48% were similarly satisfied with mobile work practices. This indicates a positive sentiment towards flexible work arrangements.

In terms of health and safety culture, a mixed picture emerged. While a substantial portion felt supervisors cared about their health (36% absolutely agreed), responses varied on the value placed on their work (39% absolutely agreed) and support during stressful situations (36% absolutely agreed).

The survey reflected a generally positive work climate, with respondents feeling valued (91% partially, rather and absolutely agreed) and making a substantial contribution (92% partially, rather and absolutely agreed). However, challenges in maintaining good relationships with colleagues (71% partially, rather and absolutely agreed)) and communication difficulties (25% partially, rather and absolutely agreed) were noted.

Regarding teamwork culture, 94% (partially, rather and absolutely agreed) expressed satisfaction with colleagues' relationships, and 90% (partially, rather and absolutely agreed) felt they could rely on colleagues during challenging times. Conflicts among colleagues were reported by 21% (partially, rather and absolutely agreed), with 36% (partially, rather and absolutely agreed) among them perceiving a negative impact on health. Direct supervisors' involvement in resolving conflicts was reported by 80% (partially, rather and absolutely agreed), highlighting variability in conflict management approaches.

5. Organizational support

We assessed the support measures implemented by organizations and their perceived effectiveness. 49 % of the respondents mentioned financial support, 26% reported humanitarian aid and 42% noted psychological support. Moreover, 26% of the organizations provided accommodations for those who relocated, 36% initiated special programs, online meetings, consultations, or chats.

Perceived effectiveness of the measures provided (rating from 1 (did not help) till 5 (significantly helped)), Tab. 1:

Tab. 1: Effectiveness of the measures provided by the organizations

Type of support	Average rating
Financial Support	3.88
Psychological Support	3.17
Special Initiatives	2.87
Accommodation	2.52
Humanitarian Aid	2.40

In summary, financial and psychological support measures were perceived as the most helpful, while special initiatives, accommodation and humanitarian aid received lower ratings. Organizations should consider ongoing assessment and adaptation of support strategies during the war.

6. Coping with stress

We further examined the effectiveness of various coping strategies utilized by employees to manage stress, revealing the top-performing approaches and their impact on resilience and well-being.

The top-performing strategies are:
1. Spending leisure time in nature: 80 % (54 % significantly helped, 26 % rather helped).
2. Communicating with Family: 73 % (41 % significantly helped, 32 % rather helped).
3. Positive Attitude: 64% (36 % significantly helped, 28 % rather helped) and having a hobby: 64% (33 % significantly helped, 31 % rather helped).

Other significant strategies include:
- Spending time with kids (61 % found it helpful, with 38 % significantly and 23 % rather)
- Watching movies or videos (56 % helpful, with 30 % significantly and 26 % rather).

7. Outlook

In the context of prolonged conflicts like the Russian-Ukrainian war, this article underscores the growing importance of studying resilience and emphasizes the significance of understanding Ukrainian employees' resilience for their well-being and productivity. As the Russian-Ukrainian war continues, ongoing efforts are essential to build resilience and provide effective support, ensuring the sustained well-being and productivity of Ukrainian employees in this challenging context.

Bibliography

Connor K., Davidson J. (2003). Development of a new resilience scale: The Connor-Davidson resilience scale (CD-RISC) / K. M. Connor, J. R. Davidson // Depression and anxiety. Vol. 18(2). P. 76–82.

Hobfoll S. (2001). The Influence of Culture, Community, and the Nested-Self in the Stress Process: Advancing Conservation of Resources Theory. Applied Psychology. 50(3): 337–421. DOI: 10.1111/1464-0597.00062

Masten A. (2014). Ordinary magic: resilience in development / Ann Masten. – New York: Gulford Press. P. 370.

Ratri Atmoko Benedictus[1], Monika Eigenstetter[2] & Rüdiger Trimpop[3]
[1]Atma Jaya Catholic University of Indonesia; [2]Hochschule Niederrhein;
[3]Friedrich-Schiller-University Jena

The Role of Religion for Occupational Health and Safety in Indonesian Organizations

1. Introduction

Many global surveys consistently categorize Indonesia as a religious country. Many Indonesian respondents also agree to apply religious rules as state laws and regulations (Crabtree, 2010; Pew et al., 2019; Симеонов, 2020). However, religion as an agent in promoting the value of life has yet to deliver optimal occupational health and safety performance in Indonesia. The high numbers of occupational accidents and diseases, including those leading to death, and low participation in labor insurance are concrete evidence (BPJS Ketenagakerjaan, 2022). Some mainstream opinions assume that religion leads to the growth of fatalism or an attitude of acceptance and helplessness in terms of interpreting God's destiny. This study aims to prove the role of religion in Indonesia amidst these thorny issues. In addition to discussing religion as a risk factor, this research also explores the role of religion as an enabler of safety. One preliminary and four empirical studies with a multimethod approach were applied to answer the intended research questions.

2. Preliminary study

A preliminary study among Indonesian employees has been conducted to collect information and data on OSH performance in Indonesia, which is quite limited. In addition, it also targets the possibility of a link between religious factors and cases of work accidents. A comparison was also obtained between several official religions in Indonesia in viewing and interpreting work activities, safety, and accidents.

The preliminary study results revealed that religious teachings are very relevant to improving work behavior, such as work is a noble activity, the quality of work determines *karma,* work must elevate human dignity and benefit others, and work as a devotion to glorify God further. The findings also show the relevance of religion to safe behavior, namely that workplace accidents are considered an inevitable fate, as predestined by God. It is interpreted as punishment for pre-existing disobedience to God's commandments.

3. Meaning of safety in the Slametan tradition

Indonesian society, especially Javanese society, recognizes the *Slametan* tradition as the core of Javanese culture and belief system, as well as a way to pray for safety in life (Geertz, 1976). These traditions have also been adopted for the workplace since Indonesia's modern industrial era in the early 19th century. Therefore, exploring the meaning of safety hidden in the *slametan* becomes necessary.

One *wayang (Mahabharata* epic puppetry) story, *Semar Mbangun Kahyangan (Semar* Builds a Paradise), usually performed in *Slametan* rituals, was analyzed as data for this first empirical study. In Javanese belief, *Semar* is regarded as a figure who protects the land of Java and its inhabitants (Geertz, 1976). The main finding of the first study is a layered model of the meaning of safety. It originates from the inner self, namely the purpose and meaning of individual existence, and expands into social responsibility in manifesting safety. Regarding religion, it appears in the second layer that faith and belief in God is one way to find the purpose of life.

4. Organizational system and leadership

The second study targets the current condition by revealing the role of the organizational system and leadership in encouraging employee safety behaviour and the causes of workplace accidents. Interviews with company leaders, managers, and employees were conducted.

In terms of safety systems, the reasons for organizations to boost safety performance are loss avoidance, customer requirements, and government recognition. Another finding aligns with religious teachings: managing work safety can deliver prosperity for employees, their families, and the surrounding community. It also found that certain religious attitudes underlie the emergence of risky behavior, such as an attitude of resignation and *"nrima"* (absolute acceptance), unquestioning belief in fate, and unbalanced prayer and effort.

As for safety leadership, the indigenous Indonesian leadership trilogy has strong relevance in encouraging the establishment of safety behaviour in organizations. *Ki Hadjar Dewantara,* an Indonesian scholar, described the three concepts of the Indonesian leadership model. The first is *Ing Ngarsa Sung Tuladha,* which means that leaders must be model-worthy and responsible for achieving the organization's vision. The second is *Ing Madya Mangun Karsa,* or mentoring and providing clear direction to subordinates in a collegial and dialogical way. Third, *Tut Wuri Handayani,* which means a leader can put himself in the shoes of his subordinates and encourage them to improve themselves.

5. Relevance of religion to work safety

The third study explored the relevance of religion to occupational safety, mainly as a factor in fostering safety behavior. In addition to leaders and employees, religious leaders were interviewed. The first finding indicates that religious values, especially Islam as the majority in Indonesia, are relevant in fostering safety behaviors at work. Safety is seen as a blessing and a gift God gives to human beings, so it must be praised and maintained. In Indonesian, the word safety is known as *"selamat"*, which is the essence of the origin of the word Islam. Islam or *Isalamah* or *salamayuslimu-salimin* means peace, health, and safety. The second finding shows the role of religious values in shaping ethical work behaviour. In addition, religious values also underlie the development of the trilogy leadership concept that is in line with Indonesian culture. Finally, the role of religious leaders is needed to straighten out some misinterpreted and misleading religious concepts that cause risky work behaviour, such as destiny, *jihad,* and luck.

6. Religious fatalism

The fourth empirical research quantitatively evaluated some organizational variables and individual variables concerning work safety behavior, particularly fatalism. Some studies (Williams & Purdy, 2005; Kayani et al., 2012; Patwary et al., 2012) have found that fatalism as a risk factor tends to be found in groups of people strongly affiliated with religion. Data was collected by distributing questionnaires to operational employees, who were heavy equipment operators and mechanics. Data from 182 respondents were successfully collected and statistically processed.

The results of this study contrast with previous studies, as fatalism is not correlated with religious commitment. Instead, religious commitment correlates with a religious work ethic that encourages safe behavior in the workplace. fatalism is merely correlated with moral awareness, which also mediates safety intention. The negative correlation ($R=-0.268$; $p<0.05$) implies that moral awareness is critical in inhibiting the likelihood of fatalism in reducing workplace safety intentions.

7. Discussion

In general, the role of religion, especially in the meaning of safety and destiny, is deeply rooted in the behavioral structure of Indonesian culture at the individual, organizational, and societal levels. These settled personal values and belief systems manifest in religious traditions and rituals that aim for safety. The results of this work underlie the design of the Occupational Safety Promotion Model by optimizing the role of religion as an OSH management in a religious country. Reflection on the limitations of the research is presented as a form of learning for future research on the same topic.

One of them is that this study reviews mainly from the perspective of Islam as the religion with the most significant number of followers in Indonesia, which is 89% of the total population. Meanwhile, other religions have not been addressed despite being classified as official religions in Indonesia.

References
BPJS Ketenagakerjaan. (2022). Program Jaminan Sosial Tenaga Kerja – BPJS Ketenagakerjaan. https://www.bpjsketenagakerjaan.go.id/berita/28318/BPJS%20Ketenagakerjaan:-Peserta-Aktif-Secara-Nasional-Capai-36-Juta
Crabtree, S. (2010). Religiosity Highest in World's Poorest Nations. Gallup.
Симеонов, П. (2020, August 20). Religion prevails in the world. Gallup International. https://www.gallup-international.bg/en/36009/religion-prevails-in-the-world
Geertz, C. (1976). The religion of Java. University of Chicago Press.
Kayani, A., King, M.J., & Fletier, J.J. (2012). Fatalism and Its Implication for Risky Use Road and Receptiveness to Safety Messages: A Qualitative Investigation in Pakistan. Health Education Research, Volume 27, Issues 6, 1043-1054. doi: 10.1093/her/cys096
Patwary, M. A., O'Hare, W. T., & Sarker, M. H. (2012). Occupational Accident: An Example of Fatalistic Beliefs among Medical Waste Workers in Bangladesh. Safety Science, 50(1), 76–82
Pew Research Center (Dec. 12, 2019) "Religion and Living Arrangements Around the World". https://www.pewforum.org/wp-content/uploads/sites/7/2019/12/PF_12.12.19_religious.households.FULL_.pdf
Williams, W., & Purdy, S. (2005). Fatalism is highly correlated with perceived barriers, self-efficacy and workplace safety climate. *Journal of Occupational Health and Safety – Australia and New Zealand, 21*(3), 247–252.

Yohana Reda[1], Juliana Murniati[2], Rüdiger Trimpop[1] & Lena Schmitz[1]
[1] *Friedrich-Schiller University Jena;*
[2] *Atma Jaya Catholic University of Indonesia*

Pro-environmental behaviours of the textile industry employees in Indonesia

1. Introduction

The textile industry is one of the significant contributors to Indonesia's economic growth and employment. Despite its economic benefits, it also contributes to myriads environmental crises and health issues in Indonesia. However, to tackle its precarious environmental and health concerns, not only political changes on the part of the government, but also changes from the lowest organisational level are essential. These can be achieved for instance, by raising awareness on and nurturing pro-environmental behaviours.

This article provides an overview of pro-environmental behaviours of textile industry employees in Indonesia. It concentrates explicitly on the determining factors that predict pro-environmental behaviours of textile industry employees in Indonesia. The data were collected in two textile companies (one company located in West Java and one in Central Java). The investigation was conducted within ENA-Tex project, a consortium comprising multidisciplinary research teams from Indonesia and Germany. This cooperation focuses specifically on sustainable energy transition in the textile industry in Indonesia.

For this purpose, a questionnaire based on The Theory of Planned Behaviour (Ajzen, 1991, 2011) was developed and used to analyse the determinant factors of employees' pro-environmental behaviours. Furthermore, since religious beliefs play an important role in Indonesia (Ratri) questions regarding that factor as well to the perceived leadership were involved.

2. Instrument Development and Adaption

The questions used to assess the possible determining factors of employees' pro-environmental behaviours, such as intention to behave eco-consciously, attitudes toward energy efficiency, subjective norms, perceived behavioural control, religious commitment, and perceived leadership were adapted after previous studies concerning pro-environmental behaviours (Blok et al., 2015; De Leeuw et al., 2015; Francis et al., 2004; Ho et al., 2015; Wesselink et al., 2017; Worthington Jr et al., 2004; Yuriev et al., 2020), which then tailored to the results of the elicitation study, conducted beforehand with the employees. Moreover, an established scale from Steg and colleagues

(2014 in Bouman et al., 2018) was used to assess the environmental values.

In total there were 46 questions. Based on the theory at hand, it was expected that the 46 questions can be categorised into 11 factors. However, further statistical analyses to prove the validity and reliability of the developed questionnaire and the possibility of social desirability behaviour only justified to retain 23 questions and 5 factors measuring: pro-environmental behaviours and attitudes, perceived behavioural control, biospheric values, egoistic values, and perceived leadership.

Based on the results, possible measures on the organizational level are proposed.

3. Results and Implication

The findings indicated an association between the predictive role only of personal factors, such as attitudes toward pro-environmental behaviours, biospheric values, age, and gender, and employees' pro-environmental behaviours in the workplace. Meanwhile, no relationship with organisational factor, such as perceived leadership, was found.

Another note-worthy finding was the composition of the factor concerning employees' attitudes toward pro-environmental behaviours, specifically toward energy efficiency. Based on factor analysis, only items concerning the economic advantages of pro-environmental behaviour (PEB) for the company and employees' job security were retained as attitudes toward energy efficiency. It seems that the most accessible beliefs of PEBs' outcomes for the employees were financial benefits for the company. One possible reason is *guyub* (Engl. conviviality believe), one of Indonesia's cultural standards. *Guyub* is at the root of the Indonesian tendency to prioritise relationships and group harmony (Panggabean et al., 2014), encompassing all life aspects. This means that Indonesian place themselves within the social hierarchy and system. Thus, these may contribute to the shaping of attitudes that by doing PEBs in the workplace, they do something good not only or not necessarily for themselves but also to avoid conflicts and maintain relationships and social harmony with the surrounding communities, such as company and family. In other words, by doing eco-conscious behaviour at their workplace, which are expected from their companies, they obey the company regulations. Thus, by being obedience to the regulations, they could avoid conflicts with their employer and secure their job. Furthermore, through pro-environmental behaviours the companies can save money, which implicates an extra return/profits. Hence, employees presumably hope, that they could also benefit from this additional profit (higher wages). This finding also somehow reflects possible normative pressures.

The negative consequences of anti-environmental behaviour for health and safety with the pollution of water resources, food resources, etc. has previously been shown extensively, especially when the colouring products and chemicals for textile stability are led directly into rivers and lakes, as is often the case in Indonesia. Only very few cities or villages have a cleaning system at all. Furthermore, the health and safety hazards for employees handling these products are also very high and have been proven to be very detrimental for example for skin and lungs.

Therefore, if the two participating companies intend to maintain or induce stronger PEBs of their employees in their workplace, they should focus on nurturing employees' attitudes toward the benefits of pro-environmental behaviours for companies and themselves. It would also be prudent for the companies to pay more attention to increasing or maintaining the PEBs of their male or younger employees in general, as they show lower PEBs compared to their counterparts. This might influence families and friends' health and safety in the long run.

4. Outlook

The developed questionnaire serves as a basis for capturing the determinant factors of pro-environmental behaviours of textile industry in Indonesia. However, some improvements in questionnaire are needed. Finally, further research concerning pro-environmental behaviours in the two textile companies and their surrounding communities is currently in progress. Overall, it would benefit the employees, the company, the environment and the people of Indonesia to have a healthier environment, both at work as well as in the surrounding private life.

Bibliography
Ajzen, I. (1991). The theory of planned behavior. *Organizational Behavior and Human Decision Processes, 50*(2), 179–211. https://doi.org/10.1016/0749-5978(91)90020-T
Ajzen, I. (2011). *Attitudes, personality and behavior* (2. ed., reprint). Open Univ. Press.
Blok, V., Wesselink, R., Studynka, O., & Kemp, R. (2015). Encouraging sustainability in the workplace: A survey on the pro-environmental behaviour of university employees. *Journal of Cleaner Production.* https://doi.org/10.1016/j.jclepro.2014.07.063
Bouman, T., Steg, L., & Kiers, H. A. L. (2018). Measuring Values in Environmental Research: A Test of an Environmental Portrait Value Questionnaire. *Frontiers in Psychology, 9,* 564. https://doi.org/10.3389/fpsyg.2018.00564
De Leeuw, A., Valois, P., Ajzen, I., & Schmidt, P. (2015). Using the theory of planned behavior to identify key beliefs underlying pro-environmental behavior in high-school students: Implications for educational interventions. *Journal of Environmental Psychology, 42,* 128–138. https://doi.org/10.1016/j.jenvp.2015.03.005
Francis, J., Johnston, M., Eccles, M., Walker, A., Grimshaw, J. M., Foy, R., Kaner, E. F. S., Smith, L., & Bonetti, D. (2004). Constructing questionnaires based on the theory of planned behaviour: A manual for Health Services Researchers. *Quality of Life and Management of Living Resources; Centre for Health Services Research.* https://abdn.pure.elsevier.com/en/publications/constructing-questionnaires-based-on-the-theory-of-planned-behavi

Ho, S. S., Liao, Y., & Rosenthal, S. (2015). Applying the Theory of Planned Behavior and Media Dependency Theory: Predictors of Public Pro-environmental Behavioral Intentions in Singapore. *Environmental Communication, 9*(1), 77–99. https://doi.org/10.1080/17524032.2014.932819

Panggabean, H., Tjitra, H., & Murniati, J. (2014). *Kearifan lokal keunggulan global: Cakrawala baru di era globalisasi.* PT Elex Media Komputindo.

Wesselink, R., Blok, V., & Ringersma, J. (2017). Pro-environmental behaviour in the workplace and the role of managers and organisation. *Journal of Cleaner Production, 168,* 1679–1687. https://doi.org/10.1016/j.jclepro.2017.08.214

Worthington Jr, E., Wade, N. G., Hight, T. L., Ripley, J. S., McCullough, M. E., Berry, J. W., Schmitt, M. M., Berry, J. T., Bursley, K. H., & O'Connor, L. (2004). The Religious Commitment Inventory--10: Development, refinement, and validation of a brief scale for research and counseling. *Journal of Counseling Psychology, 50*(1), 84–96. https://doi.org/10.1037/0022-0167.50.1.84

Yuriev, A., Dahmen, M., Paillé, P., Boiral, O., & Guillaumie, L. (2020). Pro-environmental behaviors through the lens of the theory of planned behavior: A scoping review. *Resources, Conservation and Recycling, 155,* 104660. https://doi.org/10.1016/j.resconrec.2019.104660

Lena Schmitz[1], Cornelia Mairean[2] & Rüdiger Trimpop[1]
[1]*Friedrich-Schiller University Jena;* [2]*Alexandru Ioan Cuza University Iași*

Health and Safety in European Universities

1. Introduction

This article provides an overview of an international health promotion approach in European universities for staff and students, regarding the health survey instrument development and adaption process, empirical results, the derived interventions and respective evaluations.

Being one of the first universities to implement an all-encompassing health and safety culture, the University of Jena aims to involve all members of the organization in research, teaching and administrative work in creating a culture of health in a long-lasting and sustainable manner. In the frame of the "European Campus of City-Universities" (EC2U) Alliance, the Virtual Institute of Good Health and Well-Being, in connection with United Nations Sustainability Goal 3 "Ensure healthy lives and promote well-being for all ages", elaborates the internationalization of the University of Jena's Healthy Campus approach, based on a comprehensive health questionnaire for students, academic and administrative employees. For more information on the Uni Jena Healthy Campus, see Kampe, Schmitz, and Trimpop (2023).

Therefore, instrument adaptions regarding national-, as well as each university's particular organizational cultures will be explored within the alliance. Additionally, joint research projects within the alliance are dedicated to the development of health promotion structures and offers, as well as their implementation in EC2U partner universities. Exemplarily, this article illustrates the translation, adaption, application and evaluation of the student questionnaire in Romania at the Alexandru Ioan Cuza University Iași (UAIC).

2. Instrument Development and Adaption

The results of the health and well-being questionnaires, developed at University of Jena, form the empirical base for intervention and evaluation, including issues such as work-life balance, nutrition, sports, discrimination experiences, physical and mental health status, health behavior, and many more. A detailed depiction of the questionnaires is provided by Schmitz et al. (2022). The items were selected based on prioritizing recommendations from established scales and previous project reports, and finally complemented with specifically constructed items, when needed. This way, a continuous optimization of the questionnaire's item selection and construction was achieved by an interdisciplinary team.

One of the main focuses of the internationalization of the project lies within the process of tailoring the questionnaires to the universities' own needs, while containing the survey structures and selected items in a comparable manner. Up until this point, the health questionnaires were applied at the University of Jena, for all students and employees in 2021, and at UAIC for students, in 2022.

At UAIC, the items were translated to Romanian, using the back translation method and the Romanian survey was evaluated regarding psychometric properties (Mairean et al., 2022). Accordingly, the aims of the questionnaire adaption were, as provided in more detail by Mairean et al. (2002): obtain a comprehensive recording of stress factors and resource structures, including the stress consequences, all relevant influencing factors and the changes under the COVID-19 pandemic, as well as the evaluation of the existing university offers and long-term establishment of the risk assessment.

With the obtained student data, Mairean et al. (2022) conducted exploratory factor analyses with a selection of 52 items and showed a structure of six factors, measuring the constructs: motivation for physical activity, general health, satisfaction with health offer, stress, substance use and social support received from academic staff. Based on the first empirical results from both University of Jena as well as UAIC, intervention measures are proposed and developed on the organizational and behavioral level (see Kampe et al., 2023).

3. Intervention measures and offers to university communities

In the frame of health and safety in European universities, organizational as well as behavioral intervention measures are implemented and evaluated. Based on the consideration of the university members' voices and their active engagement as key actors in the process, this dovetailing is one step in the organizational culture shift toward holistic health-oriented universities in Europe.

One of the most comprehensive interventions took part in Jena from 22.-25. May 2023; the "Community of Action" week consisted of three pillars: EC2U Forum (biannual conference for alliance members, consisting of closed strategic meetings as well as civil engagement sessions open for the public), Healthy Campus Summer School (international selection of students with a health-related study background) and the first Uni Jena Health Week (designed for the whole university community and open to public). The main objective of the Community of Action week was the creation of synergies between these three events and the participants, achieved through an "open door approach" in participation for a variety of sessions. Furthermore, the common fundament theme of "Mental Health" created a thematic link between all three pillars and the respective participants.

After conducting the first data collection at University of Jena in 2021, one of the most important finding regarding health in all status groups – students, administrative staff and academic staff – was identified in the field of mobile working and "home office", a challenge arising from the adaptations during the COVID-19-pandemic.

To illustrate the synergy concept, the "Home Office Meets Ergonomics" Exhibition ("HOME") as part of the Uni Jena Health Week was designed for students and employees from University of Jena as a response to the need assessment from the health questionnaire results, but explicitly open to all international and city visitors as well (for more information, see Dragendorf, Schmitz & Trimpop, 2023, in this volume). In this regard, the HOME Exhibition exemplifies the approach of common health promoting interventions within the international university context.

At UAIC, an international and interdisciplinary one-day conference on "Healthy Campus and Peer Support" was held in July 2023 within the frame of the EC2U Virtual Institute of Good Health and Well-Being. Subsequently, based on suggestions raised within the conference sessions, stakeholders for expert interviews regarding health promotion at UAIC were identified, in order to gather further knowledge and create health-oriented synergies within the university community.

Regarding the remaining European partner universities of the EC2U university alliance, the possibilities of such developments in health promotion structures and offers will be explored and implemented in the future, as mentioned below.

4. Outlook

In order to strive towards holistic health-oriented universities in Europe, the developed questionnaire serves as a basis for status and needs analyses. Therefore, the first version of the German and Romanian questionnaires will be shortened and updated regarding their contents (e.g., leave out COVID-related items). The re-application of the refined questionnaires in Jena and Iasi are planned for students in 2024; the second data collection for FSU Jena employees should take place in 2025. Finally, further instrument translations and adaptions and data collections are considered within the remaining alliance partner universities in the second EC2U alliance phase from November 2023 to 2029.

Bibliography

Kampe, J., Schmitz, L., Trimpop, R. (2023). Die Pilotierung einer Gesundheitsbefragung für Studierende an der Uni Jena. *P-OE in Einrichtungen der Lehre und Forschung, Themenheft „Gesundheit und Gesundheitsmanagement an Hochschulen"*. Universitätsverlag Webler.

Schmitz, L., Wenzel, J., Hoppe, J., Trimpop, R. (2022). Gefährdungsbeurteilung psychischer Belastungen und Interventionsmaßnahmen zur Gesundheitsförderung für Studierende. In Rehmer, S. und Eickholt, C. (Hrsg.). *Psychologie der Arbeitssicherheit und Gesundheit. 22. Workshop. Transfer von Sicherheit und Gesundheit* (S. 263-266). Kröning. Asanger.

Mairean, C., Punei, M., Soitu, D., Trimpop, R., Schmitz, L. (2022). Physical and mental health in a sample of Romanian students. *Scientific Annals of "Alexandru Ioan Cuza" University of Iasi. (New Series) Sociology and Social Work Section, 15*(1).

Arbeits-Dialog-Kreis 30
Arbeitssicherheit

Reinhard Lenz
Das Spannungsfeld zwischen Sicherheits- und Gesundheitskultur, Präventionskultur und Unternehmenskultur

Annette Kluge, Thomas Schmitz, Mirko Kaufmann, Lea Krugmann, Anika Weber, Ulrich Hartmann, Kiros Karamanidis & Rolf Ellegast
Ins Stolpern, aber nicht zu Fall gebracht. Erste Ergebnisse der Erhebungsphase im Projekt ENTRAPon

Juliane Schulz & Hansjörg Hagels
Evaluation der Interventionen zur Schärfung der Risikowahrnehmung bzgl. Muskel-Skelett-Erkrankungen in einem Pharmaunternehmen

Reinhard Lenz
Institut Input GmbH

Das Spannungsfeld zwischen Sicherheits- und Gesundheitskultur, Präventionskultur und Unternehmenskultur

1. Ein Praxisbeitrag mit erfahrungsbasierter Evidenz

Eine Präventionskultur wird Top-down verändert, wenn Compliance (regelkonformes Handeln) nachhaltig angelegt und konsequent weiterentwickelt wird. Nach dem 80/20 Prinzip (Pareto) werden 80 % des Aufwands benötigt, um die letzten 20 % von Regelabweichungen zu disziplinieren. Diese Sichtweise unterstellt, dass angeordnete Muster irgendwann zur Kultur werden. Verhaltensmuster passen sich an, wenn Strukturen verändert werden. Es kann nicht unbedingt vorhergesagt werden, ob sich Änderungen in eine gewünschte oder in eine unerwünschte Reaktion wandeln. Wird eine Kultur von Vertrauen, Offenheit und Ehrlichkeit angestrebt, bewirken Sanktionen das Gegenteil einer nachhaltigen, positiv empfundenen Kultur. Beginnt ein neuer Kulturprozess mit zusätzlichen Erschwernissen und aufgesattelten Tätigkeiten, wird es schwer, den Prozess kontinuierlich weiterzuführen. Wenn Anregungen zu Verbesserungen zu Mehrarbeit führen, muss damit gerechnet werden, dass die Teilnehmer schweigen und nach Auswegen und Entlastungen suchen. Manche Erleichterungen werden erst nach ausreichender Übung spürbar. Bedingungen ist, dass Erfolg in einem überschaubaren Zeitraum sichtbar wird. Gelingt es nicht, die Vorteile einer erzwungenen Regel spürbar werden zu lassen und lässt die Überwachungsdichte nach, muss damit gerechnet werden, dass sich der ursprüngliche Zustand wieder einpegelt.

Albert Einstein: „Probleme kann man niemals mit derselben Denkweise lösen, durch die sie entstanden sind." (Management und Führungskräfte sind Teil des Problems.)

Wird der Begriff „Kultur" als Anhängsel für Denken, Entscheiden und Handeln benutzt, muss klar sein, welche Interpretationen sich damit verbinden. Reine Definitionen des Begriffes „Kultur" besagen:
1. Kulturen sind das Resultat der schöpferischen Leistungen
2. Durch äußere und innere Einflüsse unterliegen Kulturen Wandlungen in geschichtlichen Zeitabläufen.

Unter diesen Aspekten entwickeln sich Kulturen, bei unveränderbaren Rahmenbedingungen, aus den Bedürfnissen aller Beteiligten. Soll Kultur von unten entstehen, ist es förderlich, wenn das Management zielführende Bottom-up-Bedürfnisse wahrnimmt, strukturell verknüpft und Top-down verankert.

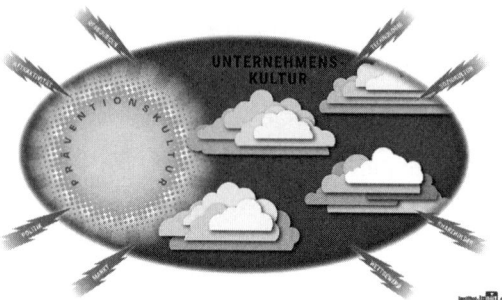

Abb. 1: Jedes Unternehmen hat allein aufgrund seiner Existenz eine Kultur. Eine gewisse Präventionskultur ist auch immer schon da.

Schlussfolgerungen, die sich daraus ergeben, bedienen sich bei den folgenden Überlegungen eines Bildes aus der Mengenlehre. Die Unternehmenskultur wird geprägt von der Unternehmensleitung, den Mitarbeitenden und Zwängen, die von außen aufs Unternehmen einwirken.

In Unternehmen mit Konzernstrukturen sind Sicherheit und Gesundheit mehrheitlich als Werte in den Leitbildern verankert und in Hochglanzbroschüren abgedruckt. Ist im Management die Überzeugung vorhanden, dass sie weiterentwickelt werden müssen, scheint die gelebte vorhandene Prävention „gefühlt", nicht ausreichend zu sein. Wenn Prävention nicht bereits als permanenter KVP in allen Handlungsfeldern etabliert ist, sind Auslöser derartiger Überlegungen in der Regel unerwünschte Ereignisse (mangelnde Risikokompetenz, Qualitätsprobleme, Personallücken usw.). In KMU, in denen enge persönlichen Beziehungen zwischen Unternehmensleitung und Mitarbeitenden bestehen, liegt es den Leitenden am Herzen, dass Mitarbeitende gesund und unverletzt bleiben. Unter solchen Voraussetzungen wird gelebt, was nicht aufgeschrieben ist. Werden Kulturaspekte aus Perspektiven der Mengenlehre als Denkmodell betrachtet, folgt daraus ein systemisches Verständnis. Präventionskultur wird im Folgenden als Teilmenge der Unternehmenskultur gesehen. Die Sicherheitskultur kann als eine Teilmenge der Präventionskultur betrachtet werden.

Wird präventives Denken, Entscheiden und Handeln in allen betrieblichen Handlungsfeldern weiterentwickelt, wächst die Prävention- bzw. Sicherheitskultur zwangsläufig mit. Systemische Verknüpfungen wirken crossover. Unfall-/Krankheitswahrscheinlichkeit sinkt im Gleichklang.

Arbeitssicherheit | 455

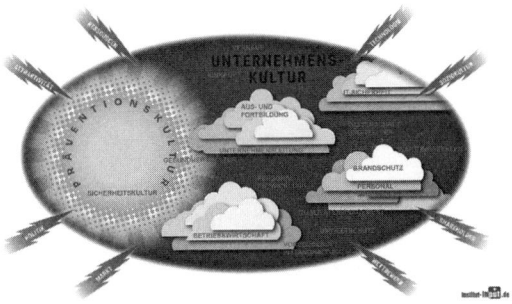

Abb. 2: Präventionskultur als Teilmenge der Unternehmenskultur.

Wenn es möglich ist, Sicherheits- und Gesundheitskultur für sich allein zu entwickeln, wirken Veränderungen in die Unternehmenskultur hinein (Ist das wirklich gewollt?). Eine vorhandene Sicherheitskultur ist nicht unabhängig von den tatsächlich gelebten Normen und Werten einer bestehenden Präventionskultur bzw. der übergeordneten Unternehmenskultur („Subkulturen" unterliegen den Normen und Werten der dominierenden Unternehmenskultur.). Wenn die gelebte Prävention- bzw. Unternehmenskultur übermächtig ist, werden alle Bemühungen, die Sicherheitskultur als Insellösung zu entwickeln, durch die Unternehmenskultur ausgebremst. Unter diesen Umständen betrachtet, kann ein Change-Prozess nicht von langer Dauer sein. Eine nachhaltige Weiterentwicklung der Präventionskultur kann nur gemeinsam mit allen anderen Handlungsfeldern entstehen. Präventives Denken, Entscheiden und Handeln betrifft alle Handlungsebenen eines Unternehmens, die vorausschauend und weitsichtig planen und agieren müssen. Eine Subsummierung aller Handlungsfelder und deren Präventionsstrategie ist stark genug, die tatsächlich gelebte Unternehmenskultur zu verändern. Ein solcher Change-Prozess geschieht nicht eigendynamisch, sondern benötigt eine Koordinierung, Anwälte des Veränderungsprozesses, eine wachsende Koalition von Erneuerern.

Die vorhandene Präventionskultur nachhaltig weiterzuentwickeln gelingt, wenn relevante betriebliche Akteure das Gleiche sagen und dabei auch dasselbe meinen. Kursieren verschiedene Vorstellungen in den Köpfen, müssen Kräfte gebündelt werden, um eine gemeinsame Richtung zu entwickeln. Ein gemeinsamer Nenner aller handelnden Akteure liegt u.a. darin, Risiken frühzeitig zu erkennen, realistisch zu bewerten und angemessen zu bewältigen. Bewältigen kann bedeuten: Risiken beseitigen, reduzieren oder über Strategien, Ressourcen und Kompetenzen zu verfügen, Risiken zu beherrschen. Systemisch betrachtet haben strukturelle Veränderung im Handlungsfeld immer Auswirkungen auf das Gesamtsystem (leider ist die Richtung nicht vorhersehbar). Eine abgestimmte, gleichgerichtete Strategie sichert Nachhaltigkeit.

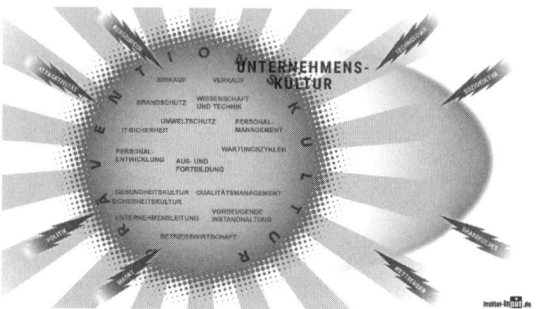

Abb. 3: Kultur endet nicht am Werkstor!

Gelebte Präventionskultur ganzheitlich entwickelt, gewinnt im Prozess die Kraft, gewünschte kulturelle Denkweisen, Entscheidungen und Muster wachsen zu lassen. Als Gesamtpaket wird die Unternehmenskultur von unten beeinflussbar. Unter Kostengesichtspunkten ist und war es immer Aufgabe des Arbeitsschutzes unnötige Mehrkosten durch Ausfallzeiten zu vermeiden. Unter dem Aspekt der Weiterentwicklung einer Präventionskultur liegt das „Neue" einer Kulturstrategie u.a. darin, nicht lediglich Mehrkosten zu verhindern, sondern indem der Arbeitsschutz einen aktiven Beitrag leistet, Produktionskosten zu senken, die Qualität zu verbessern und damit die Produktivität zu steigern.

Akteure der Sicherheit/Gesundheit fungieren als Triebfeder, Impulsgeber und Motor, die beharrlich an einer Verknüpfung, Vernetzung und Harmonisierung arbeiten, um neue Blickwinkel zu eröffnen und Prozesse zu optimieren. Erfolgreiche Prozesse entstehen, wenn der Arbeitsschutz einen Beitrag als Initiator leistet. Beispielhafte Arbeitsbereiche an denen Fachkräfte für Arbeitssicherheit und Gesundheit mitwirken, um Arbeitsschutz als Teil der Wertschöpfung sichtbar zu machen: Im Prozess einer positiv erlebten „Kultur" gedeihen Eigenschaften, die den Bestand des Unternehmens sichern.

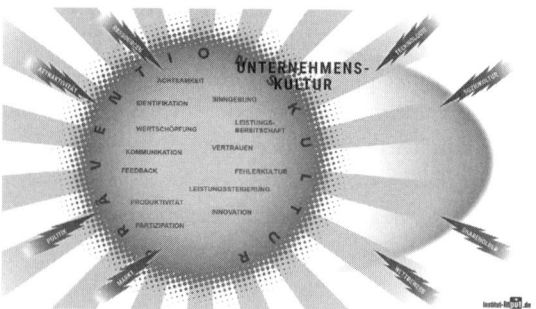

Abb. 4: „Kulturveränderung von unten"

Annette Kluge[1], Thomas Schmitz[1], Mirko Kaufmann[1], Lea Krugmann[1], Anika Weber[2], Ulrich Hartmann[2], Kiros Karamanidis[3] & Rolf Ellegast[4]
[1]*Ruhr-Universität Bochum/Lehrstuhl Arbeits-, Organisations- & Wirtschaftspsychologie;* [2]*Hochschule Koblenz/RheinAhrCampus Remagen;* [3]*London South Bank University/School of Applied Sciences,* [4]*Institut für Arbeitsschutz der Deutschen Gesetzlichen Unfallversicherung*

Ins Stolpern, aber nicht zu Fall gebracht. Erste Ergebnisse der Erhebungsphase im Projekt ENTRAPon

1. Start der ersten Erhebungsphase

Jeder fünfte Arbeitsunfall lässt sich auf das Stolpern, Rutschen und Stürzen (SRS) zurückführen (DGUV, 2020). Dabei können neben Verletzungen auch langfristige Schäden in Kombination mit Arbeitsausfalltagen bei den Betroffenen entstehen, was mit zusätzlichen Aufwendungen für die Unternehmen verbunden ist (Weber, 2019). Das durch die Deutsche Gesetzliche Unfallversicherung (DGUV) geförderte Projekt „ENTRAPon" untersucht die Wirksamkeit eines Trainingsprogrammes zur Prävention von SRS-Unfällen im gewerblichen Bereich. Das Trainingsprogramm besteht aus einer „Virtual-Reality (VR)"-basierten Sensibilisierung gegenüber SRS-Gefahren am Arbeitsplatz (VR-SRS-Schulungssimulation) und einem reaktiven Perturbationstraining auf einem Laufband zur Verbesserung der dynamischen Gangstabilität. Die Wirkung beider Elemente wird mit Mitarbeitenden der Firma Hüttenwerke Krupp Mannesmann (HKM) aus der Stahlindustrie und der Deutschen Post DHL in einem Interventionszeitraum von sechs Monaten an zwei Messtagen (Prä-Post-Beibehaltung Messdesign) evaluiert. Ziel dieses Beitrags ist es, erste Einblicke in die Ergebnisse des ersten Interventionszeitpunktes zu geben.

Im Januar 2023 startete die erste Erhebungsphase mit den ersten Messungen. Das Trainer*innen-Team eröffnete dabei die Messtage der ersten dreimonatigen Erhebungsphase mit den Mitarbeitenden der Firma HKM aus Duisburg. Ab Mitte Februar starteten die Messungen mit den Mitarbeitenden der Deutschen Post DHL.

2. Trainings- und Evaluationsdesign

Jede/r Mitarbeitende absolviert jeweils an einem Messtag ein 4-stündiges Training, welches sich aufteilt in einen proaktiven und einen reaktiven Trainingsanteil. Im proaktiven Trainingsanteil sollen die Mitarbeitenden gegenüber SRS-Gefahren (Stolper-, Rutsch- und Sturzgefahren) sensibilisiert werden. Dabei wurde mit einer kurzen theoretischen Einführung in die Maßnahmen des STOP-Prinzips zur Bekämpfung von SRS-Gefährdungen begonnen. (S = Substitution, T = technische Schutzmaß-

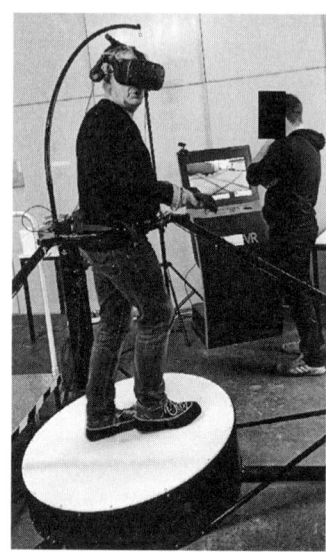

Abb. 1: Proband bei der Nutzung des Virtualizers innerhalb der VR-SRS-Schulungssimulation.

nahmen, O = organisatorische Maßnahmen, P = persönliche Maßnahmen)

Im Anschluss absolvierten die Mitarbeitenden eine VR-SRS-Schulungssimulation, in welcher sie potenzielle SRS-Gefährdungen in einer virtuellen Umgebung finden sollten (z. B. eine Eisfläche, nicht entsorgter Müll). Für die Navigation innerhalb der VR-SRS-Schulungssimulation nutzen die Mitarbeitenden einen „Virtualizer", d.h. ein omnidirektionales Laufband mit einer kreisrunden Lauffläche, welches den Nutzenden erlaubt, sich mittels Rutschbewegungen der Füße in der virtuellen Realität zu bewegen, was zu einem stärkeren Präsenzerleben innerhalb der VR-Szene führen soll (Abb. 1). Die virtuellen Umgebungen der Schulungssimulation wurden an die realen Arbeitsumfelder der Mitarbeitenden angepasst. Bei der Firma HKM navigierten die Mitarbeitenden durch den von der „Berufsgenossenschaft Handel und Warenlogistik (BGHW)" entwickelten Lagerhallensimulator (Heyer 2019), der um aus den Unfallberichten des Unternehmens entnommenen Gefahrenquellen erweitert wurde. Die Mitarbeitenden der Deutschen Post DHL wurden durch ein Stadtszenario mit den entsprechenden Gefahrenquellen geführt. Nachdem eine Gefährdung seitens der Mitarbeitenden in der VR-Umgebung erkannt wurde, wählten diese einen oder mehrere für sie geeignete Lösungsvorschläge für die Interaktion mit der Gefährdung aus (bspw. beseitigen, einen Vorgesetzten informieren). Nach der Absolvierung der VR-SRS-Schulungssimulation erfolgt dessen Evaluation mithilfe von 360 Grad-Fotos, welche den Mitarbeitenden ebenfalls über die VR-Brille gezeigt werden. Diese Fotos zeigen für die Mitarbeitenden reale Arbeitsbereiche auf dem Betriebsgelände oder für Mitarbeitende der Post DHL im Straßenverkehr, an welchen bereits SRS-Unfälle vorgefallen sind. Die Mitarbeitenden haben auch hier die Aufgabe, potenzielle SRS-Gefahrenstellen zu erkennen und zu benennen (z. B. Geröll, Gleise, Gullideckel).

Im reaktiven Trainingsanteil wird die Effektivität eines körperlichen Perturbationstrainings auf die dynamische Gangstabilität mit einem SRS-Parcours evaluiert. Dafür durchlaufen die Mitarbeitenden diesen Parcours (Strecke 15 Meter, s. Abb. 2) mehrmals in zwei unterschiedlichen Ganggeschwindigkeiten (einmal in Schritt- und einmal in erhöhtem Schritttempo), wobei sie während eines Durchlaufs auf mögliche

Gangstörungen reagieren sollen. Diese Gangstörungen bringen die Mitarbeitenden dabei entweder zum Stolpern während der Schwungphase des Beines (durch das Öffnen einer Klappe im Boden), zum Rutschen beim Aufsetzen eines Fußes (mittels einer Rutschplatte) oder zum Fehltreten nach dem Aufsetzen eines Fußes (durch das Einsinken einer Bodenplatte).

Im Anschluss an den ersten Durchlauf des SRS-Parcours folgte für eine Gruppe der Mitarbeitenden ein VR-basiertes oder mechanisches Perturbationstraining während des Gehens auf einem Laufband (s. Abb. 3). Beim mechanischen Perturbationstraining wird der Gang des Mitarbeitenden mehrmals während der Schwungphase des Beins durch ein Seilzugsystem entweder an einem Fuß oder der Hüfte gestört. Beim VR-basierten Perturbationstraining erfolgt die Gangstörungen durch Drehen/Verkippen des virtuellen Bildschirms. Im Anschluss an das Gehen auf dem Laufband absolvieren alle Mitarbeitenden erneut den SRS-Parcours, um die Effektivität des Perturbationstrainings zu evaluieren. Die restlichen Mitarbeitenden absolvierten kein Perturbationstraining (Kontrollgruppe).

Alle Mitarbeitenden sind zur Prävention gegenüber Stürzen sowohl beim Überqueren des SRS-Parcours als auch während des Gehens auf dem Laufband mit einem Sicherungssystem ausgestattet. Zusätzlich erfassen wir die subjektiven Bewertungen der Trainingselemente durch die Teilnehmenden anhand von Fragebogen.

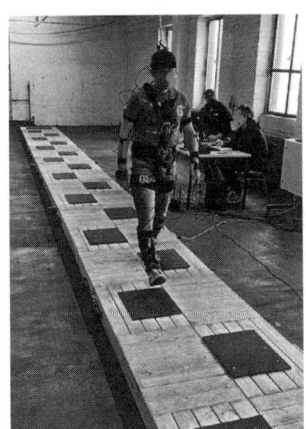
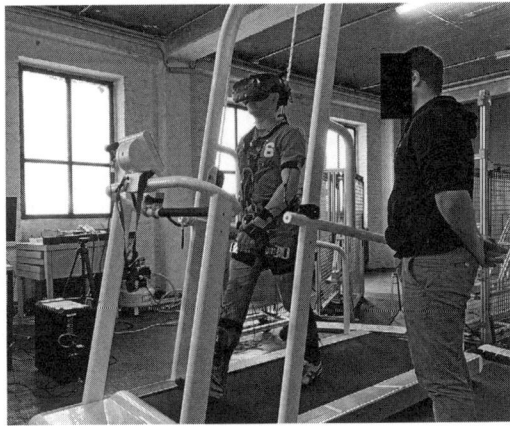

Abb. 2: Ein Teilnehmer beim Überqueren des Stolper-, Rutsch- und Sturzparcours.

Abb. 3: Ein Teilnehmer beim Gehen auf dem Laufband während des virtuellen Perturbationstrainings.

3. Erste Ergebnisse
Wahrnehmungen des Arbeitsplatzes und der Umgebung
Der Eingangsfragebogen zum Zeitpunkt t0 (bei der Einführungsveranstaltung oder

in der Nachrekrutierung) wurde von insgesamt 143 Mitarbeitenden (76 HKM / 67 Post) ausgefüllt. An den ersten Messungen (t1) haben insgesamt 113 Mitarbeitende teilgenommen. Bei den Auswertungen der Eingangsfragebogen der Mitarbeitenden zeigte sich, dass die meisten Mitarbeitenden sich selten oder gelegentlich unter Zeitdruck fühlen, (sehr) selten zu spät Pause machen oder in den Feierabend gehen können und selten bis gelegentlich ein hohes Arbeitstempo verlangt wird. Des Weiteren stimmten die meisten Mitarbeitenden den Aussagen zu, dass sie eine sicherheitsorientierte Einstellung bei Vorgesetzten und zu sicherheitsorientierten Arbeitsbedingungen (bzgl. genug Zeit und Ausbildung) wahrnehmen. Die Mitarbeitenden identifizierten im Betrieb generell auf Treppen und an Bahngleisen ein moderates bis hohes Risiko für SRS-Ereignisse. Beim Arbeiten auf Baustellen identifizierten sie ein hohes bis sehr hohes Risiko für SRS-Unfälle. Zusätzlich identifizierten die Mitarbeitenden bei schwerwiegenden Wetterbedingungen, bei nassem Untergrund und Bodenunebenheiten ein moderates bis hohes Risiko. Bei Eis und Schnee identifizierten die Mitarbeitenden ein hohes bis sehr hohes Risiko für SRS-Ereignisse.

Erste deskriptive Auswertungen zum TEI zum Lagerhallensimulator
Bei der Auswertung des TEI zum Lagerhallensimulator (LHS) zeigte sich, dass den Mitarbeitenden das Erscheinungsbild und die Aufgabe im LHS gefiel (M = 3,5/ Skala von 1–5) und sie es als (sehr) nützlich empfanden (M = 4,4 /Skala 1–5). Insgesamt machte den Mitarbeitenden die Aufgabe im LHS viel oder sehr viel Spaß (M= 4,5). Außerdem empfanden die Mitarbeitenden die Instruktionen (M = 4,8), die Navigation und Bedienung als (sehr) verständlich (M = 4,6) und die VR-Umgebung geeignet für eine realistische Darstellung (M = 4,5). Weiterhin hatten die Mitarbeitenden den Eindruck, dass sie durch das Training Gefährdungen besser erkennen M= (3,5) und etwas besser mit ihnen umgehen können (M = 3,6). Die Mitarbeitenden waren eher der Meinung, dass die Teilnahme am LHS der Sturz- und Stolperprävention zugutekommt und sie das Training anderen Mitarbeitenden empfehlen würden (M = 4,3). Die Mitarbeitenden bestätigten, dass viele Gefährdungen aus dem eigenen Arbeitsalltag in der Anwendung enthalten sind und sie ihr eigenes Wissen/Erfahrungen einbringen konnten. Des Weiteren sehen sich die Mitarbeitenden nach dem Training mit dem LHS eher in der Lage, Gefährdungen vermehrt im Alltag zu erkennen (M = 3,7), lernten aber nicht viele neue Möglichkeiten hinzu, mit diesen umzugehen (M = 3,3). Schließlich empfanden die Mitarbeitenden eine hohe Immersion in der virtuellen Realität und zeigten höchstens leichte Symptome bzgl. Simulator Sickness.

Die **Literatur** kann bei den Autor*innen angefragt werden.

Juliane Schulz & Hansjörg Hagels
Boehringer Ingelheim

Evaluation der Interventionen zur Schärfung der Risikowahrnehmung bzgl. Muskel-Skelett-Erkrankungen in einem Pharmaunternehmen

1. Ausgangssituation

Muskel-Skelett-Erkrankungen (MSE) umfassen alle Erkrankungen der Wirbelsäule und Gelenke, egal ob sie im privaten oder beruflichen Umfeld verursacht wurden (BAuA). Letztere werden als arbeitsbedingte MSE bezeichnet und können durch diverse Fehlbelastungen, wie z.b. Körperzwangshaltungen bedingt sein. Das Sitzen an Bildschirmarbeitsplätzen, wie es bei Büromitarbeitenden der Fall ist, kann, wenn falsch ausgestattet oder auch nicht richtig genutzt, zu Zwangshaltungen führen, welche sich chronifizieren können.

Allgemein betrachtet verursachen MSE in Deutschland nicht nur die meisten Arbeitsunfähigkeitstage (22,4 % in 2019), sie sind auch mit langen Ausfallzeiten und mit den höchsten Produktionsausfallkosten (17,2 Mrd. €) verbunden (Badura et al. 2020, S. 402; Brenscheidt, S. et al. 2018, S. 50). Hinzu kommen noch weitere direkte Kosten aus der Gesundheitsversorgung wie die Diagnose, Behandlung und Rehabilitation, sowie die verschriebenen Arzneimittel. Nicht zu vergessen sind die indirekten Kosten, die durch Umstrukturierung des Teams, Produktivitätsrückgänge, Produktionsverzögerungen, Ersetzung der erkrankten Arbeitnehmer inkl. Einweisung neuer Mitarbeitenden sowie Kosten im Zusammenhang mit Fehlzeiten/Präsentismus entstehen. Da MSE häufig mit anderen gesundheitlichen Problemen einher gehen, haben sie nicht nur negative Auswirkungen auf die Arbeitsfähigkeit, sondern auch auf die individuelle Lebensqualität (EU-OSHA 2020).

Trotz erhöhter Sensibilisierung und zweier europaweiter Kampagnen in den Jahren 2000 und 2007 (EU-OSHA 2020, S. 3) stagniert bzw. erhöht sich die Anzahl an Arbeitsunfähigkeitstagen durch MSE seit 2010 (Badura et al. 2020, S. 404). Daher wurde eine dritte europaweite Kampagne namens „Lighten the Load" in 2020 gestartet an die sich jede interessierte Organisation anschließen kann.

2. Ziel der Evaluation

Vor diesem Hintergrund wurde die Wahrnehmung und Wirkung der „Lighten the Load"-Kampagne auf Mitarbeitende in einem teilnehmenden Pharmaunternehmen evaluiert. Hinsichtlich der Wirkung wurde die Risikowahrnehmung sowie die Umsetzung präventiver Maßnahmen speziell von Homeoffice-Mitarbeitenden untersucht, da deren Anzahl aufgrund der COVID-19-Pandemie stark angestiegen ist. Im Hinblick auf die Wahrnehmung der Kampagne wurde bei allen Mitarbeitenden die Bekanntheit, Wichtigkeit, Glaubwürdigkeit sowie die Informationskanäle untersucht. Die präventiven Maßnahmen wurden hinsichtlich Arbeitsplatzgestaltung, -umgebung und Sitzverhalten betrachtet.

3. Informationen zu „Lighten the Load"

Um das Ziel der europaweiten „Lighten the Load"-Kampagne „Bewusstseinsschärfung für arbeitsbedingte MSE und deren Prävention" zu erreichen, werden von der Europäischen Agentur für Sicherheit und Gesundheitsschutz systematisch die möglichen Maßnahmen und Unterstützung bereitgestellt, z.B. Leitfäden, audiovisuelle Materialien usw. (EU-OSHA 2020, S. 3).

Nach der Zusage des oberen Managements des Pharmaunternehmens zur Teilnahme an der europaweiten Lighten the Load Kampagne wurde eine crossfunktionale Steuerungsgruppe im Bereich der innerbetrieblichen Health and Safety Organisationen zusammengestellt. Die Steuerungsgruppe hat sich aus der Toolbox der „Lighten the Load"-Kampagne und den bereits vorhandenen Ressourcen für die in Abbildung 1 aufgelisteten Maßnahmen entschieden.

1	2	3	4
Erstellung einer Selbstbeurteilung des Arbeitsplatzes zu Hause	Erstellung einer Kampagnenbezogenen Intranet-Seite	Erstellung von „Gesundheits-Minutes" zu MSE und von Videos zur Kampagne	Implementierung des Body-Mappings zur Beurteilung physischer Fehlbelastungen inkl. Erstellung eines Moderationsleitfadens und Trainings
5	6	7	8
Implementierung des Hazard-Mappings zur Identifizierung von Gefahren am Arbeitsplatz inkl. Erstellung eines Moderationsleitfadens und Trainings	Best Practise Sharing aus Body- und Hazard- Mappings	Integration von ausgewählten Maßnahmen in Maßnahmenpläne, unterzeichnet vom Top-Management*	Informationsverbreitung über Sicherheitsbeauftragte, Gesundheitslotsen, Occupational Health Mitarbeitende und Fachkräfte für Arbeitssicherheit*

Abbildung 1: Maßnahmen der Lighten the Load Kampagne in einem deutschen Pharmaunternehmen

4. Methodisches Vorgehen

Um die erwähnten Ziele zu erreichen, wurde im Zuge einer Masterarbeit und in Zusammenarbeit mit der unternehmensinternen Occupational Health-Abteilung eine quantitative ex-post-facto-Studie im Dezember 2022 am größten deutschen Standort (9300 Mitarbeitende) des Pharmaunternehmens durchgeführt. Dafür wurde ein Fragebogen aus bereits validierten sowie neu erstellen Items konstruiert, mittels Pre-Test optimiert und per Mail durch den Leiter der Occupational Health-Abteilung an rund 8000 Mitarbeitende verschickt. Im Zuge der Studie wurden zum einen die Wahrnehmung der durchgeführten LTL-Kampagne und zum anderen deren Wirkung auf die Risikowahrnehmung inklusive der Indikatoren Vulnerabilität und Schweregrad sowie das präventive Verhalten evaluiert. Die Untersuchung der Kampagnen-Wahrnehmung erfolgte nach dem Ebenenmodell zur Kampagnenevaluation von Wetzstein und Taskan-Karamürsel (2014), die der Risikowahrnehmung in Anlehnung an Renner et al. (1996, 35ff.) und die der präventiven Maßnahmen zur Vermeidung von Muskel-Skelett-Erkrankungen in Anlehnung an EU-OSHA. Bei den präventiven Maßnahmen wurden die Arbeitsplatzgestaltung, -umgebung und das Sitzverhalten betrachtet.

5. Ergebnisse

Die für das Unternehmen repräsentative Stichprobe bestand aus 1116 weiblichen (50,7%), 1081 männlichen (49,1%) Probanden und 5 Probanden (0,2%), die sich als divers bezeichnen. Das Alter lag zwischen < 20 und ≥ 65 Jahren, wobei die häufigste Alterskategorie mit 1147 Probanden (51,8%) bei 45 bis < 65 Jahren lag, gefolgt von 957 Probanden (43,2%) mit einem Alter von 25 bis < 45 Jahre. 95 Probanden gaben an, zwischen 20 bis < 25 Jahre alt zu sein (4,3%). Die kleinsten Altersgruppen stellten die der unter 20-Jährigen mit 0,6% (13 Probanden) und die über 65-Jährigen mit 1 Probanden dar. Mitarbeiter ohne Führungsverantwortung nahmen an der Befragung mit 1176 Teilnahmen am häufigsten teil (80,3%), gefolgt von Führungskräften von Mitarbeitenden, die keine weitere Führungsverantwortung haben (301 Probanden, 13,6%). Nur 6,1% der Befragten waren Führungskräfte, die selbst Mitarbeitende mit Führungsverantwortung führen (134 Probanden). 78,7% der Befragten hatten Muskel-Skelett-Beschwerden in den letzten 12 Monaten und 68,4% in den letzten 4 Wochen, wobei sich insgesamt 55,2% der Befragten durch Muskel-Skelett-Beschwerden beeinträchtigt fühlten. Die Rücklaufquote lag bei 28%.

Zusammenfassend kann festgestellt werden, dass hinsichtlich der Wahrnehmung die „Lighten the Load"-Kampagne nur sehr wenigen Mitarbeitenden bekannt (29,62%), das Thema MSE hingegen sehr wichtig war (> 80%). Der wichtigste Informationskanal war das Multiplikatoren-Netzwerk. Hinsichtlich der Kampagnen-Wirkung konnte kein Unterschied in der Risikowahrnehmung und deren Indikatoren in Abhängigkeit vom Bekanntheitsgrad der Kampagne oder dem Arbeitsort identifiziert werden. Allerdings wurden bei 23 von 25 präventiven Maßnahmen signifikante Unterschiede bei der Umsetzung vor Ort vs. im Homeoffice entdeckt. Dabei können die Maßnahmen, die signifikant häufiger nur vor Ort umgesetzt wurden, mit einer Ausnahme (Arbeitsumgebung) der Arbeitsplatzgestaltung zugeordnet werden.

Die Maßnahmen, die dagegen signifikant häufiger nur im Homeoffice umgesetzt wurden, gehören zumeist dem sitzenden Verhalten sowie der Arbeitsumgebung an.

6. Ausblick

Diese Ergebnisse zeigen, dass die Evaluation von aus Expertensicht maximal kommunizierten Kampagnen elementar sind, um zu bewerten, wie die erzielte Reichweite ist. Das dargestellte Beispiel ist sicher exemplarisch für viele gut gemeinte Maßnahmen, welche nur zu oft ihr erwünschtes Ziel nicht erreichen. Nur durch systematische Evaluation lassen sich Anhaltspunkte finden, auf deren Basis sich Verbesserungen zur Reichweitenerhöhung ableiten lassen. Bei zukünftigen Gesundheitskampagnen sollten beispielsweise neben Maßnahmen zur Erhöhung des Bekanntheitsgrades auch Subgruppen-spezifische Interventionen durchgeführt und andere sozialkognitive Variablen wie Selbstwirksamkeit sowie Handlungs-Ergebnis-Erwartung berücksichtigt werden, um die Wirkung zu verbessern. Beim Sitzverhalten der Menschen besteht ein hohes Präventionspotential, an dem es zwingend weiterzuarbeiten gilt.

Literatur

Badura, Bernhard; Ducki, Antje; Schröder, Helmut; Klose, Joachim; Meyer, Markus (2020). Fehlzeiten-Report 2020. Berlin, Heidelberg: Springer.

BAuA (Hg.): Muskel-Skelett-Erkrankungen in der Arbeitswelt. Online verfügbar unter https://www.baua.de/DE/Themen/Arbeit-und-Gesundheit/Muskel-Skelett-Erkrankungen/_functions/BereichsPublikationssuche_Formular. html?queryResultId=null&pageNo=0, zuletzt geprüft am 04.04.2022.

Brenscheidt, S.; Siefer, A.; Hinnenkamp, H.; Hünefeld, L. (2018). Arbeitswelt im Wandel, Ausgabe 2018.

DeGEval (Hg.) (2016). Standards für Evaluation. Online verfügbar unter https://www.degeval.org/fileadmin/Publikationen/DeGEval-Standards_fuer_Evaluation.pdf, zuletzt aktualisiert am 2016

EU-OSHA (Hg.) (2020). Gesunde Arbeitsplätze Entlasten Dich! Leitfaden zur Kampagne. Online verfügbar unter https://healthy-workplaces.eu/sites/default/files/publications/documents/HWC20_Guide_TE0120122DEN.pdf, zuletzt geprüft am 23.03.2022.

Renner, B., Hahn, A. & Schwarzer, R. [Ralf]. (1996). Risiko und Gesundheitsverhalten. Dokumentation der Meßinstrumente des Forschungsprojekts "Berlin Risk Appraisal and Health Motivation Study" (BRAHMS). Berlin: Freie Univ. Berlin.

Wetzstein, A. [A.] & Taskan-Karamürsel, E. (2014). Evaluation als Steuerungsinstrument von Kampagnen – Am Beispiel der Präventionskampagne „Risiko raus!"

Arbeits-Dialog-Kreis 31
Führung und Gesundheit

Kimjana Curtaz, Florian Schweden & Renate Rau
Optimierung eines Führungskräfte-Trainings zur Stärkung der Kompetenzen, gesunde Arbeitsplätze zu gestalten

Astrid Rimbach
Gesteuerte interprofessionelle und interdisziplinäre Führungs- und Teamentwicklungsprozesse – ein modulares System im Setting Krankenhaus

Anja Wittmers
Führungskräfte als besondere Beschäftigtengruppe im Hinblick auf Belastungen und Ressourcen und Ableitungen für die Berücksichtigung in der Gefährdungsbeurteilung

Kimjana Curtaz[1], Florian Schweden[2] & Renate Rau[3]
[1]*Unfallkasse Nord;* [2]*Institut für Arbeitsgestaltung und Organisationsentwicklung (INAGO);* [3]*Martin-Luther-Universität Halle-Wittenberg*

Optimierung eines Führungskräfte-Trainings zur Stärkung der Kompetenzen, gesunde Arbeitsplätze zu gestalten

1. Einleitung

Dass gut gestaltete Arbeitsbedingungen für die langfristige Gesundheit von Beschäftigten wichtig sind, ist mittlerweile unstrittig. Seit einigen Jahren werden im Arbeits- und Gesundheitsschutz vermehrt die relevanten psychischen Belastungsfaktoren in den Fokus genommen. Es ist bekannt, welche psychischen Belastungsfaktoren den größten Einfluss auf die Gesundheit von Beschäftigten haben (vgl. Rau & Buyken, 2015; Rothe et al., 2017). Es bestehen klare Empfehlungen, welche Belastungsfaktoren vom Arbeitgeber zu analysieren und zu gestalten sind (Beck et al., 2022). Was es bisher zu wenig gibt, sind aktuelle, wissenschaftlich evaluierte Interventionen aus der Praxis, die zeigen, welche Interventionen wirksam zu besser gestalteter Arbeit führen und vermittelt darüber zur Gesundheit der Beschäftigten beitragen.

2. Entwicklung eines Führungskräfte-Trainings

Vom Autor*innenteam dieses Beitrags wurde ein Konzept für ein Führungskräfte-Training entwickelt: Dieses soll die Kompetenzen von Führungskräften erhöhen, Arbeitstätigkeiten und deren psychische Anforderungen gesundheitsgerecht zu gestalten. Das Führungskräfte-Training basiert auf aktuellen Empfehlungen des Arbeits- und Gesundheitsschutzes (Beck et al., 2022) sowie auf dem Beobachtungsverfahren TAG-MA (Rau et al., 2021). Es orientiert sich an der Studie von Theorell und Kolleg*innen (2001), die ein längerfristiges Training mit dem Ziel durchführten, Führungskräfte zu befähigen, gesundheitsfördernde Arbeitsbedingungen für ihre Mitarbeitenden zu schaffen. Die von uns geplante Studie geht davon aus, dass Führungskräfte durch das Erteilen von Arbeitsaufträgen inklusive der Ressourcenverteilung und Kontextgestaltung, die Arbeitsbedingungen von Mitarbeitenden gestalten. Sie sollten also in der Lage sein, gesunde und lernförmige Arbeit zu gestalten. Da in der Realität diese Kompetenzen zu großen Teilen fehlen, haben wir ein Führungskräfte-Training konzipiert, welches aus mehreren Trainingseinheiten besteht, die monatlich über ein halbes Jahr hinweg stattfinden. Die Trainingseinheiten bestehen jeweils aus einem Wissens-Input-Teil und einem Teil mit Erfahrungsaustausch. Letzterer beinhaltet ab der zweiten Sitzung auch den Austausch über den Erfolg und Misserfolg erlernter und in der Praxis umgesetzter Arbeitsgestaltung (Transfer der im Training erlernten Kompetenzen). Der Wissens-Input berücksichtigt die psychischen Belastungsfaktoren, die von der Gemeinsamen Deutschen Arbeitsschutzstrategie (GDA) für Gefährdungsbeurteilungen empfohlen werden (Beck et al., 2022). Die differenzierte Beschreibung der Belastungsfaktoren und die Möglichkeiten, diese zu gestalten, orientiert sich am Verfahren zur Tätigkeitsanalyse und -gestaltung bei mentalen Arbeitsanforderungen (TAG-MA: Rau et al., 2021). Da es sich hierbei um ein objektiv-bedingungsbezogenes Verfahren handelt, können die Führungskräfte bestehende und geplante (zukünftige) Arbeitstätigkeiten analysieren, ohne von subjektiven Aussagen der Mitarbeitenden abhängig zu sein. Darüber hinaus können sie in einem zweiten Schritt die Arbeit gestalten. Hierfür können sie skalenbasierte Empfehlungen des TAG-MA nutzen. Der bisher geplante Ablauf und die Inhalte des Führungskräfte-Trainings sind in Tabelle 1 zu sehen.

Tab.1: Ablauf und Inhalte des geplanten Führungskräfte-Trainings

Arbeitstitel	Ablauf und Inhalte
Einführung in Präsenz	• Theoretische Einführung und Eingehen auf TAG-MA Skala A1 • Praktische Übungen • Hausaufgaben für den Praxistransfer
Online Austausch 1	• Nachbesprechung der Hausaufgaben • neue theoretische Ansätze zu TAG-MA-Skalen A2-A6 • Hausaufgaben für den Praxistransfer
Online Austausch 2	Ablauf identisch wie beim online Austausch 1, jedoch zu den TAG-MA-Skalen A7-A9
Online Austausch 3	Ablauf identisch wie beim online Austausch 1, jedoch zu den TAG-MA-Skalen O1-O3.2
Online Austausch 4	Ablauf identisch wie beim online Austausch 1, jedoch zu den TAG-MA-Skalen O4-O5.2
Online Austausch 5	Ablauf identisch wie beim online Austausch 1, jedoch zu den TAG-MA-Skalen L1-L3
Online Austausch 6	Ablauf identisch wie beim online Austausch 1, jedoch zu den TAG-MA-Skalen AI
Abschluss in Präsenz	• Rückblick • Erstellung eines Fahrplans zum weiteren Vorgehen
Online Feedback	• Nachbesprechung von Erfahrungen aus der Praxis • Was lief gut? / Was war schwierig?

3. Durchführung von halbstrukturierten Interviews

Das Konzept für das entwickelte Führungskräfte-Training soll vor dessen Erprobung und Evaluation in der Praxis verfeinert und verbessert werden. Dazu sollen halbstrukturierte Interviews mit Führungskräften geführt werden, die ihr Wissen, ihre Kompetenzen und ihren Bedarf zu gesunder Gestaltung von Arbeit sowie ihre Einschätzung zum entwickelten Führungskräfte-Training erfragen.

3.1 Gewinnung der Interviewpartner*innen
Es werden bis zu fünfzehn halbstrukturierte Interviews mit Führungskräften aus Betrieben der öffentlichen Hand in Hamburg und Schleswig-Holstein geführt. Zur Gewinnung von Interviewpartner*innen werden Mitgliedsbetriebe der Unfallkasse Nord angefragt, ob Führungskräfte Interesse an der Teilnahme an Interviews haben, bei denen es um ihr Wissen, ihre Kompetenzen und ihren Bedarf zu gesunder Gestaltung der Arbeit ihrer Mitarbeitenden geht. Die Anfrage erfolgt über betriebsinterne Gesundheitsreferent*innen.

3.2 Rahmenbedingungen und Inhalte der Interviews
Die Interviews werden online über das Videokonferenzsystem Webex geführt und sollen 60 bis maximal 90 Minuten dauern. Für die Interviews wurde ein Leitfaden entwickelt, der konkrete Fragen und Hinweise für die Interviewführenden enthält. Inhaltlich lässt er sich in drei Blöcke teilen. Der erste Block fragt nach dem bestehenden Wissen und den Kompetenzen der Führungskräfte in Bezug auf das Gestalten von psychisch gesunden Arbeitsbedingungen. Der zweite Block fragt, was die Führungskräfte benötigen, um besser gesunde Arbeitsbedingungen gestalten zu können. Und der dritte Block beinhaltet das Vorstellen des bisherigen Konzepts für das Führungskräfte-Training und erfragt die Meinung der Führungskräfte hierzu. Mit dem Interview sollen daher folgende drei übergeordnete Fragen beantwortet werden:
1. Welches Wissen und welche Kompetenzen sehen Führungskräfte bei sich selbst in Bezug auf die Gestaltung von gesunden Arbeitsbedingungen für ihre Mitarbeitenden?
2. Was brauchen Führungskräfte, um besser gesunde Arbeitsbedingungen für ihre Mitarbeitenden gestalten zu können?
3. Welche Rückmeldungen gibt es von Führungskräften in Bezug auf das entwickelte Konzept für das Führungskräfte-Training?

Die Interviews werden von zwei geschulten Psychologinnen geführt.

3.3 Auswertung der Interviews

Die Interviews werden transkribiert und mit der Computersoftware MAXQDA qualitativ ausgewertet. Für die Auswertung wird nach Prinzipien der qualitativen Inhaltsanalyse nach Mayring (2022) vorgegangen. Bei der Auswertung wird induktiv vorgegangen und die gegebenen Antworten werden nach und nach entstehenden Clustern zugeordnet.

4. Ausblick

Die Ergebnisse der Interviews sollen Hinweise geben, welches Wissen und welche Kompetenzen bei Führungskräften in Bezug auf die Gestaltung psychisch gesunder Arbeitsbedingungen besteht, was Führungskräfte benötigen, um besser zu werden, diese zu gestalten und wie sie ein neu entwickeltes Konzept für ein Führungskräfte-Training bewerten. Aus den Ergebnissen sollen Hinweise abgeleitet werden, wo Führungskräfte in Bezug auf ihre Kompetenzen, gesundheitsförderliche Arbeitsbedingungen zu gestalten, stehen und welchen Bedarf sie sehen, um diese Kompetenzen zu verbessern. Daraus werden Ansatzpunkte zur Verbesserung des Führungskräfte-Trainings abgeleitet. Auch die direkte Rückmeldung der Führungskräfte zum Konzept des Führungskräfte-Trainings wird zur Optimierung des Führungskräfte-Trainings genutzt. Das durch die Rückmeldungen optimierte Führungskräfte-Training soll im Anschluss in der Praxis erprobt und wissenschaftlich evaluiert werden.

Literatur

Beck, D., Taşkan, E., Gold, E. E. M., Gregersen, S., Klamroth, H., Mields, J., Sandrock, S., Schuller, K., Thorein, A., Tiedemann, M.-B., Willingstorfer, B., & Wittmann, S. (2022). *Berücksichtigung psychischer Belastung in der Gefährdungsbeurteilung.*

Mayring, P. (2022). *Qualitative Inhaltsanalyse: Grundlagen und Techniken* (13., überarbeitete Auflage.). Beltz.

Rau, R., & Buyken, D. (2015). Der aktuelle Kenntnisstand über Erkrankungsrisiken durch psychische Arbeitsbelastungen: Ein systematisches Review über Metaanalysen und Reviews. *Zeitschrift für Arbeits- und Organisationspsychologie A&O, 59*(3), 113–129. https://doi.org/10.1026/0932-4089/a000187

Rau, R., Schweden, F., Hoppe, J. & Hacker, W. (2021). *Verfahren zur Tätigkeitsanalyse und -gestaltung bei mentalen Arbeitsanforderungen.* Kröningen: Asanger.

Rothe, I., Adolph, L., Beermann, B., Schütte, M., Windel, A., Grewer, A., Lenhardt, U., Michel, J., Thomson, B., & Formazin, M. (2017). Psychische Gesundheit in der Arbeitswelt – Wissenschaftliche Standortbestimmung. *Zeitschrift für Arbeitswissenschaft, 71*(1), 1–5. https://doi.org/10.1007/s41449-017-0050-2

Theorell, T., Emdad, R., Arnetz, B., & Weingarten, A.-M. (2001). Employee Effects of an Educational Program for Managers at an Insurance Company: *Psychosomatic Medicine, 63*(5), 724–733. https://doi.org/10.1097/00006842-200109000-00004

Astrid Rimbach
Universität Luzern, Fakultät für Gesundheitswissenschaften und Medizin

Gesteuerte interprofessionelle und interdisziplinäre Führungs- und Teamentwicklungsprozesse – ein modulares System im Setting Krankenhaus

1. Einleitung

Auf verschiedenen Ebenen ist das Gesundheitswesen in Deutschland durch erhebliche Belastungen gefordert. Das Missverhältnis zwischen Bedarf und Angebot an Fachkräften infolge des demographischen Wandels, individueller Leistungsverausgabung und -entlohnung sowie organisationalen Aufwands und organisationaler Ressourcen ist unbestritten. Aufgrund dessen rückt die Förderung der organisationalen Resilienz, des Arbeitsfähigkeitsmanagements und der Gesundheit im Setting Krankenhaus in den Fokus. Mit einem gesteuerten Führungskräfte- und Teamentwicklungsprozess soll die interprofessionelle und interdisziplinäre Führungsqualität und Zusammenarbeit verbessert werden, um die Gestaltung nachhaltiger Arbeitsprozesse zu fördern. In der Praxis wurde das modulare System in einem regionalen Krankenhauskonzern in kommunaler Trägerschaft (10 Standorte, über 8000 Mitarbeitende) an drei Standorten in unterschiedlichen Kliniken erprobt, umgesetzt und evaluiert.

2. Ausgangssituation und Zielsetzung

Mit dem Führungskräfte- und Teamentwicklungsprozess soll in den Pilot-Bereichen die Führungsqualität, die Zusammenarbeit von Stationsleitungen und Mitarbeitenden der Pflege wie auch mit der Zusammenarbeit mit dem ärztlichen Bereich verbessert werden. Es sollen folgende Ziele erreicht werden:

- Gestalten gesundheitsförderlicher Arbeitsbedingungen (Rimbach & Etzer-Hofer, 2019)
- Wertschätzende Kommunikation, Zusammenarbeit & positives Teamklima (Geißler et al., 2007).
- Positive Führung – Selfcare & Staffcare (Felfe et al., 2021; Klebe et al. 2021;
- Reduzieren der Fehlzeiten (Schröer et al., 2016)
- Binden von Mitarbeitenden (Schröer et al., 2016)
- Gewinnen von Personal (Schröer et al., 2016)

Der Fokus liegt im ersten Schritt in der Bearbeitung des Selbstverständnisses von Führung mit Führungsstil und Führungsverhalten. Im nächsten Schritt wird die Zusammenarbeit auf der emotionalen und Beziehungsebene sowie der fachlichen, inhaltlichen und methodischen Ebene auf Teamebene betrachtet. Die interdisziplinäre und interprofessionelle Zusammenarbeit mit dem ärztlichen Bereich und weiteren Bereichen mit Blick auf die Optimierung der Stationsprozesse wird ebenso fokussiert.

3. Modulares System der gesteuerten interprofessionellen und interdisziplinären Führungs- und Teamentwicklungsprozesse

3.1 Aufbau des modularen Systems

Das modulare System besteht aus fünf Modulen. Die Arbeitsweise im Prozess zeichnet sich durch eine beteiligungs-, ressourcen- und lösungsorientierte Vorgehensweise aus. Die Module (siehe Tab.1) können entsprechend der Bedarfe und Herausforderungen passgenau in den Inhalten und der Reihenfolge zusammengestellt werden.

Tab. 1: Inhalte der modularen Systems der gesteuerten Führungs- und Teamentwicklung (eigene Darstellung)

Führungsgrundsätze & -werte	• Entwicklung von gemeinsamen Werten und Führungsgrundsätzen zur gesundheitsförderlichen Selbstführung & Mitarbeitendenführung • Workshops
Teamidentität & -entwicklung	• Bearbeitung der Teamentwicklung auf emotionaler und Beziehungsebene • Workshops
Motivations- & Arbeitssituationsanalyse/ Salutogene Geschäftsprozessanalyse	• Gesundheitsförderliche Geschäftsprozessanalyse - Gemeinsam arbeitssituationsbezogene Lösungen für Prozesse und Zusammenarbeit entwickeln • Workshops
Moderierte Team-, Führungs- & Gesundheitszirkel	• Erfolgreiche Ausrichtung auf die Zukunft • Alltagshandeln einer guten und erfolgreichen Zusammenarbeit überprüfen
Nachhaltigkeitsprüfung	• Evaluation und Wirksamkeitsmessung • Kontinuierlicher Verbesserungsprozess

3.2 Vorgehensweise in der Praxis

Die Arbeitsweise im Prozess zeichnet sich durch eine beteiligungs-, ressourcen- und lösungsorientierte Vorgehensweise aus (Rimbach & Wattendorff, 2011; Wienemann & Ebermann, 2012).

- Im Führungs- und Teamentwicklungsprozess sollen Werte von Führungsqualität, der Zusammenarbeit, Umsetzungsstrategien, Strukturen und Prozesse gemeinsam entwickelt werden und durch beteiligungsorientierte Interventionen auf verschiedenen Ebenen umgesetzt werden.
- Die Entwicklung und Implementierung der Vorgehensweise, der Durchführung von Analysen und der Führung- und Teamentwicklungsschritte sowie die Umsetzung von Maßnahmen verläuft in verschiedenen Phasen und Schritten. Die Reihenfolge der Phasen kann bei Bedarf angepasst werden.

4. Wirksamkeitsmessung und Erfolgsfaktoren

Die Wirksamkeitsmessung zeigt auf, dass die interprofessionelle und interdisziplinäre Stärkung der Führungsqualität sowie der Teamidentität zur nachhaltigen und gesundheitsförderlichen Arbeitsgestaltung sowie Kommunikation beiträgt. Es lassen sich folgende Erfolgsfaktoren des modularen Systems identifizieren:

- Anpassung der Module unter Berücksichtigung der Bereichs- bzw. stationsbezogene Bedarfe der Kliniken
- Umsetzung des Prozesses durch beteiligungsorientierte Interventionen auf verschiedenen Ebenen
- Gemeinsame Entwicklung der Werte der Zusammenarbeit, Umsetzungsstrategien, Strukturen und Prozesse
- Entwicklung und Implementierung der Vorgehensweise, Durchführung von Analysen und Teamentwicklungsschritte sowie Umsetzung von Maßnahmen in aufeinander aufbauenden Phasen und Schritten
- Direkte Umsetzung von bearbeiteten Themen
- Fortlaufende Information und Kommunikation an und mit Pflege-Teams und ärztlichen Dienst

5. Fazit

Das ressourcenorientierte Vorgehen erhöht bei den Führungskräften die Akzeptanz und die Bereitschaft erarbeitete Werte, Haltungen und Interventionen Maßnahmen aufzugreifen und umzusetzen (Rimbach, 2013). Die crossfunktionale Zusammenarbeit mit anderen Bereichen der Kliniken wird dadurch ebenso fokussiert, um eine Optimierung von Prozessen und Zusammenarbeit zu erzielen.

Literatur

Felfe, J., Klebe, L.; Klug, K, Krick, A. & Ducki, A. (2021). Prävention auch in der Krise? – Bedeutung gesundheitsförderlicher Führung. In B. Badura, A. Ducki, H. Schröder & M. Meyer (Hrsg.). Fehlzeiten-Report 2021. Betriebliche Prävention stärken – Lehren aus der Pandemie. (S. 279–293). Berlin/Heidelberg: Springer.

Geißler, H., Bökenheide, T., Schlünkes, H. & Geißler-Gruber, B. (2007). Faktor Anerkennung. Betriebliche Erfahrungen mit wertschätzenden Dialogen. Frankfurt am Main: Campus.

Klebe, L., Felfe, J., & Klug, K. (2021). Mission impossible? Effects of crisis, leader and follower strain on health-oriented leadership. European Management Journal, S0263237321000840. https://doi.org/10.1016/j.emj.2021.07.001

Krick, A., Felfe, J., & Pischel, S. (2021). Health-oriented leadership as a job resource: Can staff care buffer the effects of job demands on employee health and job satisfaction? Journal of Managerial Psychology, ahead-of-print(ahead-of-print). https://doi.org/10.1108/JMP-02-2021-0067

Pundt, F. & Felfe, J. (2017). HoL Health oriented Leadership. Instrument zur Erfassung gesundheitsförderlicher Führung. Bern: Hogrefe.

Rimbach, A. (2013). Entwicklung und Realisierung eines integrierten betrieblichen Gesundheitsmanagement in Krankenhäusern. Betriebliches Gesundheitsmanagement als Herausforderung für die Organisationsentwicklung. München/Mehrung: Rainer Hampp.

Rimbach, A. & Etzer-Hofer, I. (2019). Grundlagen Betriebliches Gesundheitsmanagement. Pflegerecht – Pflege in Politik, Wissenschaft und Ökonomie. Bern: Stämpfli.12: 2–16.

Rimbach, A. & Wattendorff, F. (2011). Gemeinsam Lösungen finden. Die Arbeitssituationsanalyse als Baustein des Betrieblichen Gesundheitsmanagements. Im OP. Fachzeitschrift für OP-Pflege und OTA, 1 (2), 83–86.

Schröer, A., Richter, G., Rimbach, A. & Schlegel, U. (2016). Kompetenz gewinnt, Wie wir Arbeits-, Wettbewerbs- und Veränderungsfähigkeit fördern können. Berlin. Drittes Memorandum, Initiative Neue Qualität der Arbeit (Hrsg.). Berlin: INQA.

Wienemann, E. & Ebermann, C. (2012). Salutogene Geschäftsprozessanalyse – Ein Instrument zur gesundheitsförderlichen Prozessgestaltung. In Gesellschaft für Arbeitswissenschaft e. V. (Hrsg.), Gestaltung nachhaltiger Arbeitssysteme. 58. Kongress der GfA in Kassel (S. 991–994). Dortmund: GfA.

Anja Wittmers
Bundesanstalt für Arbeitsschutz und Arbeitsmedizin (BAuA)

Führungskräfte als besondere Beschäftigtengruppe im Hinblick auf Belastungen und Ressourcen und Ableitungen für die Berücksichtigung in der Gefährdungsbeurteilung

1. Multiplikatorenrolle von Führungskräften

Führung ist ein entscheidender Einflussfaktor auf die Leistung, Motivation und Gesundheit von Mitarbeitenden (z. B. Montano et al., 2017). Es besteht Konsens, Führung daher auch als wichtige Einflussgröße im Rahmen der Gefährdungsbeurteilung psychosozialer Belastungen zu berücksichtigen. Allerdings wird die alleinige Erfassung, wie Beschäftigte das Verhalten ihrer direkten Führungskraft oder die Führungsbeziehung einschätzen, der Komplexität der Entstehungs- und Wirkungszusammenhänge von Arbeitsbedingungen und psychosozialen Belastungsfaktoren nicht gerecht (z. B. Jespersen et al., 2016). Obwohl bei der Gefährdungsbeurteilung ein tätigkeitsbezogener Ansatz verfolgt wird (§ 5 Abs. 2 Satz 1 ArbSchG), wird die Tätigkeit des Führens und Managens bisher selten gesondert berücksichtigt. Eine Fokussierung auf führungsspezifische arbeitsbezogene Risikofaktoren und die damit verbundene Gesundheit der Führungskräfte selbst ist generell in Wissenschaft und Praxis noch selten zu finden (siehe auch Wittmers & Klasmeier, 2021). Dabei erfüllt Gesundheitsfürsorge für Führungskräfte nicht nur einen Selbstzweck, sondern wirkt sich aufgrund der Multiplikatorenrolle von Führungskräften positiv auf die gesamte Organisation aus.

Im Folgenden soll durch drei zentrale Handlungsfelder geführt werden, die Arbeitsbedingungen thematisieren, die bei Führungskräften nicht nur besonders stark ausgeprägt sind, sondern für diese Zielgruppe deutliche Spezifika aufweisen. Für jedes Handlungsfeld werden Empfehlungen zur Integration in die Gefährdungsbeurteilung psychosozialer Belastungen von Führungskräften abgeleitet.

2. Handlungsfelder für die Gefährdungsbeurteilung

Arbeitsintensität und Arbeitsintensivierung

Eine hohe Arbeitsintensität gilt als Schlüsselfaktor für psychosoziale Belastungen (Schuller & Schulz-Dadaczynski, 2022). Das dynamische Pendant zur Arbeitsintensität ist die Arbeitsintensivierung (z. B. Kubicek et al., 2015). Beide Phänomene zeichnen sich u. a. durch eine hohe Arbeitsmenge, hohen Zeitdruck, hohe Gleichzeitigkeit von Aufgaben, zu geringe personelle Ressourcen oder auch eine Zunahme von Komplexität aus. Führungskräfte sind in einem hohen Maße von diesen Anforderungen betroffen (z. B. Steidelmüller et al., 2020). Schuller und Schulz-Dadaczynski (2022) weisen auf die komplexen, interdependenten Bedingungen auf unterschiedlichen Organisationsebenen hin, die die Arbeitsintensität beeinflussen. Die Perspektive der Führungskräfte ist deshalb besonders wichtig, weil ihre Belastungen zunehmend auch auf übergeordneten Ebenen entstehen und Maßnahmen zur Reduzierung dieser Belastungen dort ansetzen können und müssen. Dies ließe sich am besten umsetzen, wenn in Befragungen nach unterschiedlichen Quellen und damit auch Formen von Arbeitsintensität und Arbeitsintensivierung differenziert würde, z. B. nach Anforderungen von außerhalb der Organisation, aufgrund von Entscheidungen des oberen Managements, aufgrund von Abstimmungsprozessen mit anderen Organisationseinheiten oder auch aufgrund von Veränderungen im eigenen Team.

Autonomie und Verantwortung
Autonomie ist eine zentrale Ressource im Arbeitskontext (z. B. Bradtke et al., 2016). Empirische Befunde zeigen, dass Führungskräfte über ein höheres Maß an Autonomie verfügen als Beschäftigte ohne Führungsfunktion (Steidelmüller et al., 2020). Operative Führungskräfte sind aber ihrerseits häufig an Weisungen höherer Führungsebenen gebunden, die ihre Autonomie wiederum einschränken. Dies kann zu Rollenkonflikten führen. Sich gleichzeitig an Vorgaben zu halten, im Interesse der Organisation zu handeln und die Bedürfnisse der Mitarbeitenden im Auge zu behalten, ist nicht immer einfach und oft weit entfernt von echter Entscheidungsfreiheit. Insbesondere die teilweise vorherrschende Widersprüchlichkeit, mit der sich Führungskräfte konfrontiert sehen, wird in den etablierten Verfahren zur Gefährdungsbeurteilung psychosozialer Belastungen noch nicht ausreichend berücksichtigt.

Darüber hinaus sind insbesondere in Verbindung mit dem Erleben einer hohen Arbeitsintensität und einer emotionalen Komponente der Tätigkeit gute Selbststeuerungs- und Abgrenzungsfähigkeiten der Führungskräfte erforderlich, um nicht in selbstgefährdende Verhaltensmuster zu verfallen (z. B. Krause et al. 2015). Überlange Arbeitszeiten und ständige Erreichbarkeit sind nur zwei Folgen einer solchen Kombination von Arbeitsanforderungen, die sich bei Führungskräften empirisch nachweisen lassen (Ribbat et al., 2021).

Zudem bedeutet Autonomie als Entscheidungsfreiheit auch, die Verantwortung für diese Entscheidungen zu tragen. Oft handelt es sich dabei um Entscheidungen, die weitreichende wirtschaftliche und soziale Konsequenzen haben können. Die Anforderungen, die sich aus den Bedingungen ergeben, unter denen Entscheidungen getroffen werden, sowie das Thema Verantwortung als Arbeitsanforderung bleiben in den bisher etablierten Erhebungsverfahren im Rahmen von Gefährdungsbeurteilungen ebenfalls weitgehend unberücksichtigt.

Gestaltung sozialer Beziehungen
Führung ist ein sozialer Interaktionsprozess. Bei der Integration von Interaktionsarbeit in die Gefährdungsbeurteilung gibt es derzeit sehr positive Entwicklungen, eine dezidierte Anpassung an die Führungstätigkeit als spezifische Form der Interaktionsarbeit steht aber noch aus. Auch emotionale Belastungen von Führungskräften – eine Anforderung, die sich in Krisenzeiten verstärkt (z. B. Wittmers & Maier, 2023) – sollten differenziert erfasst werden.

Darüber hinaus stellt sich die Frage, ob nicht gerade diejenigen, für die soziale Unterstützung und die Gestaltung sozialer Beziehungen tätigkeitsimmanente Anforderungen sind, selbst mehr soziale Ressourcen benötigen. Um hier ein differenziertes Bild in Bezug auf das Erleben von sozialer Unterstützung aus unterschiedlichen Quellen und auf unterschiedlichen Ebenen zu erhalten, sollte in der Gefährdungsbeurteilung auch differenziert nach der Unterstützung durch Vorgesetzte, Mitarbeitende bzw. Team und Peers gefragt werden.

3. Fazit

Zur Erfassung der psychosozialen Belastungsfaktoren von Führungskräften können durchaus bereits etablierte Instrumente eingesetzt werden. Dennoch ist der Handlungsbedarf groß. Mit den hier beschriebenen Empfehlungen können wichtige Schritte in Richtung einer gesundheitsförderlichen Arbeitsgestaltung speziell für Führungskräfte gegangen werden. Dies ist nicht nur für die psychosoziale Gesundheit von Führungskräften als Voraussetzung für die oft notwendige hohe Leistungsfähigkeit von großer Bedeutung, sondern kommt auch ihren Mitarbeitenden und ihren Organisationen insgesamt zugute.

Dieser Beitrag basiert auf: Wittmers, A., Macamo, A., & Niedobetzki, S. (2023). Führungskräfte im Fokus. Besondere Anforderungen der Führungstätigkeit und Empfehlungen für die Gefährdungsbeurteilung psychosozialer Belastungen. *Arbeitsmedizin, Sozialmedizin, Umweltmedizin – Zeitschrift für medizinische Prävention, 58* (3), 155–159. 10.17147/asu-1-257889

Literatur

Bradtke, E., Melzer, M., Röllmann, L., & Rösler, U. (2016). *Psychische Gesundheit in der Arbeitswelt – Tätigkeitsspielraum in der Arbeit.* Bundesanstalt für Arbeitsschutz und Arbeitsmedizin. https://doi.org/10.21934/baua:bericht20160713/1a

Jespersen, A. H., Hasle, P., Nielsen, K. T. (2016). The Wicked Character of Psychosocial Risks: Implications for Regulation. *Nordic Journal of Working Life Studies, 6,* 23–42. https://doi.org/10.19154/njwls.v6i3.5526

Kubicek, B., Paškvan, M., & Korunka, C. (2015). Development and validation of an instrument for assessing job demands arising from accelerated change: The intensification of job demands scale (IDS). *European Journal of Work and Organizational Psychology, 24*(6), 898–913. 10.1080/1359432X.2014.979160

Krause, A., Baeriswyl, S., Berset, M., Deci, N., Dettmers, J., Dorsemagen, C., ... Straub, L. (2015). Selbstgefährdung als Indikator für Mängel bei der Gestaltung mobil-flexibler Arbeit: Zur Entwicklung eines Erhebungsinstruments. *Wirtschaftspsychologie, 17*(1), 49–59.

Montano, D., Reeske, A., Franke, F., & Hüffmeier, J. (2017). Leadership, followers' mental health and job performance in organizations: A comprehensive meta-analysis from an occupational health perspective. *Journal of Organizational Behavior, 38*(3), 327–350. 10.1002/job.2124

Ribbat, M., Weber, C., Tisch, A., & Steinmann, B. (2021). *Führen und Managen im digitalen Wandel: Anforderungen und Ressourcen.* Bundesanstalt für Arbeitsschutz und Arbeitsmedizin. https://doi.org/10.21934/baua:preprint20210113

Schuller, K., & Schulz-Dadaczynski, A. (2022). Arbeitsgestaltung bei hoher Arbeitsintensität und Zeit- und Leistungsdruck – Herausforderungen und Herangehensweisen im Rahmen der Gefährdungsbeurteilung psychischer Belastung. *Zeitschrift für Arbeits- und Organisationspsychologie, 62,* 98–212. https://doi.org/10.1026/0932-4089/a000396

Steidelmüller, C., Steinmann, B., Thomson, B., & Wittmers, A. (2020). Anforderungen, Ressourcen und Gesundheit von Führungskräften. In *Psychische Anforderungen, Ressourcen und Befinden. BAuA Stressreport 2019* (pp. 105–117). Dortmund: Bundesanstalt für Arbeitsschutz und Arbeitsmedizin.

Wittmers, A., & Klasmeier, K. N. (2021). Führungskräfte im Fokus: Relevanz, Standortbestimmung und Präventionsmöglichkeiten für die Gesunderhaltung von Führungskräften. In B. Thomson & G. Richter (Hrsg.), *Wandel der Arbeit – Ausgewählte Impulse aus Wissenschaft und Praxis, 56,* 775–779. Arbeitsmedizin Sozialmedizin Umweltmedizin – Zeitschrift für medizinische Prävention.

Wittmers, A., & Maier, G. W. (2023). Leaders' mental health in times of crisis: work intensification, emotional demands and the moderating role of organizational support and self-efficacy. *Frontiers in Psychology, 14.* 10.3389/fpsyg.2023.1122881

Arbeits-Dialog-Kreis 32
Management und Organisationskultur

Alexander Klamar & Sebastian Fischer
Gesundheitsförderliche Arbeit durch eine konstruktive Fehlerkultur?

Christina Heitmann, Tobias Belz, Sieglinde Ludwig & Hanna Zieschang
Individuelle und organisationale Sicherheits- und Gesundheitskompetenz: Definitionen für den Kontext der Arbeit

Britta Schmitt-Howe
Von der betrieblichen zur Netzwerk-Perspektive in Lieferketten

Alexander Klamar[1] & Sebastian Fischer[2]
[1]*Hochschule des Bundes für öffentliche Verwaltung, Fachbereich Allgemeine Innere Verwaltung;* [2]*Hochschule Hamm-Lippstadt, Interkulturelle Wirtschaftspsychologie*

Gesundheitsförderliche Arbeit durch eine konstruktive Fehlerkultur?

1. Fehlerkultur: Fehlerprävention und Fehlermanagement

Bei der Arbeit macht man ungerne Fehler, denn es bedeutet in der Regel, dass man ein Ziel nicht erreicht hat (Frese & Fischer, 2015). Nichtsdestotrotz passieren Fehler. Daher entwickeln Personen und Gruppen – bewusst oder unbewusst – Regelungen oder Normen, wie Fehler zu bewerten sind und wie mit ihnen umgegangen werden soll.

Für viele Organisationen erscheint es naheliegend, Fehler möglichst gar nicht erst sichtbar werden zu lassen; dies stellt eine Fehlerpräventionskultur dar (Frese & Keith, 2015). Es wird davon ausgegangen, dass Fehler unweigerlich zu negativen Konsequenzen führen, daher müssen sie vermieden werden. Ein solcher Fokus auf Fehlerprävention allein greift allerdings zu kurz: Trotz bester Bemühungen kann nie ausgeschlossen werden, dass Fehler passieren (z. B. Reason, 1997). Zudem ist eine solche Haltung problematisch, denn sie kann dazu führen, dass Fehler tabuisiert und vertuscht werden, solange dies möglich ist. Infolgedessen kann die Organisation nicht aus Fehlern lernen. Andere Personen machen dieselben Fehler, möglicherweise mit weniger glimpflichem Ausgang. Fehler sind in einer solchen Umgebung mit negativen Emotionen wie Scham oder Ärger verbunden. Dies wiederum kann zu einem Rückzug aus sozialen Situationen, Feindseligkeit und Widerstand führen (Bohns & Flynn, 2013). Die negativen Emotionen binden Ressourcen, die besser zur Lösung der Situation verwendet werden sollten. Konsequenterweise ist ein Fehlervermeidungsansatz, obwohl dieser vordergründig sinnvoll erscheinen mag, empirisch häufig negativ mit der Arbeitsleistung verbunden (z. B. Matthews et al. 2022)

Eine konstruktive Sichtweise auf Fehler verfolgt hingegen der Fehlermanagement-Ansatz (Frese, 1995). Der wesentliche Gedanke hinter diesem Ansatz ist, dass Fehler negative Auswirkungen nach sich ziehen können – sie tun dies jedoch nicht zwangsläufig. Vielmehr sind sogar positive Folgen denkbar, wie das individuelle und organisationale Lernen. Trennt man Fehler von den negativen Konsequenzen, dann sind Fehler nicht negativ konnotiert. Es zeigt sich, dass der Fehlermanagement-Ansatz positiv mit der Arbeitsleistung verbunden ist (z. B. van Dyck et al. 2005)

Wir gehen davon aus, dass ein Mechanismus im Zusammenhang zwischen der Fehlerkultur und der Arbeitsleistung die Gesundheitsförderlichkeit der Arbeit darstellt (z.B. Klamar & Fischer, 2023; Christian et al. 2009). Dies liegt daran, dass beide Ansätze auf unterschiedliche Art und Weise die psychische und physische Gesundheit am Arbeitsplatz beeinflussen.

2. Fehlermanagement und psychische Gesundheit

Wir gehen davon aus, dass sich eine Fehlermanagementkultur positiv auf die mentale Gesundheit der Beschäftigten auswirkt (Klamar & Fischer, 2023). Insbesondere verbessert eine Fehlermanagementkultur die soziale Unterstützung im Falle eines Fehlers. Personen helfen sich gegenseitig, wenn ein Fehler passiert. Es gelingt daher leichter, negative Konsequenzen zu vermeiden (van Dyck et al., 2005). In einem Fehlervermeidungsumfeld hingegen werden Fehler eher als beängstigend wahrgenommen (van Dyck et al., 2005). Da ein Auftreten von Fehlern schwer zu kontrollieren ist (Reason, 1997), stellt die Angst vor einem Fehler einen emotional belastenden permanenten Stressor dar.

Negative gesundheitliche Folgen von (dauerhaftem) Stress bei unzureichender Kontrollmöglichkeit sind hinreichend belegt (z.B. Duchaine et al. 2020). Solcher Stress kann mit Gereiztheit und einem allgemeinen Gefühl des Belastet-Seins zusammenhängen. Weiterhin sind psychosomatische Beschwerden oder auch eine erhöhte Risikoneigung zu Suchtmitteln denkbar.

Eine Fehlermanagementkultur bewirkt, dass Stress aufgrund der Angst vor einem Fehler, und auch die Belastung infolge eines Fehlers, abgebaut werden können. Empirisch zeigt sich, dass die Möglichkeit, negative Gefühle bei der Arbeit nicht aktiv vermeiden zu müssen, positiv mit der psychischen Gesundheit zusammenhängt (z.B. Bond & Bunce, 2003) und unkonditionale gegenseitige Hilfe bei Fehlern positive soziale Kontakte fördert oder neues Wissen entstehen lässt (Spitzmüller & van Dyne, 2013).

3. Fehlermanagement und physische Gesundheit

In zahlreichen Arbeitsfeldern können aus Fehlern nicht nur psychische Risiken, sondern auch physische Risiken erwachsen. Zwar sind in den meisten Organisationen Vorschriften und Regeln des betrieblichen Arbeitsschutzes zu befolgen, um Unfälle oder Verletzungen zu verhindern. Damit derartige Vorschriften und Regeln ihre Wirkung entfalten können, müssen sie jedoch befolgt werden. Zusätzlich müssen Beschäftigte ein für die Sicherheit förderliches Verhalten an den Tag legen. Sie müssen also miteinander über sicherheitsrelevante Themen sprechen und sich gegenseitig unterstützen. Zudem müssen sie Verantwortung für die Sicherheitsrichtlinien übernehmen, die Missachtung von Regeln melden und Veränderungen hin zu mehr Sicherheit initiieren.

Eine Fehlermanagementkultur kann zwar nicht verhindern, dass einzelne Personen Fehler mit gesundheitlichen Konsequenzen begehen, sie kann aber eine Umgebung schaffen, in der potenzielle Fehlerrisiken frühzeitig identifiziert werden, noch bevor schwerwiegende Fehler passieren (Klamar & Fischer, 2023). Falls dennoch Fehler zu gesundheitlichen Beeinträchtigungen führen, kann eine Fehlermanagementkultur negative Folgen abmildern und verhindern, dass diese Fehler sich wiederholen.

Eine Fehlermanagementkultur erleichtert zudem das Befolgen von Sicherheitsvorschriften und Regeln aus mehreren Gründen (siehe Klamar & Fischer, 2023): Erstens haben in einer Fehlermanagementkultur nicht nur Fehler, sondern auch die Sicherheit und die Gefahren einen hohen Stellenwert, sodass darüber mehr gesprochen wird. Zweitens können Fehler in der Befolgung eines den Sicherheitsrichtlinien konformen Verhaltens angesprochen werden. Dies erhöht die Sensibilität für die Sicherheit und kann helfen, richtiges Verhalten zu erlernen. Zudem kann schnell eingegriffen werden, womöglich bevor ein Unfall oder eine Verletzung passiert. Drittens erlaubt die offene Kommunikation über Fehler eine Analyse der Ursachen der Fehler. Dadurch bieten sich in einer Fehlermanagementkultur Möglichkeiten, Strukturen und Abläufe infolge eines Fehlers so zu verändern, dass dieser nicht noch einmal passiert (sekundäre Fehlerprävention).

Entsprechend dieser Überlegungen finden sich positive empirische Zusammenhänge zwischen der Fehlermanagementkultur und dem Sicherheitsklima in einer Organisation, aber auch mit sicherheitsrelevanten Verhaltensweisen im Baugewerbe (Cigularov et al. 2010). Bei Feuerwehrleuten zeigt sich ein Zusammenhang zwischen Fehlermanagementkultur und weniger Unfällen, bei einer Fehlervermeidungskultur mit mehr Unfällen (Fruhen & Keith, 2014). Bei Minenarbeitern erhöht eine organisationale Fehlermanagementkultur nicht nur die wahrgenommene Unterstützung für sicherheitsrelevante Verhaltensweisen durch die Führungskräfte, sondern verbessert auch das Sicherheitsverhalten der Beschäftigten (Casey & Krauss, 2013).

4. Fazit

Theoretische Überlegungen und empirische Ergebnisse deuten einen Zusammenhang zwischen konstruktiver Fehlerkultur und der psychischen sowie physischen Gesundheit von Beschäftigten an. So kann eine Fehlermanagementkultur die Bereitschaft, über gesundheits- und sicherheitsrelevante Vorfälle zu sprechen, deutlich erhöhen. Zudem wirkt die positive Grundhaltung gegenüber Fehlern, die als Lernchance verstanden werden, förderlich auf die Reduktion negativer Emotionen und ist somit dem psychischen Wohlbefinden der Beschäftigten zuträglich. Die empirische Forschung hierzu steckt jedoch noch in den Kinderschuhen. Mechanismen für die Zusammenhänge zwischen Fehlerkultur und Gesundheit sollten weiter untersucht werden.

Literatur

Bond, F. W., & Bunce, D. (2003). The role of acceptance and job control in mental health, job satisfaction, and work performance. *Journal of Applied Psychology, 88*(6), 1057.

Casey, T. W., & Krauss, A. D. (2013). The role of effective error management practices in increasing miners' safety performance. *Safety Science, 60,* 131–141.

Christian, M. S., Bradley, J. C., Wallace, J. C., & Burke, M. J. (2009). Workplace safety: A meta-analysis of the roles of person and situation factors. *Journal of Applied Psychology, 94*(5), 1103–1127.

Cigularov, K. P., Chen, P. Y., & Rosecrance, J. (2010). The effects of error management climate and safety communication on safety: A multi-level study. *Accident analysis & prevention, 42*(5), 1498-1506.

Duchaine, C. S., Aube, K., Gilbert-Ouimet, M., Vezina, M., Ndjaboue, R., Massamba, V., ... & Brisson, C. (2020). Psychosocial stressors at work and the risk of sickness absence due to a diagnosed mental disorder: a systematic review and meta-analysis. *JAMA psychiatry, 77*(8), 842–851.

Frese, M. (1995). Error management in training: Conceptual and empirical results, in *Organizational learning and technological change,* eds C. Zuccchermaglio, S. Bagnara, and S. Stucky (Berlin: Springer), 112–124.

Frese, M., & Fischer, S. (2015). Errors. *Wiley encyclopedia of management,* 1–3.

Frese, M., & Keith, N. (2015). Action errors, error management, and learning in organizations. *Annual Review of Psychology, 66,* 661–687.

Fruhen, L. S., & Keith, N. (2014). Team cohesion and error culture in risky work environments. *Safety Science, 65,* 20-27.

Klamar, A., & Fischer, S. (2023). Die Rolle der Fehlermanagementkultur in der Gestaltung neuer Arbeitsumgebungen. In B. Badura et al. (Hrsg.), *Fehlzeiten-Report 2023* (S. 219–235). Heidelberg: Springer.

Matthews, J., Love, P. E., Ika, L. A., & Fang, W. (2022). Error aversion or management? Exploring the impact of culture at the sharp-end of production in a mega-project. *Developments in the Built Environment, 10,* 100074.

Reason, J. (1997). *Managing the risks of organizational accidents.* Ashgate.

Spitzmüller, M., & Van Dyne, L. (2013). Proactive and reactive helping: Contrasting the positive consequences of different forms of helping. *Journal of Organizational Behavior, 34*(4), 560–580.

van Dyck, C., Frese, M., Baer, M., & Sonnentag, S. (2005). Organizational error management culture and its impact on performance: A two-study replication. *Journal of Applied Psychology, 90*(6), 1228–1240.

Christina Heitmann[1], Tobias Belz[2], Sieglinde Ludwig[3] & Hanna Zieschang[1]
[1]*Institut für Arbeit und Gesundheit der DGUV;*
[2]*Verwaltungs-Berufsgenossenschaft (VBG);*
[3]*Deutsche Gesetzliche Unfallversicherung (DGUV)*

Individuelle und organisationale Sicherheits- und Gesundheitskompetenz: Definitionen für den Kontext der Arbeit

1. Hintergrund

Der stetige Wandel in der Arbeitswelt stellt Arbeitgebende und Beschäftigte vor immer neue beziehungsweise sich verändernde Herausforderungen. Beschäftigte wünschen sich im Beruf beispielsweise mehr zeitliche und örtliche Flexibilität durch Arbeit im Homeoffice oder unterwegs, um Beruf und Privatleben besser vereinbaren zu können. Gleichzeitig ist es Aufgabe der Arbeitgebenden die Arbeit sicher und gesund zu gestalten. Dies erfordert einerseits kompetente Organisationen, in denen Sicherheit und Gesundheit in der Kultur verankert sind; andererseits eine höhere Aufmerksamkeit der Organisationsmitglieder auf diese Themen. Dazu gehören im genannten Beispiel unter anderem die Einhaltung von Arbeitszeitregelungen und Empfehlungen zur Arbeitsplatzergonomie. Trotz dieser erhöhten Anforderungen an individuelle und organisationale Kompetenzen zeigen Studien, dass sich die individuelle Gesundheitskompetenz in Deutschland im Vergleich zu 2014 sogar verschlechtert hat. Ende 2019/Anfang 2020 wiesen 58,8 Prozent der Bevölkerung in Deutschland eine geringe Gesundheitskompetenz auf (Schaeffer et al., 2021). Im Fokus standen dabei insbesondere das Wissen, die Motivation und die Fähigkeit zum Finden, Verstehen, Beurteilen und Anwenden von Gesundheitsinformationen.

Für ein besseres Verständnis, was Sicherheits- und Gesundheitskompetenz im Kontext der Arbeit bedeutet, wurde im Sachgebiet „Beschäftigungsfähigkeit" des Fachbereichs „Gesundheit im Betrieb" der Deutschen Gesetzlichen Unfallversicherung (DGUV) ein gemeinsames Begriffsverständnis entwickelt. Dabei wurden die Ziele verfolgt, erstens, neben der Gesundheit auch die Sicherheit in der Definition zu verankern und, zweitens, neben der Definition der individuellen Kompetenz ein Verständnis der Kompetenz von Organisationen zu entwickeln.

2. Methodisches Vorgehen

Im ersten Schritt erfolgte die Erstellung einer Definition zu individueller Sicherheits- und Gesundheitskompetenz. Mithilfe einer Literaturrecherche zum Begriff Kompetenz wurde geklärt, welche Definitionen die für die gesetzliche Unfallversicherung relevanten inhaltlichen Aspekte beinhalten und für den Kontext der Arbeit geeignet sind. Eine Definition von Weinert (2001) enthält die zentralen inhaltlichen Aspekte und wurde als Grundlage für die Definitionsentwicklung gewählt. Nach einer umfassenden Recherche zu bestehenden Definitionen von (Sicherheits- und) Gesundheitskompetenz und dem Begriff health literacy wurde geprüft, ob eine alle aus Sicht der gesetzlichen Unfallversicherung zentralen Aspekte umfasst. Da keine bisherige Definition diesen Kriterien entsprach, wurde eine neue Definition zu individueller Sicherheits- und Gesundheitskompetenz für den Kontext der Arbeit entwickelt.

Im zweiten Schritt wurde aufbauend auf der individuellen Definition eine zu organisationaler Sicherheits- und Gesundheitskompetenz entwickelt. Die hierzu durchgeführte Literaturrecherche zu organisationaler Kompetenz und organisationaler (Sicherheits- und) Gesundheitskompetenz mündete in der Entwicklung eines gemeinsamen Verständnisses der für die Autoren wichtigen Inhalte.

Im letzten Schritt wurden die in den entwickelten Definitionen verwendeten Begriffe genauer erläutert.

3. Ergebnis

Die Recherche nach Definitionen zu individueller (Sicherheits- und) Gesundheitskompetenz verdeutlichte, dass aus Sicht der gesetzlichen Unfallversicherung viele bestehende Definitionen zu eng gefasst sind. Beispielsweise fehlen die Motivation zu sicherem und gesundem Verhalten oder die Selbstregulation, also die tatsächliche Umsetzung des geplanten Verhaltens trotz vorhandener Hindernisse. Ebenso ist die Verantwortung des eigenen Handelns für sich und auch für andere Personen in vielen Definitionen nicht beinhaltet. Insbesondere für die Sicherheit bei der Arbeit, beispielsweise bei der Vermeidung von Unfällen, ist dieser Inhalt jedoch zentral. Das Thema Sicherheit wird in fast allen bereits existierenden Definitionen vernachlässigt. Andere Definitionen sind hingegen für den Kontext der Arbeit zu weit gefasst, da sie politische und wirtschaftliche Lebensbereiche einschließen.

Der Begriff organisationale Gesundheitskompetenz wird laut der Literaturrecherche insbesondere für Einrichtungen der Gesundheitsversorgung und deren Umgang mit Patienten verwendet. Ziel der hier vorgestellten Arbeit war jedoch, eine Definition für alle Organisationen und Einrichtungen im Kontext der Arbeit zu entwickeln.

4. Neu entwickelte Definitionen

Aus der Recherche und der Erarbeitung eines gemeinsamen Begriffsverständnisses wurden die folgenden Definitionen entwickelt.

Individuelle Sicherheits- und Gesundheitskompetenz
Sicherheits- und Gesundheitskompetenz umfasst die kognitiven Fähigkeiten sowie die Fertigkeiten und Motivation, in vielfältigen Situationen sicherheits- und gesundheitsrelevante Faktoren für sich und andere vorherzusehen oder zu erkennen, risikomindernde, gesundheitserhaltende und -fördernde Entscheidungen zu treffen, sowie die Selbstregulation, diese verantwortungsvoll umzusetzen.

Organisationale Sicherheits- und Gesundheitskompetenz
Organisationale Sicherheits- und Gesundheitskompetenz ist die Bereitschaft und das Vermögen einer Organisation zur Schaffung einer Sicherheits- und Gesundheitskultur, um komplexe Anforderungen erfolgreich bewältigen zu können. Die Bewältigung gelingt, wenn Rahmenbedingungen entsprechend gestaltet sowie individuelle Sicherheits- und Gesundheitskompetenzen der Angehörigen der Organisation eingebracht werden.

Organisationale und individuelle Ebene beeinflussen sich gegenseitig und führen, im positiven Fall, zu einer neuen Qualität der Arbeitsbedingungen und des sicheren und gesunden Miteinanders (Kultur der Prävention). Diese neue Qualität kann die individuellen Sicherheits- und Gesundheitskompetenzen verbessern.

5. Wechselseitige Beeinflussung und Rolle der Kultur

Die Definitionen verdeutlichen, dass individuelle und organisationale Kompetenzen nicht getrennt voneinander betrachtet werden können. Stattdessen ist es Aufgabe der Organisation, Rahmenbedingungen für sicheres und gesundes Verhalten zu schaffen und die Sicherheits- und Gesundheitskompetenz ihrer Beschäftigten zu fördern. Wenn Beschäftigte die Möglichkeit haben, ihre individuellen Kompetenzen einzubringen, dient dies wiederum der (Weiter-) Entwicklung der organisationalen Kompetenz und einer gemeinsamen positiven Sicherheits- und Gesundheitskultur.

Eine Sicherheits- und Gesundheitskultur entspricht der „Grundgesamtheit gemeinsamer Werte- und Normvorstellungen in einer Organisation sowie geteilter Denk-, Problemlösungs- und Verhaltensmuster, die sich auf den Umgang mit Fragen der Sicherheit und/oder Gesundheit sowie die Bewältigung von entsprechenden Herausforderungen beziehen" (Elke et al., 2015, S. 91). Die Investition in eine positive Sicherheits- und Gesundheitskultur kann sich entsprechend vielfältig auswirken: sichere und gesündere Arbeitsplätze, weniger Unfälle und Fehlzeiten, dadurch stabilere Beschäftigungsfähigkeit, höhere Produktivität und somit insgesamt eine höhere Arbeitgebendenattraktivität und Mitarbeitendenzufriedenheit.

6. Ausblick

Um Organisationen sicher, gesund und folglich auch leistungsfähig zu gestalten, ist das Bewusstsein nötig, wie wichtig die Sicherheits- und Gesundheitskompetenz sowohl einer Organisation als auch ihrer Mitglieder (Individuen) ist. Ein gemeinsames Verständnis der Begriffe soll dabei unterstützen, individuelle und organisationale Kompetenzen zu fördern. Die Kompetenzentwicklung ist ein Prozess des lebenslangen Lernens, der schon vor der Berufstätigkeit beginnt und die frühzeitige Förderung von individueller Sicherheits- und Gesundheitskompetenz, beispielsweise in der frühkindlichen Bildung, das heißt in der Kindertagesstätte und in der Schule, beinhaltet.

Literatur

Elke, G., Gurt, J., Möltner, H. & Externbrink, K. (2015). Arbeitsschutz und betriebliche Gesundheitsförderung – vergleichende Analyse der Prädiktoren und Moderatoren guter Praxis. Dortmund: BAuA – Bundesanstalt für Arbeitsschutz und Arbeitsmedizin.

Schaeffer, D., Berens, E.-M., Gille, S., Griese, L., Klinger, J., de Sombre, S., Vogt, D., Hurrelmann, K. (2021). Gesundheitskompetenz der Bevölkerung in Deutschland – vor und während der Corona Pandemie: Ergebnisse des HLS-GER 2. Bielefeld: Interdisziplinäres Zentrum für Gesundheitskompetenzforschung (IZGK), Universität Bielefeld. DOI: https://doi.org/10.4119/unibi/2950305

Weinert, F. E. (2001). Vergleichende Leistungsmessung in Schulen – eine umstrittene Selbstverständlichkeit. In: Weinert, F. E. (Hrsg.): Leistungsmessungen in Schulen. Weinheim und Basel.

Britta Schmitt-Howe
Bundesanstalt für Arbeitsschutz und Arbeitsmedizin (BAuA), Berlin

Von der betrieblichen zur Netzwerk-Perspektive in Lieferketten

1. Herausforderungen und Chancen für die Abgrenzung des Arbeitssystems

1.1 Einflussfaktoren auf das Arbeitsschutzniveau in Lieferketten

Das von der BAuA beauftragte Rapid Review „Sicherheits-, Gesundheits- und Präventionskultur in (Logistik-)Lieferketten" [F2539] hat auf Basis der gesichteten Literatur die wesentlichen Einflussfaktoren auf das Arbeitsschutzniveau in Lieferketten herausgearbeitet. Diese lassen sich in interne und externe Einflussfaktoren unterteilen. Die internen Faktoren thematisieren Strukturmerkmale der Lieferkette, darunter die Gestaltung der Geschäftsbeziehungen als transaktional, d.h. unidirektional Aufgaben übertragend, oder interaktional, d.h. wechselseitig aufeinander einwirkend. Hinzu kommt u.a. der gewerkschaftliche Organisationsgrad der Beschäftigten. Als zentrale externe Kontextfaktoren gelten neben der Digitalisierung, die als einer der wichtigsten Treiber des Outsourcings, mithin der Organisation als Lieferkette, zu sehen ist, v.a. Charakteristika des Absatzmarktes, die Relevanz der Kundenreputation, Nachfrageschwankungen usw. Hinzu kommen formalrechtliche Rahmenbedingungen, die zur teilweisen Deregulierung des Arbeitsmarktes geführt haben (vgl. Gurt & Elke 2022, S. 5). Das Review identifiziert insgesamt 76 relevante Veröffentlichungen zu Arbeitsbedingungen in Lieferketten, darunter allerdings kaum Studien ausschließlich zum Arbeitsschutz. Die geringe Studienzahl verweist auf eine Forschungslücke, die erkennbaren praktischen Problemen mit dem Arbeitsschutz in Lieferketten gegenübersteht. Diese Probleme werden v.a. an Schnittstellen von Lieferketten virulent, d.h. an den Übergabe- bzw. Begegnungspunkten von Firmen z.B. bei Be- und Entladeprozessen oder im Lager.

Die Beschäftigten von Subunternehmen sind i.d.R. weniger mit den örtlichen Gegebenheiten und organisatorischen Prozessen vertraut, als die Stammbelegschaft (Jaffee, 2014), was tw. zu erhöhten Unfallrisiken aufgrund mangelhafter zwischenbetrieblicher Sicherheitskommunikation führt. Die DGUV-Statistik zählt bei allen Unfallversicherungsträgern (UVT) ca. 90.000 Unfälle und ca. 1.200 neue Unfallrenten p.a. beim Be- und Entladen von LKW, Flurförderzeugen u.ä. (vgl. DGUV-Statistik 2022, S. 11). Der überwiegende Teil dieser Schadensfälle dürfte sich nicht betriebsintern ereignen, sondern während der (punktuellen) Zusammenarbeit von Beschäftigten verschiedener Lieferkettenpartner. An den Schnittstellen von Lieferketten, d.h. an den Verladerampen, aber auch bei der vertragsbasierten Kommunikation des Managements kooperierender Firmen muss die Arbeitswissenschaft deshalb ansetzen, um die zwischenbetriebliche Sicherheitskooperation zu verbessern (vgl. Zink 2022).

1.2 Abgrenzung Arbeitssystem entlang der Arbeitsaufgabe
Die Gefährdungsbeurteilung sollte zwischenbetriebliche Schnittstellen generell stärker adressieren. Die unitaristische Analyse der Arbeitsbedingungen in einem Betrieb (Grimshaw et al. 2022, Marchington 2009) ist durch eine Schnittstellenanalyse zu ergänzen. Dies bringt zwar mehr Komplexität in die Abgrenzung des Arbeitssystems, schafft aber eine angemessenere Grundlage für eine künftige lieferkettenübergreifende Risikobewertung, die das auftraggebende Unternehmen stärker in die Pflicht nimmt. Subunternehmer haben i.d.R. Schwierigkeiten, Arbeitsschutzstandards ohne die Unterstützung ihres Auftraggebers einzuhalten (Benvegnu, Haidinger & Sacchetto, 2018; Hardy & Howe, 2015). Schon bei der Abgrenzung des Arbeitssystems darf deshalb von den arbeitenden Personen nicht nur als „Menschen" gesprochen werden. Sie sind vielmehr als Beschäftigte verschiedener (Sub)Firmen kenntlich zu machen. Die Sicherheitsrisiken von interaktiven Tätigkeiten müssen dann von den beteiligten Auftraggeber- und Auftragnehmerfirmen gemeinsam beurteilt werden. Schließlich ist ihre Arbeitsaufgabe zumeist auch nur gemeinsam zu erfüllen.

2. Tools für ein hohes Arbeitsschutzniveau
2.1 ISO-Norm und ISSA-Vision Zero-Leitfaden Supply Chains
Genau in die oben skizzierte Richtung einer betriebsübergreifenden Risikobewertung weisen auch neu gefasste Anforderungen in der ISO-Norm 45001 und im Vision Zero Ansatz. Beide Management-Tools liefern relevante Anleitungen für ein sozial nachhaltiges Lieferkettenmanagement. Die seit 2018 verfügbare internationale Arbeitsschutzmanagement-Norm hilft insbesondere den Fokusfirmen einer Lieferkette (i.d.R. Hersteller oder Großhändler), unitaristische Organisationsanalysen durch die Erfüllung von drei neuen Anforderungen zu überwinden:
 1. Stakeholder-Analyse Die ISO-Norm fordert eine detaillierte Betrachtung der Bedürfnisse und Erwartungen von „interessierten Parteien". Diese werden definiert als Personen oder Organisationen, „die von einer Entscheidung oder Tätigkeit der Organisation betroffen sein können, betroffen sind oder sich davon betroffen fühlen (ISO 45001, 2018, S. 17)". Ein Unternehmen muss somit seine Subunternehmer und Lieferanten als interessierte Parteien begreifen und deren Bedürfnissen und Erwartungen berücksichtigen. Aus der Stakeholder-Analyse sind relevante Themen des Arbeitsschutzes abzuleiten.

2. Aktive Rolle der obersten Leitung: Die oberste Leitung muss u.a. sicherstellen, dass die Sicherheits- und Gesundheitspolitik mit der strategischen Ausrichtung der Organisation vereinbar ist. Folglich kann die oberste Leitung das Geschäftsmodell des Unternehmens nicht mehr unabhängig vom Arbeitsschutzmanagement (ASM)-System wählen, sondern muss es mit diesem koordinieren.

3. Koordination mit den Auftragnehmern: Die Beschaffungsprozesse müssen mit den Auftragnehmern der Organisation so koordiniert werden, dass Gefährdungen bewertet und kontrolliert werden können, die sich ergeben aus „a) den Tätigkeiten und Betriebsabläufen der Auftragnehmer, die sich auf die Organisation auswirken, b) den Tätigkeiten und Betriebsabläufen der Organisation, die sich auf die Beschäftigten der Auftragnehmer auswirken und c) den Tätigkeiten und Betriebsabläufen der Auftragnehmer, die sich auf andere interessierte Parteien am Arbeitsplatz auswirken (ISO 45001 2018, S. 46)". Hier geht die Norm von einer weitreichenden gegenseitigen Beeinflussung zwischen einem Unternehmen und seinen Auftragnehmern aus und zwingt die Organisation, die zertifiziert werden will, sogar über den Einfluss der Tätigkeiten ihrer Auftragnehmer auf Dritte nachzudenken, soweit diese Dritten am Arbeitsplatz präsent sind.

Der Paradigmenwechsel, der sich hier zeigt, wird noch deutlicher, wenn man den Risikobegriff der ASM-System-Norm betrachtet: Dieser beschränkt sich nicht mehr – wie in der Vorgängernorm OHSAS 18001 – auf Gefährdungen, sondern schließt auch Chancen ein und reflektiert die internen und externen Einflüsse auf die Leistungsfähigkeit des ASM-Systems. Externe Einflüsse sind nun explizit als strategische Risiken oder Chancen zu betrachten, so dass auch Arbeits- und Kooperationsprozesse in der eigenen Lieferkette in ihren Wirkungen auf das ASM-System zu überprüfen sind.

Ähnliche Forderungen formuliert auch der neue Leitfaden „Improving Safety, Health and Wellbeing at Workplaces along Global Supply Chains by Vision Zero", der von der Section Trade der International Social Security Association (ISSA) erarbeitet und auf dem Arbeitsschutz-Weltkongress 2023 in Sydney erstmals vorgestellt wurde. Auch diesem Leitfaden kommt es darauf an, Anforderungen aus den Bereichen Führung, Risikoanalyse, Zielsetzung, Organisation, Technik, Qualifikation und Partizipation („7 Golden Rules of Vision Zero") so zu fassen, dass sie in Lieferketten den Austausch von Erfahrung und Informationen zwischen Firmen einschließen und einen gemeinsamen Lernprozess der Lieferkettenpartner ermöglichen.

Literatur

Benvegnú, C., Haidinger, B., Sacchetto, D. (2018). Restructuring Labour Relations and Employment in the European Logistics Sector. Unions' Responses to a Segmented Workforce. In: Doellgast, V., Lillie, N., Pulignano, V. (eds). Reconstructing Solidarity. Labour Unions, Precarious Work, and the Politics of Institutional Change in Europe. Oxford University Press, pp. 83–104

Deutsche Gesetzliche Unfallversicherung (DGUV). Statistik Arbeitsunfallgeschehen (2022), S. 11, https://publikationen.dguv.de/widgets/pdf/download/article/4759

EN ISO 45001. (2018). Managementsysteme für Sicherheit und Gesundheitsschutz am Arbeitsplatz, Berlin: Beuth-Verlag

Grimshaw, D., Rubery, J., Cooke, F. L., & Hebson, G. (2022). Fragmenting work: Theoretical contributions and insights for a future of work research and policy agenda. Human Resource Management Journal, 1–14

Gurt, J. & Elke, G. (2022). Sicherheit, Gesundheit und Präventionskultur in Logistik-Lieferketten. Ein Rapid Review zu Auswirkungen von Flexibilisierung, Online-Handel, Digitalisierung und Gestaltungsparametern., F2539, https://www.baua.de/DE/Angebote/Publikationen/Berichte/F2539.html?nn=1bbd18d5-b719-4e3e-88b4-85952eb59d45

Hardy, T., Howe, J. (2015). Chain reaction: A strategic approach to addressing employment noncompliance in complex supply chains, Journal of Industrial Relations 57(4), 563–584

Jaffee, D. (2014). Kink in the Logistics Supply Chain. Interorganizational Relations in the Port Economy. In: SSRN Electronic Journal, 1-27

Marchington, M. et al. (2009). Human resource management across organizational boundaries. In: Wilkinson, A., Redman, T., Snell, S. & Bacon, N. (Eds.). Sage handbook of human resource management, 460–474

Zink, Klaus, J. (2022). Arbeit in globalen Lieferketten. Eine Herausforderung für die Arbeitswissenschaft, Zürich

Arbeits-Dialog-Kreis 33
Beratung und Organisationsentwicklung

Nurith Epstein, Andrea Fuchs, David Rygl, Sigrun Mantei,
Anna Planinschek & Gabriele Walter
**Ergebnisse der Evaluation der betrieblichen Anwendung
des INQA-Unternehmenschecks „Guter Mittelstand"**

Renate Mayer, Michael Reffi, Andreas Wessels,
Nikolas Köster & Dirk Bewernik
**Wirksame Kommunikation, Veranstaltungskonzeption
und Mediengestaltung – Praxisprojekt**

Nurith Epstein[1], Andrea Fuchs[1], David Rygl[1],
Sigrun Mantei[2], Anna Planinschek[2] & Gabriele Walter[2]
[1] *School for International Business and Entrepreneurship, Steinbeis University*
[2] *Bundesanstalt für Arbeitsschutz und Arbeitsmedizin*

Ergebnisse der Evaluation der betrieblichen Anwendung des INQA-Unternehmenschecks „Guter Mittelstand"

1. Hintergrund: Der INQA-Unternehmenscheck

Kleine und mittlere Unternehmen (KMU) bilden die wirtschaftliche Basis Deutschlands, jedoch stehen sie vor besonderen Herausforderungen bei Veränderungsprozessen. Oft fehlt es an betriebswirtschaftlichem Know-how, und sie verfügen nicht über Fachabteilungen mit spezialisiertem Personal bzw. ausreichend Personalkapazitäten für die strategische Ausrichtung. Zugleich sind sie stark mit dem Tagesgeschäft ausgelastet. Vor diesem Hintergrund wünschen sich viele KMU-Inhaber*innen niedrigschwellige Instrumente. Der INQA-Unternehmenscheck „Guter Mittelstand" wurde im Rahmen der Initiative Neue Qualität der Arbeit (INQA) in Zusammenarbeit mit der Offensive Mittelstand (OM) genau für diese Zielgruppe entwickelt. Er ermöglicht eine Selbstbewertung in elf Handlungsfeldern, die betriebswirtschaftliche und arbeitswissenschaftliche Themen abdecken. Er kann optional durch Selbstbewertung oder unter Einbezug einer externen Beratung durchgeführt werden. Beide Varianten werden im Projekt Anwendungsmuster (AM) genannt. Jedoch fehlten bislang empirische Daten zur Nutzung und Wirkung des Checks in KMU. Besonders angesichts der aktuellen Herausforderungen der sich wandelnden Arbeitswelt ist es wichtig zu verstehen, wie KMU den Check nutzen, welche Hindernisse dabei auftreten und wie sie bestmögliche Unterstützung erhalten können.

2. Forschungsfragen und Forschungsdesign

Das BAuA-Forschungsprojekt F2481 „Evaluation der betrieblichen Anwendung des INQA-Unternehmenschecks 'Guter Mittelstand'" wollte einen Beitrag zur Schließung dieser Forschungslücke im Rahmen einer explorativen Untersuchung leisten. Dabei wurden folgende Forschungsfragen investigiert:

- Forschungsfrage 1: Welche Wirkungen erzeugt der INQA-Unternehmenscheck in den Betrieben?
- Forschungsfrage 2: Inwieweit unterscheiden sich die beiden etablierten betrieblichen AM (ohne begleitende Beratung vs. mit begleitender Beratung) in ihrer Wirkungsweise?

- Forschungsfrage 3: Welche Faktoren (z. B. Prozessmerkmale) im betrieblichen Kontext tragen zum Erfolg bzw. Misserfolg auf den drei genannten Wirkebenen bei?

Das Projekt umfasste zwei Teilstudien, die in einem Mixed-Methods-Design bearbeitet wurden. Zur Bewertung wurden vorab drei Wirkebenen definiert: 1) Sensibilisierung (= Check wurde gelesen, nicht bearbeitet), 2) Analyse (= Gespräche auf Führungsebene ohne die Ableitung von Maßnahmen) und 3) Ableitung und Umsetzung von Maßnahmen.

3. Methode

Quantitative Teilstudie 1
Die teilnehmenden Betriebe wurden nach 6 Monaten Interventionszeit in einer online-Befragung zu ihrer Arbeit mit dem Unternehmenscheck befragt. Der Fragebogen wurde durch das vorab entwickelte Evaluationskonzept initiiert und orientierte sich an den Handlungsfeldern des Checks. Die Daten wurden zum Großteil deskriptiv und bivariat ausgewertet. Um Erfolgsfaktoren zu identifizieren wurde eine explorative, logistische Regressionsanalyse berechnet.

Qualitative Teilstudie 2
Die qualitativen Interviews wurden mit jeweils 6 Unternehmen beider Anwendungsmuster durchgeführt, die mit Ausnahme eines Unternehmens alle Wirkebene 3 erreicht hatten. Die Interviews wurden aufgezeichnet, wörtlich transkribiert und in Anlehnung an Mayring (2010) und Kuckartz (2018) computergestützt, mit MAXQDA ausgewertet. Die dabei berechnete Intercoderreliabilität für das erstellte Codiersystem war zufriedenstellend.

4. Ausgewählte Ergebnisse

Ausgewählte Ergebnisse der Teilstudie 1
Insgesamt konnten 174 Unternehmen in die Interventionszeit überführt werden. Davon haben 131 auch den online-Fragebogen beantwortet (Rücklaufquote gesamt: 85,6 %).

Anzumerken ist, dass die Abbruchquote im AM ohne Beratung deutlich höher ausfiel, sodass hier eine Selbstselektion besonders motivierter Unternehmen bis hin zur online-Befragung zu verzeichnen war. Dies wird bei der Betrachtung der Erreichung der Wirkebenen deutlich, wenn dabei Abbrecher einmal inkludiert und einmal exkludiert werden. Unter reiner Berücksichtigung der Fragebogenrückläufer ergeben sich keine signifikanten Unterschiede zwischen den beiden Anwendungsmustern. Werden die Abbrecher jedoch mitberücksichtigt, so zeigen sich signifikante

Unterschiede, wonach Unternehmen im Anwendungsmuster mit Beratung häufiger Wirkebene 3 erreichen und solche ohne Beratung häufiger auf Wirkebene 1 „stehenbleiben" (vgl. Abb.1). Insgesamt haben 51 Prozent der teilnehmenden Betriebe Wirkebene 3 erreicht, 18 Prozent Wirkebene 2 und 32 Prozent Wirkebene 1 (vgl. ebd.).

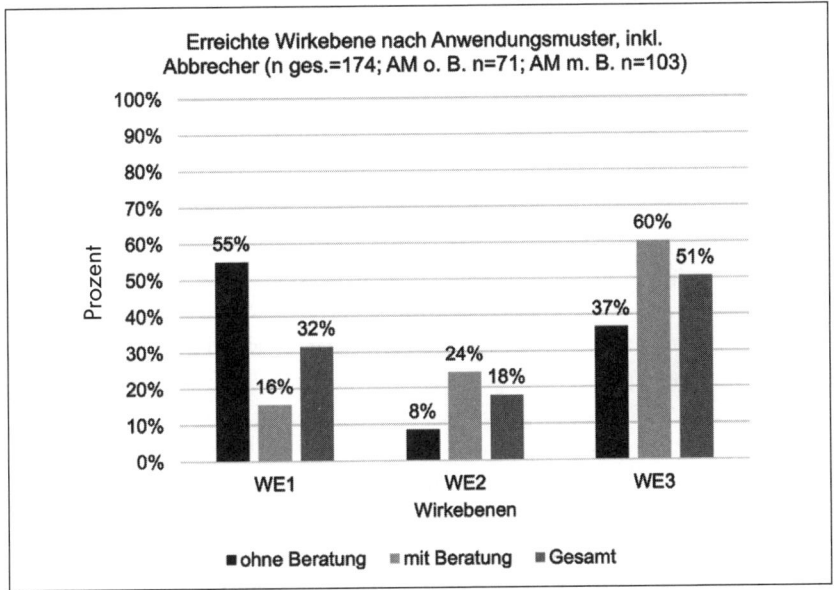

Abb. 1: Wirkebenen-Erreichung der teilnehmenden Unternehmen

Des Weiteren zeigte sich, dass der Check meist auf Führungsebene bearbeitet wurde (95%), was der Zielgruppen-Orientierung des Checks entspricht und mit der Akquise-Ansprache auch beabsichtigt war. Im Ergebnis führten eine hohe Motivation der Verantwortlichen in den teilnehmenden KMU (= aktives Engagement) sowie die aktive Einbindung der Mitarbeiter*innen signifikant zur Erreichung von Wirkebene 3.

Ausgewählte Ergebnisse Teilstudie 2
In Teilstudie 2 manifestierten sich zusätzlich noch die Vorerfahrung der Unternehmen im Bereich des Veränderungsmanagements sowie die vorhandenen Ressourcen im Unternehmen, wie bspw. Fachpersonal/Fachabteilungen, als wichtige Erfolgsfaktoren. Größere Unternehmen hatten zumeist mehr Erfahrung, vorherige Berührungspunkte mit Berater*innen und Ressourcen für die Umsetzung zur Verfügung.

Diese waren ebenso wie Unternehmen im Anwendungsmuster mit Beratung in der Umsetzung von Maßnahmen weiter fortgeschritten. Zudem konnten die Ergebnisse aus Teilstudie 1 hinsichtlich des Wunsches nach mehr Praxisorientierung und Unterstützung bestätigt werden, dies traf insbesondere auf unerfahrene Betriebe zu. Zudem zeigte sich, dass erfahrene Betriebe den INQA-Check stärker zur Prozessoptimierung nutzten, unerfahrene Unternehmen dagegen zur Prozessinitiierung – hier gab es deutlich häufiger die Nennung von inhaltlich neuen Impulsen. Die Befunde erlauben den Schluss, dass Betriebe mit wenig Vorerfahrung und ohne begleitende Beratung sich intensiver mit den Checkinhalten auseinandersetzten. Die Beteiligung eines Beraters wirkt sich möglicherweise hemmend auf das Involvement der betrieblichen Akteure bei der Checkbearbeitung aus. Jedoch gab es in diesem AM weniger Abbrüche und es wurde häufiger die Wirkebene 3 erreicht.

5. Fazit

Der INQA-Unternehmenscheck eignet sich als Tool, um Prozesse zu initiieren und zu strukturieren sowie als ideengebendes Tool. Der Vergleich der beiden Anwendungsmuster legt zudem – angesichts der individuellen Vor- und Nachteile der beiden AM – nahe, dass eine Kopplung der beiden AM in der Praxis sinnvoll erscheint. Im AM ohne Beratung sollte nach der Analyse eine virtuelle oder direkt vor Ort Beratung möglich sein. Im AM mit Beratung sollte die Unternehmensleitung stärker in die Analyse involviert werden. Es ist darauf zu achten, dass die Mitarbeiter*innen von Beginn an in die Ableitung und Umsetzung der Maßnahmen einbezogen werden. Viele Betriebe, die an der Studie teilgenommen haben, würden den Check weiterempfehlen. Das könnte genutzt werden, um den Check weiter zu verbreiten. Verbesserungspotenziale wurden bezüglich der Konkretisierung der Praxisanweisungen, der verwendeten Begrifflichkeiten und der Hilfestellung bei der Umsetzung geäußert.

Literatur

INQA-Unternehmenscheck „Guter Mittelstand" (OM-Praxis A-1.0). Erfolg ist kein Zufall – Wie lassen sich Arbeitsgestaltung und Organisation verbessern? Hrsg. „Offensive Mittelstand – Gut für Deutschland" Stiftung „Mittelstand – Gesellschaft – Verantwortung". https://www.inqa-unternehmenscheck.de/check/daten/mittelstand/index.htm

Mayring, P. (2000). Qualitative Content Analysis. Forum Qualitative Sozialforschung / Forum: Qualitative Social Research, 1(2), Art. 20, http://nbn-resolving.de/urn:nbn:de:0114-fqs0002 204.

Kuckartz (2018). Qualitative Inhaltsanalyse. Methoden, Praxis, Computerunterstützung. 4. Auflage

Renate Mayer, Michael Reffi, Andreas Wessels,
Nikolas Köster & Dirk Bewernik
(HSE/Management) Siemens Gamesa

Wirksame Kommunikation, Veranstaltungskonzeption und Mediengestaltung – Praxisprojekt

1. Kommunikationsdesign in der Prävention

Unternehmen, Institutionen, Politik und auch Forschungsakteure führen regelmäßig Veranstaltungen durch und produzieren Medien zum Thema Prävention. Die Ziele können sehr unterschiedlich sein, meistens geht es um Weitergabe von Informationen, Verhaltensbeeinflussung zur Senkung von Unfallzahlen, Aufmerksamkeit, Engagement, gesundheitsförderliches Verhalten etc. Derartige interne Kampagnen sind oft zeit- und kostenintensiv. Die effektive Gestaltung dieser Kommunikation ist deshalb von großer Bedeutung.

Betrachtet man Inhalte von Kommunikation als Lernreize, so werden sinnvollerweise Formate gewählt, die einen unmittelbaren Bezug zur Lebenswirklichkeit der Zielpersonen haben. Darüber hinaus sollten Veranstaltungsformate und Medien so gestaltet sein, dass eine emotionale Anregung bei den Teilnehmenden bzw. Zuschauenden erfolgt. Dies kann über das Prinzip „Schockmoment" ebenso erreicht werden wie über intensiv erlebte Perspektivwechsel oder auch über originellen Humor. Die Qualität der Emotionalität muss in jedem Fall in den gesellschaftlichen, sozialen Kontext und auch in den Kontext der konkreten Arbeitssituation der Zielpersonen passen.

Manche Ansätze zur Förderung von sicherem Verhalten setzen auf schockierende Bilder und dramatische Darstellungen, um die Ernst-haftigkeit von Gefahren zu verdeutlichen. Diese Methoden sind nicht immer effektiv und können sogar Ängste und Abwehrhaltungen bei den Lernenden hervorrufen. Studien haben schon früh gezeigt, dass humorvolle Botschaften besser erinnert werden (Martin and Dobbin, 1988). Wenn Humor eingesetzt wird, ist zu beachten, dass Personen oder Zustände nicht verunglimpft werden, oder die Ernsthaftigkeit des Themas Arbeitssicherheit heruntergespielt wird. Vielmehr besser wirkt Humor durch Leichtigkeit in der Sprache und setzt damit ein Gegengewicht zu der juristischen Schriftsprache, die vielmals (auch in gesprochener Sprache) im Kontext der Arbeitssicherheit verwendet wird.

2. PERMA-Modell und empathische Zugewandtheit als Prinzipien der Kommunikationsgestaltung

Die Autoren dieses Beitrags nutzen einen weiteren Zugang zu wirksamer Kommunikation, nämlich den der konsequenten positiven Zuwendung zum Lerngegenstand und auch zu den Zielpersonen. Die Elemente des PERMA-Modells (Seligmann, 2011) sind hier die fünf leitenden Prinzipien. Das Erzeugen und Ermöglichen von Positiven Emotionen, Engagement, Beziehungs-erleben, Sinnhaftigkeit und erreichbaren (Team-) Leistungen, sind erfolgversprechende Ziele in der Veranstaltungs- und Medienkonzeption.

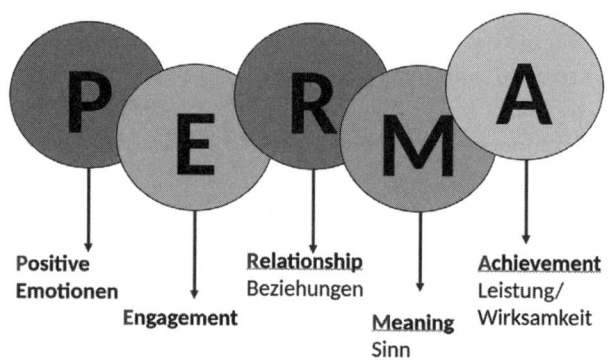

Abb. 1: PERMA-Modell (eigene Abbildung nach Seligmann) Prinzip: „Show – don't tell!"

In der Konzeption theatraler Inhalte für Präventionsveranstaltungen macht das Abbilden der Umstände und Abläufe folglich den Hauptteil der kreativen Arbeit aus. Nur ein geringer Teil sind Erklärungen. Mit der Darstellung der eigenen Realität der Teilnehmenden wird ein Gefühl des Verstanden Werdens erzeugt, Identifikation geschaffen und eventuelle Abwehrhaltung gelöst (P, E und R von PERMA). Die dargestellten Szenen docken an die Lebenswirklichkeit der Zuschauenden an, die Beschäftigung damit ergibt Sinn (M von PERMA), und die Teilnehmenden haben die Gelegenheit, eigene Schlüsse zu ziehen und eigene Botschaften für sich zu entwickeln (E von PERMA).

Voraussetzung für ein Gelingen dieses Effektes ist ein genaues Verständnis und Empathie für die Betroffenen. Bei Prozessbeginn, noch vor der Entwicklung des Konzeptes werden Beteiligte aus dem Unternehmen zu dem jeweiligen Thema interviewt und ein Stimmungs-bild der IST-Situation erhoben. Entscheidend für die Perspektive der Recherche ist eine unvoreingenommene Haltung, Kommunikation auf Augenhöhe und Empathie. Ausschlaggebend ist dabei, Gefühlslagen, Denkmuster und Haltungen der Mitarbeitenden zu erfassen und das stets mit der Grundhaltung, dass Menschen stets in bester Absicht handeln. Damit hier alle relevanten Aspekte der IST-Situation geteilt werden, auch kritische Einstellungen der Befragten oder Preisgabe von tendenziell heiklen Umständen im Unternehmen, ist es essentiell wichtig, von Beginn an Vertrauen zu den Betroffenen aufzubauen und eine Atmosphäre der psychologischen Sicherheit zu schaffen.

3. Praxisbeispiel

Für die Servicetechniker von Offshore-Windkraftanlagen sollte ein Veranstaltungsdesgin inklusive Theaterstück für eine internationale Zielgruppe mit unterschiedlichen Sprachkenntnissen entwickelt werden. Das Theaterstück wurde bewusst mit einfachen Worten und möglichst wenig Text in englischer Sprache verfasst. Das führte bereits im Konzeptionsstadium dazu, komplexere Sachverhältnisse zu vereinfachen und – im Sinne der künstlerischen Freiheit – keinen Anspruch auf Vollständigkeit zu haben. Dies ging mitunter so weit, dass in einzelnen Passagen auf gesprochene Inhalte komplett verzichtet wurde.

Bei der Entwicklung des Veranstaltungsdesigns und des Theaterstückes waren Personen der Zielgruppe von Anfang an involviert. Als besonders herausfordernd erschien in der Praxis das Intervenieren im Fall von Verhaltensabweichungen, vor allem gegenüber KollegInnen mit gefühlt höherem Status. Es fiel schwer, „STOP" zu sagen. Der kreative Ansatz, der im Laufe des Prozesses entstand, war, einfach das Wort STOP durch ein leichter aussprechbares zu ersetzen. Die Techniker selbst machten den Vorschlag, das Wort „Njörd" statt „STOP" zu benutzen. Njörd – als Gott des Windes und der Wellen – ist auch eine mythologische Figur und wurde während der Veranstaltung ähnlich einem Schutzpatron positiv aufgeladen. Gleichzeitig machte der spielerische Umgang mit dem Wort Freude und bot unterhaltsame Momente. So wurden an einer Station Njörd-Buzzer aufgestellt, die von der Gruppe an der Station dazu genutzt wurden, versteckte Fehler in einem Video zu markieren. Auch dieses Video war von einem Kollegen erstellt worden. Diese Partizipationsformen haben viel Engagement und Motivation erzeugt, da gemeinsam sichtbare Ergebnisse erreicht und gefeiert werden konnten (PERMA).

Dass diese Prinzipien der positiven emotionalen Anregung funktioniert haben, zeigt eine interne Evaluation der Veranstaltungen. Auf die Frage: "Define in ONE word how did you feel after attending the Workshop", antworteten 55 % spontan mit "happy", 20 % mit committed und 10 % mit safe, gefolgt von "good", "proud to be part of SGRE". Auf die Frage "Will you come next year if we prepare another EHS Workshop?" antworteten 96 % mit "Yes".

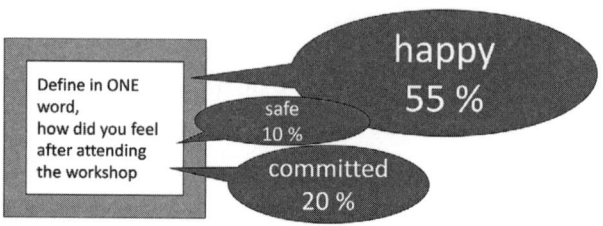

Abb. 2: Workshop-Evaluation (SGRE-interne Umfrage, n = 290)

Die Veranstaltungen lösten definitiv positive Emotionen, Commitment, und Bindung aus. Zur Verstetigung der Intervention wurden als Kampagnenträger bequeme Hoodies und Buzzer-Buttons verteilt. In die Nach-Kommunikation fügte sich auch noch eine Video-Grußbotschaft der beiden Hauptfiguren ein. Eine filmische Dokumentation des Projektes schaffte es sogar auf die Shortlist des International Festival for Media in Prevention 2023. Man ist stolz auf „Njörd". Für Kontinuität sorgt eine Fortsetzung in 2024.

4. Fazit

Durch positiv orientierte und nach dem „Perma"-Prinzip gestaltete Kampagnen, Veranstaltungen und Medien konnte im beschriebenen Praxisprojekt viel Kreativität, Freude, Commitment und Innovationen erzeugt und damit eine wirklich wirksame Kommunikation erreicht werden.

Abb. 3: Link zum Video

Literatur

Prokop, J. (2021). Mehr Präventionskultur durch interne Kampagnen. Online Kongress „Pioniere der Prävention". 21.08.2021

Plitt, N. (2020). Humor im Arbeitsschutz: Wirksamkeit humoristisch gestalteter Medien in der Arbeits- und betrieblichen Verkehrssicherheit. Interne Evaluationen, Siemens Gamesa Renewable Energy 2022

Martin, R. A., & Dobbin, J. P. (1988). Sense of humor, hassles, and immunoglobulin A

Seligmann, E. (2011). Flourish, Wie Menschen aufblühen. Kösel.

Weitere **Literatur** und mehr Projektevaluationen können bei den Autoren erfragt werden.

Verzeichnis der Autorinnen und Autoren

Adami Gordon **181**
Adolph Lars **275**
Althammer Sarah-Elena **27**
Ames Ivon **181, 289**
Angerer Peter **365, 369**

Backhaus Nils **15, 23, 27, 191**
Bald Moritz **59, 63, 257, 349, 353**
Barth Christof **349**
Beck David **15**
Beck Marina **307**
Begerow Elisa **145**
Belz Tobias **485**
Bendel Alexander **267**
Benedictus Ratri Atmoko **439**
Berkemeyer Laura **303**
Bewernik Dirk **499**
Beyer Evelyn Sophie **149**
Beyrer Magnus **45**
Biniok Peter **109**
Binnewies Carmen **303**
Boltz Stefan **249**
Brauner-Sommer Corinna **199**
Brenscheidt Frank **23**
Buchallik Friederike **31**
Bühn Stefanie **257**

Campbell Jamie-Lee **109**
Chernobrovkin Volodymyr **435**
Clasen Julia **429**
Cordes Anja **195**
Cosmar Marlen **395, 399**
Curtaz Kimjana **467**

Deci Nicole **181, 429**
Dehmel Christian **153**

Dettmers Jan **289**
Diebig Mathias **369**
Dragano Nico **365**
Dragendorf Jonas **243**
Dräger Larissa **271**
Dütz Lilly **157**

Ebner Sylvia **331**
Eickholt Clarissa **41, 349, 411**
Eigenstetter Monika **439**
Ellegast Rolf **457**
Elsler Dietmar **105**
Entgelmeier Ines **27**
Epstein Nurith **495**

Felfe Jörg **325**
Fischer Sebastian **481**
Flöther Joelle **417**
Frenzel Daniela **163**
Fritsch Fabian **157, 167, 285**
Fröhlich Lene **325**
Fuchs Andrea **495**

Gerdes Pia **171**
Gerlmaier Anja **267**
Gerstmann Jonas **297**
Gilbert Kristin **73**
Göllner Melanie **425**
Graf Benedikt **297**
Grellert Franziska **395**
Greven Nell **311**
Gromus Berith **391**
Gühne Michael **81**

Haase Germaine **73**
Habenicht Henrik **123, 127, 135**

Hacker Winfried 203
Hagels Hansjörg 87, 95, 127, 461
Hagemann Vera 391
Hällfritzsch Maria 215, 217, 221, 225
Hamacher Werner 349
Harth Volker 417
Hartmann Ulrich 457
Heitmann Christina 485
Hilbert Micha 303
Hollstein Kirsten 285
Hopp Nathalie 383
Hoppe Annekatrin 209
Hoppe Julia 63, 123, 239, 353
Huber Barbara 331
Hunger Antje 387

Jaß Leonie 417
Jungmann Franziska 163

Kampe Jana 235, 239, 345
Karamanidis Kiros 457
Kauffeld Simone 149
Kaufmann Mirko 457
Keil Udo 87, 95
Keller Johannes 307
Keller Manuel 199
Keller Monika 145, 181
Keller Stefan 91
Kern Marcel 187
Kiepe Niklas 417
Kirchhoff Britta 275
Klamar Alexander 481
Klasmeier Kai 67, 177
Klesper Günter 253
Klim Peter 215, 217, 221, 225
Klotz Maria 249, 257
Klug Katharina 391
Kluge Annette 457

Köster Nikolas 499
Kötter Wolfgang 359
Kraft Elisabeth 31
Kramer Florian 285
Krauß-Hoffmann Peter 199
Krick Annika 325
Krug Romy 425
Krugmann Lea 457
Krummreich Ulf 421
Kryl Ilona 337
Kuche Coline 123, 135
Kunz Torsten 7
Kusliy Elvira 117
Kutschbach Susan 91

La Rocca Giulia 109
Lafrenz Bettina 27
Landefeld Beatrice 167
Lang Jessica 373
Lengen Julia Christine 417
Lenz Reinhard 453
Ludwig Sieglinde 485

Macamo Astrid 67, 177
Mache Stefanie 417
Mairean Cornelia 447
Mallok Yanina 429
Mantei Sigrun 495
Mayer Renate 499
Metzler Yannick 377
Michel Alexandra 209
Mohr Yannic 123, 127, 135
Möltner Hannah 215, 217, 221, 225
Morozova Olga 435
Mühlbradt Thomas 331
Müller Andreas 377
Müller-Kirschbaum Caroline 387
Münstermann Franziska 325

Murniati Juliana 443
Mustapha Vincent 181

Nagel Tanja 123, 127, 135, 139
Nazzal Tarek 139
Ninnemann Katja 153
Nitsch Verena 271
Nold Johanna 23

Oberkötter Rainer 383
Ohse Kristina 99
Overbeck-Gurt Jochen 215, 217, 221, 225

Pauli Roman 373
Pietrzyk Ulrike 73, 81, 203
Planinschek Anna 495
Plitt Nele 41, 349
Pohlandt Andreas 203
Portuné Roland 253

Rahnfeld Marlen 399
Rau Renate 77, 467
Rauh Saskia 395
Rauls Johanna 31
Reda Yohana 443
Reffi Michael 499
Rehmer Sabine 99, 117, 395
Reinke Kathrin 315
Rekittke Linn 37
Rexroth Miriam 315, 421
Rick Vera 271
Riering Gabriele 49
Riester Johanna 307
Rimbach Astrid 293, 471
Ringeisen Tobias 153
Ristock Gesa 139
Robelski Swantje 27, 109, 215, 229

Roggenkamp Stefan 319
Rohwer Elisabeth 417
Ruttke Tobias 123, 127, 131, 135
Rygl David 495

Salber Stephan 77
Schaberg Annika 81
Schatzinger Sabrina 331
Scheepers Louisa 365
Schenk Christian 331
Schiemann Hannah 383
Schmitt-Howe Britta 489
Schmitz Lena 239, 243, 443, 447
Schmitz Thomas 457
Schneider Katharina 315
Schneidt Jennifer 153
Schreiber-Costa Sabine 411
Schröder Claudia 27
Schröder Marvin 187
Schulte Kay 139
Schulte-Seitz Eva-Maria 149
Schulz Juliane 461
Schulze Hartmut 145
Schweden Florian 77, 181, 467
Seliger Iris 341
Seyffert Vera 261
Siebelhoff Stefanie 199
Sklarek Benjamin 429
Sommer Sabine 109, 215, 229
Spira Nicole 87
Spitzer Silvia 203
Stempel Christiane 55, 289, 325
Sträter Oliver 157, 167, 285

Taibi Yacine 377
Taşkan Esin 281
Tegtmeier Patricia 27
Thomson Birgit 15

Trimpop Rüdiger 63, 123, 127, 131, 135, 235, 239, 243, 337, 341, 345, 349, 353, 435, 439, 443, 447

Unger Helga 331

Vieten Laura 23
Vitense Birgit 429

Wagner Dennis 429
Wall Lena 139
Walter Gabriele 495
Weber Anika 457
Wehrmann Jonas 19
Weichbrodt Johann 145
Weigelt Oliver 215, 217, 221, 225
Wessels Andreas 499
Wetzstein Annekatrin 249

Wild-Wall Nele 311
Willingstorfer Betty 281
Windemuth Dirk 253
Winkelmann Anja 37
Wirth Tanja 417
Wittmers Anja 67, 177, 475
Wolf Susanne 387

Xanthopoulou Despoina 303

Zapf Dieter 113, 187
Zieringer Robert 113
Zieschang Hanna 485
Zimber Andreas 405
Zimmer Annegret 31
Zimmermann Jana 95